高等学校"十四五"医学规划新形态教材
（供临床、基础、预防、护理、检验、口腔、药学等专业用）

病理学

BING LI XUE

（第4版）

主　编　王连唐

副主编　王国平　王　卓

编　委　（以姓氏拼音为序）

常　青（首都医科大学）
陈洪雷（武汉大学）
陈文芳（中山大学）
丁贵鹏（南京医科大学）
甘亚平（湖北科技学院）
靳俊峰（遵义医科大学）
龙喜带（右江民族医学院）
罗泊涛（广东医科大学）
吕自力（广西医科大学）
彭挺生（中山大学）
史永华（新疆医科大学）
王国平（华中科技大学）
王连唐（中山大学）
王漱阳（复旦大学）
王　卓（中山大学）
杨诗聪（中山大学）
杨文秀（贵州医科大学）
姚运红（广东医科大学）
张志伟（南华大学）
周党侠（西安交通大学）

编写秘书　黄蕾蕾

中国教育出版传媒集团
高等教育出版社·北京

内容提要

本教材是在《病理学》第3版教材的基础上修订而成。由中山大学王连唐教授担任主编，全国近20所高等医学院校病理学领域专家教授共同编写。全书共十九章，第一章至第六章为总论，阐述了各类病变病理改变的一般规律；第七章至第十七章为各论，讲述了各系统常见病的病理特征；第十八章、第十九章则对病理诊断及常用技术在临床中的应用进行了介绍。全书彩色印刷，图文并茂，配套的数字课程由理论、实验和扩展三大教学模块构成，包括学习目标、教学PPT、临床病理病例讨论、自测习题、扩展知识、自学知识等资源，采取动画、微视频、静态图、数字切片、360度立体观察图、语音讲解等多种表现形式，以创新教学方法和手段。有利于学生自主学习，提升教学效果。

本教材适用于高等医学院校各专业学生使用，还可供临床医务工作者和生命科学研究人员参考使用，同时也是参加国家执业医师资格考试、研究生入学考试和住院医师规范化培训的重要参考书。

图书在版编目（CIP）数据

病理学 / 王连唐主编. -- 4版. -- 北京 : 高等教育出版社，2023.4

供临床、基础、预防、护理、检验、口腔、药学等专业用

ISBN 978-7-04-060005-6

Ⅰ. ①病… Ⅱ. ①王… Ⅲ. ①病理学-高等学校-教材 Ⅳ. ①R36

中国国家版本馆CIP数据核字(2023)第031939号

策划编辑 杨 兵 张映桥　　责任编辑 张映桥　　封面设计 张 楠　　责任印制 沈心怡

出版发行 高等教育出版社
社 址 北京市西城区德外大街4号
邮政编码 100120
印 刷 涿州市星河印刷有限公司
开 本 889 mm×1194 mm 1/16
印 张 21.5
字 数 566千字
购书热线 010-58581118
咨询电话 400-810-0598
网 址 http://www.hep.edu.cn
http://www.hep.com.cn
网上订购 http://www.hepmall.com.cn
http://www.hepmall.com
http://www.hepmall.cn
版 次 2008年6月第1版
2023年4月第4版
印 次 2023年12月第2次印刷
定 价 86.00元

物 料 号 60005-00

数字课程（基础版）

病理学

（第 4 版）

主编　王连唐

登录方法：

1. 电脑访问 http://abooks.hep.com.cn/60005，或手机微信扫描下方二维码、进入新形态教材小程序。
2. 注册并登录后，点击“开始学习”。
3. 输入封底数字课程账号（20 位密码，刮开涂层可见），或通过小程序扫描封底的数字课程账号二维码，完成防伪码绑定。
4. 绑定成功后，开始本数字课程的学习。

课程绑定后一年为数字课程使用有效期。如有使用问题，请点击页面下方的“有疑问”按钮。

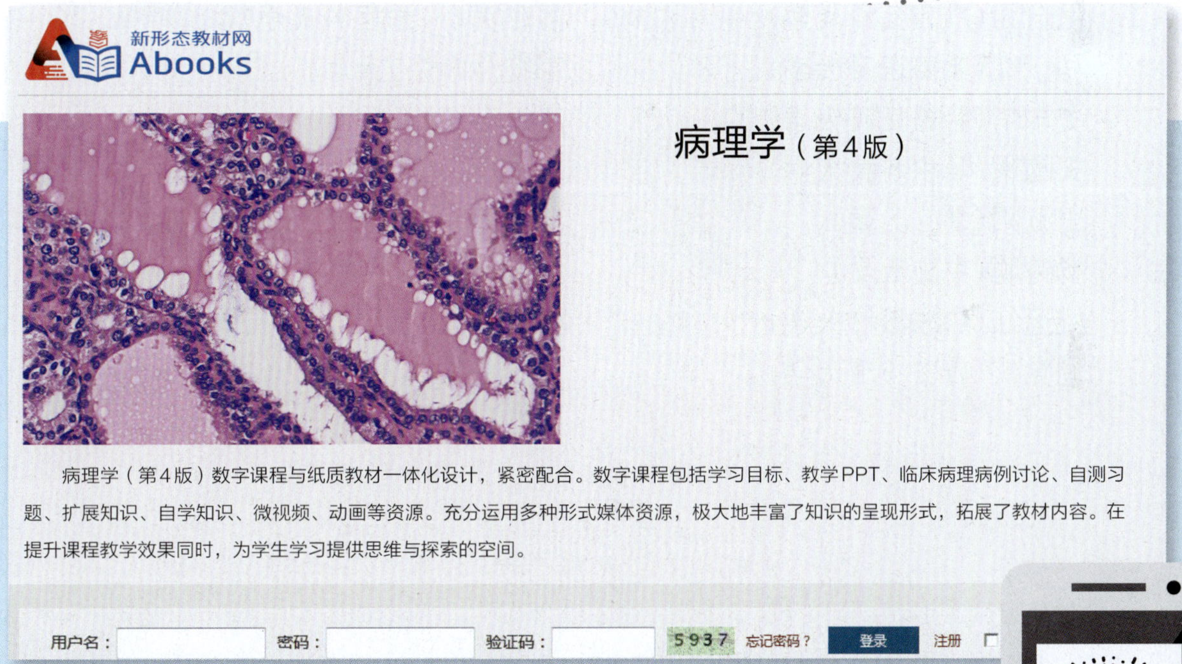

http://abooks.hep.com.cn/60005

扫描二维码，进入新形态教材小程序

“病理学（第4版）”数字课程编委会

主　　编　王连唐

副主编　王　卓

编　　委（以姓氏拼音为序）

常　青（首都医科大学）　　陈　栋（华中科技大学）
陈洪雷（武汉大学）　　陈文芳（中山大学）
丁贵鹏（南京医科大学）　　甘亚平（湖北科技学院）
黄蕾蕾（中山大学）　　靳俊峰（遵义医科大学）
李敏才（湖北科技学院）　　龙喜带（右江民族医学院）
吕自力（广西医科大学）　　罗泊涛（广东医科大学）
马　红（新疆医科大学）　　彭挺生（中山大学）
史永华（新疆医科大学）　　王　芬（中山大学）
王国平（华中科技大学）　　王连唐（中山大学）
王漱阳（复旦大学）　　王　卓（中山大学）
杨诗聪（中山大学）　　杨文秀（贵州医科大学）
姚运红（广东医科大学）　　张志伟（南华大学）
周党侠（西安交通大学）

前 言

病理学是医学教育中的主干课程，也是基础医学与临床医学之间的重要“桥梁”，它既是医学基础课程，又是临床医学学科的重要分支。病理学教学质量的优劣将直接影响医学生的培养质量，影响临床医生“后备军”的质量。 因此，我们在坚持优良的病理学教学传统的基础上，与时俱进，积极创新，锐意进取，推动教材建设与教学改革，以适应当前不断发展的新时代要求。

本教材前几版曾被评为普通高等教育“十一五”国家级规划教材、“十二五”普通高等教育本科国家级规划教材。在保留前版教材基本构架和写作风格的基础上，第 4 版顺应学科发展的规律和趋势，按照医学人才培养的目标和需求，紧跟高等医学教育教学改革的步伐和要求，同时根据最新版 WHO 肿瘤分类和大量国内外文献资料，对全书内容进行了全面、认真的修订补充和调整完善。

本版教材在许多方面进行了创新和尝试，强化了基础与临床实践的紧密联系，增加、更新了大量临床典型病例图片，图片更加精美，而且知识更新顺应新时代的发展，并追踪病理学学科发展的最新进展，增补了新分类，使得病理学从组织形态层面上深入到蛋白质和分子水平。

《病理学》第 4 版采用“纸质教材 + 数字课程”的出版形式，将纸质内容与数字课程一体化设计，使教材建设与数字资源建设紧密结合。教材中，标“”处表明数字课程中有相应的文字内容，标“”处表明数字课程中有相应的图片，标“”处表明数字课程中有相应的镜下图片；还有学生扫二维码即可观看的数字图片，配有语音讲解典型病例的镜下形态，让学习形式更加便利、多样化、更丰富多彩。

本版教材编者均为长期从事病理学教学和临床一线工作的专家教授，他们的丰富教学及临床经验在书中得以体现。感谢全体编委的辛勤付出。

本版教材以崭新的面貌与广大读者见面，希望能为培养具有良好职业道德、人文素养和专业素质的优秀医学人才打下良好的基础，同时希望本教材的出版能够为病理学本科教学改革创新带来新气象，推动医学教育的进步。

王连唐
2023 年 2 月

目 录

第一章

绪　　论

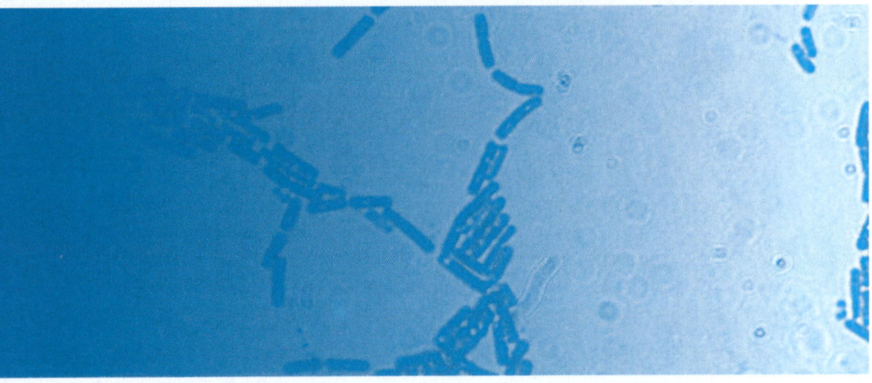

病理学是研究疾病发生发展规律的学科。所谓疾病，是机体对内外环境的变化与致病因子的作用发生的异常反应。这种异常反应包括组织器官形态、功能和代谢的改变。根据内涵的不同，病理学可分为广义病理学和狭义病理学。在国内，广义病理学包括病理解剖学与病理生理学。前者重点研究疾病对机体组织器官结构形态上的改变，后者则重点研究患病时机体器官功能和代谢的改变。两者研究重点既有区别，又互相关联。在国外，广义病理学包括解剖病理学(anatomy pathology，AP)、微生物、寄生虫检查，以及化学病理学(chemical pathology，CP)，即国内医学检验科的业务范围。狭义病理学则是指解剖病理学(AP)。国内的病理生理学在国外称为临床生理学，多数分散在各个临床科室内，一般不单独成为独立学科。组织器官形态结构与功能是统一的，患病时组织器官形态结构与功能同样发生变化。当组织器官细胞增生或萎缩，必然引起器官功能的亢进或减退(不足)。如甲状腺滤泡上皮细胞增生，机体会出现代谢旺盛(甲状腺功能亢进)；当垂体前叶腺体萎缩或被破坏时，会出现全身内分泌系统功能减退和紊乱。结构形态的变化，常引起功能异常；反之，功能异常则反映形态结构的变化。如果将解剖病理学和病理生理学融合成病理学，则能体现机体结构和功能的统一性和完整性。但在我国现行的医学学科分类与课程设置上则将两者分开，成为病理学与病理生理学。此时，病理学课程的内容主要为解剖病理学，即狭义的病理学。两门课程的设置凸显课程的个性；在教学方面各有特点，毕竟两者在教学手段上有所不同。学习时需要互相连贯，才能更好地理解疾病的本质。

病理学的主要任务是用自然科学的方法研究疾病发生的原因[病因学(etiology)]，在病因的作用下疾病发生发展的过程[发病学(pathogenesis)]，以及机体在疾病过程中形态结构、功能与代谢的变化[病变(pathological change)]。病理学主要从形态学角度阐明疾病的本质，从而为掌握疾病发生发展的规律，为防治疾病提供必要的理论基础。

一、病理学的内容、任务和学习方法

病理学分为总论和各论两部分。病理学总论(general pathology)又称为普通病理学，是研究疾病发生发展过程中病理改变的共同规律——疾病的共性。在本教材中包括第二章至第六章，是从形态学角度阐述各种疾病发生过程中病理变化的共同基础。例如炎症，不论发生于任何原因、任何组织器官，是否伴有各自特殊的病变，但只要是炎症性疾病，都具有细胞与组织损伤，局部血液循环障碍，炎性渗出和细胞、组织增生等炎症的共同基本改变。又如肿瘤，不论发生于任何组织，不论良性或恶性，也不论癌或肉瘤，皆表现为细胞异常增生，具有不同程度组织结构的异型性。

病理学各论又称为系统病理学（systemic pathology），主要以器官系统为纲，研究疾病发生发展过程中，各种疾病发生的原因、发病机制、病变特点与临床表现和转归，着重阐明各种疾病在病理形态上的特征。病理学各论在本教材中包括第七章至第十七章。在这些章节中，着重研究每种疾病的特殊规律——疾病的个性。例如肝炎、肺炎、肾炎和脑炎，虽然皆为炎症性疾病，但各种炎症有其特殊病因，有些是感染病原微生物直接引起的（病毒性肝炎和病毒性脑炎），有些为感染病原微生物后自身免疫系统发生异常所造成（肾小球肾炎）。发病机制不同，病理改变亦不同：有的以细胞组织变质（变性和坏死）为主，有的则以渗出或增生为主。同一器官的炎症，病因可以不同；同一病因的炎症，病理变化也可不一致；同一病理变化，也可由不同病因引起。由此构成非常繁杂的疾病谱系。学习病理学各论，就是要具体掌握每种疾病特殊的病理变化，为后续临床各科的学习打下坚实的基础。一位优秀的临床医师，往往也是病理学学习的佼佼者。

病理学总论和病理学各论既有区别，又互相联系。前者是研究疾病发生发展过程中各种疾病病理形态变化的共性，后者是研究各种疾病病理形态变化的个性。共性是认识个性的基础，个性又寓于共性之中。我们认识每种疾病的特殊性，才能总结出疾病的共同规律和相互关系，深化对疾病的认识和理解，有助于人们进行探讨和发现新的病种。

学习病理学总论和各论时，既要有所侧重，又要融会贯通。以总论的知识来指导各论的学习，而学习各论时要深化对总论知识的认识和掌握。

学习病理学与学习其他课程一样，必须理论联系实际。学习总论的理论课时，就要注意掌握每种病理变化的特点；而学习各论的理论课时，又要注意掌握每种疾病的病理形态变化的特点。每种疾病可以发生各种各样病理变化，但其中核心病变就是 1~2 种，其他多为伴随的。理论知识能否学好，关键在于是否抓住了每种病变或每种疾病主要的病理改变。

病理学属于形态学学科范畴。要学好病理学，必须注意病理标本的观察，光啃书本学不好病理学；只有看懂了病理标本（大体和切片），才能真正掌握病理学。上好理论课和上好实习课同样重要。怎样才能上好标本实习课呢？ 看一个标本，可以只花三五分钟，也可以花上几十分钟将标本看懂、看透。观察病理标本时，要以动态观点和全面观点，才能真正弄懂病理变化的实质。

1. 动态观点 所谓动态观点，即为发展的观点。每个标本的病变只代表整个病变发展过程的片段或瞬间。在观察组织坏死标本时，要联系到其各种各样的前驱病变；组织坏死但病变并没有停止，还会发生一系列后续病变，如坏死吸收、坏死物排出、空洞形成或纤维组织增生发生机化、纤维化等。同时必须认识到，病变不是静止的，而是不断演变的过程。例如结核病灶，其形态结构可随着机体状态和（或）治疗干预，病灶渗出型与增生型互相转化。

2. 全面观点 观察病理标本务必全面。注意局部与整体关系，不同器官或同一器官不同病变相互关系，切忌“只见树木，不见森林”。局部病变往往是全身病变的局部表现。例如伤寒是全身性疾病，但其主要病变则出现于小肠；心瓣膜病是局部的病变，但可影响全身血液循环，导致全身各器官的病变。不同器官或同一器官不同病变也是互相联系、互相作用的。肝硬化可引起脾大；肝细胞脂肪变性可以挤压肝窦使其狭窄，引起肝组织贫血，肝组织贫血可进一步加重肝细胞脂肪变性；慢性肾炎引起肾萎缩和高血压性心脏肥大，而高血压又可加重肾萎缩。进而言之，病理变化与机体生理反应也是互相联系的。当出现炎症时，发生液体渗出，本属于机体的生理性防御反应；但炎症渗出液过量时即变为病理过程，而影响局部器官的生理功能。了解病变之间互为因果的关系，并通过标本的观察，将能更好地理解疾病发生发展过程中形态结构、功能代谢变化的本质。

学习病理学，不能光研究理论，必须理论联系实际，重视实习课病理标本的观察。在学习方法上，总论和各论、理论和实习、形态与功能互相联系，融会贯通;用动态观点和全面观点观察标本;珍惜参加尸体解剖检验的机会。用上述理念和方法学习病理学,就一定能收到事半功倍的效果。

二、病理学在医学中的地位

著名医生和医学教育家 William Osler 曾经说过“病理学为医学之本”(As is pathology,so is our medicine),这是病理学的性质和任务决定的。

(一) 病理学在医学教学中的地位

病理学是医学的主干课程,历来称之为“桥梁”学科。在医学课程中分为基础医学和临床医学两大块。基础医学包括人体解剖学、组织学与胚胎学、生理学、生物化学、医学细胞生物学、医学微生物学和医学寄生虫学等,研究机体在生理状态下形态结构和功能代谢的特点及病原体的结构、功能代谢和生活习性。学习病理学之前必须先学习基础医学课程,病理学是以基础医学为基础的。临床医学包括内科学、外科学、儿科学和妇产科学等,研究疾病的诊断和治疗。疾病过程中出现的症状和体征是以病理变化为基础的,病理学与临床医学密切相关,是临床医学的基础。在学习临床医学前,必须先学习病理学。一名好的临床医生,必须具有丰富的病理学知识。因此,病理学处于基础医学和临床医学的结合点,在整个医学课程中起着承上启下的“桥梁”衔接作用。

(二) 病理学在疾病诊断中的作用

现代科学技术的发展,极大地丰富了疾病诊断的手段和方法,为疾病的早期诊断和治疗提供了有利条件。病理学具有基础医学与临床医学的双重性,在基础医学课程中,病理学是医学基础课程之一,同时又是临床医学课程中的临床病理学,在临床医学疾病诊断中起到关键作用。可以预见,在相当长的时期内,现有的临床诊断方法仍不能有效取代病理学诊断。病理学对疾病的诊断是通过对病变组织器官的大体观察及利用显微镜等工具观察组织结构和细胞改变的特征而做出的,因而比现有的其他诊断手段和方法更为客观和准确。一般来说,肿瘤治疗前必须先作病理学诊断,把病理学诊断誉为肿瘤诊断的“金标准”,虽强调了病理学诊断的重要性,却忽略了病理学诊断也存在一定的局限性。如病变的不典型性、组织取材不足、标本处理不当、制片质量不佳等,均会影响病理学诊断的准确性。因此,病理学的诊断除必须掌握病变的特点外,还需要与临床紧密联系,结合其他临床检查,必要时采用分子生物学技术,全面缜密地分析判断,才能做出准确的诊断。但一般而言,病理学诊断能确定疾病的性质,还能回答临床医生提出的诊断问题,解释患者出现的症状和体征,确定死亡的原因。病理学不仅是理论性较强的基础医学,而且也是实践性很强的临床医学。故在病理学体系中,把主要解决疾病诊断的部分称为临床病理学(clinical pathology)或外科病理学(surgical pathology),也称为诊断病理学(diagnostic pathology),这足以显示病理学与临床医学的关系。

(三) 病理学在医学研究中的应用

医学的发展得益于现代科学技术的进步。病理学作为基础医学和临床医学的“桥梁”学科亦起着重要作用。现代病理学吸纳了细胞生物学和分子生物学的方法和研究成果,使病理学从纯形态结构的研究,进而检测蛋白质的表达和基因的改变,深化了对疾病的认识,使其更接近疾病的本质。同时病理学的研究方法渗透到医学各领域,并与其相结合,产生出诸如遗传病理学、分子病理学等边缘学科和前沿学科,更加密切了机能学与形态学的结合,成为医学发展的新亮点。

在临床医学研究中,病理学还需要解释疾病发展过程中所出现的症状和体征。例如,在鼻咽癌的临床实践中,发现有些病例早期即可发生颅内浸润和转移,而另一些病例则易发生远处转移为特点。经过病理系统研究,发现鼻咽癌具有高度异质性。在鼻咽癌谱系中包含一系列不同的组织学亚型,不同的组织学亚型具有不同的生物学特性。低分化的梭形细胞癌,于早期发生颅内浸润和转移;而低分化的大圆细胞癌,则容易进入血流,发生远处转移。这就解决了临床的困惑。

此外，病理学还担负着新病种的发现、新药筛选的病理鉴定等任务。在医学研究中，病理学广泛应用于各个领域，并占有极重要的地位。

三、病理学的研究对象

病理学的研究对象，根据研究材料来源的不同，分为人体病理学和实验病理学。

（一）人体病理学

人体病理学（human pathology）是以从人体获得的病变材料作为研究对象。

1. 尸体解剖（autopsy） 简称尸检（或尸解），是病理学的基础。最早期的病理学就是根据尸检材料建立起来的。对患者遗体的解剖，曾对病理学发展起着极其重要的作用，故老一辈的病理学家视尸检为病理学的命根子。随着科技的发展，医学检测手段逐渐增多，检测水平得到提高，大多数患者生前就能做出可靠的诊断，但就疾病诊断而言，尸检仍不能被其他方法所取代；况且尸检对发现新病种和在医学教育中，还具有其重要作用。

（1）对于某些复杂病例，通过尸检可以发现其主要病症（致死性的病变）和死亡原因（患者死亡的直接原因）；阐明复杂病变的因果关系；解释症状和体征的病变基础；明确疾病的诊断，有利于提高临床诊治水平。

（2）及时发现和确诊某些传染病、流行病、地方病和新发生的疾病。因为通过尸检，可从组织器官病变的形态结构特征，甄别其病原。如结核病具有典型的干酪样坏死，严重急性呼吸综合征（SARS）尸检最早提出其病原是病毒。

（3）通过尸检，可以积累国人各种疾病的人体病理材料，充实我国病理学的基础。

（4）通过尸检，收集各种病理标本，供病理学教学使用。

但近年来随着医学教育发展，医学生数量剧增；而尸检量却逐年减少，导致病理学教学所需的病理标本明显不足，给病理学教学带来不少困难，对提高病理学教学质量极其不利。

2. 活体组织检查（biopsy） 简称活检，是从患者病变处切除（或部分切除）、钳取、穿刺获得有关组织进行疾病的诊断和研究。活检是目前疾病诊断和病理研究广为采用的方法，特别对于肿瘤诊断具有十分重要的意义。临床病理学就是在活检的基础上建立起来的病理学分支。其意义在于：①及时准确地对患者做出疾病的病理诊断，指导治疗，估计预后；②对于某些特殊患者，急需手术切除治疗，但未能明确其病变性质，可在手术过程中，切取部分病变组织，作冷冻切片快速诊断（一般约需 30 min），确定病变性质和病变范围，为临床医生选择手术治疗方案提供依据；③通过活检定期随访（如原位癌和其他癌前病变），了解病变发展情况及有无复发，以判断疗效和考虑进一步治疗方法；④收集的新鲜标本，除作疾病的病理诊断外，还可用以医学新方法的研究。

3. 细胞学（cytology）检查 是指采集病变脱落细胞或通过细针穿刺（fine needle aspiration，FNA）病变处细胞涂片，经染色后进行检查，做出诊断。细胞学检查多用于阴道宫颈分泌物、黏膜表面刮片和刷片，痰液、胃液、尿液、胸腹水沉渣、肿物切除后印片和体表肿物细针穿刺吸取物涂片。细胞学检查具有经济快速，可重复进行，对患者无创或微创等优点，适用于大面积肿瘤普查。但其对疾病诊断的准确性较低，对细胞学检查发现可疑肿瘤性病变，常需作活检以进一步明确诊断。

人体病理学包括尸检（autopsy）、活检（biopsy）和细胞学（cytology）检查，故人体病理学可被称为 ABC 病理学。

（二）实验病理学

实验病理学（experimental pathology）不是直接采用人体病变材料进行疾病研究和诊断，而是根据研究目的，通过实验手段进行研究，其中包括动物实验和组织、细胞的培养。

1. 动物实验（animal experiment） 即根据实验目的，选用适合的动物（大多数为鼠或兔）进行实验。动物实验可用复制人体疾病的动物模型来探讨病变的发生、发展和结局。例如肿瘤实验中，将取自人体的肿瘤组织接种于免疫缺陷鼠类的皮下或腹腔，在接种部位长出与人体肿瘤相似的肿物，制成动物模型。此种模型在肿瘤实验研究中非常有用，可以作为药物治疗效果的初评，也可以用于新的治癌药物的筛选。动物模型建立后，可以观察肿瘤的生物学特性，如生长情况、转移途径等。动物模型的建立也可以用某些病原体或致癌物，涂抹或照射皮肤、黏膜或灌注入腹腔、消化道、呼吸道、血道，动态观察肿瘤发生和病灶形成。通过跟踪观察——活检，探索肿瘤发生过程中形态结构的变化。

动物实验的优点在于任意性强，根据主观设计进行研究，可以重复实验；既可研究任何阶段的疾病和病理过程，又能通过模型阐明各种干扰因素对疾病过程的影响，还可以从模型中获得新鲜组织作其他研究。但是，人与动物存在种族差异，动物实验结果不能无条件地应用于解释人的疾病。如家兔和狗不患脊髓灰质炎，有角类家畜不感染梅毒等。

2. 组织和细胞培养（tissue and cell culture）　即采用人体或动物组织在人工创设条件下进行传代培养，用以研究各种病因作用下，组织病变的发生、发展；细胞恶性转化或恶性细胞逆转的条件，其间所发生的分子生物学和细胞遗传学的改变。观察肿瘤细胞在正常培养条件下的生长参数和在附加干扰条件（如基因产物、免疫因子、射线和抗肿瘤药等）作用下对瘤细胞生长的影响。通过组织和细胞培养，可建立人体、动物肿瘤细胞系或细胞株。

组织和细胞培养在病理研究中主要的优点是周期短、见效快、节省开支；体外培养环境单纯，易于控制，避免体内复杂因素的干扰。但由于人体内环境相当复杂，且互相制约，故体外的实验结果不能等同于体内。如肿瘤细胞在培养基上可以生长，而接种于普通动物的皮下或内脏不一定能存活。

四、病理学的研究方法

病理学是一门古老的以形态学研究为主的学科，但随着现代科学技术的发展，病理学的研究方法也日新月异。总的来说，可归纳为两类，即常用的研究方法和新技术研究方法。

（一）病理学常用的研究方法

1. 大体检查　是用肉眼或借助放大镜、量尺及天秤，以确定器官或检验物（病灶）的大小、质量、形状、表面和切面颜色、状态和硬度，判断组织器官是否正常及病变的性质（炎症或肿瘤）。例如肿大的淋巴结，若切面呈干酪样坏死，则考虑是结核；而切面均质、肉样，则可能是淋巴结瘤样增生或淋巴瘤。对于肿物，则要注意肿物大小与周围组织的关系，有无包膜。若肿物较大，无包膜或与周围组织器官粘连，破坏周围组织器官，切面有广泛坏死，则可能为恶性肿瘤。大体检查（或肉眼观察）要循序进行，从器官的表面到里面，从一侧到另一侧，可用双手轻轻触摸，切面上互相对比颜色和性状，寻找病变，才能防止遗漏。认真进行大体检查，对疾病的诊断很重要，也是病理医生的基本功。

2. 组织学检查　要借助于显微镜，将检查的组织置于适当容器内，加入4%中性甲醛稀释液（固定液，即福尔马林液），固定液量要足（根据组织的体积大小），一般组织与固定液之比为1∶3（3~10）。大的肿物或器官要剖开，切成约1 cm厚度，预固定24~48 h；然后再切成2 mm×15 mm×20 mm大小组织块补充固定。经系列脱水，石蜡包埋，切成3~4 μm薄片，经苏木精－伊红（HE）染色，制成HE切片，用显微镜观察，以确定病变性质。

3. 细胞学检查　也要借助于显微镜，将采集的标本制成涂片，稍固定，进行常规的HE染色，用显微镜检查，观察细胞形态改变，可初步确定病变的性质。

涂片制作，普通的采用手工方法，即将分泌物、痰液直接涂于载玻片上，如果是积液或尿液则需要离心沉淀，取沉淀物再涂片。手工涂片，往往涂得不均匀，或者细胞数太少，阳性率不高。

近年采用沉降式液基细胞学涂片（BD Surepath，LCT），其优点是涂片均匀，收集的异常细胞数量大，涂片背景干净，易于观察。

细胞染色，有常规的 HE 染色和巴氏染色。前者方便简单；后者操作步骤稍多需特配染液，但细胞染色结构清楚，上皮细胞可因分化程度不同而胞质染色有别，有利于观察和诊断。

4. 组织化学和细胞化学（或称特殊染色）检查 是利用某些试剂（或染料）能与组织或细胞内化学成分进行特异性结合，呈特殊的颜色，从而显示组织和细胞内在光学显微镜下无法辨认的某些化学成分或病原体。如 PAS 染色显示黏多糖和糖原，黏液卡红（mucus carmine）和阿尔辛蓝（alcian blue，AB）染色显示细胞内外黏液，刚果红（Congo red）染色显示细胞外淀粉样物质，苏丹Ⅲ（Sudan Ⅲ）染色显示细胞内脂类物质，抗酸染色显示抗酸杆菌，六氨银染色显示真菌和基底膜结构。这些在病理学检查中是常用的方法。

5. 免疫组织化学检查 简称免疫组化，是根据抗原和抗体反应原理，用已知的特异性抗体通过显色剂来检测细胞内未知的特定抗原，以确定细胞性质和分化趋势。在肿瘤病理诊断中已广泛应用。在病理诊断中，多采用免疫酶标法。根据媒介物的不同，常用的有 PAP 法（peroxidase antiperoxidase）、ABC 法（avidin-biotin complex），LSAB 法（labelled streptavidin biotin）和 EnVision 法等。免疫荧光法因其敏感性较差，且不能长期保存，故日常病理诊断中少用。

（二）新技术在病理研究中的应用

近来，一些病理形态相关分析技术，如原位 PCR 和原位分子杂交技术、流式细胞技术等，在协助临床病理诊断和指导患者个性化治疗等方面的应用日趋重要，相信也将是今后病理学发展的重要方向之一。参见本书第十九章。

五、病理学的发展和展望

考察世界医学史可以发现，病理学是以人体解剖学为基础的，而病理学又是临床医学的基础。临床医学的发展向病理学提出了更多的需求，并促使病理学研究领域不断开拓，推动了病理学的发展。

病理学的发展经历了漫长的岁月。从古希腊的 Hippocrates 提出体液病理学，又经 Galen 加以发扬，历经 2000 多年。随着 Vesalius 解剖学的创立和科学技术的兴起，病理学才得以快速发展。18 世纪中叶，意大利医学家 Morgagni 根据约 700 例尸体解剖材料，提出人体疾病是由相应器官形态改变引起的，从而创立了器官病理学（organ pathology）。此后又经历 1 个世纪，于 19 世纪中叶随着显微镜的发明与完善，德国 Rudolf Virchow 借助显微镜观察的研究，提出细胞的改变和细胞代谢功能的障碍是一切疾病的基础，创立了细胞病理学（cytopathology）。细胞病理学奠定了临床病理学的基础，对整个医学发展做出了划时代的贡献，至今仍影响着现代病理学的理论和实践。经过两个多世纪的探索、实践和资料积累，伴随着科学技术的发展，病理学逐渐形成了器官病理学、细胞病理学、超微结构病理学、免疫病理学、遗传病理学、定量病理学和分子病理学等体系。形态学研究从定位、定性至定量，使研究结果更具客观性、重复性和可比性。

我国现代病理学起步较晚。虽然《黄帝内经》已说明机体结构、器官功能和疾病的发生，隋代巢元方的《诸病源候论》已记载疾病的症状和病源，南宋宋慈的《洗冤录》详细记载了尸解、伤痕病变和中毒鉴定，窦汉卿（16 世纪下半叶）的《疮疡经验全书》对每种疾病均绘图说明，显示我国古代医学对病理形态学已有所贡献，但由于缺乏先进工具（如显微镜等）的影响，使病理学的进一步发展受到限制。直到 1866 年广州博济医院附设医学校成立并施行尸体解剖，中国病理学先辈们秉承民族自信、奉献与献身精神勇于实践，揭开了我国现代病理学的序幕。近 1 个世纪以来，胡正详、梁伯强、谷镜汧、秦光煜等我国近代病理学先驱，严谨治学，辛勤耕耘，在学科建设、人才培养、教学、科研、诊断及推动尸体解剖、活检等方面做出了杰出贡献，促进了我国人体病理学和实验病理学的发展。

随着科学技术的进步，学科间互相渗透，病理学将得到更广泛的发展，出现更多新的病理学分支学科，人类对疾病的研究和认识将更加深化，但这些不能完全取代传统病理学。疾病形态学是尖端医学研究的基础，在疾病诊断中仍具有不可替代的作用。为推动病理学的发展，必须引导学生严谨求实的科学态度与积极进取的科学信念，培养具备良好的人文素养和职业道德的卓越临床医生；同时注意形态与功能结合，加强与临床医学的联系，根据临床需要提炼研究方向。随着循证医学的发展和个体化治疗的需要，病理学应更积极地应用新技术为临床疾病的诊断、治疗、预防提供可靠的依据。

我国幅员辽阔，人口和民族众多，在疾病谱和疾病种类上都具有自己的特点。我国病理学的发展具有充分的现实条件和宽广的前景，一定能为世界病理学的发展做出重要贡献。

（王连唐）

数字课程学习……

学习目标　教学 PPT　临床病理病例讨论　自测习题

扩展知识　自学知识　微视频　动画

第二章

细胞和组织的适应与损伤

细胞是机体内环境的主要参与者，它不断地调整自身的代谢、结构和功能，对细胞内、外刺激做出相应的反应，以保持机体生命活动的自稳态（homeostasis）平衡。当机体遭受生理性或轻微病理性刺激时，细胞和组织会产生一系列适应性反应。一般而言，适应性反应是非损伤性应答反应，不会在结构和功能上对细胞造成明显损伤。如果病理性刺激的强度超过了细胞和组织的适应能力，则可能造成细胞的损伤，表现出代谢、结构和功能上的变化。短暂较轻的病理性刺激造成的细胞损伤是可逆性的，当病因去除后受损细胞可恢复正常，如细胞水肿、脂肪变、玻璃样变性及病理性色素沉着等。然而，持续严重的病理性刺激，会造成不可逆性损伤，导致受累细胞死亡，表现为坏死或凋亡。无论细胞发生何种适应性反应，损伤是否可逆，细胞都会产生一系列的代谢、结构和功能的改变，这些改变称为病理变化（pathological change）。适应、可逆性损伤和不可逆性损伤与正常细胞之间的关系见图 2-1。

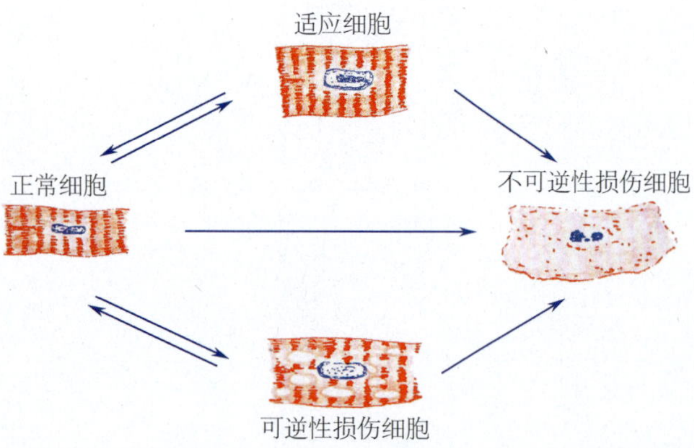

图 2-1　正常细胞、适应细胞、可逆性损伤细胞和不可逆性损伤细胞的关系图
如心肌细胞：适应（肥大）、可逆性损伤（细胞水肿）、不可逆性损伤（坏死）

第一节　细胞和组织的适应

适应（adaptation）是细胞、组织和器官对内、外刺激而产生的代谢、结构与功能上的非损伤性应答反应。其形态学可表现为肥大、萎缩、增生和化生，涉及细胞数目、细胞体积或细胞分化的改变（图 2-2），在一定程度上体现了机体对细胞生长和细胞分化的调控能力。细胞通过这些适应性反应，达到新的平衡，避免造成损伤。一般而言，待病因去除后，大多数发生适应性反应的细胞仍可恢复其原有的代谢、结构和功能。

一、萎缩

萎缩（atrophy）是指已发育正常的细胞、组织或器官体积缩小，常伴原有功能下降和能量需求减少。当萎缩的实质细胞较多或同时伴有实质细胞数目大

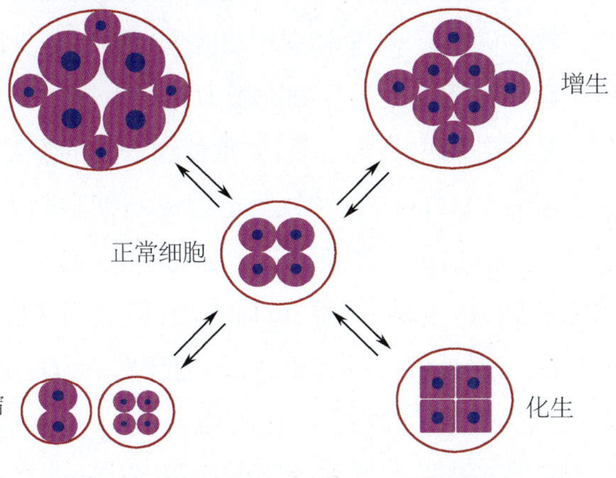

图 2-2　细胞和组织适应的类型
几种常见的适应性反应类型在细胞数目、细胞体积或细胞分化上的异同

量减少时，受累组织或器官体积缩小。组织器官的不曾发育或发育不充分，未达到正常大小，分别称为未发育（aplasia）和发育不全（hypoplasia），均不属于萎缩范畴。

萎缩的机制尚不清楚，可能主要涉及蛋白质的合成与降解的平衡，蛋白质的降解占优势。细胞内蛋白质合成减少，分解增加，细胞器大量退化固缩，最终可导致组织或器官实质细胞体积缩小，数量减少。

（一）萎缩的类型

萎缩分为生理性萎缩和病理性萎缩两类。

1. 生理性萎缩（physiologic atrophy）　很常见，如女性绝经期雌激素水平降低导致的卵巢、乳腺和子宫的萎缩，成人青春期后胸腺的退化萎缩等。

2. 病理性萎缩（pathologic atrophy）　根据病因不同，有以下几种常见类型：

（1）营养不良性萎缩　常由营养缺乏或缺血缺氧所致。营养不良性萎缩可为全身性或局部性。如结核病、糖尿病、恶性肿瘤时，蛋白质等营养物质摄入不足或消耗过度，可引起全身营养不良性萎缩，称恶病质（cachexia）。局部性萎缩也很常见，如脑动脉粥样硬化引起大脑血供和营养减少可致脑萎缩。通过调节细胞体积和功能，萎缩的细胞可与降低的血液供应和营养补给形成一个新的平衡。

（2）压迫性萎缩　长期持续的推挤压迫能引起局部细胞组织的萎缩。如受生长中的肿瘤压迫，其周围正常组织可发生萎缩；结石等上尿路梗阻可导致肾盂积水，造成肾实质压迫性萎缩（图 2-3，2-A_1、2-S_1）。

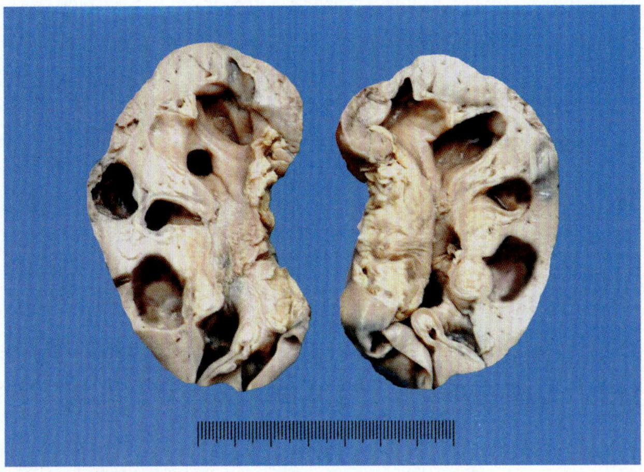

图 2-3　肾压迫性萎缩
肾盂、肾盏扩张，肾实质萎缩变薄

（3）失用性萎缩　由于长期工作负荷下降所致的细胞、组织和器官萎缩，是临床上最常见的萎缩类型。如四肢骨折后，肢体固定，长期卧床休息，工作负荷减少，功能需求下降，故肢体的骨骼肌随之萎缩；随着肢体重新开始活动，萎缩的骨骼肌会恢复正常。

（4）去神经性萎缩　运动神经元和（或）轴突损伤时，会因神经－肌肉间兴奋介质传递的丢失，使其支配的骨骼肌纤维迅速萎缩。如脊髓灰质炎时脊髓前角运动神经元受损或因外伤引起截瘫时，相应的肢体肌肉会发生萎缩。

（5）内分泌性萎缩　由于内分泌腺功能下降，导致激素靶器官的萎缩。如下丘脑局部缺血坏死后，促肾上腺皮质激素（ACTH）释放减少，导致肾上腺皮质细胞萎缩。此外，即使是肿瘤细胞也会由于激素的诱导而发生萎缩。如前列腺癌是雄激素依赖性肿瘤，给予雌激素治疗后，癌细胞可以萎缩，前列腺癌可被抑制。

临床上许多萎缩实际上系多种因素综合作用的

结果。例如骨折后肌肉的萎缩，可能是营养缺乏、神经损伤、失用甚至是压迫（在用石膏固定过紧时）等诸多因素共同作用的结果。萎缩的细胞、组织和器官功能下降，在去除病因后，轻度病理性萎缩的细胞可恢复正常，而严重萎缩的细胞经由细胞凋亡途径死亡。

（二）萎缩的病理变化

萎缩的组织或器官体积缩小，重量减轻，色泽变深（ 2-A_2）。如心脏萎缩时，心脏体积缩小，重量减轻，颜色变深，突出表现为左冠状动脉前降支蛇形弯曲（ 2-S_2）。当脂褐素明显增多时，整个器官呈棕褐色，故有褐色萎缩（brown atrophy）之称。镜下萎缩的实质细胞体积缩小（ 2-M_1），可伴细胞数目减少，胞质内常见脂褐素颗粒。电镜下细胞器大量退化，线粒体、内质网等细胞器数量可减少，自噬泡增多。

二、肥大

由于功能增强，合成代谢旺盛，使细胞、组织或器官体积增大，称为肥大（hypertrophy）。由于大量实质细胞的肥大，导致组织和器官的肥大，可伴实质细胞数目的增多（ 2-M_2）。

（一）肥大的类型

肥大根据其性质，可分为生理性或病理性肥大两种。根据发生的原因和机制，肥大分为内分泌性肥大（endocrine hypertrophy）和代偿性肥大（compensatory hypertrophy）两类。

1. 生理性肥大（physiologic hypertrophy） 包括内分泌性肥大和代偿性肥大。生理状态下，肥大会在各种内分泌激素的调节下发生。如青春期性激素的增加，会导致青少年性器官和第二性征相关器官的肥大。需求旺盛，负荷增加是代偿性肥大的最常见原因，如生理状态下，反复锻炼可刺激骨骼肌细胞生理性肥大，收缩力增加，从而引起运动员的肌肉肥大。

2. 病理性肥大（pathologic hypertrophy） 也包括内分泌性肥大和代偿性肥大。内分泌性肥大是因激素刺激而引起的肥大，故又称激素性肥大。病理情况下，当食物中碘缺乏时，垂体促甲状腺素（TSH）产生过量，可引起甲状腺滤泡上皮细胞肥大并增生，形成甲状腺肿。某些肿瘤可产生激素，如垂体瘤分泌的促肾上腺皮质激素（ACTH），可导致肾上腺皮质细胞肥大。代偿性肥大是由于工作负荷的增加而引起的肥大，又称功能性肥大。需求旺盛、负荷增加，是代偿性肥大最常见的原因。病理状态下，如高血压时，心肌细胞肥大，心室壁增厚，以增强心肌收缩力，适应外周小血管阻力异常增加所致的动脉血压升高（图 2-4、图 2-5）。器官的肥大，也可以是同类器官组织缺如或功能丧失后的反应，如一侧肾脏被手术切除或一侧肾动脉闭塞使其失去功能，对侧肾脏均可通过肥大来实现其功能代偿。

（二）肥大的病理变化

肥大细胞体积增大，细胞核肥大深染。肥大组织与器官并非细胞肿胀，而是细胞器（如线粒体、内质网、高尔基复合体等）增多、蛋白质合成增强。高血压时心脏负荷增大，肥大心肌细胞中大量的生长促进基因被活化，即早基因 *c-fos*、*c-jun* 及 *c-myc* 等表达增多，核酸含量增加，结构蛋白合成活跃，使得心肌细胞肥大，功能增强。有两个机制参与了此过程，一是心肌本身的机械性伸展，通过伸展受体的作用，刺激核酸和蛋白质的合成；二是心肌细胞表面受体（α- 肾上腺素能

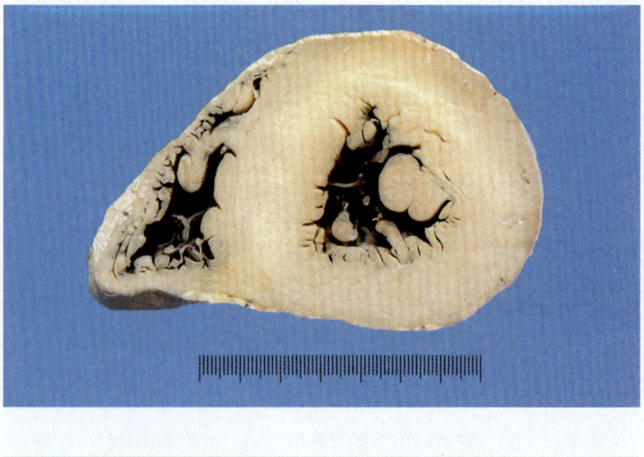

图 2-4 心脏向心性肥大
心脏横断面，示左室壁及室间隔明显增厚，乳头肌增粗

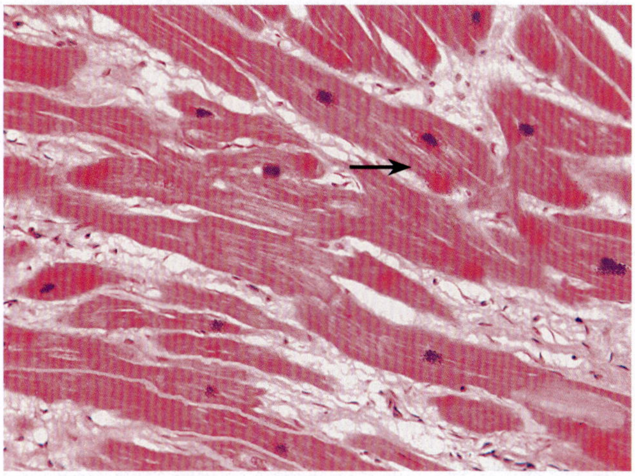

图 2-5 心肌肥大
心肌细胞变粗，核大深染（箭头所示）

受体）的活化，改变了某些收缩蛋白基因的表达。

细胞肥大产生的功能代偿作用是有限度的。如当心脏过度肥大时，心肌细胞的血液供应相对缺乏；心肌细胞也会因胚胎性基因的激活，产生收缩力较差的幼稚收缩蛋白；部分心肌纤维收缩成分甚至会溶解消失。因此，当心脏体积增长达到极限，不能再随着负荷的增加而继续增大时，心脏功能逐渐失代偿，随之产生心功能不全。

在实质细胞萎缩的同时，间质中的成纤维细胞及脂肪细胞却可增生，以维持原有器官的正常外观，有时甚至体积比正常要大，称为假性肥大。

三、增生

组织或器官内实质细胞数目增多的现象称为增生（hyperplasia）。增生是细胞有丝分裂活跃的结果，可导致器官或组织的体积增大。

（一）增生的类型

增生根据其性质，可分为生理性增生和病理性增生两类。根据发生的原因和机制，增生分为内分泌性增生（endocrine hyperplasia）和代偿性增生（compensatory hyperplasia）两类。

1. 生理性增生（physiologic hyperplasia） 包括内分泌性增生和代偿性增生。内分泌性增生，也称激素性增生（hormonal hyperplasia），典型例子是青春期女性乳腺上皮和月经周期子宫内膜腺上皮的增生。代偿性增生见于部分器官切除后组织增生，如肝脏部分切除后的肝细胞增生。又比如，高海拔地区空气中氧含量较低，故人体骨髓中红细胞前体细胞和外周血中红细胞数量均代偿性增多。

2. 病理性增生（pathologic hyperplasia） 也包括内分泌性增生和代偿性增生。内分泌性增生常由过量激素或生长因子刺激所致，如过量雌激素的刺激可导致子宫内膜增殖症和子宫平滑肌瘤。慢性肝病患者肝功不全时，肝脏对雌激素的灭活功能下降，雌激素水平升高，引起以导管上皮细胞增生为特点的男性乳腺增生症。代偿性增生常见于创伤愈合过程中，成纤维细胞及血管内皮细胞通过增生达到损伤修复的目的，过度增生可形成瘢痕疙瘩。

细胞增生通常受到增殖基因、凋亡基因、激素和多种肽类生长因子的精细调控，由于生长因子及其受体的过度表达或细胞内特殊信号通路的激活，导致细胞内 mRNA、rRNA、DNA 及蛋白质的合成，促进细胞增殖。

（二）增生的病理变化

增生时细胞数量增多，细胞和细胞核形态正常或稍增大。细胞增生可为弥漫性或局限性，分别表现为增生组织器官的均匀弥漫性增大，或在组织器官中形成单发或多发性增生结节，后者更多见于前列腺、甲状腺、肾上腺、乳腺等激素靶器官。大部分生理性或病理性的细胞增生，一旦引发因素去除，增生即可停止。但有些持续性病理性增生会孕育肿瘤性增生，如某些增生会转变为癌前病变，继而发展成癌。

虽然增生和肥大是两种不同的病理过程，但它们常常相伴发生，可能是它们具有相似的触发机制和共同的病因。一般来说，细胞本身的增殖能力决定了它是单纯肥大还是伴有增生。实质细胞有分裂增殖能力的组织器官（子宫、肝脏、乳腺等）体积的增大，通常是由增生和肥大共同完成的；而没有分裂增殖能力的组织器官（骨骼肌、心肌等），则仅发生肥大。

四、化生

化生(metaplasia)是一种分化成熟的细胞类型被另一种分化成熟的细胞类型所取代的过程。化生并非由一种分化成熟的细胞直接转变为另一种分化成熟细胞的表型变化,而是调控细胞生长和分化的基因重新程序化的结果。存在于正常组织中的一些干细胞、储备细胞或间叶组织中的未分化间叶细胞,在分裂增生中发生了转向分化(transdifferentiation)。这种分化上的转向通常发生在同源组织细胞之间,即上皮细胞之间或间叶细胞之间。而这一过程可能要通过特定基因 DNA 的去甲基化或甲基化来实现。

(一)化生的类型

大多数化生发生于同源组织细胞之间,即不同类型上皮细胞之间或者不同类型间叶细胞之间,通常由一种特异性较低的细胞取代特异性较高的细胞。但有时也可发生于上皮细胞与间叶细胞之间。一般而言,上皮细胞的化生(如鳞状上皮化生)在原因消除后或可恢复正常,但间叶细胞化生(如骨和软骨化生)大多不可逆。

1. 上皮细胞化生

(1) 鳞状上皮化生 简称鳞化,最常见。如气管或支气管黏膜受到长期吸烟等慢性刺激后,假复层纤毛柱状上皮化生为复层鳞状上皮(图 2-6);慢性宫颈炎时子宫颈管的柱状上皮化生为鳞状上皮;唾液腺、胰腺导管和胆管结石时其柱状上皮发生鳞化;肾盂、膀胱结石时,其黏膜移行上皮化生为鳞状上皮。

(2) 柱状上皮化生 有时鳞状上皮也会向柱状上皮化生,如巴雷特(Barrett esophagus)食管时,食管下段鳞状上皮被类似胃腺的柱状上皮取代,以适应胃酸和胃蛋白酶对食管的消化作用。

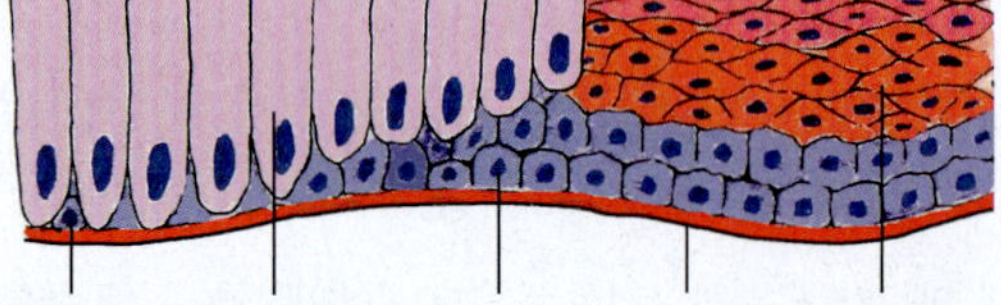

图 2-6 柱状上皮的鳞状化生
柱状上皮基底部的储备细胞分裂增殖,分化成熟形成复层鳞状上皮

(3) 肠上皮化生 简称肠化(图 2-7)。化生也可表现为一种腺上皮被另一种腺上皮取代。如慢性萎缩性胃炎时,胃腺可被类似于大肠腺或小肠腺的腺体所取代,分别称为大肠型肠上皮化生和小肠型肠上皮化生。肠上皮化生也可见于胃溃疡及胃黏膜糜烂后黏膜再生时。

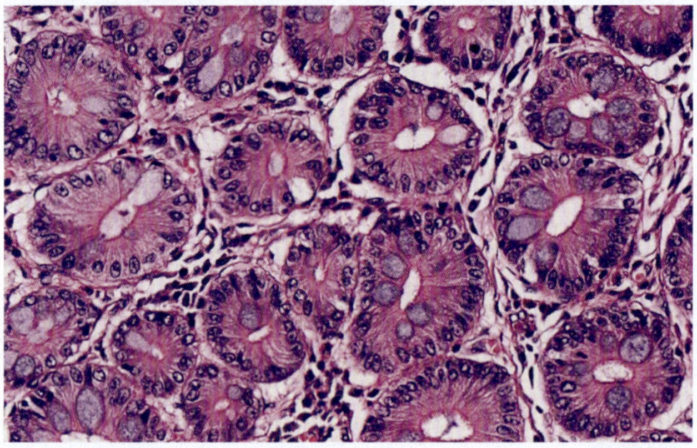

图 2-7 胃黏膜肠上皮化生
慢性萎缩性胃炎,胃黏膜腺体被类似肠上皮的腺体取代,其中可见充满黏液的杯状细胞

2. 间叶组织的化生

间叶组织中不成熟的成纤维细胞可分化为成软骨细胞或成骨细胞,并产生相应的软骨基质和骨基质,分别称为软骨化生或骨化生。这类化生多见于骨化性肌炎等一些局部受损的软组织中,也可在某些肿瘤的间质中见到。

上皮细胞的化生(如鳞状上皮化生)在原因消除后大多可恢复正常,但间叶细胞的化生(如骨和软骨化生)则多不易逆转。

3. 上皮-间质转化(epithelial-mesenchymal transition, EMT)

主要指上皮细胞通过特性程序转化为具有间质细胞表型的生物学过程。在许多生理和病理状态下,如胚胎发育、慢性炎症、组织重建、肿瘤生长转移和多种纤维化疾病中,EMT 都发挥重要作用。

上皮细胞转化为间质细胞的特征是逐渐丧失上

皮细胞表型，如E-钙黏蛋白、细胞骨架角蛋白表达减少，而获得间质细胞表型，如N-钙黏蛋白、纤维连接蛋白和波形蛋白表达增多。上皮性恶性肿瘤发生EMT时，呈现出更强的迁移、运动、抗凋亡和侵袭能力，使得肿瘤细胞更易浸润转移。

（二）化生的意义

化生的生物学意义利弊兼有，但大多数情况下对机体无益处。例如，虽然呼吸道黏膜鳞化的上皮细胞对局部有害环境的抵抗力有所提高，但原有假复层纤毛柱状上皮的一些重要的保护功能，如黏液分泌和纤毛摆动功能等，均明显丧失。此外，如果化生长期持续存在，可能促使细胞恶变。鳞化是正常不存在鳞状上皮的器官组织发生鳞状细胞癌的组织结构基础；Barrett 食管柱状上皮化生是某些食管腺癌的组织学来源。

综上所述，萎缩、肥大、增生、化生是关于细胞生长和细胞分化异常的一组病理学变化，它们之间的相关性和异同点简要说明于表2-1。

表2-1　几种常见适应性反应的特点

类型	机制	病变特点
萎缩	细胞生长调节改变	细胞及器官体积缩小，实质细胞数正常或减少 代谢、功能下降
肥大	细胞生长调节改变	细胞及器官体积增大，实质细胞数正常或增多 代谢、功能增强
增生	细胞生长调节改变	实质细胞数增多，器官体积增大 功能增强
化生	细胞分化调节改变	一种成熟细胞类型被另一种成熟细胞类型取代 组织的形态结构、代谢、功能均发生改变

第二节　细胞和组织的损伤

当内外环境改变超出组织细胞自身适应或维持自稳态的能力时，即可引起组织细胞的损伤（injury），在物质代谢、结构和功能等多个层面上出现异常变化。损伤的程度取决于损伤因素的性质、持续时间、强度，受损细胞的比例和类型，以及组织的再生能力和所处状态等。轻度损伤是可逆的，当病因去除后可基本恢复原有正常结构与功能，称为可逆性损伤（reversible injury）。严重的损伤是不可逆的，或经过可逆性阶段最终会导致细胞坏死、细胞凋亡，称为不可逆性损伤（irreversible injury）。

一、细胞、组织损伤的原因和机制

细胞组织损伤的原因可分为机体外部因素（外因）、机体内部因素（内因）、自然环境与社会心理因素等几方面。各种原因相互影响，共同决定损伤的产生、演变和转归。

引起细胞组织损伤的外因包括缺氧、生物因素、物理因素、化学物质和药物、营养失衡、免疫反应、遗传因素等，机体的神经内分泌、免疫因素也参与损伤过程。此外损伤与环境因素也有关系，包括自然环境和社会环境。冠心病、原发性高血压、消化性溃疡，甚至某些肿瘤，都与社会心理因素有着极其密切的关系，统称为心身疾病（psychosomatic disease）。对医务工作者来说，还要防止医源性疾病对细胞组织造成的损伤，如医院交叉性感染、药源性损伤等。

不同原因引起细胞损伤的机制不尽相同，不同类型和功能状态的细胞对同一损伤因素的敏感性也各有差异，因此细胞、组织损伤的机制相当复杂。细胞组织损伤的机制包括：细胞膜的损伤、自由基介导的损伤、细胞内钙超载损伤、缺血缺氧损伤、病毒与G蛋白活性异常的损伤、化学损伤、遗传变异等。详见数字课程资源。

所有应激和有害因素引起的反应都首先出现在分子水平，而细胞组织损伤所引起的形态学变化则需要一定时间，且需要应用相应的敏感方法才能检测到。如通过组织化学技术或超微结构观察，可以在细胞损伤后数分钟到数十分钟内，观察到损伤最初的形态学改变；而通过光学显微镜或肉眼观察所能发现的形态学改变，则是在细胞损伤后数小时至数天才能被观测到。

二、细胞和组织的可逆性损伤

大部分轻度的细胞和组织损伤在应激和有害因素去除后可恢复正常，称为可逆性损伤（reversible injury）。可逆性损伤引起的形态学变化称为变性（degeneration），是指细胞内和/或细胞间质中出现异常物质或正常物质过度蓄积的现象，常伴有细胞、组织或器官的功能下降。一般而言，细胞水肿、脂肪变等细胞内可逆性损伤，去除病因后可以完全恢复正常，而淀粉样变、病理性钙化等细胞间质的损伤，则不易完全恢复正常。

（一）细胞水肿

细胞水肿（cellular swelling）又称水变性（hydropic degeneration），是细胞损伤中最早出现的形态学改变。可由缺血、缺氧、感染、中毒等引起，造成细胞内大量水和钠潴留。

1. 细胞水肿的机制　细胞水肿好发于心、肝、肾等实质性器官。由于细胞膜对钠离子的通透性增强，或能量依赖性钠泵（Na^+/K^+-ATP 酶）功能下降和 ATP 不足，膜对离子的主动转运功能障碍，造成细胞内高渗环境，细胞外的水分子进入细胞，即可导致细胞水肿。

2. 细胞水肿的病理变化　肉眼观，细胞水肿的器官体积增大，苍白，肿胀，胞膜紧张，切面隆起，重量增加，颜色变淡（2-S_3）。光镜下，细胞肿胀，胞质疏松、淡染。细胞水肿的早期胞质中可见嗜伊红小颗粒，称为颗粒变性（2-M_3、2-M_4、2-M_5）；当水钠进一步潴留，则细胞体积进一步变大，胞质疏松淡染，甚至出现空泡，称为空泡变性。电镜下，这些颗粒和空泡是肿胀的线粒体和扩张的内质网（图 2-8）。重度细胞水肿，细胞极度肿胀，变圆如气球，胞质透明，称气球样变，常见于病毒性肝炎和四氯化碳中毒（图 2-9，2-M_6）。

去除病因后，多数水肿的细胞结构和功能可完全恢复正常，但是严重的细胞水肿可发展为坏死。

（二）脂肪变

脂肪变（fatty change）是指非脂肪细胞内中性脂肪（主要是甘油三酯）的异常蓄积。脂肪主要在肝脏代谢，

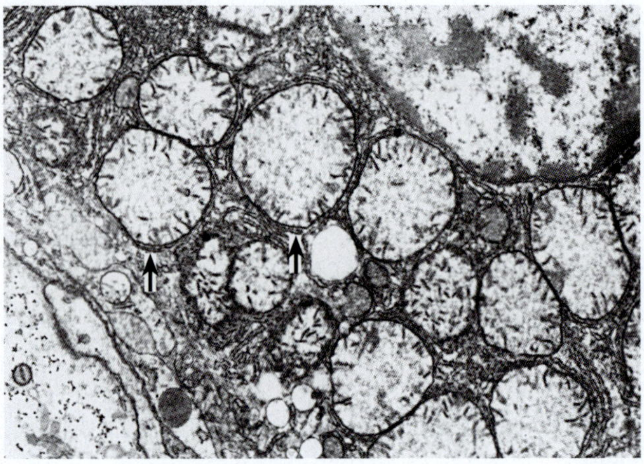

图 2-8　肝细胞水肿（电镜）
线粒体肿胀，呈囊泡样扩张，嵴变短断裂，基质疏松

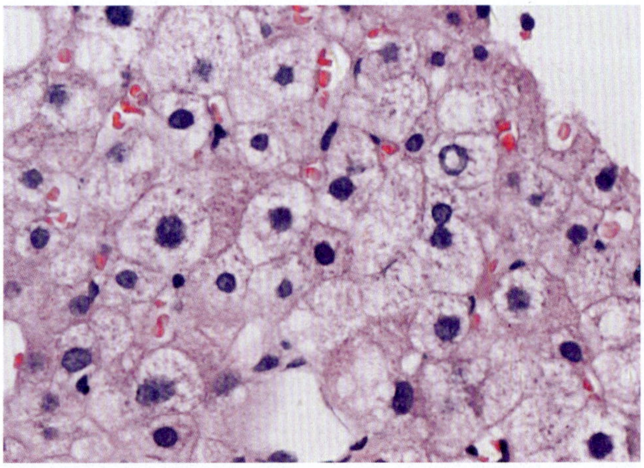

图 2-9　肝细胞水肿
肝细胞肿胀变圆，胞质疏松、透亮

故脂肪变多发生于肝细胞，也可见于心肌细胞、骨骼肌细胞及肾小管上皮细胞等。脂肪变的原因包括感染、中毒、营养障碍、糖尿病、肥胖症、酗酒及缺氧等。一般认为脂肪变是可逆转的。

1. 脂肪变的病理变化　脂肪变最初，电镜下可见到有膜结构包绕的均质状的脂质体，之后逐渐融合成较大脂滴，无膜结构包绕，光镜下可观察到。HE 切片中，发生脂肪变的细胞质内可见大小不等的空泡，该空泡是脂滴在制片过程中被脂溶性试剂溶解所致。为了证实胞质内蓄积物是脂肪成分，可用冰冻切片进行

苏丹Ⅲ、苏丹Ⅳ或油红 O 染色，脂质被染成橙红色（2－M_7），也可被苏丹黑或锇酸染成黑色；而同样为胞质空泡样改变的细胞水肿和糖原沉积，却不被着染。如 PAS 染色为阳性，可确定为糖原沉积，非脂肪、非糖原的空泡可能为水分蓄积。

2. 不同部位的脂肪变

(1) 肝脂肪变 轻度的肝脂肪变不会影响器官的大体结构和功能。肉眼观，中重度肝脂肪变时肝体积增大，边缘钝圆，淡黄色、柔软、有油腻感（2－S_4）。镜下，脂肪空泡通常首先出现在核周区域，随病变进展，小的脂肪空泡融合变大，并将细胞核挤至细胞一侧，酷似脂肪细胞（图 2－10）。脂肪变在肝小叶内的分布与病因有关。肝淤血时脂肪变首先发生在小叶中央区；长期慢性肝淤血，小叶中央区肝细胞萎缩消失，小叶周边区肝细胞也因缺氧而发生脂肪变。磷中毒时常为小叶周边区肝细胞受累，而严重的中毒和传染病时肝细胞弥漫受累。

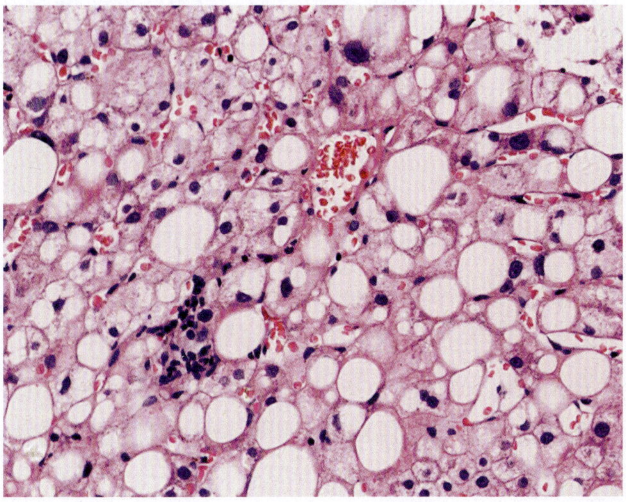

图 2－10 肝细胞脂肪变
肝细胞质中见大小不等的脂肪空泡，部分胞核被脂肪空泡挤到细胞一侧

肝脂肪变为可逆性病变，原因去除后病变可消退。弥漫而严重的肝脂肪变，称为脂肪肝，可由糖尿病、蛋白质营养不良、酗酒、肥胖等因素引起，病变进一步发展可导致肝硬化。

肝脂肪变的主要机制：①过多的游离脂肪酸进入肝脏：如高脂饮食或饥饿时体内脂肪组织分解；缺氧时糖酵解增强，产生过多的乳酸也可转化为脂肪酸。肝细胞摄取过多游离脂肪酸，并转化为甘油三酯。②脂肪酸氧化利用降低：缺氧抑制肝细胞的脂肪酸氧化作用，使肝细胞内脂肪酸相对增多。③甘油三酯产生过多：酗酒促进 α－磷酸甘油合成新的甘油三酯，使甘油三酯在肝细胞中蓄积。④脂蛋白、载脂蛋白合成减少：营养不良和缺氧中毒时，载脂蛋白数量减少，其与甘油三酯结合所形成的脂蛋白因此亦减少，导致甘油三酯转运出肝细胞的能力下降。

(2) 心肌脂肪变 常见于中毒、缺氧、贫血和严重感染时，可呈局灶性或弥漫性。局灶性心肌脂肪变多见于左心室，主要累及心内膜下心肌和乳头肌，这种分布可能与心肌的血管分布有关。受累心肌呈黄色条纹，与暗红色的正常心肌形成黄红相间、状似虎皮的斑纹，称为虎斑心。弥漫性心肌脂肪变常见于中毒和严重缺氧，心肌呈弥漫性淡黄色。镜下，脂滴细小，呈串珠状排列，多位于细胞核附近。心肌脂肪变需要与心肌脂肪浸润相区别。心肌脂肪浸润（fatty infiltration）是指心外膜下增多的脂肪组织，向心肌纤维之间伸入。心肌因受脂肪组织的挤压而萎缩变薄。病变以右心室为重。重度心肌脂肪浸润可致心功能下降，引发猝死。

(3) 肾小管上皮细胞脂肪变 光镜下可见脂滴主要位于肾近曲小管上皮细胞的基底部，严重者可累及远曲小管，系肾小管上皮重吸收脂蛋白过量所致。肉眼观，肾脏体积稍大，切面皮质增厚，色淡黄。

此外，在一些病理过程中可见胆固醇及胆固醇酯在细胞内蓄积。①在动脉粥样硬化斑块中，平滑肌细胞及巨噬细胞中均可见主要由胆固醇及胆固醇酯组成的脂质空泡，胞质呈泡沫状，称泡沫细胞；②吞噬大量胆固醇的细胞在皮下组织中显著增多并聚集成团块时，称为黄色瘤；③炎症和坏死灶内也可见到泡沫细胞，为巨噬细胞吞噬坏死细胞释放的脂质所致；④胆囊黏膜固有膜内吞噬胆固醇的巨噬细胞局灶性聚集称为胆固醇沉积症。

（三）玻璃样变性

玻璃样变性（hyaline degeneration），是指在 HE 染色切片中细胞内或细胞间质中出现均质状、红染、磨玻璃样的嗜酸性小滴、颗粒或者条索状物质。玻璃样变性是一组形态相似，但化学成分和发生机制各不相同的病变。

1. 玻璃样变性的机制　多种蛋白质在数量、分布和组分上的改变所致，是由于蛋白质合成的先天障碍或者蛋白质折叠的后天缺陷所引起。

2. 玻璃样变性的病理变化　根据病变累及的部位，玻璃样变性常可分为以下几种。

（1）细胞内玻璃样变性　细胞内蛋白质异常蓄积所致的形态学改变。肾小球肾炎或其他伴有蛋白尿的疾病时，肾近曲小管上皮细胞对尿蛋白的重吸收增加，含尿蛋白的吞饮小泡与溶酶体融合，形成吞噬溶酶体，即光镜下肾小管上皮细胞胞质中出现的红染、圆形的玻璃样小滴。慢性炎症时，浆细胞粗面内质网中大量免疫球蛋白蓄积，内质网明显扩张，形成均质状、嗜酸性的 Russell 小体。酒精性肝病时，肝细胞细胞骨架成分中间丝前角蛋白变性聚集，形成 Mallory 小体。

（2）结缔组织玻璃样变性　见于陈旧的瘢痕组织、动脉粥样硬化的纤维斑块、机化的坏死组织以及萎缩的子宫和乳腺间质中，其发生机制尚不清楚。肉眼观，玻璃样变性的结缔组织呈灰白色，半透明，质韧、缺乏弹性。镜下，结缔组织中细胞和血管明显减少，胶原纤维增粗并融合，失去纤维性状，形成均质、无结构、红染的梁状或片状结构（ 2-M_8、2-M_9）。

（3）细小动脉壁玻璃样变性　原发性高血压和糖尿病时，细小动脉管壁，尤其是脑、肾、脾的细小动脉管壁，可发生玻璃样变性，称为细动脉硬化（arteriolosclerosis）。这是由于血浆蛋白渗入内皮细胞下，加之基底膜样物质沉积于细小动脉壁，形成均质状、嗜伊红无结构的物质（图 2-11， 2-M_{10}）。玻璃样变性的细小动脉管壁不同程度的增厚，管腔狭窄，导致受累脏器和组织局部缺血。此外，玻璃样变性的细动脉弹性减弱，脆性增加，也易继发扩张、破裂和出血。

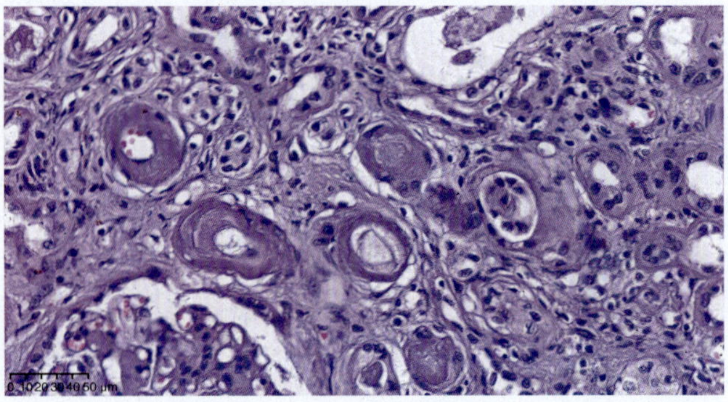

图 2-11　肾出入球细动脉玻璃样变性
细动脉壁见均质红染的血浆蛋白样物质沉积，管腔狭窄

（四）淀粉样变

淀粉样变（amyloid change）是细胞间质内出现淀粉样物质的蓄积，因其具有淀粉样染色特征而得名，即遇碘为棕褐色，再加稀硫酸则呈蓝色。

1. 淀粉样变的机制　淀粉样物质也是一类形态学和特殊染色性质相近，但化学结构和产生机制并不完全相同的一组病变。淀粉样物质可由淀粉样免疫球蛋白轻链、β2 淀粉样微球蛋白、降钙素、转甲状腺素蛋白等淀粉样内分泌蛋白组成。间质淀粉样物质的蓄积，可能是因为机体缺乏能消化 β 折叠片段淀粉样物质的酶。

2. 淀粉样变的病理变化　光镜下，淀粉样物质主要蓄积于细胞间质、小血管基膜下或沿网状纤维支架分布，HE 染色呈淡红染、均质状（ 2-M_{11}、2-M_{12}）。刚果红染色淀粉样物质可被染成橘红色（ 2-M_{13}），在偏光显微镜下呈绿色双折光。电镜下，其主要形态为不分支的原纤维构成的网。

由淀粉样物质沉积引起的疾病称为淀粉样物质沉积症（amyloidosis）或淀粉样变，可表现为局部性或全身性。全身性淀粉样变又分为原发性和继发性两类，原发性者淀粉样物质的前体为免疫球蛋白轻链，常见于多发性骨髓瘤，累及肝、肾、脾、心等多个器官。继发性全身性淀粉样变的淀粉样物质为肝脏合成的非免疫球蛋白的蛋白质（淀粉样相关蛋白），见于老年人、慢性结核病、慢性化脓性骨髓炎等慢性炎症以及某些肿瘤，如霍奇金淋巴瘤。局部性淀粉样变发生于皮肤、结膜、舌、喉、肺等处，也可见于阿尔茨海默病的脑组织、2 型糖尿病的胰岛及甲状腺髓样癌的间质等。

（五）黏液样变

黏液样变（mucoid change）又称黏液变性（mucinous degeneration），是指细胞间质中黏多糖类物质和蛋白质的蓄积。黏多糖类物质包含 N- 乙酰己糖胺重复二糖末端的聚合物如葡萄糖胺聚糖和透明质酸。

黏液样变的镜下特点是在疏松的间质内，有多突起的星芒状细胞散布于灰蓝色的黏液基质中（2−M_{14}）。黏液样变可表现为局部性和全身性。局部性黏液样变见于间叶组织肿瘤、动脉粥样硬化斑块、风湿病和营养不良患者的骨髓和脂肪组织等。全身性黏液样变表现为黏液样物质和水分在全身皮肤与皮下组织中蓄积，例如甲状腺功能低下时，透明质酸酶活性受抑，含有透明质酸的黏液样物质及水分在皮肤及皮下组织中蓄积，可形成典型的黏液性水肿（myxedema）。

（六）病理性色素沉着

病理状态下，某些色素在细胞内、细胞外异常蓄积，称为病理性色素沉着（pathological pigmentation）。色素可以是体内自身合成的（内源性色素），如脂褐素、含铁血黄素、黑色素及胆红素等；也可来源于体外（外源性色素），如文身色素、碳尘等。大多数病理性色素沉着病变通常并不引起组织细胞功能的严重受损。

1. 含铁血黄素（hemosiderin）　是血红蛋白降解所产生的衍生物。巨噬细胞吞噬红细胞或红细胞碎片，其溶酶体将血红蛋白的 Fe^{3+} 与蛋白质结合形成铁蛋白微粒，铁蛋白微粒多聚体即为光镜下所见的金黄色、黄棕色粗大的含铁血黄素颗粒，具有折光性（图 2−12，2−M_{15}）。因含有铁离子，故可被普鲁士蓝染成蓝色（2−M_{16}）。正常情况下，少量含铁血黄素可在骨髓、脾、淋巴结、肝的单核巨噬细胞中见到。陈旧性出血灶或长期淤血区可见局灶性含铁血黄素沉积，如机化的血肿、慢性淤血的肺组织等。全身性含铁血黄素沉积见于铁摄入过多或利用障碍、溶血性贫血的患者，含铁血黄素沉积主要发生在肝、脾、骨髓等器官的巨噬细胞内或细胞间质中，故对实质细胞无明显损伤。

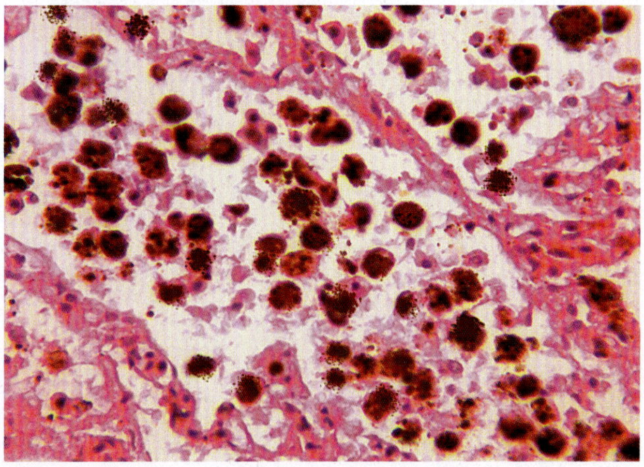

图 2−12　肺内含铁血黄素沉积
肺泡腔巨噬细胞内见大量含铁血黄素颗粒

2. 脂褐素（lipofuscin）　是细胞自噬溶酶体中的细胞器碎片不能被酶消化而形成的不溶性残体，其成分是脂质和蛋白质的混合体，来源于细胞器膜上多不饱和脂肪酸的过氧化反应。脂褐素本身对细胞无损伤。

镜下，脂褐素在胞质中常常位于核周或核的两端，为黄褐色的细颗粒。脂褐素可见于正常细胞，如某些神经细胞、附睾上皮细胞和睾丸间质细胞。病理条件下，可在营养不良、慢性消耗性疾病及老年人的肝细胞、心肌细胞和神经细胞中见到许多脂褐素，故脂褐素又称为消耗性色素（wear and fear pigment）或老年性色素（senile pigment）。

3. 黑色素（melanin）　是黑色素细胞合成的一种棕黑色内源性色素。黑色素细胞中的酪氨酸在酪氨酸酶的作用下，经由左旋多巴生成黑色素。黑色素存在于正常的虹膜、脉络膜、软脑膜、卵巢、肾上腺髓质、脑的黑质等处，黑色素对紫外线辐射具有保护作用。局限性黑色素增多见于炎症局部、色素痣、黑色素瘤或基底细胞癌（图 2−13）；全身性黑色素增多可由肾上腺皮质功能低下（如 Addison 病）所致，也发生于慢性肝病。

4. 胆红素（bilirubin）　是正常胆汁中主要的色素，也来源于血红蛋白，但不含铁，在胞质中蓄积时表现为粗糙、金黄色、颗粒状（2−M_{17}）。血中胆红素增高时，患者出现皮肤、黏膜黄染，称为黄疸。

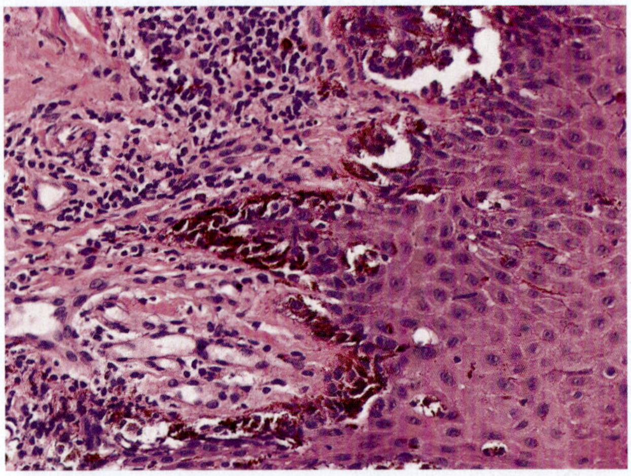

图 2-13 黑色素沉积
皮肤色素痣的痣细胞内见黑色素沉积

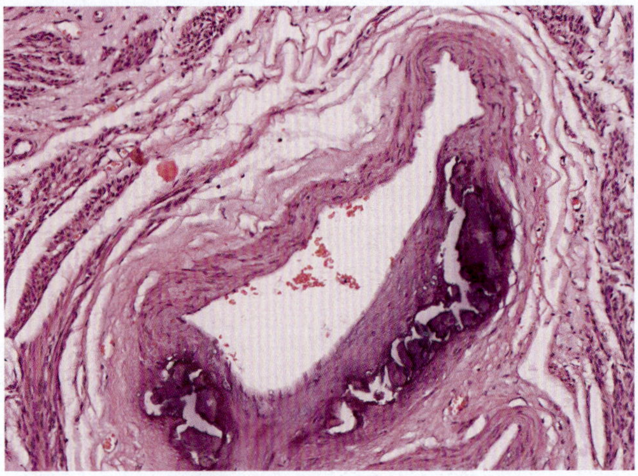

图 2-14 血管壁钙化
老年人的血管壁钙盐沉积，呈蓝色颗粒状，致血管壁变硬

（七）病理性钙化

病理性钙化（pathological calcification）是指在骨和牙之外的组织中有固态钙盐沉积，可位于细胞内或细胞间质，细胞间质多见。

1. 病理性钙化的病理变化 病理性钙化是许多疾病的常见伴随病变，钙盐的主要成分是磷酸钙和碳酸钙，有时钙化物质中还含有少量的铁、镁及其他无机盐。肉眼观，病理性钙化灶为细小、白色颗粒或团块，触之常有沙粒感或硬石感。镜下，钙化物为嗜碱性、无定形的颗粒或团块，HE 染色呈蓝色。严重钙化造成的组织硬化可导致器官功能的障碍。

2. 病理性钙化的类型 病理性钙化分为营养不良性钙化和转移性钙化两种类型。

（1）营养不良性钙化 当钙盐沉积在局部损伤、坏死的组织和异物中，称为营养不良性钙化（dystrophic calcification），其血清钙水平正常，没有全身钙、磷代谢紊乱。营养不良性钙化见于凝固性坏死和脂肪坏死病灶、结核病灶、血栓、受损的心瓣膜、动脉粥样硬化斑块（图 2-14），也见于死亡的寄生虫虫体、虫卵及其他异物。营养不良性钙化常引起组织、器官功能异常，如心瓣膜钙化可导致心功能不全。

（2）转移性钙化 指全身性钙、磷代谢障碍时，血钙、血磷升高导致某些正常组织中异常钙盐沉积，称为转移性钙化（metastatic calcification）。转移性钙化比营养不良性钙化少见，但它可在多处发生，主要出现于正常泌酸的部位，如胃黏膜、肾小管、肺泡壁等，这些部位局部氢氧根离子浓度较高，在高钙血症的影响下，形成氢氧化钙和混合盐羟磷灰石。转移性钙化多见于甲状旁腺功能亢进、维生素 D 摄入过多、骨肿瘤造成骨组织广泛破坏及肾功能衰竭。转移性钙化可导致钙化的组织功能降低。

一般而言，少量的钙盐沉积，可溶解吸收；大量钙盐沉积时，难以完全吸收，并刺激周围纤维组织增生、包裹，继发骨化，可致钙化组织变形、硬化和功能障碍。

病理性钙化的另一种形式是胆囊、肾盂、膀胱或胰腺等部位的结石。在某些情况下，这些部位组织中的矿物质盐可解析、沉淀，与其他有机物聚集，形成由碳酸钙、胆固醇等构成的结石。

综上所述，各种不同类型的组织细胞可逆性损伤的病变特征总结见表 2-2。

表 2-2 几种常见可逆性损伤的病变特征

类型	病变性质	病变特点	
		部位	光镜改变
细胞水肿	水、Na^+ 潴留	细胞内	细胞肿胀，胞质疏松、淡染，形成空泡
脂肪变	中性脂肪（主要是甘油三酯）蓄积	细胞内	胞质内可见大小不等脂肪空泡
玻璃样变性	蛋白质蓄积	细胞内、细胞间质、细小血管壁	均质状、红染、磨玻璃样的嗜酸性小滴、颗粒或者条索状物质沉积
黏液样变	黏多糖和蛋白质蓄积	细胞间质	间质疏松，有突起的星芒状细胞散在于灰蓝色黏液样基质中
淀粉样变	淀粉样蛋白和黏多糖复合物蓄积	细胞间质	淡红染、均质状的淀粉样物质沉积
病理性色素沉着	含铁血黄素、脂褐素等沉积	细胞内、细胞间质	含铁血黄素：粗大的棕黄色颗粒，有折光性 脂褐素：细小的黄褐色颗粒
病理性钙化	钙盐沉积	细胞内、细胞间质	蓝色颗粒状或团块

三、细胞和组织的不可逆性损伤

当受到严重损伤时，细胞出现代谢停止、结构破坏、功能丧失等不可逆性损伤（irreversible injury），即细胞死亡（cell death）。目前，细胞死亡可分为非程序性细胞死亡即坏死，以及程序性细胞死亡（programmed cell death，PCD）。PCD 包括细胞凋亡、自噬、坏死性凋亡、细胞焦亡和铁死亡等。它们具有不同的发生机制、形态变化、生化特点以及生理病理意义。

（一）坏死

坏死（necrosis）是以酶溶性变化为主的活体内局部组织细胞死亡的表现形式。坏死可因致病因素较强直接发生，但大多数则由可逆性损伤发展而来。

1. 坏死的基本病变

（1）细胞核的变化　细胞核改变是细胞坏死的主要形态学标志，表现为：①核固缩（pyknosis），核皱缩浓聚，体积缩小、深染，嗜碱性增强；②核碎裂（karyorrhexis），表现为核膜破裂，核染色质崩解呈碎块状分散在胞质中；③核溶解（karyolysis），是细胞内 pH 降低，使 DNA 酶和蛋白酶活化，导致染色质和核蛋白溶解，核嗜碱性减弱、浅染，仅能见到核的轮廓。在坏死后一两天内，细胞核完全消失。

核固缩、核碎裂、核溶解间并不一定是循序渐进的过程，它们各自的特点和可能的转归见图 2-15。不同类型细胞死亡时，核的形态变化也是有所区别的。

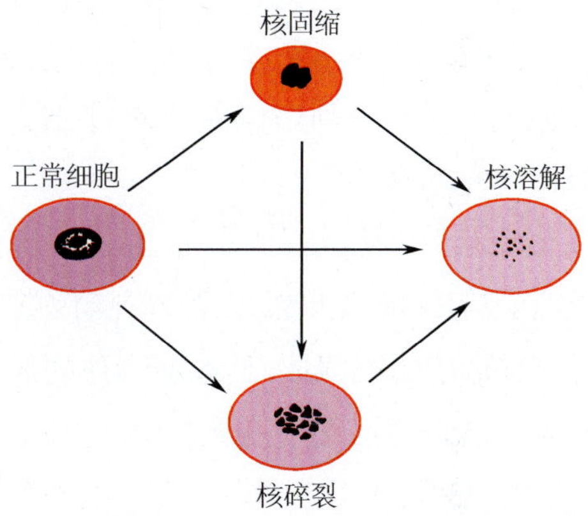

图 2-15　坏死时细胞核的变化

（2）细胞质的变化　细胞坏死后，胞质嗜酸性明显增强，是由于胞质中核蛋白体解聚消失，以及胞质中蛋白质变性、糖原减少，胞质与伊红染料的结合力增强所致。当溶酶体酶消化细胞器蛋白质或脂质后，胞质就成为空泡状。

（3）间质的变化　细胞间质对各种损伤的耐受性要强于实质细胞，因此细胞间质出现损伤性变化的时间通常要迟于实质细胞。组织坏死后期由于酶的作用，间质的基质也逐渐崩解，胶原纤维肿胀、断裂、崩解、液化，最后融合成片状模糊的、无结构的红染物质。

细胞损伤后，由于细胞膜通透性增加和完整性破坏，受累细胞内的酶从胞质中释放入血，可作为临床检测和显示某些细胞受到损伤的有用标志。例如，心肌梗死后血浆中乳酸脱氢酶、肌酸磷酸激酶等酶水平升高；肝细胞损伤时，血中谷丙转氨酶升高；胰腺坏死时血中胰淀粉酶升高。细胞内和血浆中酶活性变化在坏死初期即可检出，早于超微结构的变化，有助于细胞损伤的早期诊断。

2. 坏死的类型　致病因子的性质和组织本身的结构决定了坏死的类型。一般而言，当组织以蛋白质变性为主，易发生凝固性坏死；如果组织内有大量水解消化酶，多导致液化性坏死。凝固性坏死、液化性坏死和纤维素样坏死是三种最基本的坏死类型。此外，还有干酪样坏死、脂肪坏死、坏疽等一些特殊类型的坏死。一般来说，组织坏死后颜色苍白，失去弹性，血管无搏动，切割无新鲜血液流出，临床上谓之失活组织，治疗时应及时清除。

(1) 凝固性坏死(coagulative necrosis)　因蛋白质凝固且溶酶体酶水解作用较弱，故坏死组织呈现为灰黄色、干燥、坚实的凝固体，是细胞坏死的最常见类型。多见于心、肝、脾、肾等实质性器官。常因局部缺血缺氧、细菌毒素、感染、某些物理性和化学性损伤引起。肉眼观，早期坏死组织肿胀，随后坏死区呈灰黄色或灰白色、干燥、质实变硬，坏死灶周围常出现一暗红色的炎性充血出血带，与正常组织界限清楚(2-S$_5$、2-S$_6$)。镜下，坏死组织的细胞细微结构消失，但组织结构轮廓可保存数天，其原因可能是由于损伤后细胞内酸中毒，使结构蛋白和酶蛋白发生变性凝固，阻断了酶蛋白水解作用所致。坏死组织与正常组织间会出现充血、出血及炎症反应带(图 2-16)。

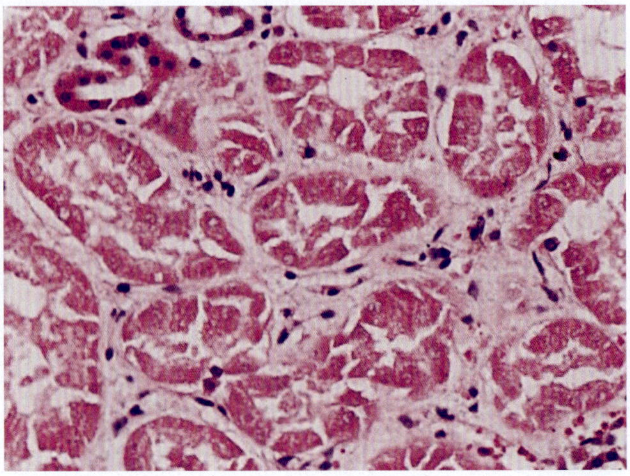

图 2-16　肾凝固性坏死
坏死区肾小球肾小管轮廓尚存，图右上区可见充血出血和炎症反应带

(2) 液化性坏死(liquefactive necrosis)　组织坏死后迅速被酶分解变成液体状态称为液化性坏死。常发生在可凝固蛋白质少，富含水分、磷脂和溶酶体酶的组织中。如缺血缺氧引起的脑软化，由细菌或偶尔由真菌感染引起的脓肿，由细胞水肿发展而来的溶解性坏死(lytic necrosis)和脂肪坏死均属于液化性坏死。在急性化脓性炎时，局部实质细胞坏死及中性粒细胞等炎性细胞浸润，使得炎症局部组织在溶酶体酶或其他水解酶的作用下，坏死液化形成脓液。另外，胰腺组织坏死和溶组织阿米巴病灶，亦形成液化性坏死。镜下，无论发病机制如何，液化性坏死都是以死亡细胞及受累组织快速溶解为特征(2-M$_{18}$)。肉眼观，组织坏死、液化，可呈糊状或形成囊腔(2-S$_7$)。

(3) 纤维素样坏死(fibrinoid necrosis)　旧称纤维素样变性，是结缔组织及小血管壁常见的坏死类型。病变部位组织结构消失，形成细丝状、颗粒状或小条块状、深红染的无结构物质(图 2-17、 2-M$_{19}$)，因其染色性质与纤维素相似，故名纤维素样坏死。常见于急性风湿病、结节性多动脉炎、系统性红斑狼疮、肾小球肾炎等变态反应性疾病，以及急进型高血压、胃溃疡底部小血管等。其发生机制可能与抗原 - 抗体复合物引发的胶原纤维肿胀崩解，结缔组织免疫球蛋白沉积，特别是与血浆纤维蛋白原渗出有关。

(4) 干酪样坏死(caseous necrosis)　是凝固性坏死一种特殊表现形式，常见于结核病，偶尔见于某些梗死灶、肿瘤和结核样型麻风等。干酪样坏死得名于坏死区淡黄色、松脆、奶酪样的肉眼形态(2-S$_8$)。镜下，坏死区表现为无定形、粉染的颗粒状碎屑，结构完全消失，不见任何组织和细胞的原有形态轮廓(图 2-18)。

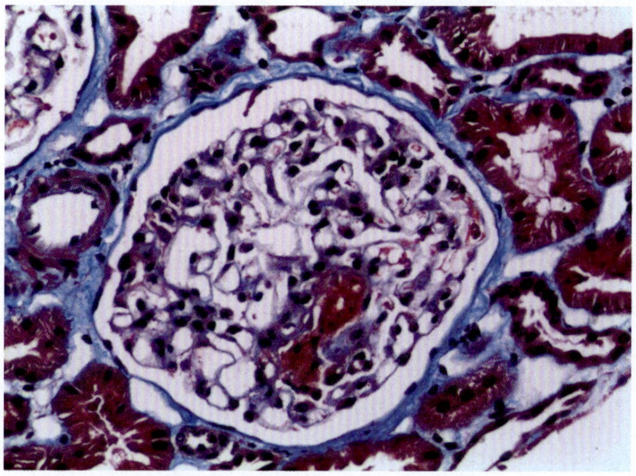

图 2-17　血管壁纤维素样坏死
肾小球肾炎时肾小球毛细血管壁纤维素样坏死，Masson 染色下呈深红色，细颗粒状，含有少量核碎片

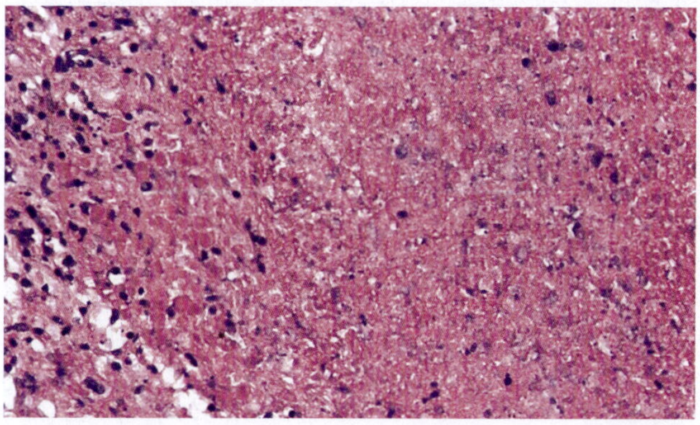

图 2-18　干酪样坏死
淋巴结结核病灶中央为干酪样坏死区，呈粉染无结构、颗粒状

干酪样坏死发生的原因在于引起结核病的结核分枝杆菌死亡崩解释放出较多的脂质于坏死组织中。由于坏死灶内含有多量抑制水解酶活性的物质，故干酪样坏死物可较长期保存而不发生自溶，也不易被吸收，但有时可发生液化。

(5) 脂肪坏死(fat necrosis)　是液化性坏死的一种特殊类型，有酶解性脂肪坏死和外伤性脂肪坏死两种。急性胰腺炎时，胰脂酶释放并活化，分解胰腺自身及其周围的脂肪组织，生成甘油和脂肪酸，称为酶解性脂肪坏死。释放的脂肪酸与组织中的钙盐结合，形成肉眼可见的灰白色钙皂。镜下，坏死组织细胞有时尚可见模糊轮廓，组织中常有嗜碱性细颗粒状的钙盐沉积。而创伤性脂肪坏死多见于乳腺，创伤引起局部脂肪细胞破裂，脂肪外逸，诱发组织对坏死细胞的清除反应，表现为坏死组织中出现大量吞噬脂质的巨噬细胞(泡沫细胞)和多核异物巨细胞。

(6) 坏疽(gangrene)　是指较大块组织坏死并继发腐败菌感染所形成的特殊形态改变。分为干性坏疽、湿性坏疽和气性坏疽三种类型。前两者多为继发于血液循环障碍引起的缺血性坏死。湿性坏疽和气性坏疽常伴有全身中毒症状。

1) 干性坏疽(dry gangrene)：常见于动脉闭塞而静脉回流通畅的四肢末端，如脚趾、手指等(图 2-19，$2-S_9$)。血红蛋白降解后形成的硫化亚铁沉积，使受累组织常呈黑色。因水分丢失较多，局部坏疽的肢体干燥皱缩，与邻近正常组织之间常出现明显的分界线。干性坏疽常见于动脉粥样硬化、血栓闭塞性脉管炎和冻伤等疾病。

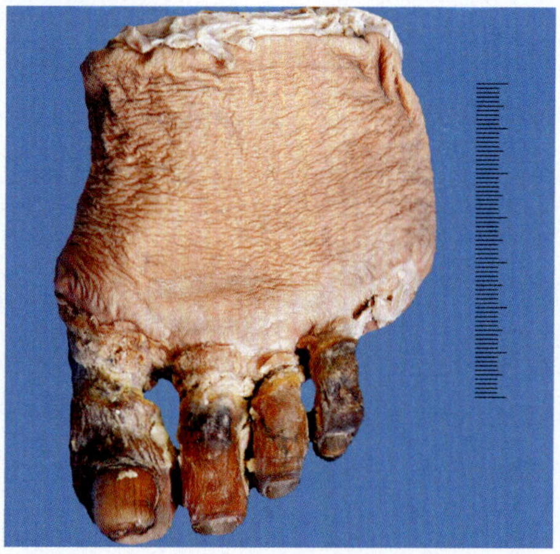

图 2-19　足趾干性坏疽
干性坏疽的足趾呈黑色、干燥，与正常组织界限清楚

2) 湿性坏疽(moist gangrene)：多因局部血流动力学紊乱如动脉闭塞和严重静脉淤血所致。此类型坏疽多发生在与外界相通的内脏，如肺、肠、子宫、胆囊和阑尾等，也可见于动脉阻塞又有静脉淤血水肿的肢体。湿性坏疽组织含水较多，腐败菌感染严重。坏死

组织腐败分解产生的毒性产物及细菌毒素被吸收，可引起全身中毒症状，甚至感染性休克。坏死组织肿胀呈蓝绿色或污黑色，与周围正常组织分界不清。腐败菌分解蛋白质产生吲哚、粪臭素等，引起恶臭。

3）气性坏疽（gas gangrene）：多在深达肌肉的开放性创伤基础上，合并产气荚膜杆菌感染。肌肉组织发生凝固性坏死，部分为液化性坏死。细菌分解坏死组织时产生大量气体，使病灶明显肿胀，触之有捻发感，可伴奇臭并有较重全身症状，常最终导致机体中毒而死亡。

3. 坏死的结局

（1）溶解吸收　大多数坏死细胞及其碎片首先由坏死组织及周围中性粒细胞等释放的水解酶进行消化溶解，然后通过淋巴管和血管被吸收，不能吸收者可被巨噬细胞吞噬消化。坏死范围较大不易完全吸收时，可形成囊腔（cyst）。

（2）分离排出　是指病变组织与健康存活组织解离并排出。坏死区较大且位于体表或与外界相通器官，不易完全溶解吸收，其周围渗出的中性粒细胞释放水解酶，加速坏死灶周边组织的溶解，使坏死灶与健康组织分离，形成组织缺损。皮肤、黏膜处浅表的缺损称为糜烂（erosion），深达皮下或黏膜下的缺损则称为溃疡（ulcer）。窦道（sinus）是指深部组织坏死后形成开口于皮肤或黏膜表面的异常盲管。瘘管（fistula）通常是指两个空腔脏器间或空腔脏器与体表间两端开口的异常通道。空洞（cavity）为液化性坏死物质从天然管道如支气管、输尿管排出后，肺、肾等器官或组织内遗留下的空腔。

（3）机化包裹　机化（organization）是新生肉芽组织长入并取代坏死组织、血栓及异物的过程。若坏死灶太大，肉芽组织难以向中心部位完全长入，则由周围增生的肉芽组织将其环绕，称为包裹（encapsulation）。机化和包裹的肉芽组织最终都可形成瘢痕组织。

（4）钙化　如果坏死细胞和细胞碎片未被迅速清除，它们易吸引钙盐及其他矿物质，并沉积于坏死区域，继发营养不良性钙化。

4. 坏死的影响

坏死对机体的影响与下列因素有关：

（1）坏死细胞的生理重要性，如心、脑组织的坏死，后果严重。

（2）坏死细胞的数量，如广泛的肝细胞坏死，可致机体死亡。

（3）坏死细胞周围同类细胞的再生情况，如肝、表皮等易于再生的细胞，坏死组织的结构和功能容易恢复；而神经细胞、心肌细胞等坏死后，则无法再生修复。

（4）坏死器官的储备代偿能力，如肾、肺等成对器官，储备代偿能力较强。

（二）凋亡

凋亡（apoptosis）活体内局部组织中单个细胞的程序性细胞死亡（programmed cell death）。凋亡是有别于坏死的另一种重要的细胞死亡形式，可存在于生理性及病理性细胞死亡过程中。其发生机制、生物化学改变及生物学意义详见

1. 凋亡的形态学特点　凋亡细胞电镜下的主要形态学特征（图 2-20）是：①核染色质凝聚、边集；②细胞皱缩；③凋亡小体形成，细胞表面起泡发芽（budding）、脱落成为有膜包裹的含有细胞器和/或核碎片的凋亡小体（apoptosis body），是判断细胞凋亡的重要形态学标志；④质膜完整，不引发周围组织的炎症和细胞的再生。光镜下凋亡细胞多为单个细胞，与周围细胞脱离，细胞体积缩小，核染色质致密、边集，胞质高度嗜酸性。病毒性肝炎时肝细胞的嗜酸性小体和嗜酸性变，即是肝细胞凋亡的形态表现（图 2-21、表 2-3）。

2. 凋亡与坏死的主要区别　凋亡是有别于坏死的细胞死亡形式，两者在发生机制、生物化学、形态改变上有明显不同（表 2-3），但在某些机制、生物化学表现、形态学特点上仍有一些相同之处。如自由基在高浓度时诱导细胞坏死，而低浓度时则诱导细胞凋亡；核酸内切酶的激活并非仅是凋亡的特性，典型的 DNA 电泳梯带也可在一些细胞坏死中见到；核固缩、核碎裂和核染色质的凝聚，除了是细胞坏死的表现外，也见于细胞凋亡过程。

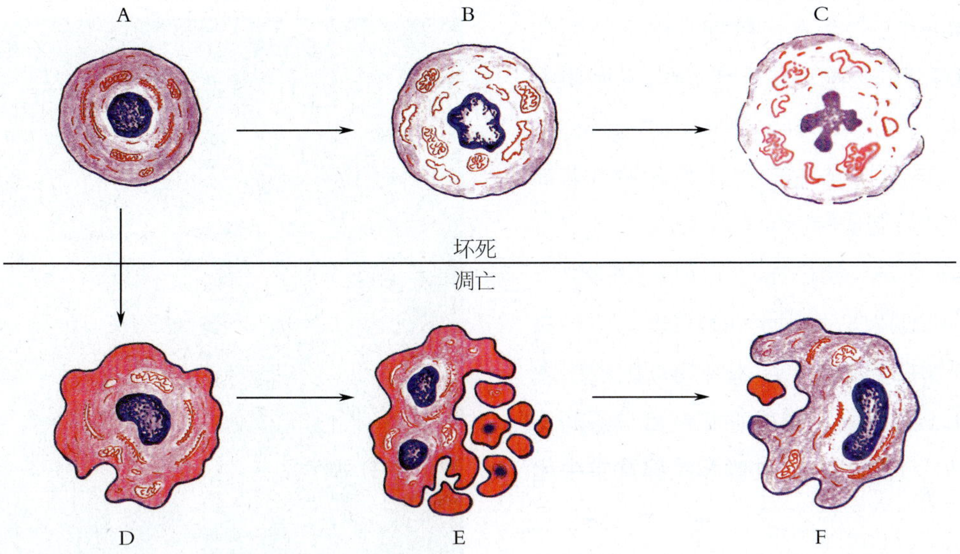

图 2-20 细胞坏死与细胞凋亡的区别
A. 正常细胞；B. 细胞和细胞器肿胀，核染色质边集；C. 质膜破裂，细胞崩解、自溶；D. 细胞和细胞器皱缩，胞质致密，核染色质凝聚、边集；E. 胞质分叶状突起，并分离形成凋亡小体；F. 凋亡小体被巨噬细胞等吞噬。(A)~(C)为坏死，(D)~(F)为凋亡

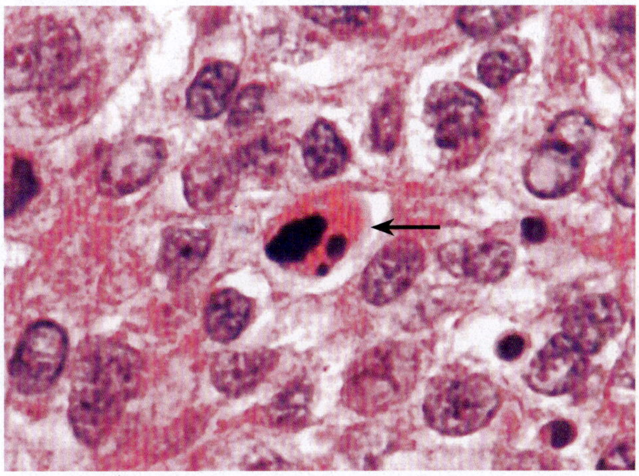

图 2-21 肝细胞凋亡
视野中央为单个肝细胞凋亡（箭头所示），胞质呈嗜酸性，与邻近细胞分离

表 2-3 凋亡和坏死的主要特征

特征	凋亡	坏死
诱因	生理性或弱的病理性刺激	病理性刺激
机制	多基因参与调控的主动细胞死亡	酶解性的被动细胞死亡
形态学	细胞皱缩，嗜酸性增强，核染色质凝集、边集，形成凋亡小体，质膜完整	细胞肿胀，核固缩、碎裂、溶解，质膜完整性丧失
范围	多为散在的单个细胞	常为集聚的多个细胞
周围反应	不引起周围组织炎症反应和修复再生	伴周围组织炎症反应和修复再生
生物化学	耗能，规律性 DNA 降解，有新蛋白质合成	不耗能，溶酶体酶非特异性降解核酸、蛋白质等，无新蛋白合成

（三）自噬

自噬（autophagy）是发生在真核细胞中由细胞初级溶酶体处理内容性底物的重要生理过程，以胞质中出现大量包裹胞质、细胞器的自噬小体为主要特征，在溶酶体参与下对内容物进行降解。自噬本身并非细胞死亡，而是一种降解胞质内容物的溶酶体途径。

自噬性细胞死亡是非凋亡性的程序性细胞死亡，形态学上不同于细胞凋亡，起因于细胞过度的自体吞噬，也称为Ⅱ型程序性细胞死亡。表现为细胞内出现大量自噬小体和自噬溶酶体，最终细胞被自身溶酶体降解。细胞自噬在细胞的生长、发育和疾病发生中起着重要的作用。

1. 细胞自噬的形态特征 在形态学上，即将发生自噬的细胞，胞质中出现大量游离的膜性结构，称为前自噬体（preautophagosome）。前自噬体逐渐发展，成为由双层膜结构形成的空泡，其中包裹着变性坏死的细胞器和部分胞质，这种双层膜结构被称为自噬体（autophagosome）。自噬体借助微管的帮助使其外膜与溶酶体膜融合，形成自噬溶酶体（autophagolysosome or autolysosome），其内膜及其包裹的物质进入溶酶体腔，被溶酶体中的酶水解。自噬体及自噬溶酶体通常镜下难以分辨，二者统称为自噬泡（autophagic vacuoles）（图2-22）。在自噬过程中，除可溶性胞质蛋白外，像线粒体、过氧化物酶体等细胞器，或细胞器的一部分，如高尔基体和内质网的某些部分都可被溶酶体所降解。

根据细胞内底物运送到溶酶体腔方式的不同，细胞自噬可分为三种主要方式：大自噬（macroautophagy）、小自噬（microautophagy）和分子伴侣介导的自噬（chaperone-mediated autophagy），大自噬即我们通常所说的自噬。

自噬的形态学变化包括胞质空泡化、胞质内容物降解、染色质的轻微聚集。发生自噬的细胞可被邻近的巨噬细胞吞噬。自噬体是自噬发生的重要标志物，在透射电子显微镜下自噬体的直径一般为300~900 nm，平均500 nm，其双层膜包囊泡内常见的包含物有胞质成分和某些细胞器如线粒体、内吞体、过氧化物酶体等。与其他细胞器相比，自噬体的半衰期很短，只有8 min左右，说明自噬是细胞对于环境变化的有效反应。

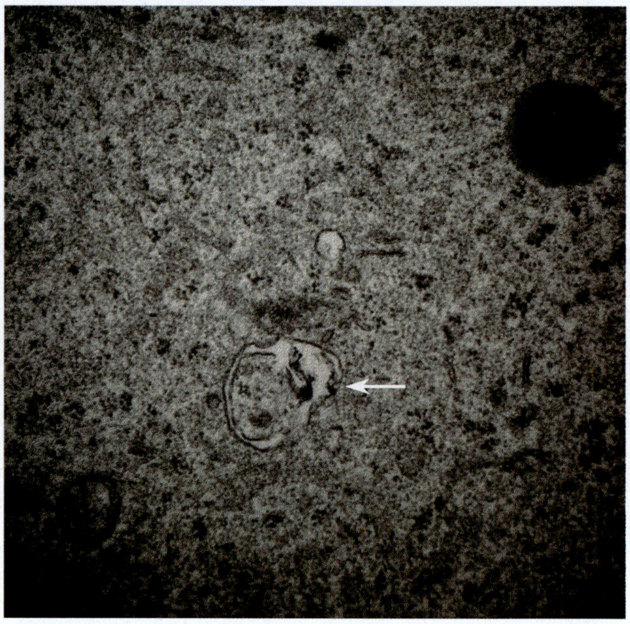

图2-22 自噬泡
视野中央为双层膜自噬泡的形成过程（箭头所示）

自噬性死亡的形态学特征表现：①高尔基体和内质网等细胞器肿胀；②胞质空泡化，核碎断、固缩；③形成大量具有双层膜结构的自噬泡；④细胞质膜失去特化，可能发生细胞膜出泡现象。

2. 自噬的相关分子调控机制 细胞内存在特定的信号通路调节自噬的发生，其中最重要的是雷帕霉素靶点（target of rapamycin，TOR）。在正常及营养充足的情况下，TOR从两方面抑制自噬的发生：一方面，使自噬蛋白Atg13高度磷酸化，导致Atg13与和它相互作用的Atg1激酶的亲和力下降，抑制自噬。当营养缺乏或使用雷帕霉素时，TOR被抑制，促进自噬发生。另一方面，TOR参与信号转导级联反应，控制几个效应器（Tap42、Sit4、Gin3等）的磷酸化，调节自噬相关蛋白的转录和翻译。

TOR与自噬基因（ATG）编码的自噬蛋白（Atg）相互作用，干扰自噬体的形成，抑制自噬的发生，发挥门控作用。胰岛素、生长因子（胰岛素样生长因子、血小板源性生长因子和表皮生长因子等）结合于跨膜胰岛素受体（insulin receptor，IR）或酪氨酸激酶受体（receptor tyrosine kinases ，RTK）后，激活Ⅰ型磷脂酰肌醇三磷酸激酶（class Ⅰ PI3K），使磷脂酰肌醇 -4- 磷酸（phosphatidylinositol-4-monophos-phate，PIP）被磷酸化为磷脂酰肌醇 3，4，5- 三磷酸（phosphatidylinositol-3，4，5-triphosphate，PIP3），PIP3 结合于 Akt/PKB 和它的活化分子 PDK1。雷帕霉素可以阻断上述途径而导致自噬的发生。TOR 和 PDK1 可以活化增强自噬活性必需的核糖体亚单位 S6 激酶，当 TOR 活性丧失时，核糖体亚单位 S6 激酶的活性下降，能抑制过度自噬。

自噬性细胞死亡和细胞凋亡同属于程序性细胞死亡但其形态不同，自噬性细胞死亡早期就出现细胞器的降解，但到晚期仍保留细胞支架；而凋亡细胞胞质中始终存在细胞器，caspase 活化和 DNA 断裂发生很晚。同一病灶中可同时存在自噬性细胞死亡和凋亡。

（四）其他细胞死亡类型

截至目前，不同的细胞死亡类型，如坏死性凋亡、细胞铁死亡、细胞焦亡等不同的细胞死亡方式，也被科学家逐渐认识，其在细胞生物组织稳态的正常发育和维持过程中发挥作用。

1. 坏死性凋亡（necroptosis） 是 PCD 的一种细胞裂解形式，并且可导致炎症。当 caspase-8 的活性被药物或病毒抑制剂阻断时，TNFR1、TLR 等受体的刺激可诱导坏死性凋亡，涉及受体相互作用的丝氨酸 / 苏氨酸蛋白激酶 1（RIPK1）的自磷酸化激活。RIPK1 激活 RIPK3，之后 RIPK3 磷酸化并激活下游 MLKL，这是导致细胞膜裂解的坏死性凋亡的末端效应物。这些内源性分子的释放同时促进了炎症反应。

2. 细胞铁死亡（ferroptosis） 铁死亡是指铁依赖性坏死。铁死亡在形态和功能上与一般氧化应激不同。ACSL4 和 LPCAT3 等许多铁死亡相关的分子成分是其特征，铁死亡诱导剂包括 GPX4 抑制剂、谷胱甘肽合成中断剂、xCT 系统抑制剂和铁等。铁死亡的内源性抑制剂包括谷胱甘肽、泛醌、维生素 E 和硒。

3. 细胞焦亡（pyroptosis） 是 PCD 的一种炎症形式，涉及炎症小体对 caspase-1 的激活，caspase-1 通过蛋白质水解将 pro-IL-1β 和 pro-IL-18 分别加工成成熟的炎性细胞因子 IL-1β 和 IL-18。GSDMD 是细胞焦亡的关键执行者，在被 caspase-1 切割后其 N 端片段组装成质膜孔，从而允许释放生物活性 IL-1β、IL-18 以及其他细胞内容物。细胞焦亡常常表现出质膜起泡的形态特点。

第三节 细胞老化

老化（aging）是随年龄增长而逐渐导致的器官组织生理功能和组织结构的退行性改变并趋向死亡。个体的老化在很大程度上受遗传因素、饮食、社会环境及年龄相关疾病的影响。细胞老化（cellular aging）是细胞随生物体年龄增长而发生的退行性变化的总和，是生物个体和器官、系统老化的基础，老化是生命发展的必然。

一、细胞老化的特征

细胞老化具有以下四个特征：①普遍性，机体组织所有的细胞都会在不同程度上出现老化改变；②进行性，随着时间的推移，老化呈进行性或不可逆性地发展；③内因性，不是外因直接作用的结果，而是细胞内在因素决定的衰退；④有害性，老化时细胞代谢、适应、代偿等多种功能低下，且缺乏恢复能力。

二、细胞老化的形态学变化

老化细胞的形态学变化包括不规则核分裂、线粒体形成多形空泡、内质网缩小、高尔基体变形以及脂褐素沉积等。老化细胞在代谢和功能上表现为线粒体氧化磷酸化功能减弱，核酸和蛋白质合成减少，摄取营养物质的能力降低，DNA 修复功能减弱等。

三、细胞老化的机制

细胞老化的机制尚不十分清楚，目前较重要的有两个学说：一是老化起因于体内遗传基因的程序化启动，二是细胞内代谢损伤的错误累积。详见 。

（周党侠）

数字课程学习……

学习目标 教学 PPT 临床病理病例讨论 自测习题

扩展知识 自学知识 微视频 动画

第三章

损伤的修复

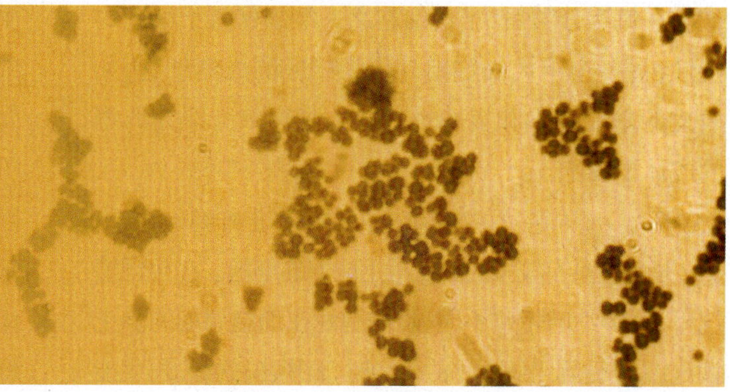

损伤造成机体部分细胞和组织丧失后，机体对所形成的缺损进行修补恢复的过程，称为修复（repair）。修复后可完全或部分恢复原组织的结构和功能，参与修复过程的主要成分包括各种细胞及细胞外基质。修复过程可概括为两种不同的形式：①由损伤周围的同种细胞来修复，称为再生（regeneration）。如果完全恢复了原组织的结构和功能，则称为完全再生。②由纤维结缔组织来修复，称为纤维性修复（fibrous repair），以后形成瘢痕，也称瘢痕修复。在多数情况下，由于有多种细胞和组织发生损伤，故上述两种修复过程常同时存在。在组织损伤和修复过程中，有不同程度的炎症反应。

第一节　再生

再生可分为生理性再生和病理性再生。生理性再生是指在生理过程中，有些细胞、组织不断老化、消耗，由新生的同种细胞不断补充，以保持原有的结构和功能。例如，表皮的表层角化细胞经常脱落，而表皮的基底细胞不断增生、分化，予以补充；消化道黏膜上皮细胞经1~2天就更新一次；子宫内膜周期性脱落，又由基底部细胞再生加以恢复；红细胞平均寿命为120天，白细胞寿命长短不一，短的如中性粒细胞仅存活1~3天，因此要不断地从淋巴造血器官输出大量新生细胞进行补充。病理性再生是指病理状态下，细胞、组织坏死或缺损后发生的再生。本节重点介绍病理性再生。

一、细胞周期和不同类型细胞的再生潜能

细胞周期（cell cycle）由间期（interphase）和分裂期（mitotic phase，M期）构成，前者又分为DNA合成前期（G1期）、DNA合成期（S期）和DNA合成后期（G_2期）。不同种类的细胞，其细胞周期的时程长短不同，在单位时间内进入细胞周期进行增殖的细胞数也不相同，因此具有不同的再生能力。一般而言，低等动物比高等动物的细胞或组织的再生能力强。就机体而言，幼稚组织比较高分化组织再生能力强，容易受损伤或生理过程中经常更新的组织有较强再生能力。按细胞再生能力的强弱，可将人体的细胞分为以下三类。

1. 不稳定细胞（labile cell）　也称为持续分裂细胞（continuously dividing cell），是属于再生能力很强的细胞。这类细胞总在不断地增殖，以代替衰老或死亡的细胞，如表皮细胞，呼吸道、消化道和泌尿生殖道的黏膜被覆上皮细胞，淋巴、造血细胞及间皮细胞等。干细胞（stem cell）的存在是这类细胞不断更新的基础，干

细胞在每次分裂后，子代细胞之一继续保持干细胞的特性，另一个子代细胞则分化为相应的成熟细胞，如表皮的基底细胞和胃肠道黏膜的隐窝细胞即为典型的成体干细胞。

2. 稳定细胞(stable cell) 又称为静止细胞(quiescent cell)，是一些具有较强的潜在再生能力的细胞。在生理情况下，这类细胞增殖不明显，细胞处在细胞周期的静止期(G_0)，当受到组织损伤的刺激时，表现出较强的再生能力，参与再生修复。这类细胞包括各种腺体或腺样器官的实质细胞(如肝、胰、内分泌腺、汗腺、涎腺、皮脂腺及肾小管上皮细胞等)及原始间叶细胞等。成软骨细胞和平滑肌细胞也属于稳定性细胞，但再生能力较弱。

3. 永久细胞(permanent cell) 也称为非分裂细胞(nondividing cell)，是指不具有分裂增生能力或能力极弱的细胞。如神经细胞(包括中枢神经元和周围神经的神经节细胞)，在出生后都不能分裂增生，一旦受到破坏则成为永久性缺失，由胶质瘢痕取代。心肌细胞和骨骼肌细胞的再生能力极弱，这些细胞一旦受损后进行纤维性修复。

二、各种组织的再生过程

(一) 上皮组织的再生

1. 被覆上皮的再生 复层鳞状上皮受损后，由创缘或底部的基底层细胞迅速分裂增生，向缺损处移动延伸，先形成单层上皮覆盖缺损表面，以后增生分化为复层鳞状上皮。黏膜覆盖上皮(如胃黏膜上皮缺损后)也由邻近的基底部细胞分裂增生来修补，新生的黏膜上皮细胞初为扁平或立方形，以后分化为柱状上皮细胞。

2. 腺上皮再生 腺上皮虽有较强的再生能力，但再生的情况依损伤的状态而异。结构比较简单的腺体，如子宫内膜腺体、肠腺等，如果损伤仅限于上皮细胞，腺体的基底膜完好，则可由周围残留的腺上皮细胞分裂增生，沿基底膜排列，恢复原有的腺体结构和功能；如果腺体结构完全破坏(包括基底膜)，则难以再生性修复或修复后的组织难以恢复原有结构，最终发生瘢痕修复。复杂的腺器官再生也有两种情况。如肝细胞坏死时，不论范围大小，只要肝小叶网状支架完好，则坏死周围残存的肝细胞分裂增生，沿支架延伸，可恢复正常结构。如果肝细胞广泛大块坏死，肝小叶网状支架塌陷，网状纤维转化为胶原纤维；或由于肝细胞反复坏死及炎性刺激，导致肝细胞再生和纤维组织增生同时出现，由于原有支架结构塌陷和(或)增生纤维组织形成肝小叶内的间隔，再生的肝细胞成为结构紊乱的肝细胞团(结节状再生)，而无法恢复正常的肝小叶结构和功能，例如肝硬化时的再生结节。

(二) 纤维组织的再生

在损伤的刺激下，受损局部成纤维细胞发生分裂、增生。成纤维细胞可由静止状态的纤维细胞转变而来，或由未分化的间叶细胞分化而来。幼稚的成纤维细胞胞体大，两端常有星状突起，胞质略呈嗜碱性，胞核体积大，染色淡，有1~2个核仁(图3-1)。当成纤维细胞停止分裂后，即开始合成并分泌前胶原蛋白，在细胞周围形成胶原纤维。伴随细胞逐渐成熟，成纤维细胞的胞质逐渐减少，胞核逐渐变细长，染色逐渐加深，细胞变成长梭形，成为纤维细胞，埋藏在胶原纤维之中，形成纤维组织。

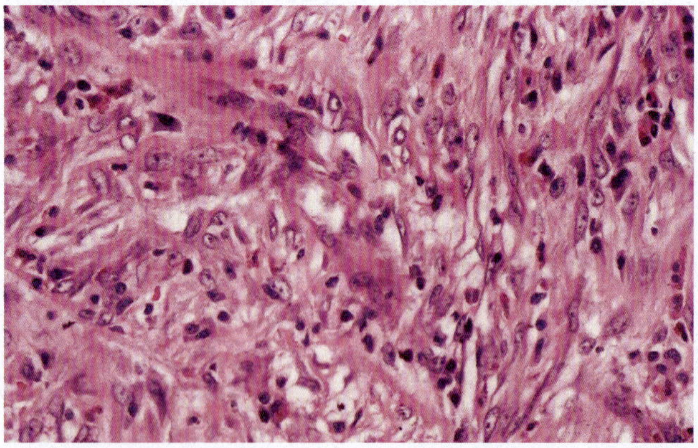

图3-1 成纤维细胞
成纤维细胞胞体大，两端常有突起呈星状，胞质略呈嗜碱性，胞核体积大，染色淡，有1~2个核仁

(三) 血管的再生

1. 毛细血管的再生 也叫血管形成，是以生芽

(budding)方式完成。首先在蛋白分解酶的作用下基底膜分解,该处内皮细胞分裂、增生形成幼芽,向损伤处移动延伸形成实性细胞条索,数小时后便可出现管腔,形成新生的毛细血管(图3-2),继而互相吻合形成血管网。增生的内皮细胞逐渐成熟并分泌Ⅳ型胶原、层粘连蛋白和纤连蛋白,形成基底膜的基板。周边的成纤维细胞分泌Ⅲ型胶原及基质,形成基底膜的网板,本身则成为血管外膜细胞,此时毛细血管的构筑基本完成。新生毛细血管基底膜不完整,内皮细胞间间隙大,所以通透性高。其后为适应功能需要,形成的毛细血管还会不断地改建,有些管壁增厚发展成小动脉或小静脉,其平滑肌细胞等成分可能由血管外未分化间叶细胞分化而来。

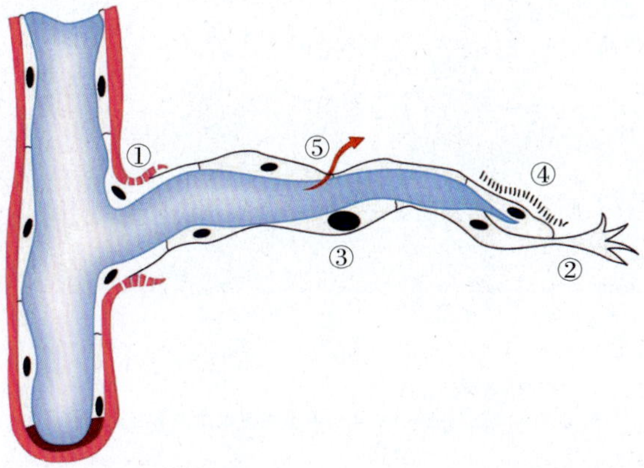

图3-2　毛细血管再生模式图
①基底膜溶解;②细胞移动和趋化;③细胞增生;④细胞管腔形成、成熟及生长抑制;⑤细胞间通透性较高

2. 大血管的修复　大血管断裂后,两断端需施行手术缝合,吻合处两侧内皮细胞分裂增生,互相连接覆盖断裂处,恢复原来的内膜结构和功能(再生性修复)。但血管中膜离断肌层因平滑肌细胞再生能力弱,由纤维结缔组织增生连接(纤维性修复),形成瘢痕修复。

(四)肌组织的再生

肌组织的再生能力很弱。横纹肌的再生依肌膜是否存在及肌纤维是否完全断裂而有所不同。横纹肌细胞是一个多核的长细胞,长可达4 cm,核可多达数十乃至数百个。损伤不太重而肌膜未被破坏时,肌原纤维仅部分发生坏死,此时中性粒细胞及巨噬细胞进入该部分吞噬清除坏死物质,残存部分肌细胞分裂,产生肌浆,分化出肌原纤维,从而恢复正常横纹肌的结构。如果肌纤维完全断开,断端肌浆增多,也可有肌原纤维的新生,使断端膨大如花蕾样。但这时肌纤维断端不能直接连接,而靠纤维瘢痕愈合。愈合后的肌纤维仍可以收缩,加强锻炼后可以恢复功能。如果整个肌纤维(包括肌膜)均被破坏,则难以再生,此时纤维结缔组织增生连接,形成纤维性修复。平滑肌也有一定的分裂再生能力,小动脉的再生中就有平滑肌的再生,但是断开的肠管或是较大血管经手术吻合后,断处的平滑肌主要是通过纤维瘢痕连接。心肌再生能力极弱,破坏后一般都是纤维性修复。

(五)软骨组织和骨组织的再生

软骨再生能力弱。软骨组织再生起始于软骨膜的增生,这些增生的幼稚细胞形似成纤维细胞(骨祖细胞),以后逐渐变为成软骨母细胞,并形成软骨基质,细胞被埋在软骨陷窝内而变为静止的软骨细胞。实际上软骨细胞再生能力很弱,损伤后常常由瘢痕性修复来完成。

骨组织再生能力强。在有骨内膜存在的条件下,常可再生修复,即由骨祖细胞增生形成成骨细胞;也可由原始间叶细胞和成纤维细胞转变为成骨细胞。成骨细胞进一步形成类骨质,以后在类骨质内有钙盐沉积,成骨细胞逐渐变为骨细胞,形成骨组织。

(六)神经组织的再生

脑及脊髓内的神经细胞属于永久性细胞,破坏后不能再生,其所属的神经纤维也随之消失,只能通过周围的神经胶质细胞及其纤维修复,形成胶质瘢痕。外周神经纤维受损后,如果与其相连的神经细胞仍然存活,则可完全再生。首先,断处远侧段的神经纤维髓鞘及轴突崩解,并被吸收;近侧段的数个郎飞结神经纤维也发生同样变化。然后由两端的神经鞘细胞增生形成带状的合体细胞,将两端连接。近端轴突以每天约1 mm的速度逐渐向远端生长,穿过神经鞘细胞带,最后到达末梢鞘细胞,鞘细胞产生鞘磷脂将轴突包绕形成髓鞘(图3-3)。此再生过程常需数月以上

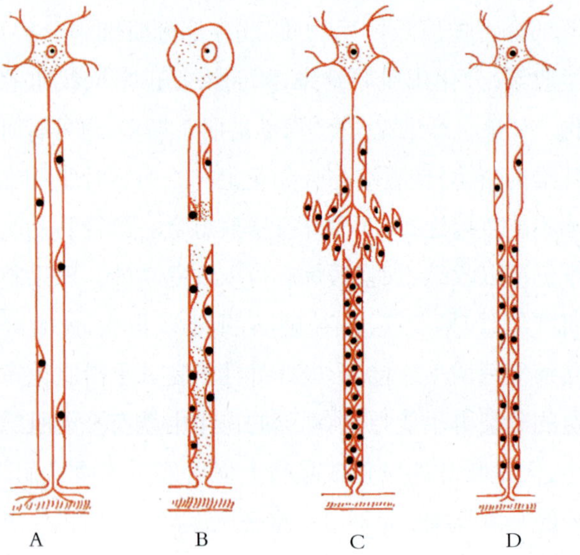

图 3-3 神经纤维再生模式图
A. 正常神经纤维；B. 神经纤维断离，远端及近端的一部分髓鞘及轴突崩解；C. 神经膜细胞增生，轴突生长；D. 神经轴突达末端，多余部分消失

才能完成。如离断的两端相隔太远，或有纤维组织增生及其他组织阻隔，或因截肢失去远端，近端再生的轴突均不能到达远端，而与增生的纤维结缔组织混杂在一起，卷曲成团，形成瘤样肿块，称为创伤性神经瘤(traumatic neuroma)，常常引起顽固性疼痛。

第二节 纤维性修复

纤维性修复即瘢痕修复，属于不完全性修复。组织结构损伤，包括实质细胞和间质细胞的变性和坏死，在缺损细胞和组织不能都进行再生性修复的情况下，局部肉芽组织增生，溶解吸收坏死组织及其他异物并填补缺损，继而肉芽组织转化为以胶原纤维为主的瘢痕组织，形成瘢痕修复。

一、肉芽组织

(一) 肉芽组织的形态结构

肉芽组织(granulation tissue)由新生薄壁的毛细血管和增生的成纤维细胞构成，并伴有多少不等的炎性细胞浸润(图 3-4、图 3-5)。肉眼观，表现为颗粒状、鲜红色、湿润柔嫩，形状似鲜嫩的肉芽故而得名。镜下，肉芽组织的基本结构为：①大量由内皮细胞增生形成的实性细胞索及扩张的毛细血管，对着创面垂直生长，并在近表面处互相吻合形成弓状突起；②毛细血管周围有许多增生的成纤维细胞；③有炎性细胞浸润及液体渗出，炎性细胞中常以巨噬细胞为主，也有多少不等中性粒细胞和淋巴细胞等。巨噬细胞和中性

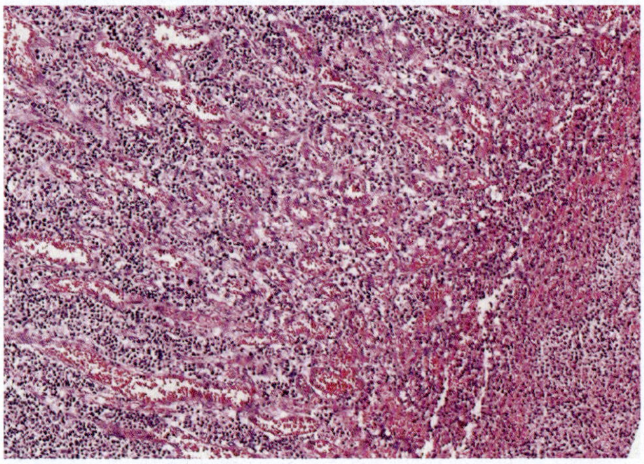

图 3-4 肉芽组织(低倍)
右侧有变性坏死组织，左侧大量肉芽组织垂直创面生长

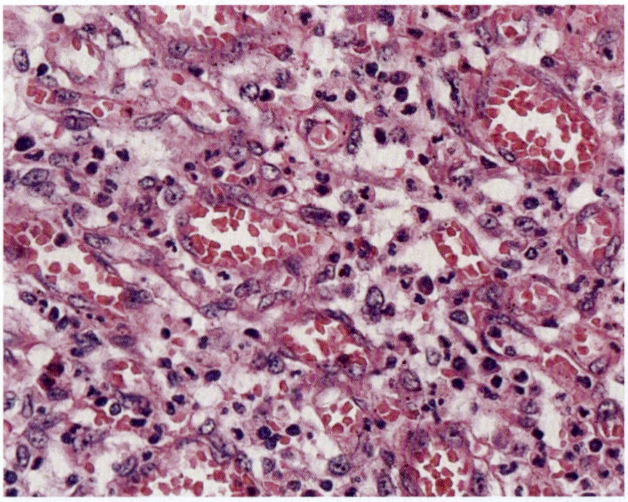

图 3-5 肉芽组织(高倍)
大量新生毛细血管和成纤维细胞，伴炎性细胞浸润

粒细胞具有吞噬功能，能吞噬细菌和坏死组织碎片。巨噬细胞还能分泌多种生长因子，进一步刺激成纤维细胞及毛细血管的增生。肉芽组织内常含有一定量的肌成纤维细胞（myofibroblast），除有成纤维细胞的功能外，还具有收缩功能，可利于伤口收缩。

（二）肉芽组织作用及结局

肉芽组织在组织损伤修复过程中有以下重要作用：①抗感染、保护创面；②填补组织细胞缺损；③机化或包裹坏死组织、血栓、炎性渗出物及其他异物。肉芽组织在损伤后2~3天开始出现，从组织缺损的边缘和底部向缺损部生长推进填补创口或机化异物。肉芽组织形成初期，成纤维细胞和毛细血管内皮细胞增生活跃，间质疏松水肿；随着时间的推移，按其生长的先后顺序，肉芽组织逐渐成熟。其主要形态标志为：间质水肿及炎性细胞减少并逐渐消失；部分毛细血管管腔闭塞、数量减少；少数毛细血管管壁增厚，改建成为小动脉或小静脉；成纤维细胞产生基质和胶原纤维，早期基质较多，以后则胶原纤维越来越多，同时成纤维细胞数目逐渐减少，胞核变细长而深染，变为纤维细胞。时间再长，胶原纤维数量更多，并发生玻璃样变性，细胞及毛细血管成分更少。至此，肉芽组织逐渐成熟为纤维结缔组织，最后转变为瘢痕组织。

二、瘢痕组织

（一）瘢痕组织的形态结构

瘢痕（scar）组织是由肉芽组织经改建成熟形成的纤维结缔组织。由大量平行或交错排列的胶原纤维束组成，纤维束往往呈均质状红染（即玻璃样变性），纤维细胞稀少，核细长而深染，组织内血管减少（图3-6）。肉眼观，局部呈收缩状态，颜色苍白或灰白色半透明状，质硬韧并缺乏弹性。

（二）瘢痕组织的作用及对机体的影响

1. 瘢痕组织的形成对机体有利的一面　①瘢痕组织能把损伤的创口或其他缺损长期填补并连接，使器官保持完整性；②瘢痕组织含大量胶原纤维，与肉芽组织相比有较强的抗拉性，因而这种填补和连接相

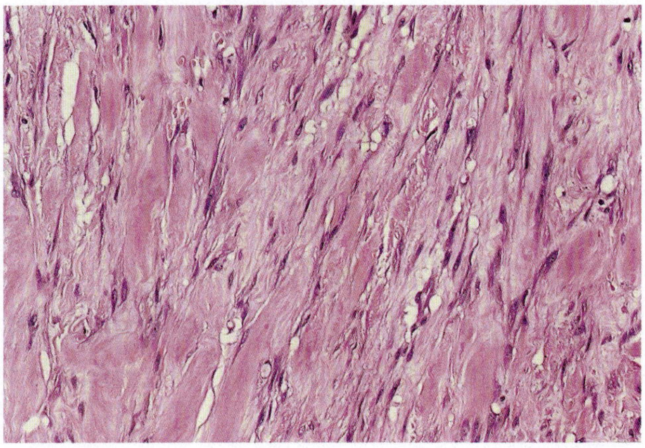

图3-6　瘢痕组织
纤维细胞核细长而深染，血管较少，胶原纤维丰富

当牢固，可使组织器官保持其坚固性。如果胶原纤维形成不足或承受力大而持久，加之瘢痕组织缺乏弹性，可造成瘢痕组织膨出。如在腹壁瘢痕处形成腹壁疝，在心室壁瘢痕处形成室壁瘤。

2. 瘢痕组织的形成对机体不利的一面　①瘢痕收缩，特别是发生于关节附近和重要器官的瘢痕，常常引起活动功能受限，如关节挛缩、十二指肠溃疡瘢痕可引起幽门梗阻。瘢痕收缩的机制可能是由于瘢痕组织中的水分丧失或肌成纤维细胞有收缩作用所致。②瘢痕性粘连，特别是各器官间或器官与体腔壁之间发生纤维（瘢痕）性粘连，常影响器官功能。器官内大范围损伤导致广泛纤维化及玻璃样变性，可引起器官硬化，功能下降。③瘢痕组织增生过度，又称肥大性瘢痕。其发生机制不清，一般认为与体质有关；也有人认为可能与瘢痕中缺血，刺激其中的肥大细胞分泌生长因子，使肉芽组织过度增生有关。如果肥大性瘢痕突出于皮肤表面并向周围不规则地扩展，称为瘢痕疙瘩（keloid）。

瘢痕组织内的胶原纤维在胶原酶（主要来自成纤维细胞、中性粒细胞和巨噬细胞等）的作用下，也可以逐渐分解、吸收，使瘢痕软化和缩小。因此，要解决瘢痕收缩及器官硬化等的关键是在分子水平上研究阐明如何调控肉芽组织中胶原的合成和分泌以及如何

加速瘢痕中胶原的分解和吸收。

第三节 创伤愈合

创伤愈合(wound healing)是指机体遭受外力作用引起的皮肤等组织出现离断或缺损后的修复过程。包括各种组织的再生、肉芽组织增生、瘢痕组织形成等病理变化的复杂组合,表现出各种修复过程的协同作用。

一、皮肤创伤愈合

(一) 创伤愈合的基本过程

轻度的创伤可仅限于皮肤的表皮层,可通过上皮细胞再生修复。重者可有皮肤和皮下组织断裂或缺损,甚至肌肉、肌腱、神经的断裂及骨折。以皮肤创伤为例,叙述创伤愈合的基本过程如下。

1. 伤口早期变化　创口局部有不同程度的组织坏死和出血,数小时内创口及周围出现炎症反应,表现为充血、浆液渗出、炎性细胞浸润,故局部红肿。伤口中的血液和渗出的纤维蛋白原很快凝固形成凝块,有的凝块表面干燥形成痂皮,凝块和痂皮可起着保护伤口的作用。

2. 伤口收缩　创伤 2~3 天后,创口边缘的全层皮肤和皮下组织向伤口中央移动,伤口迅速缩小,直到 2 周左右停止。伤口收缩是伤口边缘新生的肌成纤维细胞牵拉作用的结果,而与胶原无关。

3. 肉芽组织增生和瘢痕形成　约从创伤第 3 天开始,从伤口边缘及底部长出肉芽组织,不断填补伤口。毛细血管以每日延长 0.1~0.6 mm 的速度增长,其方向大多垂直于创面,并呈袢状弯曲。从第 5~6 天开始,成纤维细胞产生胶原纤维,其后一周胶原纤维形成活跃,以后逐渐缓慢下来。随着胶原纤维越来越多,肉芽组织逐渐过渡形成瘢痕组织,至伤后 1 个月左右瘢痕可完全形成。可能由于局部张力的作用,瘢痕中的胶原纤维最终与皮肤表面平行。

4. 表皮及其他组织再生　创伤后 24 h 内,伤口周围表皮的基底细胞即开始分裂增生,向创面中心或痂皮下迁移,形成单层上皮细胞,覆盖在肉芽组织表面。当这些细胞相互接触时,则停止迁移,并增生分化成复层鳞状上皮。健康的肉芽组织对表皮再生十分重要,因为它可提供上皮再生所需的营养及生长因子等。如果肉芽组织形成不足,未能将伤口及时填平,则延缓上皮的再生被覆;异物及感染等刺激,可使肉芽组织生长过度,高出皮肤表面,也会影响表皮再生,故常需将其切除;过大的创口(如直径超过 20 cm),四周再生表皮难以将伤口完全覆盖,常需要进行植皮。皮肤的毛囊、汗腺及皮脂腺等如被完全破坏,则不能完全再生修复,而出现纤维性修复。肌腱断裂后,初期也是纤维性修复,但随着功能锻炼可进行不断改建,胶原纤维可按照原来肌腱纤维方向排列,基本可达到完全修复。

(二) 创伤愈合的类型

根据组织损伤程度及有无感染,创伤愈合可分为以下两种类型。

1. 一期愈合(primary healing)　见于组织缺损小、无感染、创缘整齐、经黏合或缝合后创面对合严密的伤口。例如无菌性手术切口,这种伤口中仅有少量血凝块,炎症反应很轻,表皮再生在 24~48 h 内便可将伤口覆盖。肉芽组织在第 2~3 天就从伤口边缘长出,很快将伤口填满,5~7 天胶原纤维形成并连接伤口两侧,切口可拆线,达临床愈合标准。随后几天肉芽组织的毛细血管及成纤维细胞仍继续增生,胶原纤维不断形成。此时切口呈鲜红色(肉芽组织及炎症反应),可略高出皮肤表面。约 2 周后,随着水肿的消退、炎性细胞的减少、纤维细胞及血管数量的逐渐减少、胶原纤维增多,切口开始逐渐变白收缩。约一个月后覆盖切口的表皮结构已基本正常,纤维结缔组织仍含细胞,胶原纤维仍继续增多,瘢痕组织抗拉强度不断增强,3 个月可达到顶峰。切口数月后形成一条白色线状瘢痕。

2. 二期愈合(secondary healing)　见于组织缺损较大、创缘不整齐、无法整齐对合,有坏死组织或伴有明显感染的伤口,往往需要清创后才能愈合。与一期愈合相比,二期愈合的特点为:①由于坏死组织多或感染,局部组织继续发生变性、坏死,炎症反应明显,影响肉芽组织的形成。只有等到感染被控制,坏死组织被清除后,再生才能开始。②伤口大、愈合时间比较长,大量肉芽组织增生填补缺损,形成较大的瘢痕组织(图 3-7)。

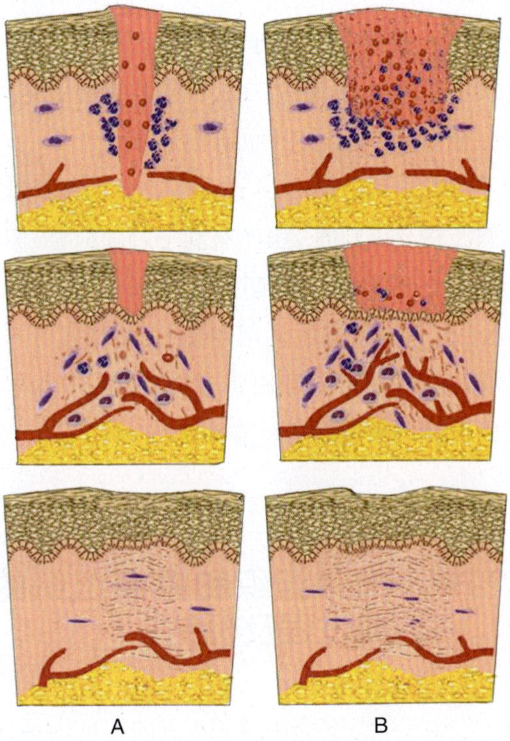

图 3-7 创伤愈合模式图
A. 创伤一期愈合模式图;B. 创伤二期愈合模式图

二、骨折的愈合

骨折(bone fracture)可分为外伤性骨折和病理性骨折两大类。骨的再生能力很强。骨折愈合的好坏及所需的时间与骨折的部位、性质、错位的程度、年龄以及引起骨折的原因等因素有关。一般而言,经过良好复位后的单纯性外伤性骨折,几个月内便可完全愈合,恢复正常结构和功能。骨折愈合过程可分为以下几个时期(图 3-8)。

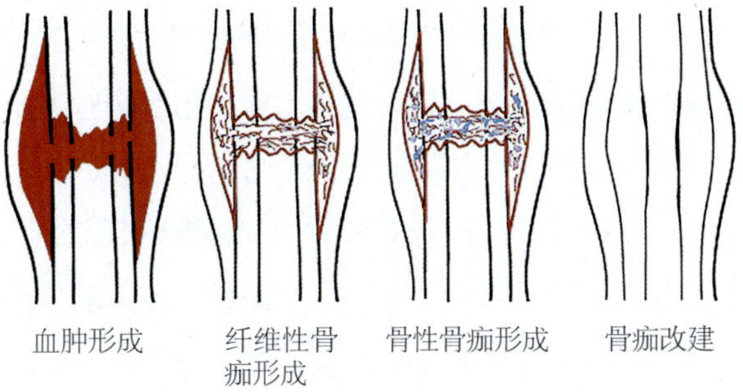

图 3-8 骨折愈合模式图

1. 血肿形成 骨组织和骨髓中含有丰富的血管,骨折的两端及其周围伴有大量出血,形成血肿,数小时后血肿发生凝固,同时出现轻度的炎症反应。早期可见到骨折处的骨髓组织坏死、骨基质及骨细胞破坏,甚至形成游离死骨片,可伴中性粒细胞、巨噬细胞等炎性细胞浸润及破骨细胞增多,清除组织碎片。

2. 纤维性骨痂形成 骨折的 2~3 天后,血肿开始由肉芽组织逐渐取代而机化,继而纤维化形成纤维性骨痂,或称临时性骨痂。肉眼及 X 线检查可见骨折局部呈梭形肿胀。

3. 骨性骨痂形成 纤维性骨痂内逐渐分化出成骨细胞和成软骨细胞,并形成类骨组织和软骨组织,以后出现钙盐沉积,类骨组织转变为编织骨。纤维性骨痂中的软骨组织也经软骨化骨演变为骨组织。至此,形成骨性骨痂。

4. 骨痂改建或再塑 由于骨性骨痂的骨小梁连接成排列杂乱的骨松质,达不到正常功能需要。骨性骨痂需经过进一步改建,由编织骨成为成熟的板层骨,皮质骨和髓腔的正常关系以及骨小梁正常的排列结构也重新形成。骨痂改建是在破骨细胞的骨质吸收及成骨细胞的新骨质形成相互协调作用下完成的。

三、影响创伤愈合的因素

损伤的程度、组织再生能力、伤口有无感染及异物决定着修复的方式、愈合的时间及瘢痕的大小。影响再生修复的因素包括全身因素和局部因素。

(一) 全身因素

1. 年龄 儿童和青少年的组织再生能力强,创伤愈合快;老年人一般组织再生能力差,创伤愈合慢,这与老年人血管硬化，血液供应减少亦有一定关系。

2. 营养 严重的营养缺乏，会影响损伤后的再生与修复。蛋白质、维生素及微量元素对组织再生均起着重要作用。比较重要的有：①严重的蛋白质缺乏，尤其是含硫氨基酸（如胱氨酸、甲硫氨酸）缺乏时，肉芽组织和胶原形成不良，使伤口不易愈合。②维生素缺乏，以维生素 C 对愈合最重要。因两种主要氨基酸（脯氨酸和赖氨酸）必须经羟化酶羟化才能形成前胶原分子，而维生素 C 具有催化羟化酶的作用，当维生素 C 缺乏时，前胶原分子的形成过程受阻，影响胶原纤维的形成。③微量元素锌的缺乏也会影响愈合，其作用机制可能与锌是细胞内一些氧化酶的成分有关。

3. 疾病 糖尿病、心力衰竭、尿毒症及某些免疫缺陷病加重创口损伤，影响细胞再生及肉芽组织形成，创伤不易愈合。

（二）局部因素

1. 局部血液循环 良好的血液循环可以保障组织再生所需要的营养物质和氧，同时能够加速坏死物质的溶解吸收及控制感染。因此，局部血液供应良好时，伤口愈合比较好。

2. 感染 局部感染对再生修复非常不利，严重影响创伤愈合。其原因在于：①细菌（如化脓细菌）产生的毒素和酶能加重局部损伤，进一步使伤口组织坏死、溶解基质及胶原纤维，妨碍创伤愈合。②伤口感染时渗出物多，增加了局部张力，常使正在愈合的伤口裂开，感染易扩散。

3. 坏死组织及异物 伤口内存有异物（如缝线、纱布、泥沙等）及多量坏死组织和血凝块时，常难以被吸收、机化，并对局部产生刺激，妨碍愈合并易于感染。临床上应及时施行清创术，利于伤口较好愈合。

4. 神经支配 正常的神经支配对组织再生有一定作用。失去神经支配的组织会导致神经性营养不良而影响组织细胞再生，如麻风病引起的溃疡不易愈合。

5. 电离辐射 能够破坏细胞、损伤血管、抑制组织再生，影响伤口愈合。

（三）影响骨折愈合的因素

凡影响创伤愈合的全身及局部因素对骨折愈合都有影响。此外，特别强调利于骨折良好愈合的以下三点：

1. 骨折断端的及时、正确的复位 完全性骨折由于肌肉的收缩，常常发生错位或有其他组织、异物的嵌塞，可使愈合延迟或不能愈合。及时、正确的复位是为以后骨折完全愈合创造必要的条件。

2. 骨折断端及时、牢靠的固定 骨折断端即便已经复位，由于肌肉活动仍可错位，因而复位后的及时、牢靠的固定（如打石膏、小夹板或髓腔钢针固定）更显重要，一般要固定到骨性骨痂形成后。

3. 早日进行全身和局部功能锻炼 由于骨折后常需复位、固定及卧床，虽然有利于局部愈合，但长期卧床，血液循环不良亦会延迟愈合。局部长期固定不动也会引起骨及肌肉的失用性萎缩、关节强直等不利后果。因此，在不影响局部固定的情况下，应尽早离床活动，以保持局部良好的血液供应。

第四节 肉芽组织和瘢痕组织的形成过程及机制

肉芽组织在组织损伤后 2~3 天内即可出现，最初是血管内皮细胞和成纤维细胞的增殖，随着时间的推移，逐渐形成纤维性瘢痕，这一过程包括：①血管生成；②成纤维细胞增殖和迁移；③细胞外基质积聚和纤维组织重建。

（一）血管生成的过程

从发生学和组织学观点出发，新血管形成（neovascularization）分为两种类型，其中一种见于发生初期，由内皮前体细胞或者血管母细胞形成新血管，叫作血管形成（vasculogenesis）；另外一种是由组织中既存的成熟血管的内皮细胞发生增殖和游走，形成小血管，称为血管生成（angiogenesis）。

血管生成包括一系列步骤：①原有血管基底膜降解并引起毛细血管芽的形成；②内皮细胞向刺激方向迁移；③位于迁移细胞后面的内皮细胞增殖和发育成熟。后者包括生长停止、形成毛细血管管腔和内皮细胞外侧出现新的细胞成分。在毛细血管外出现周细胞，在较大的血管外出现平滑肌细胞以支撑管腔、维持内皮细胞和周细胞的功能。

所有这些步骤均由生长因子和受体、细胞外基质间的相互作用所调控。

1. 生长因子和受体　尽管许多生长因子均具有促进血管生成活性，但是血管内皮生长因子（vascular endothelial growth factor, VEGF）和血管生成素（angiopoietin）在血管形成中发挥特殊作用。多种间叶细胞都能分泌生长因子，但具有酪氨酸激酶活性的受体则主要存在于内皮细胞。在血管发育早期，VEGF与血管内皮细胞上的VEGF受体VEGF-R2结合，介导内皮细胞增殖和迁移；然后VEGF与另一个受体VEGF-R1结合，引起毛细血管管腔形成。进一步的血管新生则依赖于血管生成素(Angl和Ang2)的调控，Angl与内皮细胞Tie2受体相互作用，使内皮细胞外侧出现新的细胞；Angl和Tie2相互作用还促进血管的成熟，使其从内皮细胞管腔成为更精细的血管结构并维持内皮细胞处于静止状态。

在发育成熟组织的生理性血管生成（如子宫内膜增殖）和病理性血管生成（如慢性炎症、创伤愈合、肿瘤和视网膜病变等）过程中，VEGF作用最为重要。VEGF可由一些细胞因子和生长因子如TGF-β、PDGF、TNF-α等诱导表达（表3-1）。其他一些生长因子，如bFGF、PDGF 、TGF-β及其相应受体在血管发育成熟和重构中也发挥重要作用。

表3-1　与创伤愈合有关的生长因子

对单核细胞具有趋化性	PDCF，FCF，TGF-β
成纤维细胞迁移	PDGF，EGF，FGF，TGF-β，TNF
成纤维细胞增殖	PDGF，EGF，FGF，TNF
血管生成	VEGF，Ang，FGF
胶原合成	TGF-β，PDGF，TNF
分泌胶原酶	PDGF，FGF，EGF，TNF，TGF-β抑制物

2. 细胞外基质　血管生成的关键环节是内皮细胞的运动和直接迁移。这些过程由几类蛋白质调控，包括：①整合素，特别是$\alpha_v\beta_3$，它对新生血管的形成和稳定尤为重要；②基质－细胞蛋白，包括血栓黏合素1、富含半胱氨酸的酸性分泌蛋白（SPARC）和细胞黏合素C，它们可导致细胞与基质的相互作用失衡，从而促进血管新生；③蛋白水解酶，如纤溶酶原激活剂和基质金属蛋白酶，它们在内皮细胞迁移过程中发挥重要作用。另外，这些蛋白酶水解细胞外基质所产生的水解片段也对血管生成起调节作用。如内皮抑素（endostatin）是一种特殊类型的胶原小片段，可抑制内皮细胞增殖和血管形成。

（二）纤维化

在富含新生血管和疏松细胞外基质的肉芽组织内发生纤维化的过程是：①损伤部位的成纤维细胞迁移和增殖；②细胞外基质积聚。

1. 成纤维细胞增殖　肉芽组织富含新生血管。VEGF除可促进血管生成外还能增加血管的通透性。血管通透性的增高导致血浆蛋白（纤维蛋白原和血浆纤维连接蛋白）在细胞外基质中积聚，为成纤维细胞和内皮细胞提供临时基质。多种生长因子可启动成纤维细胞向损伤部位的迁移和增殖，包括TGF-β、PDGF、EGF、FGF和促纤维化性细胞因子如IL-1和TNF-α。这些生长因子来源于血小板、各种炎细胞以及活化的内皮细胞。在肉芽组织中，巨噬细胞不仅是清除细胞外碎片、纤维蛋白和其他外源性物质的重要细胞，还对TGF-β、PDGF和bFGF的表达有正反馈调节作用，促进成纤维细胞的迁移和增殖。肉芽组织中大多数细胞都可产生TGF-β引起成纤维细胞迁移和增殖、胶原和纤维粘连蛋白合成增加、降低金属蛋白酶对细胞外基质的降解作用。TGF-β对单核细胞具有趋化性并引起血管生成。TGF-β因其在纤维组织积聚中发挥多种作用，因而认为是引起感染性纤维化最重要的生长因子。

2. 细胞外基质积聚　在修复过程中，增生的成纤维细胞和内皮细胞的数量逐渐减少。成纤维细胞开始合成更多的细胞外基质并在细胞外积聚。纤维性胶原是修复部位结缔组织的主要成分，对创伤愈合过程中张力的形成尤为重要。胶原的合成早在3~5天即开始出现，并根据创口的大小可持续数周。许多调节成纤维细胞增殖的生长因子同样可刺激细胞外基质的合成。

如上所述的几类因子，包括生长因子（PDGF、FGF、TGF-β）和细胞因子（IL-1、IL-4）皆可促进胶原合成，而这些因子在创伤愈合时又由白细胞和成纤维细胞所分泌。胶原的积聚不仅与胶原合成的增加有关，还与胶原降解抑制有关。最后，肉芽组织转变为含有梭形成纤维细胞、致密胶原、弹性纤维和其他细胞外基质成分的瘢痕。在瘢痕成熟过程中，血管逐渐退化，最终由富含血管的肉芽组织演变为血管稀少的瘢痕。

（三）组织重构

肉芽组织转变为瘢痕的过程也包括细胞外基质的结构改变过程。一些能刺激胶原和其他结缔组织分子合成的生长因子，能调节金属蛋白酶的合成与激活，而金属蛋白酶是降解细胞外基质成分的关键酶。细胞外基质合成与降解的最终结果导致了结缔组织的重构，又是慢性炎症和创伤愈合的重要特征。

胶原和其他细胞外基质成分的降解可由锌离子依赖性的基质金属蛋白酶家族来完成。中性粒细胞弹性蛋白酶、组织蛋白酶G、激肽、纤溶酶及前面提到的蛋白水解酶虽可降解细胞外基质成分，但它们为丝氨酸蛋白水解酶，而非金属蛋白酶。金属蛋白酶家族包括：①间质胶原酶，降解Ⅰ、Ⅱ、Ⅲ型纤维性胶原；②明胶酶（又称Ⅳ型胶原酶），降解明胶及纤维粘连蛋白；③基质溶素，降解蛋白多糖、层粘连蛋白、纤维粘连蛋白和无定形胶原；④膜型金属蛋白酶。金属蛋白酶由成纤维细胞、巨噬细胞、中性粒细胞、滑膜细胞和一些上皮细胞等多种细胞分泌，并由生长因子（PDGF、FGF）、细胞因子（IL-I、TNF-α）及吞噬作用和物理作用等刺激因素所诱导。TGF-β和类固醇在生理条件下有抑制胶原酶降解胶原的作用，切断三螺旋结构成为大小不等的两个片段，然后再由其他蛋白水解酶继续降解。这一过程若无控制地进行对机体是有害的，但在组织内金属蛋白酶是以无活性的酶原形式分泌的，并需要化学刺激如次氯酸和蛋白酶（纤溶酶）才能活化。活化型金属蛋白酶可由特异性金属蛋白酶组织抑制剂（TIMP）家族快速抑制，大多数间质细胞可分泌TIMP，从而有效地控制降解过程。

第五节 细胞再生的影响因素

第六节 干细胞在细胞再生和组织修复中的作用

干细胞是个体发育过程中产生的具有自我更新、无限增殖和多向分化能力的一类细胞群。干细胞具备以下特征：①能无限地增殖分裂。②缺少细胞系标记物。③具有处于静止状态的能力。④可通过非对称分裂，使一个细胞保持亲代的特征，仍作为干细胞保留下来；另一个子代细胞不可逆地走向分化的终端成为功能单一的细胞，进一步发育成组织或器官，生理状态下维持器官的组织结构和功能，病理状态下可参与组织损伤的修复，因此干细胞在损伤修复中发挥重要作用。

（一）干细胞的来源和分类

根据来源和个体发育过程中出现的先后次序不同，干细胞可分为胚胎干细胞（embryonic stem cell，ESC）和成体干细胞（adult stem cell）。胚胎干细胞是指起源于着床前胚胎内细胞群的全能干细胞，具有向三个胚层分化的能力，可以分化为成体所有类型的成熟细胞。成体干细胞是指存在于各组织器官中具有自我更新和一定分化潜能的不成熟细胞。近年来通过体细胞重编程又获得了诱导性多能干细胞（induced pluripotent stem cell，iPSC）。以下简要介绍三种类型的干细胞及其在细胞再生和组织修复中的作用。

1. 胚胎干细胞（ESC） 胚胎干细胞是在人胚胎发育早期——囊胚（受精后5~7天）中未分化的细胞。囊胚含有约140个细胞，外表是一层扁平细胞，称滋养层，可发育成胚胎的支持组织如胎盘等。中心的腔称囊胚腔，腔内一侧的细胞群，称内细胞群，这些未分化细胞可进一步分裂、分化、发育成个体。因而这些细胞被认为具有全能性。当内细胞群在培养皿中培养时，我们称之为胚胎干细胞。

胚胎干细胞研究的意义：①首先是它们拥有类似胚胎的全能分化性，可以从单个的受精卵发育成完整的个体，利用其作为材料和干细胞研究方法最终阐明人类正常胚胎的发生发育、非正常胚胎的出现（通过改变细胞系的靶基因）等的复杂调控机制。②人胚胎干细胞的分离及体外培养的成功，对生物医学领域的一系列重大研究，如致畸致瘤实验、组织移植、细胞治疗和基因治疗等都将产生重要影响。③胚胎干细胞最激动人心的潜在应用是用来修复甚至替换丧失功能的组织和器官。因为它具有发育分化为所有类型组织细胞的能力，任何涉及丧失正常细胞的疾病，如神经变性疾病（帕金森综合征、亨廷顿舞蹈症、阿尔茨海默病等）、糖尿病、心肌梗死等都可以从干细胞移植中获益。

2. 成体干细胞　普遍存在并定位于特定的微环境中，目前面临的问题是如何寻找和分离各种组织特异性干细胞。微环境中存在一系列生长因子或配体，与干细胞相互作用，调节成体干细胞的更新和分化。机体内多种分化成熟的组织中存在成体干细胞，如造血干细胞、表皮干细胞、间充质干细胞、肌肉干细胞、肝脏干细胞、神经干细胞等。现已发现，部分组织中的成体干细胞不仅可以向本身组织进行分化，也可以向无关组织类型的成熟细胞进行分化，称之为转向分化（trans-differentiation）。这些转向分化的分子机制一旦被阐明，就有望利用患者自身健康组织的干细胞，诱导分化成可替代病变组织功能的细胞来治疗各种疾病。这样既克服了由于异体细胞移植而引起的免疫排斥，又避免了胚胎干细胞来源不足及相应的社会伦理问题。人们渴望从自体中分离出成体干细胞，在体外定向诱导分化为靶组织细胞并保持增殖能力，将这些细胞回输人体内，从而达到长期治疗的目的。因此转向分化的发现在干细胞研究中具有革命性意义，它为干细胞生物工程在临床治疗中的广泛应用奠定了基础。

3. 诱导性多能干细胞（iPSC）　是通过体外基因转染技术将已分化的成体细胞重编程所获得的一类干细胞。该细胞的细胞形态、表面标志物、形成畸胎瘤等生物学特点与 ESC 非常相似。由于其具有 ESC 的全能性，可以分化为神经等多种组织的细胞，适合于干细胞移植、组织工程、受损组织器官的修复等个体化治疗。在理论上证实了人类已分化的细胞可以被重编程转化为更幼稚具有高度增殖和分化潜能的胚胎干细胞样细胞，为干细胞的基础研究及实际应用开辟了广泛的前景。

（二）干细胞在组织修复与细胞再生中的作用

当组织损伤后，骨髓内的干细胞和组织内的干细胞都可以进入损伤部位，进一步分化成熟来修复受损组织的结构和功能。以下将简单讨论干细胞在骨髓组织、肝脏、脑、肌肉和表皮损伤中的作用（表 3-2）。

1. 骨髓组织　骨髓组织内有两类干细胞，即造血干细胞和骨髓间充质干细胞。前者是体内各种血细胞的唯一来源，它主要存在于骨髓、外周血、脐带血中，维系机体终身产生成熟血细胞的能力。造血干细胞的基本特征是具有自我维持和自我更新能力，即干细胞通过不对称性的有丝分裂，不断产生大量祖细胞并使其保持未分化状态。造血干细胞的另一个特点是具

表 3-2　人类成体干细胞及其主要分化方向

细胞类型	分布	分化方向
造血干细胞	骨髓，外周血	骨髓和血液淋巴造血细胞
间充质干细胞	骨髓，外周血	骨，软骨，腱，脂肪组织，肌组织，骨髓间质，神经细胞
神经干细胞	室管膜细胞，中枢神经系统的星形胶质细胞	神经元，星形胶质细胞，少突胶质细胞
肝脏干细胞	胆管内或近胆管	肝细胞，胆管细胞，之后产生卵圆形细胞
胰腺干细胞	胰岛，巢蛋白阳性细胞，卵圆形细胞，胆管细胞	β 细胞
骨骼肌干细胞 / 卫星细胞	肌纤维	骨骼肌纤维
皮肤干细胞	表皮基底层，毛囊膨大区	表皮，毛囊
肺上皮干细胞	器官基底部和黏液分泌细胞，细支气管细胞，Ⅱ型肺泡细胞	黏液细胞，纤毛细胞，Ⅰ型、Ⅱ型肺泡细胞
肠上皮干细胞	每个隐窝周围的上皮细胞	潘氏细胞，刷状缘肠上皮细胞，分泌黏液的杯状细胞，肠绒毛内分泌细胞

有多向分化潜能的能力，可以在不同微环境中分化为肝脏、肌肉及神经组织的细胞，在一定条件下肌肉干细胞、神经干细胞还可以分化为造血干细胞，参与相应组织的修复。在临床治疗中，造血干细胞应用较早，造血干细胞移植，就是应用超大剂量化疗和放疗以最大限度杀灭患者体内的白血病细胞，同时全面摧毁其免疫和造血功能，然后将正常人造血干细胞输入患者体内，重建造血和免疫功能，达到治疗疾病的目的。除了可以治疗急性白血病和慢性白血病外，造血干细胞移植也可以用于治疗重型再生障碍性贫血、地中海贫血、恶性淋巴瘤、多发性骨髓瘤等血液系统疾病以及小细胞肺癌、乳腺癌、睾丸癌、卵巢癌、神经母细胞瘤等多种实体肿瘤。对急性白血病无供体者，也可以在治疗完全缓解后采取自身造血干细胞用于移植，称自体造血干细胞移植。

间充质干细胞（mesenchymal stem cell，MSC）是骨髓另一种成体干细胞，具有干细胞的共性。最近研究发现人的骨骼肌、脂肪、骨膜、脐血、外周血中也存在MSC，与造血干细胞有相同的作用，保持自我更新和多向分化潜能，可以“横向分化”或“跨系分化”。由于它具有向骨、软骨、脂肪、肌肉及肌腱等组织分化的潜能，因而利用它进行组织工程学研究有如下优势：①取材方便且对机体无害，间充质干细胞可取自自体骨髓，简单的骨髓穿刺即可获得。②由于间充质干细胞取自自体，由它诱导而来的组织在进行移植时不存在组织配型及免疫排斥问题。③由于间充质干细胞分化的组织类型广泛，理论上在不同诱导条件下能分化为所有的间叶组织类型，如分化为骨、软骨或肌肉、肌腱，在治疗创伤性疾病中具有应用价值；分化为心肌组织，可构建人工心脏；分化为真皮组织，则在烧伤治疗中有广泛的临床应用前景。

2. 脑　20世纪90年代初，研究者在脑组织中分离出能够不断分裂增殖、具有多分化潜能的细胞群落，提出了神经干细胞的概念。脑内的神经干细胞是多能干细胞，它可以进一步分化为脑内三种类型细胞：神经元、星形胶质细胞和少突胶质细胞。依据其体外培养时对丝裂原反应性的不同，分为EGF反应型细胞和FGF-2反应型细胞，前者多分化为胶质细胞，后者多分化为神经元表型祖细胞。细胞因子对其分化起重要作用，在人工干预下，睫状神经营养因子（CNTF）可使其向星形胶质细胞分化；而胰岛素样生长因子1（IGF-1）、血小板源性生长因子（PDGF）和视黄酸等可促进神经干细胞向神经表型分化。此外，神经干细胞注射到脑内不同区域，分化为神经细胞的种类也不尽相同，说明了细胞外微环境对其分化的影响。神经干细胞的分化能力不仅仅局限于神经系统，在适当的微环境中神经干细胞具有向其他组织细胞多向分化的能力，如TGF-β可诱导神经干细胞分化为平滑肌细胞。如果把神经干细胞植入骨髓，它们可分化为血细胞，而移入肌肉则可产生出肌细胞。

3. 表皮组织　自我更新的表皮含有干细胞，后者是皮肤发生、修复、改建的关键性源泉。表皮干细胞为组织特异性干细胞，在胎儿期主要集中于初级表皮嵴，至成人时呈片状分布在表皮基底层。在毛囊隆突部含有丰富的干细胞。在没有毛发的部位，如手掌、脚掌，表皮干细胞位于与真皮乳头顶部相连的基底层。

4. 角膜　在角膜和结膜的移行区，即角膜缘的基底部存在角膜缘干细胞，角膜缘干细胞不仅可以分化、增殖为上皮细胞，而且在保持角膜的生理生化环境、完整性和维持局部免疫反应中占有重要地位。更重要的是干细胞像一道屏障，阻止结膜上皮细胞移行至角膜表面，这对于保持角膜的透明性与正常生理功能有重要意义。

5. 肝脏　目前已确认在肝脏的赫令管，即肝实质细胞和胆管系统结合部位存在干细胞，具有分化成胆管上皮细胞和肝细胞的双向潜能。在肝衰竭、肝癌、慢性肝炎和肝硬化时，可见此种细胞明显增生，参与损伤肝脏的修复。

6. 骨骼肌和心肌　骨骼肌细胞属于永久性细胞，但损伤骨骼肌的再生可由干细胞来完成，后者位于细胞肌膜下，也被称为肌卫星细胞。当骨骼肌损伤后干细胞增殖分化形成肌细胞。到目前为止还没有发现心肌组织内有干细胞。

总之，干细胞在促进组织修复和细胞再生中应用，进而完美地修复或替代因疾病、意外事故或遗传因素所造成的组织、器官伤残已不再只是设想。干细胞及其衍生物组织器官的临床应用，必将极大地推动生命科学和医学的进步，给人类带来全新的医疗理念和医疗手段。

（甘亚平）

数字课程学习……

学习目标　教学 PPT　临床病理病例讨论　自测习题

扩展知识　自学知识　微视频　动画

第四章

局部血液和体液循环障碍

稳定的血液和体液内环境是机体的代谢及机能活动的重要保证，这一内环境失衡会导致机体相应器官和组织的可逆性和不可逆性的损伤。血液循环障碍包括由心血管系统功能异常所引起全身性血液循环障碍，以及局部组织、器官的血液循环障碍。后者也可是全身性血液循环障碍的一部分。

局部血液循环障碍所引起的病变包括：

- 血量改变
  - 血量增多：充血、淤血
  - 血量减少 →缺血→梗死
- 血流状况改变：血栓形成及栓塞 →缺血→梗死
- 血管完整性的改变：水肿和出血

第一节　充血

充血（hyperemia）是指局部器官和组织血管内含血量增加。根据含血量增加的血管类型不同，分为动脉性充血和静脉性充血（图 4-1）。

一、动脉性充血（aterial hyperemia）

局部组织和器官内小动脉和毛细血管扩张、血液含量增多称为动脉性充血。这是因动脉血输入量增多引起的主动过程。凡是引起舒血管神经兴奋性增强、缩血管神经兴奋性降低的原因都可能引起充血。动脉性充血常见的有下列几种类型。

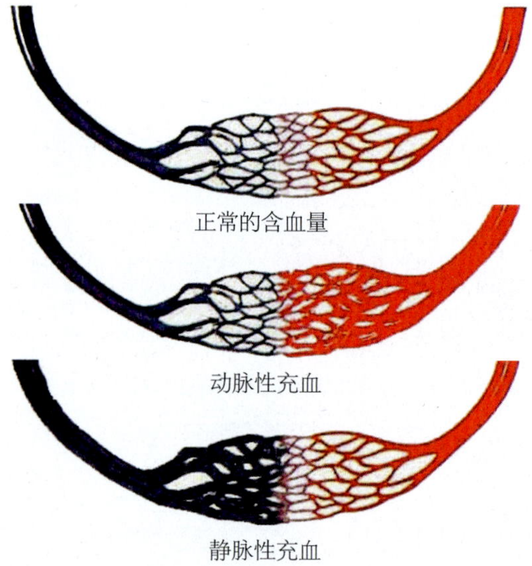

图 4-1　充血模式图

（一）生理性充血

正常情况下器官组织的生理活动和代谢增强引起的动脉性充血。如妊娠子宫、运动中的骨骼肌、进食后的消化道黏膜。

（二）病理性充血

各种病理因素引起的动脉性充血。例如，由于神经轴突反射使舒血管神经兴奋性增强引起的炎性充血早期；减压后充血，指对局部组织和器官的压迫解除后，受压组织内的小动脉反射扩张引起动脉性充血。如剖宫产后局部组织小动脉压迫骤然解除而反射性扩张充血，回心血量减少而血压下降。

病变特点及后果：

动脉性充血的器官和组织体积增大，鲜红色，局部温度增高。显微镜下见局部组织和器官的小动脉及毛细血管扩张，红细胞增多。

一般去除原因后可恢复正常，严重者可引起血管破裂出血甚至死亡，如脑出血。

二、静脉性充血(淤血)

局部器官和组织的小静脉和毛细血管内血液量增多称静脉性充血(venous hyperemia)，又称淤血(congestion)。这是静脉回流障碍引起的被动过程。

(一) 原因

引起静脉受压、静脉阻塞的各种原因都可以导致淤血。如肿瘤压迫相应的静脉、妊娠子宫压迫髂总静脉、肝硬化形成的假小叶等压迫小叶下静脉、血栓或栓塞阻塞血管，都可引起相应的组织和器官淤血；心力衰竭使心腔内血液淤积，血液回流受阻而引起体循环和肺循环淤血。

(二) 病变特点及后果

淤血的器官和组织体积增大，重量增加，暗红色或暗紫色，局部温度下降。显微镜下见局部小静脉和毛细血管扩张，大量红细胞聚集。

淤血的后果：局部毛细血管内流体静压的增高和血管壁受压缺氧，血管壁通透性增加而致淤血性水肿，血管壁破裂引起淤血性出血。长期慢性淤血可引起器官和局部组织的实质萎缩、变性坏死，同时引起间质的纤维增生使器官变硬(淤血性硬化)。

(三) 重要器官的淤血

1. 肺淤血 常是左心衰竭的结果。临床常表现为胸闷、气促、发绀和咳粉红色泡沫痰。显微镜下变化：①肺泡壁增宽，其上毛细血管扩张充血；②肺泡腔：见大量粉染的水肿液，长期肺淤血肺泡腔内还见吞噬了含铁血黄素的组织细胞(心衰细胞，heart failure cell)和较多红细胞(图 4-2)；③长期肺淤血则肺泡壁网状纤维胶原化及胶原纤维增生，导致肺硬化。肺淤血时病变肺组织体积增大饱满、湿润，挤压有液体和气泡溢出(图 4-3)。长期慢性肺淤血则肺组织呈棕褐色实性、质硬(肺褐色硬化)。

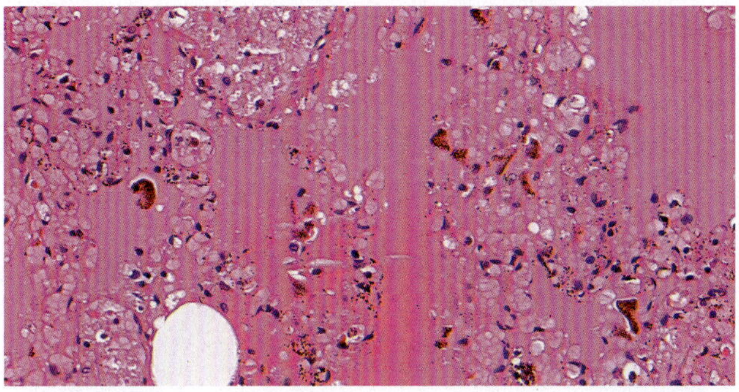

图 4-2 肺淤血
肺泡壁增宽及毛细血管扩张充血，肺泡腔内充满水肿液并见心衰细胞

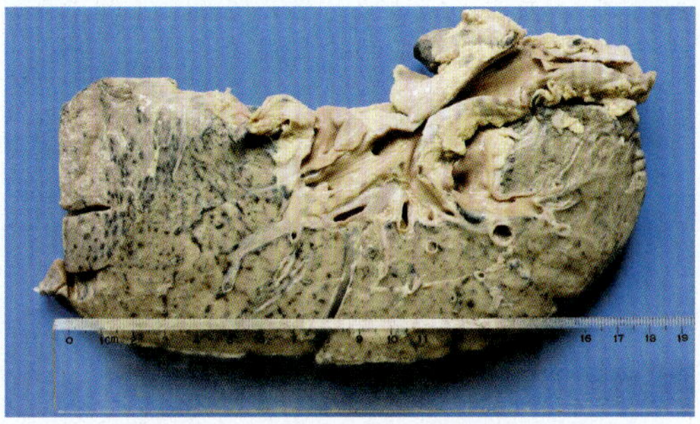

图 4-3 肺水肿
病变肺体积增大，饱满，湿润

2. 肝淤血 常常是右心衰竭所致体循环淤血的一部分。显微镜下改变：①中央静脉和肝血窦明显扩张淤血；②肝细胞受压萎缩、变性和坏死，常表现为小叶中央肝细胞坏死，小叶周围肝细胞则脂肪变性(图 4-4)；③慢性肝淤血时则小叶中央坏死区网状纤维支架塌陷并胶原化，坏死区和汇管区胶原纤维增生。长期慢性肝淤血引起淤血性肝硬化，常表现为淤血的暗红色区域与周边脂肪变性的区域相间排列，外观似中

药槟榔,称槟榔肝(图 4-5)。

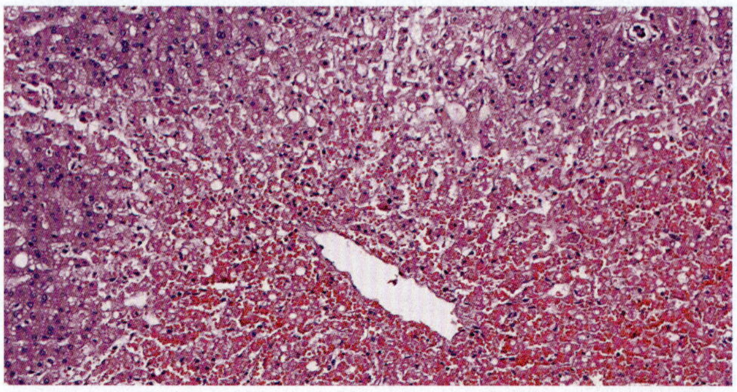

图 4-4 肝淤血
中央静脉及肝窦扩张淤血,小叶周围肝细胞脂肪变性

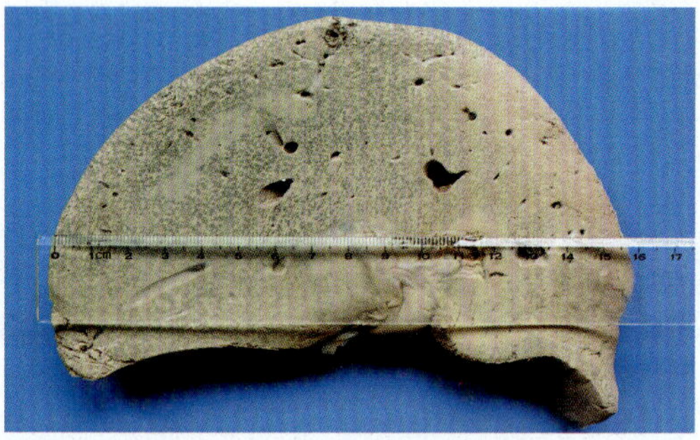

图 4-5 肝淤血
肝体积增大,淤血的血窦与脂肪变性的肝细胞相间排列,呈现类似槟榔切面的花纹

第二节 出血

血液自血管和心腔内溢出则为出血(hemorrhage),可分为内出血和外出血。内出血时,血液溢出至组织间隙可形成血肿,聚集在体腔内称积血。外出血根据出血部位不同表现各异,如咯血(呼吸道)、便血或呕血(消化道)、血尿(泌尿道)及瘀斑瘀点(皮肤)。按发生机制分为破裂性和漏出性出血。前者系各类血管壁及心脏壁破裂引起,漏出性出血往往因血管壁通透性增加或凝血功能异常所致。如各种紫癜、弥漫性毛细血管内凝血、血友病等均为漏出性出血。

第三节 血栓形成

在活体的心血管内血液有形成分析出或血液凝固形成固体质块并贴附于心腔、血管壁的过程称为血栓形成(thrombosis),形成的固体质块则称为血栓(thrombus)。

正常时机体内的凝血系统和纤维蛋白溶解系统处于动态平衡。各种因素诱导下,这种动态平衡被打破,凝血过程增强,则可能血栓形成。

一、血栓形成的条件和相关机制

(一) 心血管内皮的损伤

内皮细胞凭借着屏障作用和蛋白质合成功能而发挥抗凝血和促凝血作用,正常内皮主要发挥抗凝血作用(图 4-6)。

当内皮细胞损伤时,被暴露的内皮下胶原和受损的内皮细胞释放组织因子相继启动内、外源性凝血过程。活化后的血小板黏附于暴露的胶原、释放含有多种凝血相关因子(如凝血因子、血小板生长和转化因子、Ca^{2+} 等)的 α 颗粒和 δ 颗粒,并相互黏集成堆和收缩,即开始了血栓的形成。

(二) 血流状况的改变

正常情况下血液在血管中分层流动。血液的有形成分在血管中构成轴流,血小板在轴流的外层。轴流外面有由血浆构成的边流,边流将有形成分与心血管壁隔离。当血流缓慢甚至停滞、血管口径变化致涡流形成时,血液的有形成分接触心血管壁,且凝血因子及凝血酶聚集的机会增多。一般由于静脉管壁薄、血流缓慢,加上静脉瓣的开闭容易形成涡流,静脉内血栓形成可比动脉高出 4 倍。由于重力作用,以下肢静脉的血栓形成多见。体循环淤血、静脉曲张的患者血栓形成更常见。而心腔和动脉中血流快,使凝血因子和凝血酶在局部的聚集浓度难以形成血栓,故常在心血管内膜损伤、动脉内涡流形成时才易形成血栓。

(三) 血液凝固性增高

一些遗传性或非遗传性疾病(如恶性肿瘤,DIC,

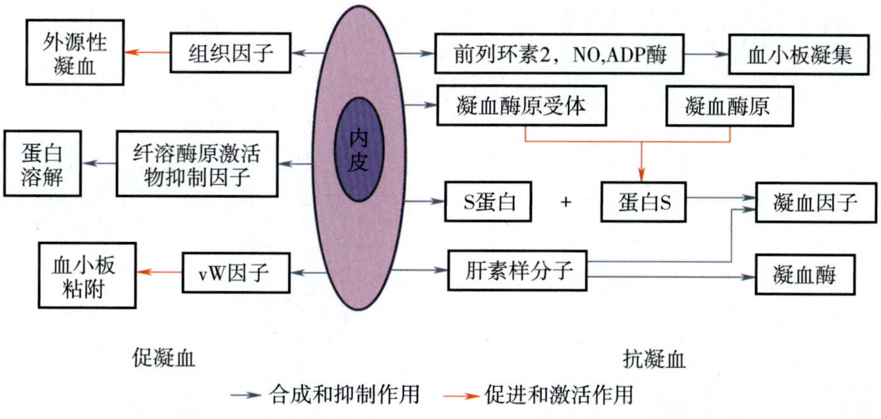

图 4-6　血管内皮细胞的促凝血和抗凝血作用

严重创伤引起的大失血，烧伤等导致血液浓缩，高脂血症，吸烟和肥胖等）引起血液中血小板及凝血因子增多、血小板黏性增加或纤溶系统活性降低，血液处于高凝状态而有利于血栓形成。

上述三种因素在血栓形成时往往同时存在，在不同情况下，主次要条件有所不同。

二、血栓形成的过程和血栓的类型

（一）血栓的形成过程

在内皮受损的心血管壁上，血小板黏附在暴露的胶原上并脱颗粒以促进血小板黏附形成血小板堆，内、外源性凝血系统启动后，纤维蛋白原转化形成的纤维蛋白将血小板堆固定在内膜表面，形成了不可逆性血小板血栓，这是血栓形成的起点。血小板血栓的阻碍使其下游血流形成涡流，致新的血小板堆形成，反复进行则黏附的血小板形成血小板小梁，小梁间由纤维蛋白及其网眼中的红细胞填充，最后由血栓下游的血液凝固形成完整的延续性血栓。一般地，血栓形成的大小、类型和结局与血栓发生的部位和局部血流状况有关。

（二）血栓的类型

根据血栓的组成成分，血栓可分为白色血栓、混合血栓、红色血栓和透明血栓。

1. 白色血栓　主要由血小板和少量纤维素组成，又称血小板血栓。肉眼观，血栓呈灰白色实性，表面粗糙。主要发生于血流较快的动脉和心瓣膜，血栓与血管壁或心瓣膜紧密粘连。白色血栓是风湿性心内膜炎的主要病变，表现为心瓣膜游离缘上串珠样排列、粟粒大小的灰白色赘生物(图 4-7，图 4-S_1)。镜下，白色血栓主要由血小板小梁及小梁间的少量纤维素组成，表面贴附白细胞，纤维素网眼中见少量红细胞。动脉内的白色血栓常逆血流方向延伸。

2. 混合血栓　肉眼观，混合血栓与血管壁黏着，干燥粗糙，圆柱状，灰白色和暗红色相间的分层结构明显，故又称层状血栓(图 4-8)。混合血栓常发生于血流缓慢的静脉，血栓大小与相应的静脉管腔相似，

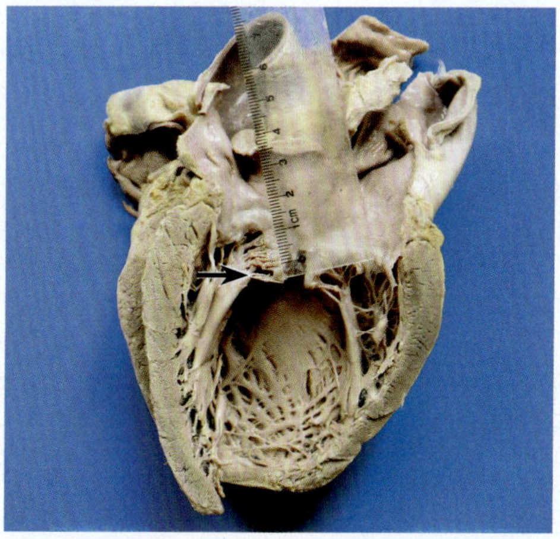

图 4-7　左心室腱索上的白色血栓
房室瓣腱索上见粟粒大小、串珠样排列的赘生物

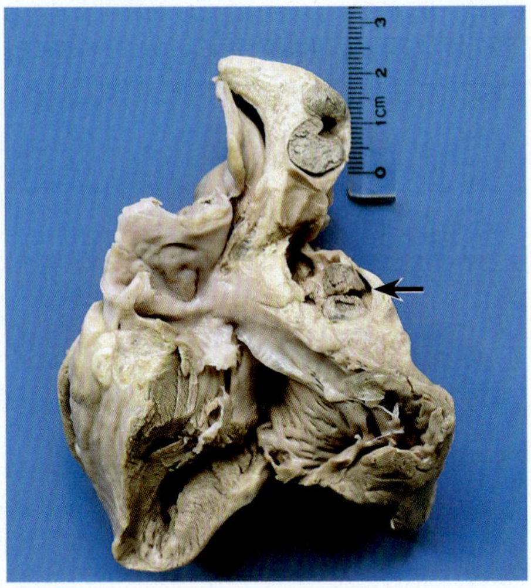

图 4-8 冠状窦混合血栓
冠状窦内混合血栓圆柱状，分层，与血管壁黏着

易阻塞血管腔。镜下，混合血栓由多个表面黏附白细胞的血小板小梁、纤维素及其网眼中大量的红细胞相间排列形成（图 4-9）。

3. 红色血栓 在静脉内，混合血栓增大阻塞血管腔后，其下游的血液凝固形成红色血栓。始形成时暗红色湿润似血凝块，久之则失水而干燥，易脱落形成栓塞。

在血流缓慢的静脉可形成完整的延续性血栓，包括头、体、尾三部分。白色血栓形成头部，混合血栓形成体部，红色血栓形成尾部。

4. 透明血栓 指微循环的毛细血管内由纤维蛋白形成的微血栓，往往仅在显微镜下被观察到。常见于弥漫性血管内凝血（DIC）。

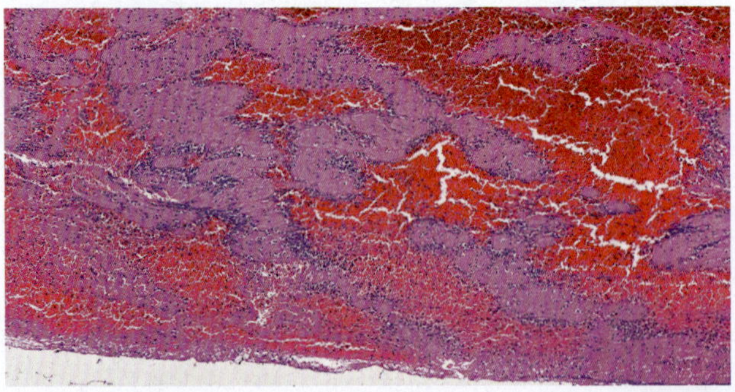

图 4-9 混合血栓
由多个表面黏附白细胞的血小板小梁、纤维素及大量红细胞相间排列形成

根据血栓与心血管壁和血管腔的关系血栓可分为附壁血栓（图 4-10）和阻塞性血栓。

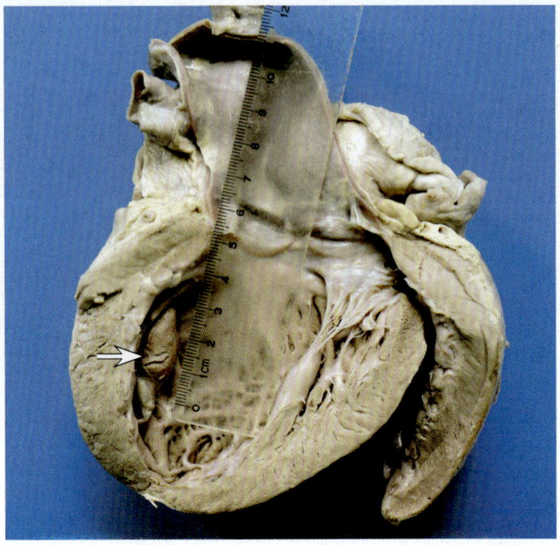

图 4-10 左心室附壁血栓
心室壁上附壁血栓呈纺锤形，与心室壁黏着

三、血栓的结局

（一）软化、溶解吸收

血栓形成过程中纤溶系统也被激活。小而新鲜的血栓被激活的纤溶酶和白细胞崩解释放的蛋白酶溶解吸收，大而陈旧的血栓则被部分溶解或软化，甚至可以脱落形成血栓栓塞。

（二）机化、再通

未被溶解的血栓则被血管壁向血栓内长入的肉芽组织取代[血栓机化（4-M_1）]。血栓机化时失水收缩形成裂隙，被新生的内皮细胞长入覆盖，形成新的血管并相互吻合，重建血流以实现再通。

（三）钙化

长期未被软化和完全机化的血栓出现钙盐沉着，大的钙化血栓可形成静脉石或动脉石。

四、血栓对机体的影响

血栓对机体的影响与血栓形成的部位、血栓大小和类型及阻塞血管腔的程度有关。

(一) 止血和阻塞血管腔

血栓形成可以堵塞破裂的血管裂口而发挥止血作用,但也可能部分或完全阻塞血管腔,引起局部组织血液供应的减少甚至中断,导致局部组织的萎缩、变性或坏死。如十二指肠溃疡底部血管内血栓的形成能减轻溃疡出血,但由于血液供应不足又影响了溃疡的愈合,冠状动脉的血栓形成常引起心肌梗死。

(二) 栓塞

血栓被软化或碎裂时,可以完整地或部分地脱落,随血流运行堵塞相应大小的血管腔,即引起血栓栓塞。含有细菌的栓子可引起局部组织的败血性梗死和脓肿等。

(三) 心瓣膜变形

风湿性心内膜炎时,心瓣膜和腱索上的白色血栓易发生机化。风湿病反复发作,白色血栓反复机化使心瓣膜增厚、变硬、粘连、卷缩以及腱索短缩,引起慢性心瓣膜病。

(四) 出血

由于毛细血管内的微血栓形成消耗了大量凝血因子,同时激活了纤溶系统,引起全身性广泛出血和休克。见于 DIC。

第四节 栓塞

循环血液中不溶于血液的异常物质在血管内随着血流运行,造成相应血管腔阻塞的现象称为栓塞(embolism)。这种阻塞血管腔的异常物质称为栓子(embolus)。栓子是多样化的,可以是气体、固体或液体。不同的栓子引起不同的栓塞类型,其中血栓栓塞是最常见类型,其次还有空气栓塞、脂肪栓塞、羊水栓塞、肿瘤栓塞、寄生虫卵栓塞等。

一、栓子的运行途径

(一) 栓子的运行途径一般与血流方向一致,最终阻塞在口径与栓子大小相当的血管。

随着血流运行:来自静脉系统和右心的栓子常在肺动脉主干及其分支栓塞,小而富有弹性的栓子可通过肺泡壁毛细血管进入左心,随血流运行引起体循环小动脉栓塞;左心和主动脉的栓子可引起各器官(如脾、肾、脑)和四肢的小动脉栓塞;门静脉的栓子引起肝内门静脉分支的栓塞。

(二) 交叉性栓塞

存在房、室间隔缺损的患者,栓子可从压力高的心腔通过缺损进入压力低的心腔,再随着动脉血流引起相应的动脉栓塞。

(三) 逆行性栓塞

当胸腹腔压力增高时,下腔静脉的栓子逆行引起一些器官(如肝、肾)静脉和髂静脉分支栓塞。

二、栓塞的类型和对机体的影响

(一) 血栓栓塞

血栓脱落阻塞相应大小的血管腔就称为血栓栓塞(thromboembolism),这是最常见的栓塞类型。血栓栓塞对机体的影响与栓塞的部位、血栓的大小和数量、组织对缺血缺氧的耐受性、侧支循环建立情况等因素有关。

1. 肺动脉血栓栓塞 肺动脉血栓栓塞的血栓大多数来源于下肢深静脉(如腘静脉、股静脉)和盆腔髂静脉,偶见来源于心室脱落的附壁血栓。由于肺具有双重血液供应,故单个栓子或中、小栓子栓塞肺动脉小分支时对机体影响不大,栓子可被溶解吸收。若栓塞前有严重的肺淤血,增高的肺微循环压力会阻碍支气管动脉的供血,引起肺梗死;大而长的栓子栓塞肺动脉主干或大分支(如骑跨式栓塞左右肺动脉)(图 4-11,图 $4-S_2$),或较多的小栓子栓塞多数肺动脉小分支,则会引起严重后果,出现呼吸困难、休克甚至猝死。

肺动脉栓塞猝死的可能机制有:①肺动脉高压引起右心衰竭。肺动脉栓塞的机械阻塞引起肺动脉高压,血小板释放 5- 羟色胺等生物活性物质、血栓刺激使迷走神经兴奋性增强,导致肺动脉、支气管动脉痉

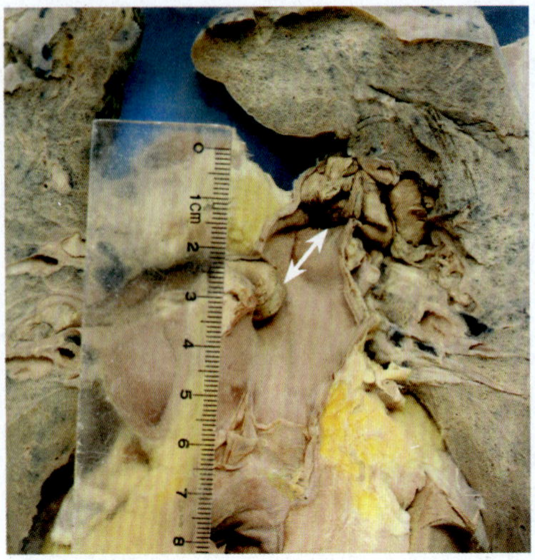

图 4-11 肺动脉血栓栓塞
栓塞于肺动脉内的混合血栓，红黄相间，栓子与血管壁无黏着，关系松散，表面光滑

挛而加剧肺动脉高压。②迷走神经兴奋性增强还导致支气管平滑肌痉挛而引起患者窒息。③肺动脉栓塞使肺缺血，回心血量减少而心肌缺血。

2. 体循环动脉血栓栓塞 血栓栓子多源于左心，如感染性心内膜炎时左心瓣膜上的赘生物、左心室附壁血栓、动脉或动脉瘤内的附壁血栓，偶见源于静脉内的交叉性血栓。主要发生于下肢和脑、肠、肾、脾等器官。栓塞时如果没有及时的侧支循环建立就会引起器官的局部梗死。一般地，具有双重血液供应的器官（如肝）和有丰富吻合支的上肢则很少发生梗死。

（二）气体栓塞

气体栓塞是由于血液中的气体不溶于血液中，而形成气泡阻塞血管腔。常见空气栓塞和减压病两种。

1. 空气栓塞 由于外伤、分娩、人工气胸等机械因素使静脉或静脉窦破裂，压力作用使空气进入血液循环引起。少量气体进入血液，可溶解于血液中而不致发生气体栓塞。大量气体快速入血，随血流进入右心后，因心脏的搏动与血液混合形成血气泡，阻碍右心的血液回流和输出，患者出现缺氧发绀、呼吸困难、休克等循环障碍的表现，甚至猝死。小的血气泡则通过肺动脉引起肺动脉小分支的气体栓塞。更小的气泡还可以通过肺毛细血管进入左心，随着体循环引起肾、脾、脑等器官的血管栓塞。

2. 减压病 当人体从高压环境进入正常气压（如潜水员）或低气压环境（如航空者）时，气压骤降，血液对气体的溶解度降低，溶于血中的气体游离出来形成气泡，氮气泡不能及时被再溶解吸收，因而逐渐增大和融合形成的大气泡，导致气体栓塞，又称为氮气栓塞。不同部位的血管栓塞引起相应器官和组织的缺血梗死，出现痉挛性疼痛、循环障碍。减压病时还可出现皮下气肿和肌肉关节疼痛。

（三）脂肪栓塞

当各种原因（如严重的脂肪组织挫伤和挤压伤、烧伤、长骨骨折等）引起脂肪细胞破裂时，释放的脂肪滴成为栓子，通过破裂的骨髓窦隙或静脉进入血液循环则引起脂肪栓塞（fat embolism）。通过苏丹Ⅲ和油红等染色在血管内可以见到脂肪空泡。

少量的脂滴入血可被血中的巨噬细胞吞噬或脂酶分解而清除。多量的脂滴通过静脉到达右心，直径大于 20 μm 的脂肪栓子可以导致肺血管（肺动脉分支、小动脉和肺泡壁毛细血管）的栓塞，引起肺功能不全的症状和体征，严重者出现肺水肿、肺出血和肺不张甚至右心功能不全；直径小于 20 μm 的脂肪栓子则可以通过肺微循环进入左心，随着体循环血流引起全身多个器官和组织的栓塞，导致局部的组织缺血和梗死。以脑脂肪栓塞最为常见，引起点灶状的脑出血、梗死、脑水肿等。累及皮肤还可以引起皮肤瘀斑、瘀点等。出血表现可能与游离出的脂肪酸对血管内皮细胞的毒性作用和血小板黏附于脂肪滴而数量减少有关。

（四）羊水栓塞

在分娩过程中胎膜破裂后，由于子宫强烈收缩而宫内压力升高，羊水被压入破裂的子宫壁静脉窦内成为栓子，随静脉血流到达肺循环，引起相应肺血管的羊水栓塞。少量羊水也可以通过肺微循环进入左心，引起全身多个器官的栓塞。显微镜下，在肺、肾等器官的小动脉和毛细血管内见到羊水成分如上皮角化物、胎粪、胎脂、胎毛和黏液等（图 4-12）。

羊水栓塞是产妇最严重的并发症之一，抢救成功率极低。患者往往表现为分娩中或分娩后突然出现呼

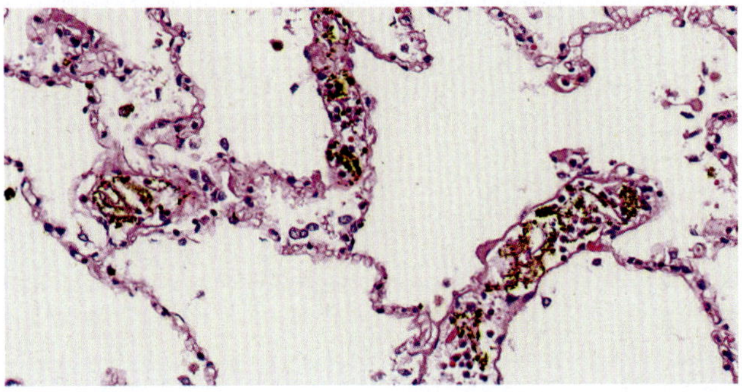

图 4-12　羊水栓塞
肺血管内见胎粪及上皮角化物

吸困难、休克、昏迷和猝死。

羊水栓塞导致产妇猝死的机制包括:①机械性阻塞;②羊水引起过敏性休克和反射性血管痉挛;③羊水的凝血激酶作用引发 DIC。

此外,肿瘤细胞也可以浸润破坏静脉管壁而进入血循环中成为肿瘤栓子(图 4-13),在逃避了机体的免疫清除后,在远处部位破坏血管壁形成转移瘤。寄生虫或虫卵、其他微生物入血后也可以引起相应的栓塞,并导致病变的扩散。

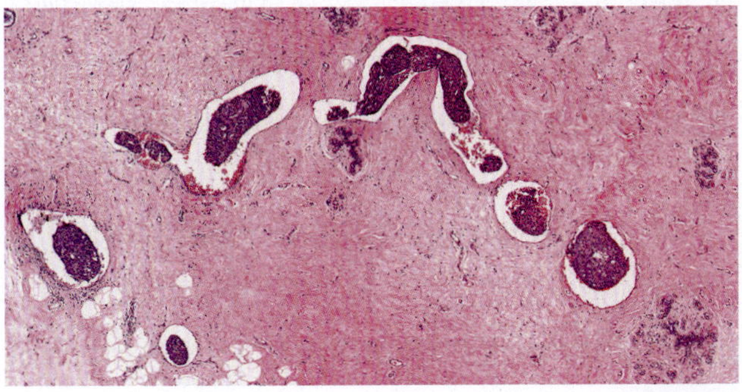

图 4-13　肿瘤栓子
乳腺癌广泛侵犯血管形成瘤栓

第五节　梗死

由于动脉血管腔阻塞或静脉回流受阻使局部组织和器官缺血缺氧而发生的坏死称为梗死(infarction)。

一、梗死形成的病因和条件

(一) 梗死的病因

引起局部组织和器官血液循环中断和缺氧的原因均可引起梗死。这些病因常常通过阻塞、压迫致血管腔闭塞或血管痉挛引起局部组织缺血缺氧而发生坏死。

1. 血管腔阻塞和血管痉挛　以血管(尤其是动脉)内血栓形成和栓子阻塞血管腔最常见。如冠状动脉和脑动脉粥样硬化伴血栓形成引起心肌梗死和脑梗死。在冠状动脉硬化的基础上出现冠脉持续性痉挛也是心肌梗死的重要原因。四肢末端血栓闭塞性血管炎则引起手、足部的梗死。DIC 时毛细血管内广泛的微血栓阻塞形成微小梗死灶。静脉内血栓形成主要引起局部组织的淤血和缺氧,罕见梗死。动脉内栓塞(尤其是血栓栓塞)常引起肺、脾和肾的梗死。

2. 血管受压闭塞　动脉可受机械性压迫而闭塞,引起相应器官和组织的缺血性梗死。嵌顿疝、肿瘤或囊肿扭转、肠套叠、肠扭转等压迫静脉,使静脉回流受阻、静脉内压升高,同时动脉受压使动脉血输入受阻,最后局部组织缺血缺氧而梗死。

(二) 梗死形成的条件

局部组织和器官的血管阻塞后,是否引起梗死与下列因素有关。

1. 供血血管类型和侧支循环的建立情况、血管阻塞发生的速度　具有双重血液供应的器官如肺(肺动脉和支气管动脉供血)和肝(门静脉和肝动脉供血)很少发生梗死,脾、肾等由终末动脉供血的器官由于没有丰富的吻合支,不能通过建立侧支循环供血,容易发生梗死。一些器官如心、脑等虽有一些吻合支,但如果血管阻塞迅速发生,来不及建立有效的侧支循环,也会发生梗死。

2. 组织对缺血缺氧的敏感性和机体状态　对缺血缺氧敏感的心肌、脑组织等容易发生梗死,骨骼肌和纤维则不容易梗死。此外,机体在贫血、休克、心功能不全时，血氧含量低、心输出量减少和循环血量降低，对缺血缺氧敏感的组织更容易发生梗死。

二、梗死的病变特征和类型

（一）梗死的病变特征

1. 梗死灶的形态　梗死灶的形态与器官的血管分布特征有关。如脾、肺、肾动脉从脾、肺肾门进入之后，呈锥形分支，故其梗死灶呈锥体形，切面观呈三角形。尖指向血管阻塞处（多为门部），底边背靠器官包膜（图4-14）；又如冠状动脉分支分布不规则，故心肌梗死灶呈不规则的地图状；而肠系膜动脉分支呈扇形向肠壁供血，故肠壁的梗死灶呈节段状。

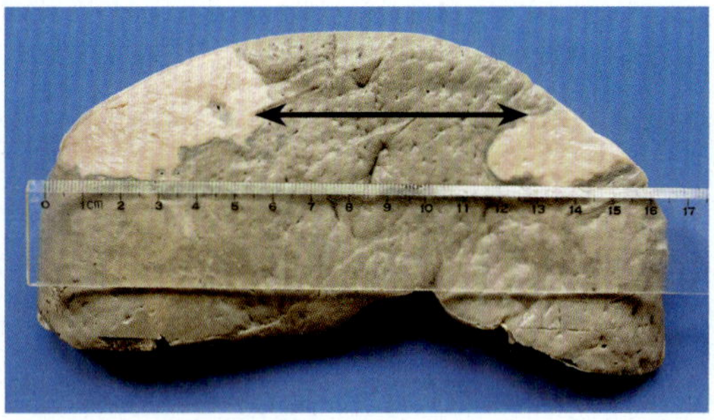

图4-14　脾贫血性梗死
脾被膜下多个灰白色锥体形梗死灶

2. 梗死灶的质地和颜色　肾、脾、心脏的新鲜梗死病灶肿胀隆起，陈旧病灶干燥、下陷和变硬，边界清楚。显微镜下，梗死多为凝固性坏死，细胞核固缩、碎裂、溶解消失，细胞质均质红染，梗死灶的组织轮廓保留（图4-15）。晚期的坏死灶在被机化、纤维化后形成均质的瘢痕。脑梗死常为液化性坏死，坏死组织疏松，可以被胶质瘢痕取代或发生液化及囊性变。梗死灶的颜色常与其含血量有关，若组织结构致密，则含血量少而呈灰白色，组织结构疏松、有淤血则呈暗红色。

（二）梗死的类型

根据梗死组织内的含血量和感染情况分为贫血性、出血性和败血性梗死。

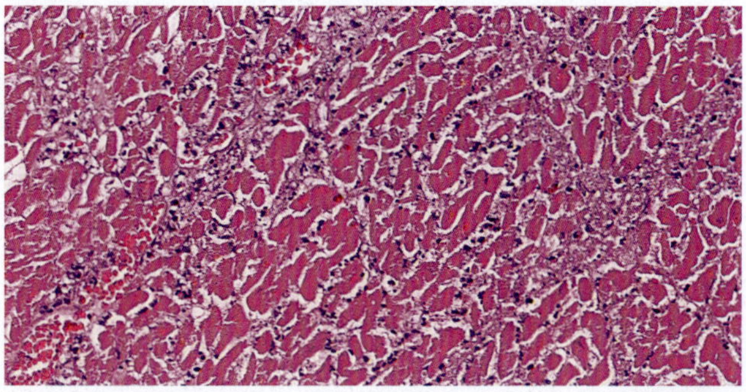

图4-15　心肌梗死
心肌细胞轮廓可辨，细胞核消失，周围见炎症细胞浸润带

1. 贫血性梗死（anemic infarct）　常由动脉阻塞引起。多发生于组织结构致密和侧支循环不丰富的器官如心、肾和脾等。梗死组织结构致密，不能容纳过多的血液，常呈灰白色。故称白色梗死。梗死边缘侧支血管内血液流入因组织缺血缺氧而通透性增高，常会有血液从微血管内漏出，而形成出血带（图4-9）。由于炎症反应，梗死早期在梗死周围形成红色的充血出血带与正常组织分隔，数日后红细胞崩解，含铁血黄素被巨噬细胞吞噬而变为黄褐色。脑梗死也属于贫血性梗死。图4-S_3。

2. 出血性梗死（hemorrhagic infarct）　组织结构疏松、有双重血液供应和丰富的血管吻合支、梗死前有严重淤血是出血性梗死发生的条件。肺和肠是出血性梗死的常见器官，梗死灶内有大量出血和淤血，呈暗红色。

（1）肺出血性梗死　肺接受肺动脉和支气管动脉的双重血液供应。当左心功能不全时，结构疏松的肺组织出现肺淤血水肿，肺循环阻力增大。故肺动脉阻塞后支气管动脉向肺供血也受阻，则引起肺梗死。梗死灶内肺泡毛细血管壁坏死而出血，血液集聚于肺泡腔和肺间质。肺梗死常见于肺下叶，呈锥体形的暗红色实性隆起，表面有渗出的纤维素覆盖。（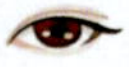 4-S_4）。久之，梗死灶机化、形成凹陷的灰白色瘢痕。镜下，梗死灶内肺组织出血坏死，但肺泡壁轮廓可辨认。梗死灶边缘的肺组织充血水肿。临床上，由于炎症反应、组织坏死和出血，患者出现胸痛、咳嗽、咯血、发热、血象升高等表现。

(2) 肠出血性梗死 肠壁接受肠系膜上、下动脉的血液供应，两者在远端形成很多弓形吻合支，只有当主干阻塞时才会引起梗死。由于肠壁组织结构疏松，梗死发生时坏死灶可接纳吻合支注入的血液，故形成出血性梗死。(图 4-10 4-A_1)。当肠扭转、肠套叠或嵌顿疝时，肠系膜静脉首先受压引起肠壁淤血水肿，继而肠系膜动脉受压，加上淤血水肿的肠壁使动脉血输入受阻，使肠壁缺血缺氧而发生出血性梗死。肠壁梗死灶呈节段状，暗红色，梗死的肠壁高度肿胀增厚甚至破裂，表面有渗出的纤维素覆盖。由于肠壁肌肉痉挛和逆向蠕动会引起患者剧烈腹痛和呕吐，肠壁坏死穿孔则引起腹膜炎，坏死累及节神经可引起肠麻痹。

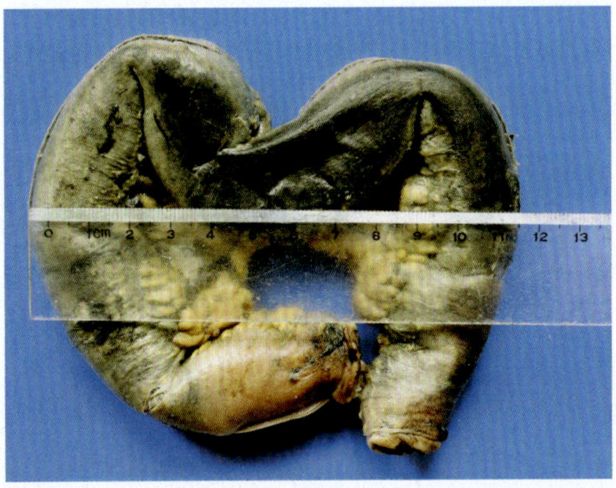

图 4-16 肠出血性梗死
节段状分布的暗红色出血性梗死

另外，卵巢肿瘤或囊肿扭转、脑梗死后血液再灌注等也发生出血性梗死。

3. 败血性梗死(septic infarct) 含有细菌的栓子随血流运行阻塞相应血管腔则引起局部组织的败血性梗死。栓子常源于感染性心内膜炎时心瓣膜上含有细菌尤其是化脓菌的赘生物脱落。梗死灶继发感染也形成败血性梗死。镜下，梗死组织内见细菌菌团和大量的炎症细胞，甚至形成脓肿。

三、梗死对机体的影响和结局

(一) 梗死对机体的影响

梗死对机体的影响与梗死的器官类型和梗死灶大小有关。重要器官如心肌梗死会影响心功能，大面积梗死引起心力衰竭甚至猝死。脑梗死则引起梗死部位相应的功能障碍，大面积梗死导致死亡；肠梗死引起腹膜炎和便血等；小灶的脾、肾、肺梗死对机体不大，有时可引起局部症状。如肾梗死可引起腰痛、血尿，肺梗死则引起胸痛和咯血等。

梗死对机体的影响还与是否伴发感染有关。如体表四肢的梗死伴发腐败菌感染引起干性坏疽，肺、肠等内脏的梗死伴发腐败菌感染引起湿性坏疽。

(二) 梗死的结局

梗死形成时其周围组织出现充血和炎性渗出(如粒细胞、单核细胞)，1~2 天后梗死灶发生机化，继而纤维化形成瘢痕。大的梗死灶不能完全被纤维化，可由纤维增生包裹并钙化。小的脑梗死灶可以形成胶质瘢痕，大的脑梗死灶则液化及囊性变，并由胶质瘢痕包裹。

第六节 水肿

(杨文秀)

数字课程学习……

学习目标 教学 PPT 临床病理病例讨论 自测习题

扩展知识 自学知识 微视频 动画

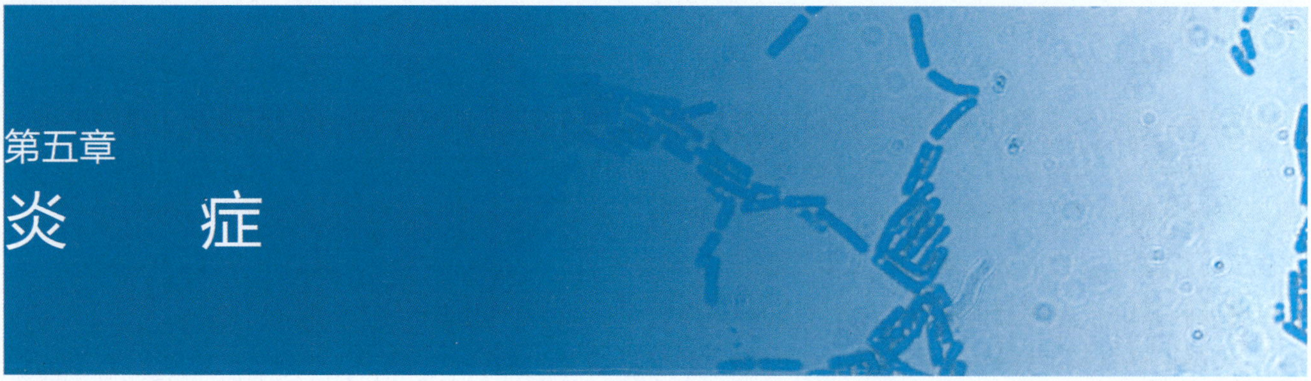

第五章

炎　症

第一节　炎症的概述

一、炎症的概念

炎症（inflammation）是指具有血管系统的活体组织对损伤因子所产生的防御反应。虽然生物界的植物、原生动物、低级多细胞动物和血管系统尚未发育的无脊椎动物，一旦受到内、外环境的各种损伤因子的作用，会通过各种方式对有害因子产生各种抵抗反应，但均不能称为炎症。在生物进化过程中，只有当机体内形成了血管系统，在神经体液等因素的参与下，出现以血管反应为中心环节，特别是以炎性渗出和炎细胞浸润为主要病理变化的过程才称为炎症。炎症的目的是要消灭或局限损伤因子，清除和吸收损伤造成的坏死组织细胞。因此，一般意义上炎症是一种对机体有利的、以防御为主的反应。然而，炎症反应本身会引起机体组织细胞的损伤，如炎症细胞吞噬作用产生的溶酶体酶可以释放到细胞外，引起细胞损伤和基质降解；活化的炎症细胞可以释放氧自由基和花生四烯酸代谢衍生物，继而导致内皮损伤和组织破坏。某些炎症反应结束后，会产生一些对机体不利的并发症。

炎症反应的主要表现是局部的血管反应和白细胞反应。尽管在单细胞生物或低等生物已经具有吞噬致病因子和中和毒素等防御功能，但是，现代意义上的炎症反应只发生在具有完备血管系统的生物。

炎症反应是一系列复杂的协调过程。炎性刺激可以激发机体产生或释放可溶性化学介质，通过调节继发的血管、细胞反应而影响炎症的发展。当损伤刺激被清除及炎症介质被消除、分解或抑制后，炎症反应被终止。因此，机体神经系统、免疫系统、内分泌系统等功能的正常与否，对炎症反应发挥着重要的影响。

炎症与修复关系密切，两者几乎同步发生。由致炎因子和炎症反应破坏的组织最终被再生的实质细胞取代和（或）由纤维瘢痕组织填补。

参与炎症的因素很多，包括外周循环中的细胞成分、血浆蛋白、血管壁及其周围结缔组织细胞和细胞外基质（extracellular matrix，ECM）。循环中的细胞主要是指骨髓来源的白细胞，包括有粒白细胞（中性粒细胞、嗜酸性粒细胞、嗜碱性粒细胞）和无粒白细胞（淋巴细胞、单核细胞）及血小板；血浆蛋白则包括凝血因子、激肽原和补体，它们大多由肝合成；血管壁细胞包括直接与血液接触的内皮细胞和平滑肌细胞；结缔组织细胞包括肥大细胞、浸润的巨噬细胞和淋巴细胞，以及成纤维细胞，后者可以增生、合成 ECM 而填补伤口。ECM 包括纤维状结构蛋白（如胶原、弹力蛋白）、形成凝胶的蛋白多糖和粘连糖蛋白（如纤连蛋白），后者起着细胞–ECM、ECM–ECM 之间的连接器的作用。上述因素相互作用，理想情况下，最终修复局部的损伤并恢复正常的组织功能。

二、炎症的原因

炎症是机体对损伤的反应，凡是能引起组织细胞损伤的因子都可以成为炎症的原因，即致炎因子。根据其性质可以分为：

1. 生物性因子　如细菌、病毒、立克次体、真菌、螺旋体、原虫和寄生虫等，这是引起炎症最常见、最重要的原因。由生物病原体引起的炎症称为感染（infection）。其中部分病原微生物可以通过一定的传播途径在易感人群中引发相同的感染性疾病，即传染病。

2. 理化因子　如高或低温、机械性损伤、紫外线和放射线刺激、强酸强碱和强氧化剂等。内源性坏死组织和代谢产物的堆积等也可以引起损伤，诱发炎症反应。

3. 变态反应　由各种抗原引起的变态反应性损伤也可引起炎症，如过敏性鼻炎、肾小球肾炎、溃疡性结肠炎、结节性多动脉炎等变态反应性疾病，其病理过程都属于炎症。

三、炎症的基本病理变化

炎症的基本病理变化是变质（alteration）、渗出（exudation）和增生（proliferation）。一般炎症时都可见这 3 种基本病理变化，只是因致炎因子的不同和炎症进程的不同，可以其中某一种或两种基本病变较为突出。如急性炎症或病变早期多以变质和渗出为主，而慢性炎症或病变后期则以增生性改变较为明显。

1. 变质　是指炎症局部组织细胞的变性和坏死。如急性重症肝炎的肝细胞大片性坏死，乙型脑炎时大脑皮质神经元变性坏死和筛状软化灶形成，结缔组织病时间质的黏液样变性和纤维素样坏死（又称纤维蛋白样坏死）。相应组织的代谢和功能也发生障碍。炎症时的变质可由致炎因子直接作用所致，也可因炎症过程中出现的循环障碍、免疫性机制及炎症反应产生的化学因子（如炎症介质）等因素间接引起。

2. 渗出　即指炎症局部血管壁通透性增加，血管内容物（浆液、晶体、蛋白质和细胞）通过血管壁进入组织间隙、体腔、体表和黏膜表面的过程，渗出的液体称为渗出液（exudate）。渗出是炎症（特别是急性炎症）的特征性表现。渗出液与单纯由于血液循环障碍引起的漏出液（transudate）都可造成组织的水肿和浆膜腔积液，对两者的鉴别在临床上具有重要的意义。炎症过程中，白细胞自血管内游出并在炎症病灶中聚集是一个由多种因子参与的主动过程，因此常常称之为炎性浸润。

3. 增生　是指炎症刺激下实质细胞和间质细胞数量的增多。增生常常是由生长因子作用的结果，慢性炎症时增生较为明显。常见的增生有黏膜上皮细胞和腺体增生，并可形成息肉；间质的血管内皮细胞和成纤维细胞的增生可形成肉芽组织，进而产生大量胶原纤维，导致器官纤维化。在一些特殊的炎症过程中，病灶局部浸润的巨噬细胞可以增生，并出现一定的形态变化，形成具有一定诊断意义的肉芽肿。

四、常见的炎症细胞

1. 中性粒细胞　又称小吞噬细胞，常见于急性炎症早期和化脓性炎症。中性粒细胞具有活跃的运动能力，穿过血管仅需 2~8 min，并以每分钟 5~20 μm 的速度沿着组织间隙游走。急性炎症早期（6~24 h），病灶内浸润的炎症细胞以中性粒细胞为主（图 5–1A），而后逐渐为巨噬细胞所代替。中性粒细胞具有较强的吞噬能力，主要吞噬细菌和小的坏死组织碎片。中性粒细胞还可以释放众多的氧自由基、蛋白水解酶和炎性介质，参与炎症进程的调节、炎症过程中组织的损伤及炎症后期病灶的吸收和修复。

2. 巨噬细胞　是单核细胞从血管中游出到达组织后转化而来。正常情况下，某些组织就有巨噬细胞弥散分布。在慢性炎症反应时，巨噬细胞数量则大幅度增多，如肝内的库普弗(Kupffer)细胞、脾和淋巴结的窦组织细胞、中枢神经系统内小胶质细胞以及肺泡巨噬细胞，它们起着对某些特殊物质、细菌、衰老细胞的过滤作用，或者在T淋巴细胞或B淋巴细胞对损伤刺激反应中起着预警作用。

循环中单核细胞的半衰期约为1天。在急性炎症反应发生后24~48 h内，在黏附分子和趋化因子的作用下，单核细胞从损伤部位血管游出，然后转化为具有吞噬功能的巨噬细胞(图5-1B)。巨噬细胞被激活后体积增大，溶酶体酶数量增多，代谢增强，杀菌能力升高。经HE染色后在光镜下可见，细胞体积大，胞质伊红色，有时胞核可呈栅栏样排列，类似于上皮细胞，故称之为上皮样细胞。导致巨噬细胞激活的因素包括致敏T细胞释放的细胞因子[γ-干扰素(INF-γ)]、细菌内毒素、急性炎症反应过程中产生的多种炎症介质及纤连蛋白等ECM蛋白。活化后的巨噬细胞可以释放一些能导致组织损伤和组织纤维化的产物，如：①酸性和中性蛋白酶，可引起组织损伤，增加致炎因子的产生。②补体成分和血液凝集因子，包括C1~C5、裂解素、凝集因子Ⅴ和Ⅶ、组织因子。③氧代谢产物和NO。④花生四烯酸代谢衍生物。⑤细胞因子[如白细胞介素-1(IL-1)、肿瘤坏死因子(TNF)]和生长因子，可以影响平滑肌细胞、成纤维细胞的增生和ECM的产生。

在急性炎症反应部位，致炎因子被清除，炎症反应消退后，巨噬细胞死亡或经淋巴管引流。但在慢性炎症中，巨噬细胞会持续存在，并可以增生；淋巴细胞持续释放的因子可以不断动员巨噬细胞，并在炎症局部聚集。IL-4和INF-γ也可以使巨噬细胞融合成体积巨大的多核巨细胞(图5-1D)。

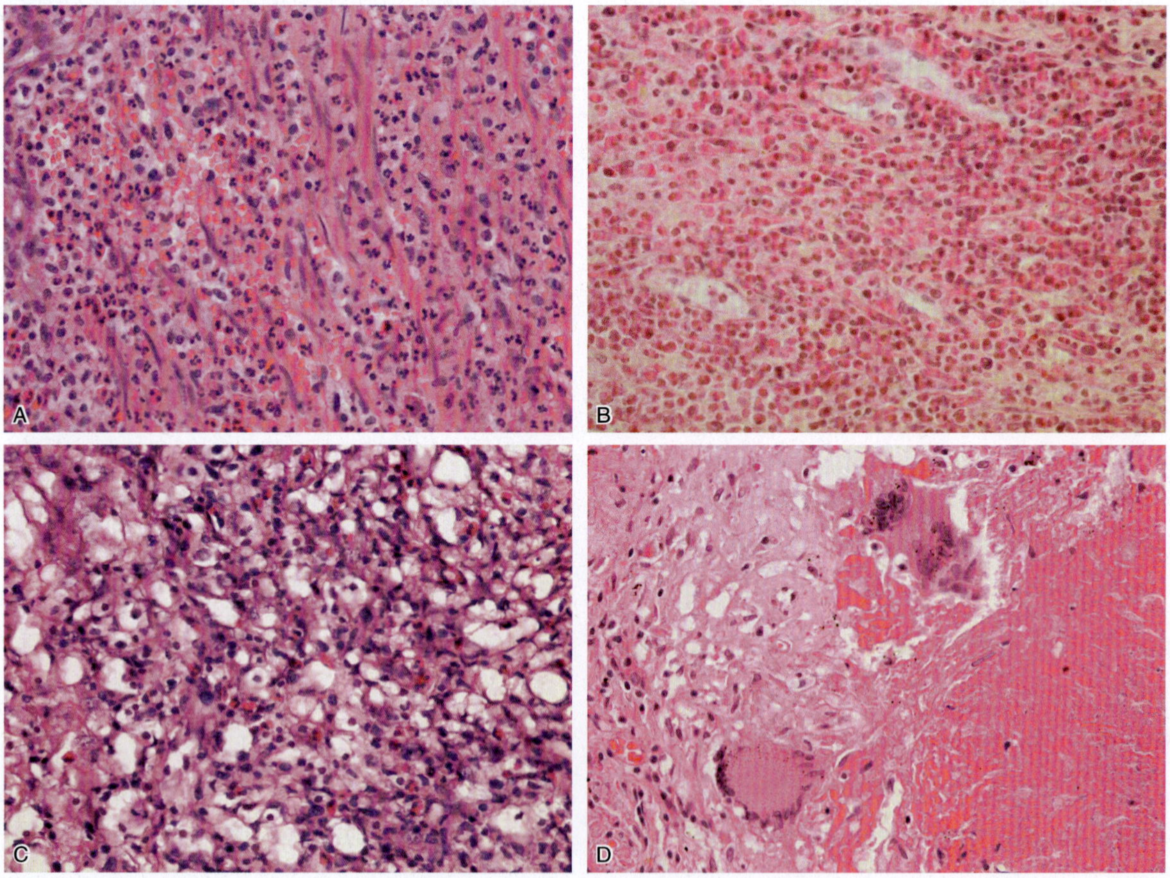

图5-1 各种炎细胞
A. 中性粒细胞；B. 巨噬细胞；C. 嗜酸性粒细胞；D. 多核巨细胞

3. 嗜酸性粒细胞 常见于寄生虫感染或由 IgE 介导的免疫反应(即过敏反应)部位,其游出的机制类似于中性粒细胞。嗜酸性粒细胞具有吞噬抗原抗体复合物的作用,也可释放炎性介质[白三烯(LT)等],引起血管通透性增高及支气管平滑肌痉挛。嗜酸性粒细胞特异性颗粒内含有主要碱性蛋白(MBP),此物为阳离子蛋白,对寄生虫具有毒性作用,但也可以溶解上皮细胞(图 5-1C)。

4. 淋巴细胞和浆细胞 淋巴细胞到达炎症部位的机制与单核细胞相似。感染等特异性免疫刺激或组织梗死、创伤等非免疫介导的炎症反应中,均可以有淋巴细胞的参与。T 淋巴细胞和巨噬细胞在慢性炎症反应中具有相互作用:T 淋巴细胞首先通过巨噬细胞的抗原呈递作用被激活,然后释放多种炎症介质,如 INF-γ 可以激活单核细胞、巨噬细胞,活化的巨噬细胞又可通过释放 IL-1、TNF 等细胞因子激活淋巴细胞等。浆细胞为终末分化的 B 淋巴细胞,可以产生针对抗原物质或组织成分的抗体(图 5-2)。

5. 肥大细胞 广泛分布于结缔组织内,在急性、慢性炎症反应过程中均可以起作用。肥大细胞携带有针对某些抗原的抗体,若再次遇到这些已经致敏的抗原时,即释放出组胺、花生四烯酸代谢衍生物,从而引起炎症早期的血管改变。IgE 致敏的肥大细胞在过敏性休克发生机制中具有重要作用,但其在多种感染性疾病尤其是寄生虫病中也可发挥有利作用。此外,肥大细胞还可以产生 TNF 等细胞因子,参与多种慢性炎症反应过程。

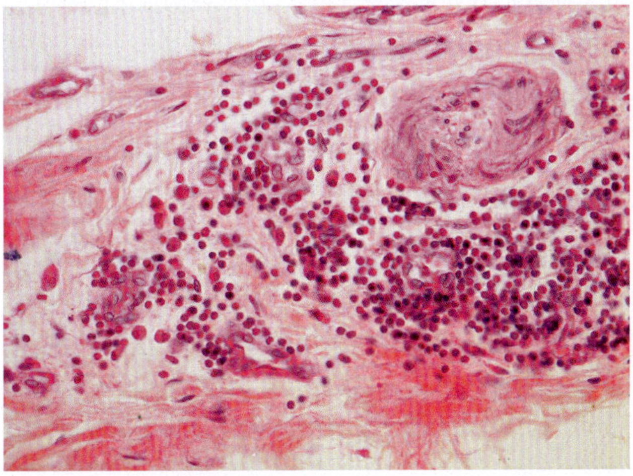

图 5-2 淋巴细胞和浆细胞

需要指出的是,虽然中性粒细胞是急性炎症反应的重要标志之一,但在多种慢性炎症中因为微生物的持续作用或巨噬细胞、坏死细胞释放的炎性介质的作用,仍然可以出现大量的中性粒细胞浸润。

五、炎症的分类

根据临床病程,炎症可分为两种类型:急性炎症(acute inflammation)和慢性炎症(chronic inflammation)。急性炎症持续时间较短,一般为数分钟至数天,其特点为液体、血浆蛋白渗出和明显的中性粒细胞反应;慢性炎症则持续时间较长(数天至数年),其特点为淋巴细胞和巨噬细胞反应,同时伴有血管增生、瘢痕形成。两种类型有时可以重叠,并且有许多因素可以影响它们的进程和组织学改变。此外,临床上还有亚急性炎症(subacute inflammation)和超急性炎症(peracute inflammation)等术语,前者的病程介于急性和慢性之间,形态学上坏死和增生均较明显;后者临床呈暴发性经过,短期内即引起组织、器官的严重损害,甚至机体死亡,多见于变态反应性损害及器官移植时的超急性排斥反应。

根据炎症的主要病理形态学变化,炎症又可分为变质性炎症、浆液性炎症、化脓性炎症、纤维蛋白性炎症、出血性炎症和肉芽肿性炎症等。

六、炎症的局部表现和全身反应

炎症时局部表现常常较为突出,尤其是体表的炎症更为显著,主要表现有红、肿、热、痛和功能障碍。红和热是由于局部血管扩张、血流加速所致;肿是血管充血、血管内容物渗出和局部组织细胞增生的表现;痛与局部肿胀压迫神经末梢,K^+、H^+ 及炎症介质的刺激有关;功能障碍则可能是多种因素共同作用的结果,如炎症时组织细胞的损伤、局部血液循环障碍所致的缺氧或肿胀压迫、渗出物的粘连机化、局部的疼痛等。

损伤较重时，炎症较为强烈，往往可以出现不同程度的全身反应。其主要表现有发热，外周血中白细胞数量增多，全身单核巨噬细胞系统增生等。急性炎症刺激白细胞等释放 IL-1、IL-6 和 TNF。TNF 和 IL-1 可以作用于下丘脑内的体温调节中枢，使后者合成前列腺素 E，从而使体温升高（阿司匹林和非甾体抗炎药则可以降低体温）。而 IL-6 可以促进肝合成多种血浆蛋白，如纤维蛋白原，血中纤维蛋白原浓度升高可使红细胞凝集速度加快，故患者红细胞沉降率（血沉）加快。一定程度的体温升高对机体是有利的，可使机体代谢增强，加速抗体形成，促进吞噬细胞的吞噬功能，抑制病原微生物生长，加速机体代谢产物的排泄，但体温过高会引起中枢神经系统的损害。

外周血白细胞数量在正常时为$(4\sim10)\times10^9$/L，炎症时可以增加，尤其在细菌感染时更加明显，可上升到$(15\sim20)\times10^9$/L，甚至可达$(40\sim100)\times10^9$/L，出现类白血病反应（leukemoid reaction）。IL-1 和 TNF 可以诱导骨髓内的白细胞释放入血，常出现血中未成熟的中性粒细胞数量增加，即核左移现象（left shift）。持续感染时，由于 IL-1 和 TNF 诱导集落刺激因子（CSF），可引起骨髓内前体细胞增生。外周血中增多的白细胞类型与病因有关，如细菌感染常伴有中性粒细胞增多（neutrophilia），寄生虫感染或超敏反应时则出现嗜酸性粒细胞增多（eosinophilia），而病毒感染常出现淋巴细胞增多（lymphocytosis）。但是，某些病毒、立克次体、原虫或某些细菌（如伤寒沙门菌）则会使外周循环中某一种类型的白细胞数量减少（leukopenia）。另外，当机体反应能力过于低下时，外周血白细胞数量也可明显减少。外周血白细胞计数和分类的检测，有助于临床医师对疾病的诊断和病程的分析。

由于炎症时体内单核吞噬细胞系统的增生，临床上可以出现一定程度的肝脾大和淋巴结肿大。严重感染者由于毒素的释放、代谢产物的堆积或体温过高，可导致心、肝、肾等实质细胞的变性和坏死，临床上可以出现嗜睡、精神欠佳、食欲下降、骨骼肌蛋白降解加速、血压下降等。

七、白细胞介导的组织损伤

八、白细胞功能缺陷

第二节 急性炎症

急性炎症是对损伤的即刻、早期反应。临床上表现为起病急骤、持续时间短，常常仅几天，一般不超过 1 个月。

一、急性炎症的病理改变

急性炎症的病理表现较为单一，主要包括：①炎性充血：即血管腔口径、血流速度的变化；②炎性渗出：即血管壁通透性的改变；③炎性浸润：指白细胞从血管中游出并集中在损伤部位。

（一）炎性充血

炎性充血在损伤后立即发生，但也可以逐步发生，这取决于原始损伤的性质和严重程度。

病灶处首先出现短暂（数秒钟到数分钟）的血管收缩，这可能是神经反射使肾上腺素能神经纤维兴奋所致。而后，细动脉舒张，使局部血流增加、毛细血管床开放。血管扩张如果发生在体表，可出现病灶区的发红和温度增高。血管扩张的机制是神经（轴突反射）和体液调节（炎症介质）的结果。随着炎症的进展，在炎症介质的作用下，毛细血管和小静脉扩张，血管壁通透性升高，液体和晶体成分进入血管周围组织，血管内红细胞浓度升高，血液黏滞度上升，血流速度减慢。镜下表现为小血管扩张，内含大量的红细胞，称为血流停滞（stasis）。

炎性充血的意义在于增加炎症局部的血流量，带来较多的血浆蛋白和白细胞，与后续的炎性渗出和炎性浸润有助于抗损伤作用。

（二）炎性渗出

炎症早期，小动脉扩张、血流量增加，在炎症介质的作用下血管壁通透性增高，血管内富含蛋白质的液体甚至细胞随即离开血管到达血管外的过程称为炎性渗出。渗出的液体为渗出液，这与单纯因流体静压升高形成的漏出液不同，两者的鉴别在临床上有重要的意义。前者含有较多的蛋白质和细胞。富含蛋白质的液体流出到血管周围组织使组织间隙内液体的渗透压升高，促进血液中水分和离子进入血管外组织，这种液体积聚称为炎性水肿。渗出液积聚在浆膜腔(胸腔、腹腔、心包腔)和关节腔时称为炎性积液。漏出液也可引起组织水肿和积液。

急性炎症引起小血管壁通透性增高的机制主要有：①在组胺、缓激肽、白三烯等化学介质作用下内皮细胞收缩，细胞间隙增宽；②烧伤、感染等严重损伤时可直接引起内皮细胞坏死、脱落，严重者可以导致血管破裂；③炎症时白细胞在局部积聚，并释放毒性氧反应物质和蛋白水解酶，造成内皮损伤；④血管内皮生长因子（VEGF）等可以引起内皮细胞的泡状结构增多，相互连接形成穿胞质通道结构，导致静脉通透性升高；⑤炎症修复时新生的血管内皮细胞间的连接结构不健全，通透性较高。

炎性渗出相关的机制还有在炎症介质作用下，静脉扩张、淤血，微循环内流体静压明显升高，血管内外压力差增大，促使血管内液体和小分子蛋白通过血管壁进入组织间隙；另外，小分子白蛋白的渗出使血浆胶体渗透压下降，而炎症病灶中组织坏死、降解，组织胶体渗透压升高，也有利于血管内液体的渗出。

急性炎症时的渗出在大多数情况下对机体是有利的。液体的渗出可以稀释毒素；渗出液中含有抗体和补体，有利于杀灭病原微生物；大分子纤维蛋白原的渗出有助于限制病原微生物的扩散，以利于白细胞的吞噬，在炎症后期形成的纤维蛋白网还可以成为修复的支架。但是，某些特殊部位的渗出或渗出量过多时也可能造成对机体的危害，如喉头水肿严重时可以引起窒息；渗出的纤维蛋白吸收不良则可导致机化，如大叶性肺炎后的肺肉质变、胸膜腔闭锁和胃肠道粘连等。

（三）炎性浸润

炎症过程中白细胞自血管内游出并在炎症病灶中聚集称为炎性浸润，是炎症最重要的形态学特征。渗出的白细胞称为炎症细胞，急性炎症时渗出的炎症细胞主要是中性粒细胞和单核巨噬细胞。这些细胞可以吞噬和降解细菌、免疫复合物、坏死组织碎片，是机体重要的防御机制。炎症细胞还可以释放氧自由基、蛋白水解酶和炎症介质，调节炎症过程并引起组织损伤。

炎性浸润是一个复杂的连续过程，可分为以下几个步骤。①边集（margination）和滚动（rolling）：炎症时由于血管壁通透性增大，血液浓缩，血流速度减慢，白细胞向血管壁靠近，并与内皮细胞发生相对松散和短暂的黏附，在血流的推动下沿血管内皮细胞表面向前滚动。②黏附（adhesion）和游出（transmigration）：在TNF、IL-1 等细胞因子的作用下，内皮细胞表达细胞间黏附分子 -1（ICAM-1）和血管细胞黏附分子 -1（VCAM-1），与白细胞表面的整合素（integrin）结合，使白细胞牢固地黏附在内皮细胞表面，并在血小板内皮细胞黏附分子 -1（PECAM-1）即 CD31 的介导下，白细胞以阿米巴运动的方式从内皮细胞间隙中挤出（squeeze）。此后，白细胞进一步分泌胶原酶，降解血管基膜，游出血管。③趋化（chemotaxis）和激活（activation）：离开血管后，白细胞沿化学物质浓度梯度向着化学刺激物做定向运动，称为趋化。能够诱导白细胞作定向游走的化学物质称为趋化因子（chemotactic factor）。除诱导白细胞定向运动外，趋化因子还可诱发白细胞的激活，使其释放溶酶体酶，并产生一系列氧源性自由基、花生四烯酸代谢产物等炎性介质。白细胞离开血管进入周围组织后，改名为炎细胞或炎症细胞。一旦炎细胞被招募到感染或组织坏死部位，它们必须被激活以发挥其功能。激活的刺激物包括微生物、坏死细胞的产物等。炎细胞表面受体参与诱导炎细胞的许多正常防御功能和反应，这些反应被归为炎细胞激活。④吞噬（phagocytosis）和脱颗粒（degranulation）：到达炎症局部的炎细胞通过调理素（opsonin）的介导识别并与病原微生物发生黏附，进而炎细胞伸出伪足包围病原微生物颗粒并形成吞噬泡，后者再与溶酶体融合，形成吞噬溶酶体，将降解酶注入其中(脱颗粒)。吞入微生物的中性粒细胞氧化反应增强，产生的 H_2O_2 在髓过氧化物酶的作用下与 Cl^- 形成次氯酸($HOCl^-$)，后者为强氧化剂，主要通过卤化作用、蛋白或脂质过氧化作用而起到杀菌效果。炎细胞颗粒内的细菌通透性增强蛋白可以活化磷脂酶而导致膜磷脂降解，溶菌酶可以降解细菌壁寡聚糖，嗜酸性粒细胞颗粒中的碱性蛋白可以破坏寄生虫结构，防御素(defensin)可以通过在微生物膜上打孔而杀灭微生物。

病原体被杀灭后由溶酶体水解酶或嗜天青颗粒中的酸性水解酶降解，酸性微环境有利于这种降解过程。然而，某些细菌(如结核分枝杆菌、麻风分枝杆菌)被吞噬后并不能为上述机制所杀灭，而在吞噬细胞内存活、繁殖，并借助吞噬细胞躲避抗菌药物和机体防御机制的攻击，还可随吞噬细胞游走而造成体内播散。

炎细胞在激活和吞噬过程中还可能将水解酶、氧自由基和炎症介质释放到细胞外；炎细胞坏死后，胞体崩解也可以释放水解酶，从而导致相应组织细胞的损伤。因此，持久、过量的炎细胞浸润可能造成对机体不利的结果。

许多内源性化学因子(生物大分子)在上述急性炎症的血管反应、渗出和炎细胞浸润过程中具有重要调节作用。这些化学因子被称为炎性介质(inflammatory mediator)。炎性介质的特性有：①炎性介质可以存在于血液循环中(大多来源于肝)或由炎症部位的细胞产生(图 5-3)。血浆来源的介质(补体、激肽、凝血因子)以前体的形式存在，发挥功能前需经蛋白水解作用激活。细胞来源的介质一般储存于细胞器内，细胞被激活时释放出来(如肥大细胞释放组胺)，或者由于刺激诱导而即刻合成(如前列腺素)。②大多数炎性介质通过与靶细胞上特异性受体结合而发挥功能。少数介质具有直接的酶活性或毒性作用(如溶菌酶、活性氧物质)。③炎性介质可以诱发靶细胞释放次级炎性介质，后者可具有与初始介质相似的功能而起放大作用，但也可能发挥拮抗作用。④同一种炎性介质可作用于单一或少数种类的靶细胞，也可具有广泛作用，并可能在不同靶细胞发挥不同的功能。⑤炎性介质功能的发挥一般非常短暂，很快就被降解(如花生四烯酸)、灭活(如激肽酶使缓激肽失活)、清除(如抗氧化剂清除毒性氧代谢产物)或被抑制。⑥大多数炎性介质具有潜在的致损伤能力(表 5-1)。

二、急性炎症的类型

急性炎症时病理改变多以血管内容物的渗出为特征。根据渗出物的主要成分不同，急性炎症又分为

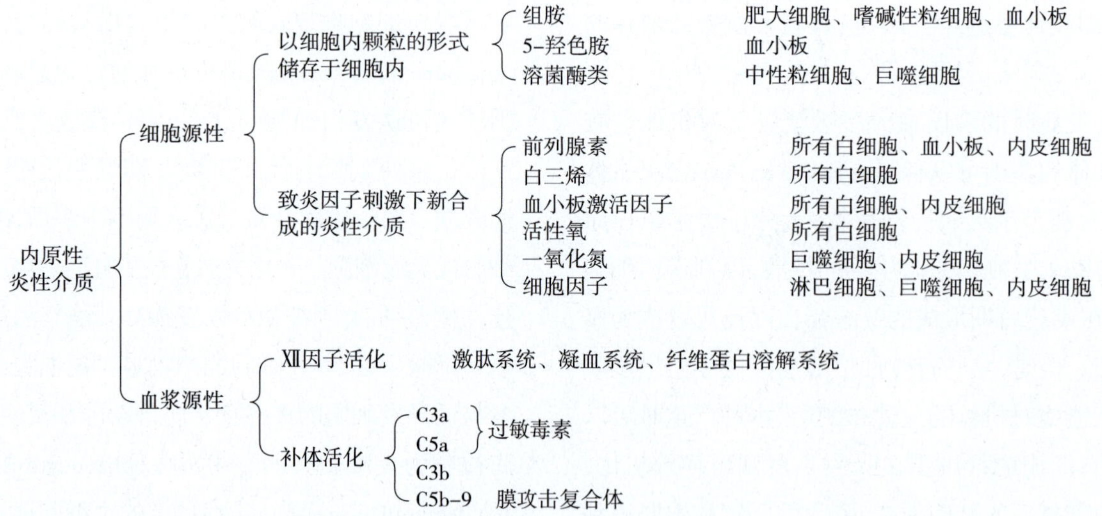

图 5-3 常见的内源性炎性介质及其细胞来源和活化方式

表 5-1　化学介质在急性炎症反应过程中的作用

功能	化学介质
扩血管	前列腺素
	NO
	组胺
血管壁通透性增加	血管活性胺（组胺、5-HT）
	补体 C3a、C5a
	缓激肽
	白三烯（B4、C4、D4、E4）
	血小板激活因子（PAF）
	P 物质
白细胞趋化、激活	补体 C3a、C5a
	细菌产物
	趋化因子
	TNF、IL-1
发热	IL-1、IL-6 和 TNF
	前列腺素
致痛	缓激肽
	前列腺素
	神经多肽
组织损伤	中性粒细胞和巨噬细胞溶酶体酶
	氧代谢产物
	NO

浆液性炎、纤维蛋白性炎、化脓性炎和出血性炎等。此外，还有以变质为主要病理变化的变质性炎。

（一）变质性炎

变质性炎（alterative inflammation）以实质细胞的变性、坏死为主要特征，同时有渗出，但增生反应轻微。多发生于肝、肾、心、脑等实质性器官，常见的病因是严重感染、中毒及超敏反应等，临床上往往表现有相应器官的功能障碍。例如，急性重症肝炎（5-S_1），肝细胞大片坏死；白喉外毒素引起的中毒性心肌炎，心肌细胞变性、坏死；流行性乙型脑炎时，神经细胞及其周围胶质变性、坏死及脑软化灶形成（图 5-4）。

（二）浆液性炎

浆液性炎（serous inflammation）以浆液渗出为特征。此时血管壁的损伤较轻，渗出物以血浆液体成分

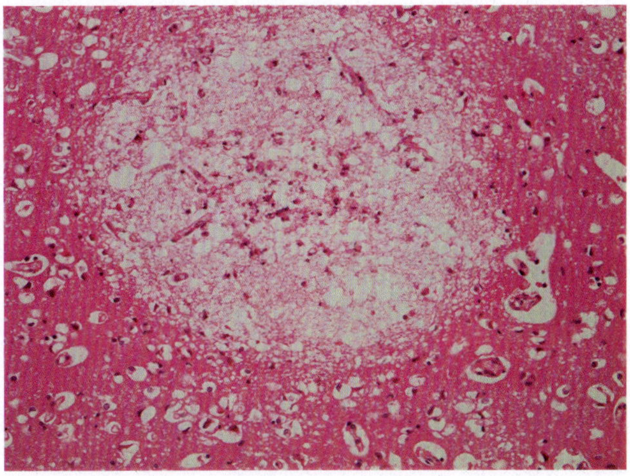

图 5-4　变质性炎（乙型脑炎）
大脑灰质内见一筛状软化灶，其中神经元坏死消失，组织液化，并见成堆分布的巨噬细胞

为主，其中蛋白质含量低（3%~5%），且多为小分子白蛋白。此外，可以伴有少量中性粒细胞浸润。浆液性炎多发生在皮肤、黏膜、浆膜和疏松结缔组织，渗出的浆液可以弥漫分布（水肿），亦可在局部聚积（水疱或积液），在黏膜表面渗出则形成卡他。常见的浆液性炎有毒蛇咬伤时局部的炎性水肿，皮肤Ⅱ度烧伤时表皮内的水疱，风湿性关节炎时关节腔的积液，病毒性感冒时鼻黏膜分泌的浆液（浆液性卡他）。

浆液性炎时，组织细胞的损伤一般较轻，渗出的液体可以通过血管或淋巴管被吸收，痊愈后可不留痕迹。但喉头水肿严重时可以引起呼吸困难甚至窒息，胸腔和心包腔内大量的积液可以影响肺和心脏的功能。

（三）纤维蛋白性炎

纤维蛋白性炎（fibrinous inflammation）旧称为纤维素性炎，以纤维蛋白原渗出为特征。此时血管壁的损伤较为严重，管壁通透性明显升高，以致纤维蛋白原等大分子可以从血管内渗出。渗出的纤维蛋白原在血管外形成纤维蛋白，后者在 HE 切片中表现为伊红染色细网状结构。与此同时，炎症局部常伴有较多中性粒细胞和单核细胞的浸润。纤维蛋白性炎好发于黏膜、浆膜和肺。发生于黏膜的纤维蛋白性炎常伴

有表层黏膜的坏死，后者与渗出的纤维蛋白、中性粒细胞以及病原微生物等混合，在黏膜表面形成一层灰白色糠皮样膜状结构，故又称为假膜性炎，如细菌性痢疾时的假膜性结肠炎（图 5-5， 5-S_2），以及白喉棒状杆菌引起的喉和气管的假膜性炎。常见的浆膜纤维蛋白性炎有结核性胸膜炎、风湿病或尿毒症时的心外膜炎，后者在心脏搏动下，心包壁层、脏层两层浆膜相互摩擦并牵拉，形成絮状外观，称之为“绒毛心”。大叶性肺炎灰色肝变期（ 5-S_3）的病变特点就是肺泡腔内有大量纤维蛋白和大量中性粒细胞（图 5-6）。

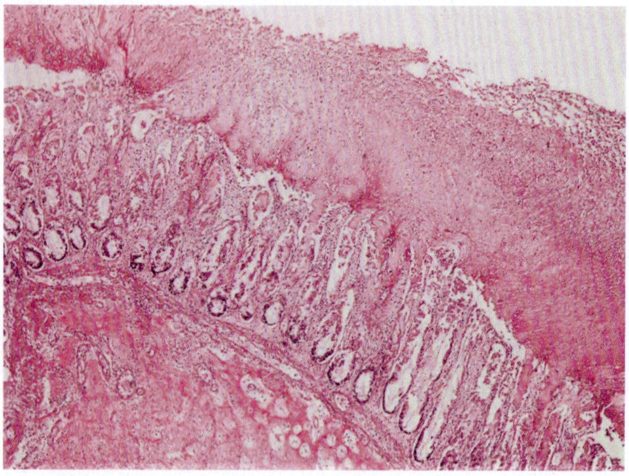

图 5-5 假膜性结肠炎（细菌性痢疾）
肠黏膜浅表部分的上皮细胞坏死、脱落，代之以一层纤维蛋白性渗出物（假膜）。高倍镜下见假膜主要由纤维蛋白细丝交织而成，其间网罗着中性粒细胞及上皮细胞的碎屑，整个肠壁特别是黏膜及黏膜下层明显充血、水肿及灶性出血，并有少量中性粒细胞及单核细胞浸润

纤维蛋白性炎较浆液性炎严重。一般情况下，渗出的纤维蛋白和组织碎片可以被中性粒细胞和坏死组织崩解释放的蛋白溶解酶降解，液化后被机体吸收，而恢复原有组织结构。但若渗出的纤维蛋白过多，而渗出的中性粒细胞过少，或组织内抗胰蛋白酶过多，渗出物不能完全清除，则引起成纤维细胞和血管增生以取代局部的渗出物，即机化。如胸腔内纤维蛋白性渗出经机化后形成致密纤维组织，结果造成胸膜脏、壁两层粘连或胸膜机化（ 5-S_4），从而影响呼吸功能。

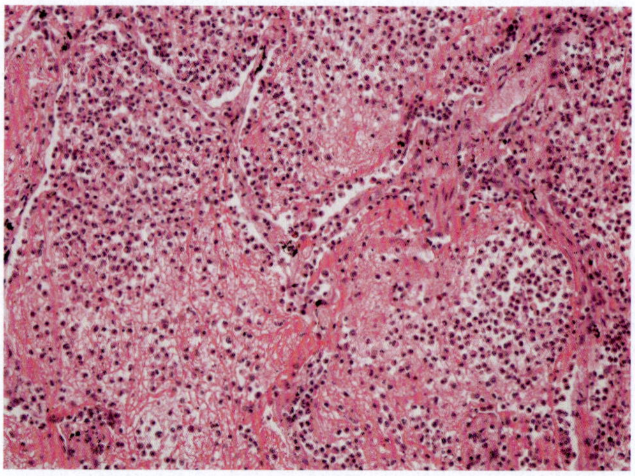

图 5-6 纤维蛋白性炎（大叶性肺炎灰色肝变期）
肺泡腔内见大片伊红色细网状分布的纤维蛋白，其网眼内见中性粒细胞和巨噬细胞浸润

（四）化脓性炎

化脓性炎（suppurative inflammation）的特点是病灶中有大量中性粒细胞浸润，同时伴有不同程度的组织坏死和脓液（pus）形成。化脓性炎多由化脓菌感染所致，常见的化脓菌有葡萄球菌、链球菌、脑膜炎奈瑟菌、大肠埃希菌等。化脓是指渗出的中性粒细胞和坏死组织崩解后释放蛋白水解酶，使坏死组织溶解、液化的过程，所形成的黄绿色液体称为脓液（切片和大体的微课）。

由于感染的化脓菌、受累的组织结构的不同，化脓性炎又有脓肿、蜂窝织炎、表面化脓和积脓等不同类型。

1. 脓肿（abscess） 即局限性化脓性炎，主要由金黄色葡萄球菌感染所致。病理上表现为局部组织因细菌毒素作用而坏死，继而大量中性粒细胞浸润，后者崩解释放大量蛋白溶解酶，使坏死组织液化，形成脓肿腔（图 5-7）。金黄色葡萄球菌产生的血浆凝固酶又使渗出的纤维蛋白原转变为纤维蛋白，阻抑了病灶向周围发展。

脓肿好发于皮肤和肺、肝、肾、脑等实质性脏器（ 5-S_5）。疖是一种常见的皮肤脓肿，多发性疖肿互相融合时称为痈。典型脓肿中央坏死区的周围

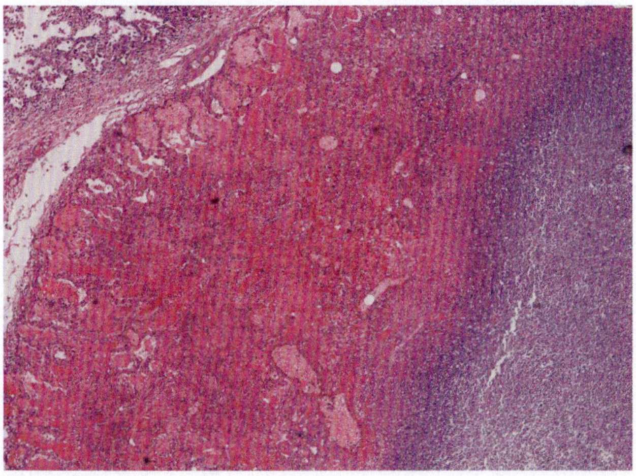

图 5-7　肺脓肿
肺组织内有呈圆形紫色的致密病灶（脓肿），病灶内的肺组织已被破坏，聚集以大量中性粒细胞及脓细胞。病灶边界清楚，周围肺组织充血，肺泡壁内亦有炎细胞浸润

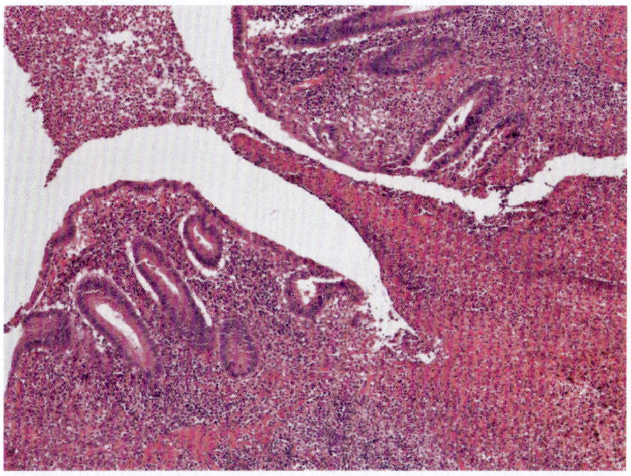

图 5-8　蜂窝织炎性阑尾炎
阑尾切片示黏膜层、黏膜下层、肌层及浆膜层充血，结构疏松，有大量炎细胞浸润，以中性粒细胞为主，呈弥漫性分布，部分区域黏膜上皮坏死脱落

含有大量中性粒细胞，外周则为扩张的血管和增生的成纤维细胞（制脓膜）。小的脓肿最终可以完全吸收；而大的脓肿常需要切开排脓或穿刺引流，最后由肉芽组织长入修复。如果临床处理不当，脓肿可以向周围扩展。皮肤和黏膜浅表脓肿向表面破溃形成的组织缺损称为溃疡（ulcer）（ 5-S_6）。深部脓肿向体表或体腔穿破形成的盲管称为窦道（sinus）；深部脓肿一端向自然管道穿破，另一端向体表、体腔或另一自然管道穿破，形成 2 个或 2 个以上开口的管道称为瘘管（fistula）。内脏器官的脓肿与自然管道相通，脓液排出后形成的空腔称为空洞（cavity）。另外，金黄色葡萄球菌具有层粘连蛋白受体，使其容易通过血管壁进入血液，而在其他部位形成迁徙性脓肿。

2. 蜂窝织炎（cellulitis）　即弥漫性化脓性炎，主要由溶血性链球菌引起，该菌能分泌透明质酸酶，降解疏松结缔组织中的透明质酸，分泌链激酶溶解纤维蛋白，因此病灶易于通过组织间隙和淋巴管扩散，病变不易局限化。蜂窝织炎常发生于皮下、肌肉和阑尾等疏松组织（ 5-A_1）。病灶高度水肿，大量中性粒细胞弥漫浸润于组织间隙，形成细小蜂窝状的化脓灶（图 5-8）。严重病例病灶可快速扩展，并伴有局部淋巴结肿大和全身中毒症状。

3. 表面化脓和积脓　表面化脓是指黏膜和浆膜的化脓性炎。黏膜的化脓性炎又称为脓性卡他，表现为脓液（渗出的中性粒细胞和浆液）向黏膜表面渗出。如化脓性尿道炎（淋病）和化脓性支气管炎时，脓液可沿尿道和支气管排出体外，而深部组织的中性粒细胞浸润则不明显。而发生于浆膜、蛛网膜、胆囊和输卵管的化脓性炎症，由于是封闭的腔隙或因流出道闭塞，渗出的脓液则可在浆膜腔、蛛网膜下隙、胆囊和输卵管内积存，称为积脓（empyema）。

（五）出血性炎

出血性炎（hemorrhagic inflammation）的特点是血管损伤严重，管壁坏死、破裂，渗出物中含有大量红细胞（ 5-S_7）。出血性炎常常并非独立的炎症类型，可与浆液性炎、纤维蛋白性炎、化脓性炎等混合存在。病理上表现为出血性炎的疾病有流行性出血热、钩端螺旋体病、鼠疫等急性传染病。

三、急性炎症的转归

急性炎症发展过程受损伤的性质和强度、发生的部位以及机体的反应情况等因素影响，但一般来说，急性炎症反应有以下 3 种结局。

（一）痊愈

如果损伤轻微或持续时间较短，原有组织结构破坏较少，炎症过程中产生的化学介质可被中和，血管壁通透性恢复正常，白细胞停止游出，已经游出血管外的中性粒细胞发生凋亡。水肿液、炎症细胞和组织细胞碎屑通过淋巴引流和巨噬细胞吞噬清除，最终恢复组织原有的结构和功能（痊愈）。

如果组织结构破坏严重或炎症部位的组织没有再生能力，或血管壁通透性升高明显，大量炎性渗出不能被充分吸收，则会引起肉芽组织增生（机化）而导致纤维化或者纤维包裹和钙化；大量中性粒细胞浸润或某些细菌、真菌感染引起脓肿，由于组织结构（包括 ECM）受到严重破坏，最终只能形成瘢痕，不能完全恢复组织原有的结构和功能（不完全痊愈）。

（二）发展为慢性炎症

如机体抵抗力较低或治疗不当，致炎因子不能在短期内清除，造成组织持续损伤，炎症反应迁延不愈，从而发展为慢性炎症。

（三）蔓延扩散

当机体抵抗力低下或病原微生物量多、毒力强时，病灶将向周围蔓延，并可循淋巴管和血管扩散。

1. 局部蔓延　炎症病灶内的病原微生物不断繁殖，造成病灶扩大，也可沿自然管道向周围组织和相连器官扩散。如肾结核病变恶化时，病灶扩大，破入肾盂，再经泌尿道引起输尿管结核、膀胱结核，甚至导致对侧输尿管和肾实质结核。

2. 淋巴道蔓延　淋巴管、淋巴结发挥过滤及引流血管外体液的作用，与单核吞噬细胞系统组成机体的第二道防线。炎症反应过程中，淋巴回流可以引流水肿液，白细胞及其碎片也可以进入淋巴管，致病微生物也可经组织间隙进入淋巴管，形成淋巴管炎（lymphangitis）和相应的淋巴结炎（lymphadenitis）。如手部感染常可见引流淋巴管呈红色线状，一直延伸到腋窝，并出现腋窝淋巴结肿大。镜下可见肿大的淋巴结淋巴滤泡增大，窦内组织细胞增生。

3. 血道蔓延　淋巴结可以使感染局限化，但有时细菌可以通过扩张的淋巴管引流进入血液循环；在机体抵抗力低下或细胞毒力强时，炎症局部的细菌也可以直接进入血液循环，引起炎症的全身性播散，形成：

（1）菌血症（bacteremia）　细菌由局部病灶入血，菌量少且很快被吞噬清除，临床上无明显的表现。菌血症常为一过性，如拔牙后短暂的菌血症；有时菌血症为严重感染的先驱，如伤寒、脑膜炎早期；少数情况下，入血菌量少，且随血流到某一部位潜伏下来，当机体抵抗力降低时再大量繁殖，如肺结核血道“播种”引起肺外结核。

（2）毒血症（toxemia）　细菌的毒素或毒性代谢产物入血，引起高热、寒战等全身中毒症状。血液中无细菌，病理上可有肝、肾等实质细胞变性或坏死，严重者可出现中毒性休克。

（3）败血症（septicemia）　细菌入血，在血液中生长繁殖，产生毒素，引起严重的全身中毒症状。临床上常有高热寒战，皮肤和黏膜点状出血，脾大和淋巴结肿大。病理上可见败血脾，即脾增大，质地较软，切面白髓难以辨认，结构松烂（ 5-S_8），尸体解剖新鲜标本的切面可用刀背刮下大量暗红色“果酱样”脾组织，镜下表现为脾窦扩张、窦壁细胞肿胀、脾小体萎缩、中性粒细胞浸润、脾组织结构破坏等（ 5-M_1）。

（4）脓血症（pyemia）　化脓菌入血引起的败血症，除上述败血症的表现外，还在体内其他器官同时或先后发生多发性脓肿[转移性脓肿（metastatic abscess）]。

第三节　慢性炎症

慢性炎症可以由急性炎症迁延而来，因为损伤因子持续存在或组织修复过程障碍，导致急性炎症所致的损伤不能完全修复；但大多数慢性炎症呈隐匿起病，临床上并无急性炎症过程。虽然引起慢性炎症的损伤因子的毒性没有急性炎症的强，但由于不能及时修复而造成损伤持续存在。

慢性炎症常见的原因有：①病毒感染：因为是细胞内感染，需要淋巴细胞、巨噬细胞识别和清除受感染的细胞。②持续感染：如结核分枝杆菌、梅毒螺旋体以及某些真菌感染，虽然其致病性较弱，但可引起迟发型变态反应，导致肉芽肿形成。③持续暴露于低毒性物质：如吸入难以降解的硅尘颗粒可导致肺组织慢性炎症反应，而慢性高脂蛋白血症可以引起动脉粥样硬化。④自身免疫病：机体对自身抗原或组织产生免疫反应，由于所针对的抗原常难以清除，

故引起持续的免疫损伤（如类风湿关节炎、多系统硬化症）。

一、非特异性慢性炎症的病理特点

慢性炎症病程持续数月至数年，在其过程中组织损伤、炎症反应和修复过程共存。在病理上，与急性炎症的血管反应、水肿和大量中性粒细胞浸润等特点不同，慢性炎症的特点是组织细胞的增生性改变较为突出，可以表现为上皮细胞和实质细胞的增生，而更多的是新生血管、成纤维细胞和组织细胞的增生，最后形成瘢痕。慢性炎症病灶中浸润的细胞以单个核细胞为主，包括巨噬细胞、淋巴细胞和浆细胞（图 5-9），只有在急性发作期可以有较多的中性粒细胞浸润和充血、水肿。

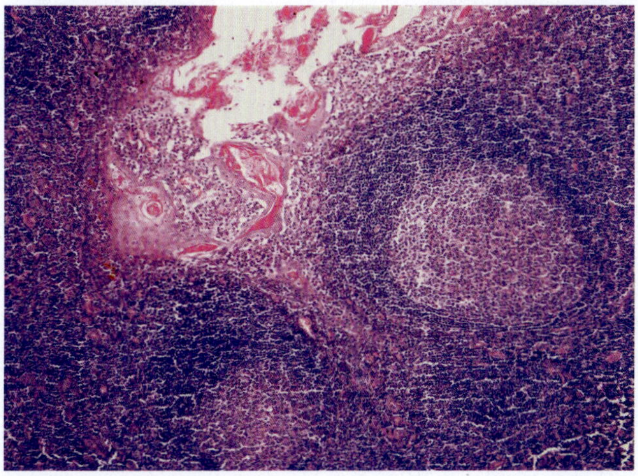

图 5-9　增生性炎（慢性扁桃体炎）
扁桃体的淋巴组织增生，淋巴滤泡明显增多，生发中心增大，其中部分巨噬细胞的胞质内可见核碎屑（吞噬现象）。隐窝表面所覆之鳞状上皮坏死脱落，有炎细胞浸润，主要为淋巴细胞及浆细胞

黏膜慢性炎症时，被覆上皮、腺上皮和间质成分可以增生，并向表面突起形成带蒂的肿块，称为炎性息肉（inflammatory polyp）（图 5-10）。在肺等深部组织器官慢性炎症时，上述增生的成分可形成一个境界清楚的肿块，临床 X 线平片和病理肉眼观察难以同肿瘤鉴别，称为炎性假瘤（inflammatory pseudotumor）。组织器官的纤维化（成纤维细胞增生和 ECM 沉积）是慢性炎症的共同特点，也是器官功能不全和临床难以治愈的重要原因。

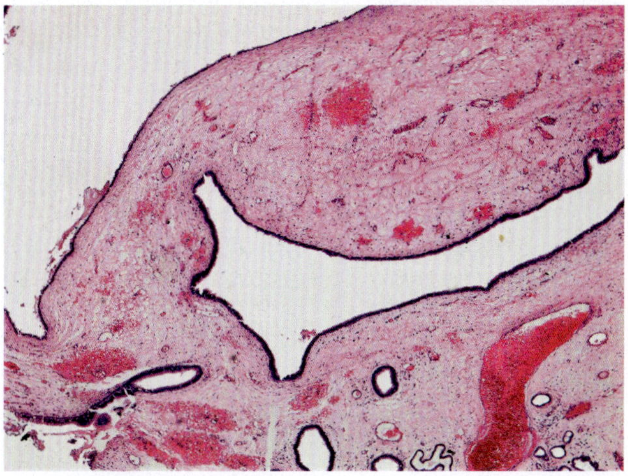

图 5-10　炎性息肉（子宫颈）
息肉四周被覆鳞状上皮或单层柱状上皮，间质内毛细血管增生、扩张、充血，组织疏松、水肿，亦有增生的腺体，有较多淋巴细胞和浆细胞，以及少量中性和嗜酸性粒细胞浸润

二、肉芽肿性炎

肉芽肿性炎（granulomatous inflammation）是一种特殊类型的慢性炎症，其病变特点是有肉芽肿的形成。肉芽肿（granuloma）是指单核巨噬细胞及其演化的细胞（上皮样细胞、多核巨细胞）增生并在局部聚集形成境界清楚的结节状病灶（图 5-11）。肉芽肿仅存在于少数几种病理过程中，所以识别肉芽肿性炎具有重要的临床意义。根据其发生机制和病理形态学表现，肉芽肿又可分为感染性肉芽肿和异物性肉芽肿。前者常见的有结核分枝杆菌引起的结核结节（ 5-M_2），梅毒螺旋体引起的梅毒树胶样肿，伤寒沙门菌引起的伤寒小结（ 5-S_9， 5-M_3），真菌感染性病

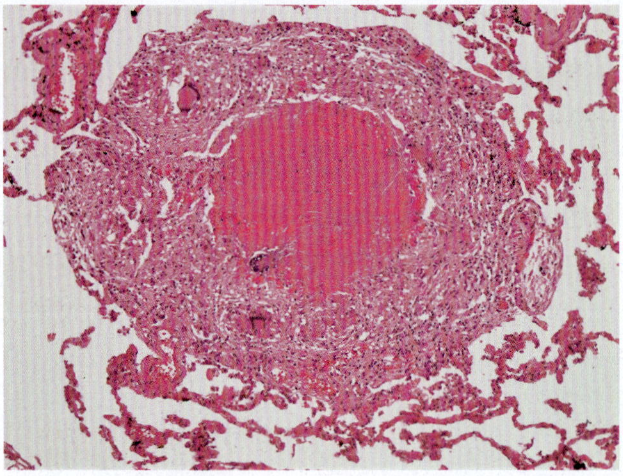

图 5-11 肉芽肿性炎
组织中结节状病灶，中央见干酪样坏死，其外侧见朗汉斯巨细胞（细胞体积大而不规则，核多排列于细胞的周边）和上皮样细胞（细胞呈多角形，界限不清，胞质丰富，核椭圆形，染色质稀疏），再外围见淋巴细胞和大单核细胞

灶等；而后者见于一些无生命的外源性物质的反应，如缝线、无机物碎片、隆胸术所注入的物质等。感染性肉芽肿是在病原体不溶性颗粒诱导下、由细胞介导的免疫反应所致，故又称为免疫性肉芽肿。需要注意的是，肉芽肿形成并不一定会清除致炎因子，因后者常不能被杀灭或降解。但是，肉芽肿形成后至少可以将致炎因子隔离，从而起到防御作用。此外，并非所有的肉芽肿性炎都是慢性炎症，如伤寒有肉芽肿形成，但临床上呈典型的急性过程。

肉芽肿病灶较小，一般为 0.5~2 mm。在 HE 染色切片中，病灶中央常常为上皮样细胞聚集，这些细胞胞质呈伊红色，富含颗粒，胞质界限不清；胞核呈圆形或椭圆形，核内可有 1~2 个核仁；电镜下，胞核内常染色质增多，核仁增大，线粒体等细胞器增多；细胞膜表面 Fc 和 C3b 受体明显减少。这种上皮样细胞具有分泌能力，但吞噬能力减小。某些微生物（如结核分枝杆菌）感染所致的肉芽肿中央区域由于缺氧和自由基的作用而坏死时，上皮样细胞常常在其外侧呈栅栏样排列。上皮样细胞可互相融合形成多核巨细胞，其体积可达 40~50 μm，胞质丰富，细胞核的数量可达几十甚至几百个。有的多核巨细胞胞核排列在细胞周边呈马蹄形或花环状，称为朗汉斯巨细胞（Langhans giant cell），常见于感染性肉芽肿；有的多核巨细胞胞核则杂乱无章或散在分布于胞质中，称为异物巨细胞（foreign body-type giant cell），多见于各种异物性肉芽肿。上皮样细胞巢的周围为大量的淋巴细胞，后者可以通过释放 IL-2 而维持巨噬细胞的激活状态。陈旧性的肉芽肿由于巨噬细胞不断释放细胞因子，肉芽肿周围还有大量的成纤维细胞增生和结缔组织增生。

（王漱阳）

数字课程学习 ……

学习目标　教学 PPT　临床病理病例讨论　自测习题

扩展知识　自学知识　微视频　动画

第六章

肿　　瘤

第一节　肿瘤概述

恶性肿瘤是危害人类健康的严重疾病，新增病例数在逐年增加。据统计，2020 年全球新增恶性肿瘤约一千九百多万例，死亡人数达九百多万例，中国新发恶性肿瘤病例约占全球的 23.7%。我国常见的恶性肿瘤有肺癌、胃癌、肝癌、结直肠癌、食管癌、女性乳腺癌、甲状腺癌、宫颈癌、脑瘤和胰腺癌等。随着科学技术的发展，对肿瘤的病因、发病机制、生物学等方面的认识及肿瘤的诊断和治疗都取得了长足的进展，不少肿瘤的 5 年生存率都得到了显著提高。本章将较全面地对肿瘤的性质、生物学特性、临床特征及机体对肿瘤的反应等内容进行介绍。

肿瘤(neoplasia，tumor)又称为“新生物(neoplasm)”，一般是指机体的局部细胞在各种致瘤因素作用下，在基因水平上失去对其生长的正常调控，导致异常增殖而形成的新生物。肿瘤细胞是一种在基因水平上发生了转化的细胞；其生长繁殖失去了正常基因的调控，具有不断生长的能力，即使致瘤因素去除后，其还能存活并继续生长；与机体极不协调。

一般认为，肿瘤是遗传因素和环境致癌物质共同作用的结果。随着对肿瘤发生发展研究的深入，肿瘤的定义及分类需要结合病理形态学、免疫表型、遗传学及临床特征来确定。

第二节　肿瘤的命名与分类

一、肿瘤的命名

肿瘤的命名(nomenclature of tumor)比较复杂，由于肿瘤种类繁多，分布于各个部位或器官，其性质及形态学等各有特点，目前还没有一个完善而准确反映其特性的命名方法；一般根据肿瘤的组织学来源和生物学行为来进行命名。

临床上，首先将肿瘤分为良性和恶性，这主要取决于肿瘤的生物学行为及其对机体的危害程度。良性肿瘤原位生长，破坏性较小；恶性肿瘤俗称癌症(cancer)，生长迅速，侵犯、破坏相邻组织并常扩散，可引起死亡。在良、恶性肿瘤分类的框架下，一般命名如下。

(一) 良性肿瘤的命名

良性肿瘤一般是在该肿瘤来源的组织或细胞名称后面加上“瘤”(-oma)字。如平滑肌组织来源的良性肿瘤称为平滑肌瘤(leiomyoma)，脂肪细胞来源的良性肿瘤称为脂肪瘤(lipoma)。同时，也还可根据肿瘤的肉眼形状或显微镜下特点进行命名，如乳头状瘤(papilloma)是指生长在黏膜或皮肤表面的良性上皮性肿瘤，肉眼观察呈乳头状突起；又如常发生于卵巢的黏液性囊腺瘤（mucinous cystadenoma），是指肿物呈单房或多房状，镜下见囊壁被覆分化成熟的、分泌黏液的上皮细胞。

（二）恶性肿瘤的命名

恶性肿瘤一般根据其来源可以分为上皮源性和间叶组织源性。

上皮源性的恶性肿瘤称为癌（carcinoma），如来源于腺上皮的腺癌（adenocarcinoma），来源于皮肤基底细胞的基底细胞癌（basal cell carcinoma）等。还可以结合其形态特点进行命名，如涎腺的腺样囊性癌等。

来源于间叶组织的恶性肿瘤称肉瘤（sarcoma），如来源于纤维细胞的纤维肉瘤（fibrosarcoma）、来源于成骨细胞的骨肉瘤（osteosarcoma）等。

（三）混合性肿瘤的命名

由两种或两种以上不同类型的组织构成的肿瘤称为混合性肿瘤，其中不同类型的组织可以来自同一胚层，也可来自不同胚层。

混合性肿瘤由两种或两种以上成分构成，如两种上皮源性成分构成的腺鳞癌（adenosquamous carcinoma），它既有腺癌成分，又有鳞癌成分；也可由上皮源性成分和间叶源性成分构成，如癌肉瘤（carcinosarcoma），既有癌成分，又有肉瘤成分。某些肿瘤也可由两种或两种以上间叶成分构成，如血管脂肪瘤（angiolipoma），肿瘤由成熟的脂肪组织和血管构成；又如血管平滑肌脂肪瘤（angiomyolipoma），肿瘤由成熟的血管、平滑肌和脂肪组织混合构成。这类混合性肿瘤可以是两种成分起源，也可以是起源于一种成分，而后向不同方向转化（鳞状化生或上皮细胞间质转化）。

另外，如畸胎瘤（teratoma）是来源于具有多向分化潜能的生殖细胞的混合性肿瘤，可含有两个或三个胚层的组织成分。根据其组成成分和分化程度，再分为良性（成熟性）畸胎瘤和恶性（不成熟性）畸胎瘤。

（四）某些特殊命名的肿瘤

一些后缀以“母细胞瘤”命名的肿瘤，如神经母细胞瘤、肾母细胞瘤、髓母细胞瘤、视网膜母细胞瘤等均属于恶性肿瘤；但也有少数母细胞瘤属良性肿瘤，如脂肪母细胞瘤、血管母细胞瘤等。

一些肿瘤名称似为良性肿瘤，但其实是恶性的，如淋巴瘤（lymphoma）、黑色素瘤（melanoma）、精原细胞瘤（seminoma）均为恶性肿瘤。在日常临床工作中，有时也会给它们冠以“恶性”，称之为恶性黑色素瘤等，以更好地明确它们的性质，实际上它们属同一种肿瘤。

有些肿瘤被冠以人名，如尤因肉瘤（Ewing sarcoma）、霍奇金淋巴瘤（Hodgkin lymphoma）；或按习惯命名，如白血病，名称似为良性肿瘤，其实均属于恶性肿瘤。

在肿瘤的命名上还有一些让人混淆的地方，如错构瘤（hamartoma）并不具备肿瘤无限制生长的特征，通常随生长发育而增大，但成年后即停止生长，它实际上是某些部位中原有组织结构紊乱而于局部形成的肿块，为瘤样病变，不属于真性肿瘤。

（五）肿瘤命名的新变化

随着肿瘤科学研究的不断深入，科学家开始对肿瘤的多方面性质采取更系统的综合性分类方法，综合其定位、临床特征、流行病学、病因学、发病机制、组织病理学、诊断分子病理学、分期、预后和预测来描述各种肿瘤。因此，近年来在一些肿瘤命名方面增加由生物学和分子特征定义的肿瘤新类型/亚型，尤其在中枢神经系统肿瘤的命名和分类中表现得尤为突出，如髓母细胞瘤 SHH 活化和 TP53 突变型（medulloblastoma，SHH-activated and TP53-mutant）。这些推进了分子诊断在肿瘤分类命名中的作用，有利于对生物学和基因背景类似的肿瘤实施传统或新型靶向治疗，也将促进个体化医疗、临床与基础研究，但其方法还是植根于其他已建立的肿瘤表征方法基础上的。

二、肿瘤的分类

肿瘤的分类（classification of tumor）一般根据肿瘤实质细胞的来源或分化及其性质来进行，具体见表6-1。

表 6-1 肿瘤的分类举例

组织来源	良性肿瘤	恶性肿瘤
间叶组织		
纤维组织	纤维瘤	纤维肉瘤
脂肪组织	脂肪瘤	脂肪肉瘤
软骨组织	软骨瘤	软骨肉瘤
骨组织	骨瘤	骨肉瘤
平滑肌组织	平滑肌瘤	平滑肌肉瘤
横纹肌组织	横纹肌瘤	横纹肌肉瘤
上皮组织		
被覆上皮	乳头状瘤	鳞状细胞癌
		尿路上皮癌
腺上皮	腺瘤	腺癌
皮肤基底细胞或皮肤附件		基底细胞癌
内皮及其相关组织		
血管组织	血管瘤	血管肉瘤
淋巴管组织	淋巴管瘤	淋巴管肉瘤
滑膜组织		滑膜肉瘤
间皮组织	腺瘤样瘤	间皮瘤
脑(脊)膜组织	脑(脊)膜瘤	恶性脑(脊)膜瘤
淋巴、造血组织		
造血组织		白血病
淋巴组织		淋巴瘤
其他		
黑素细胞	痣	黑色素瘤
混合性肿瘤		
涎腺组织	多形性腺瘤	涎腺恶性混合瘤
全能干细胞	畸胎瘤	恶性畸胎瘤

国际肿瘤学分类法(International Classification of Diseases for Oncology,ICD-O),是目前国际上最为通用的为了规范肿瘤数据收集而建立的一种包括多个分类系统的肿瘤编码命名方法,它主要根据肿瘤的原发部位、起源和肿瘤的形态学特征、生物学行为和分级等进行编码。该编码的前半部分为某肿瘤的代码,后半部分反映的是该肿瘤的生物学行为。一般地,后半部分编码为 0 的生物学行为指良性肿瘤,编码为 1 的生物学行为指未定性、交界性或不确定的肿瘤,编码为 2 的生物学行为指原位或重度的上皮内瘤变,编码为 3 的生物学行为指恶性的肿瘤。

第三节 肿瘤学中几个常用概念

一、癌前病变

癌前病变(precancerous lesion)是指在统计学上有明显癌变倾向的良性病变,如不及时治愈,长期存在就容易发展成为癌。然而,癌前病变仅具备了转变成癌症的可能,并不是所有的癌前病变最终都会演变成癌症,经适当的治疗其有可能恢复正常状态或消退。

下面为常见的癌前病变及其相关易发展成的癌:

常见的癌前病变	相关易发展成的癌
皮肤慢性溃疡、日光性角化病	皮肤鳞状细胞癌
坏死后性肝硬化	肝细胞癌
宫颈上皮内病变	宫颈癌
家族性多发性息肉病	结直肠癌
慢性萎缩性胃炎伴不典型增生等	胃癌
口腔、外阴黏膜白斑	鳞状细胞癌

良性肿瘤虽然不属于癌前病变,但也有恶变的可能。不同的良性肿瘤恶变的可能性也有所不同,某些良性肿瘤的恶变率较高,如结肠绒毛状管状腺瘤的恶变率就较高;而另一些良性肿瘤却极少发生恶变,如子宫平滑肌瘤。

二、不典型增生

不典型增生(atypia)是指细胞非正常状态增生,增生细胞的形态和结构具异型性,表现为细胞排列失去极向,细胞大小、形态异常,核大深染,核分裂象增多,但其程度还不属于肿瘤性增生的范畴。不典型增生多发生于上皮组织，有时称为上皮内病变。根据其异型性程度和受累的范围可二分法（分为低级别、高级别），如宫颈鳞状上皮内病变（squamous intra-epithelial lesion，SIL）（图 6-1）。也可行三分法，分为轻度、中度和重度不典型增生。最常见的须注意的是，不典型增生不是恶性肿瘤，也不一定发展成恶性肿瘤，但其程度越重，恶变概率也就越大。

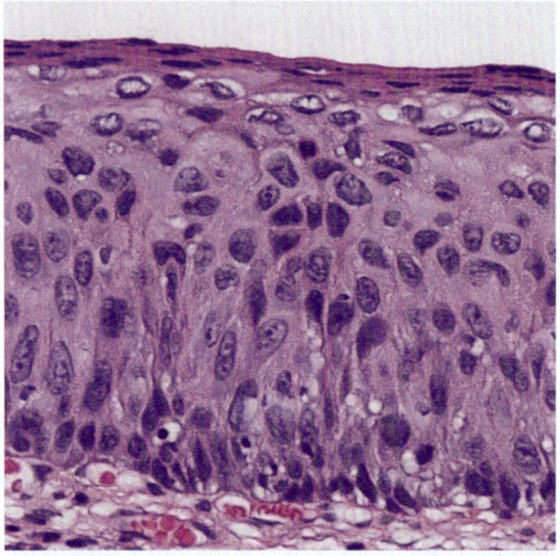

图 6-1 宫颈鳞状上皮高级别上皮内病变
不典型增生的上皮累及上皮层下 2/3，表现为重度不典型增生 / 高级别上皮内病变

三、原位癌

原位癌（carcinoma in situ）一般是指皮肤、黏膜腺体和导管上皮组织的不典型增生，累及上皮的全层（广义的上皮内高级别病变），但尚未突破基膜而向下生长浸润者，属早期癌（图 6-2）。原位癌的早期诊断及治疗对提高肿瘤的 5 年生存率有重要意义。

原位癌累及腺体是指原位癌（如宫颈原位癌）有时可以沿腺管累及黏膜腺体生长，尚未突破腺体基膜（图 6-3）。

四、浸润癌

一旦肿瘤细胞突破基膜浸润到基膜以外，就称为浸润癌（invasive carcinoma）。根据肿瘤浸润的范围及深度，还可分为早期浸润癌和中晚期浸润癌。通常当肿瘤浸润的深度不超过基膜下 5 mm 时，称为早期浸润癌。

准确地区分癌前病变、不典型增生、原位癌和早期、中晚期浸润癌，对于指导临床治疗、判断预后具有重要的意义。

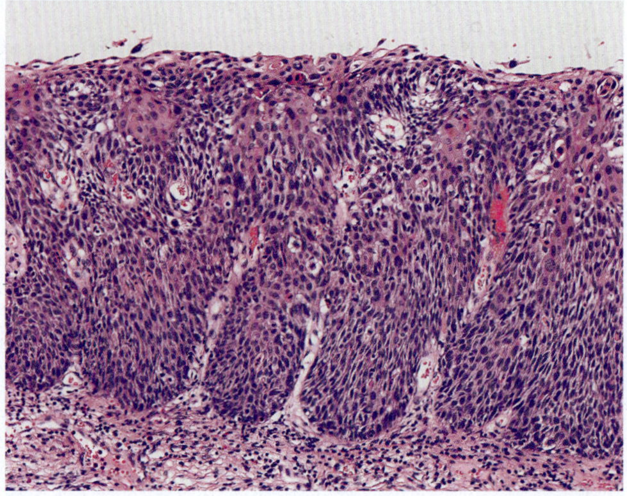

图 6-2 原位癌
异常增生的上皮累及上皮全层，但未突破基膜

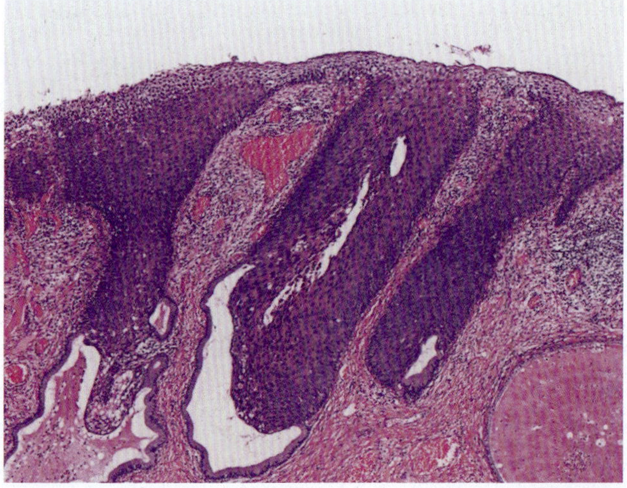

图 6-3 原位癌累及腺体
原位癌沿腺管累及黏膜腺体，尚未突破腺体基膜

五、中间型 / 交界性肿瘤

中间型 / 交界性肿瘤（intermediate/borderline tumor）指生物学行为介乎于良、恶性之间的肿瘤，这些肿瘤较易恶性变，ICD-O 编码的生物学行为编码为 1。如侵袭性纤维瘤病，瘤细胞分化成熟，却具有局部侵袭性，属于中间型 / 交界性肿瘤。

第四节　肿瘤的形态特征

一、肿瘤的大体形态

肿瘤的大体形态（appearance of tumor）受肿瘤的性质、发生部位及其与周围组织关系的影响，同一种肿瘤可以有不同的形态特征，不同的肿瘤也可以有相同的形态特征。虽然不能仅依靠肿瘤肉眼形态特征对其进行诊断，但许多肿瘤仍具有其各自的一些特征，如在数目、大小、形状、颜色、质地、光滑度、湿润度、透明度等方面。

1. 肿瘤的数目　可分为单发（一个）和多发（一个以上）。须注意的是，多发性肿瘤是指多个肿瘤的性质相同，但它们之间不是转移的关系，而是分别各自原发的肿瘤。

2. 肿瘤的大小　与肿瘤的性质、生长部位、生长时间等关系密切。良性肿瘤生长时间往往较长，体积较大。恶性肿瘤由于生长迅速，可以生长得较大，但有时因为对机体影响大，常在肿瘤体积相对较小时就可能已被发现。生长在体表或较大体腔内的肿瘤一般较大；而生长在颅脑等狭小部位者由于空间限制，即使体积较小，但症状却较明显。

3. 肿瘤的形状　不同部位的肿瘤可有各种不同的形状（图 6-4）。良性肿瘤常呈膨胀性生长，形成球形、结节状。生长在皮肤或黏膜表面的肿瘤，形状各异，可具有较多分支，形似手指样突起，如乳头状或绒毛状；有的基底部有短而粗的蒂相连，形成蕈状；有的蒂细长呈息肉状；有的表面坏死崩解而中央下陷、边缘隆起，呈溃疡状；如果肿瘤内有囊腔，则称为囊状；还有分叶状、菜花状、浸润型、肥厚状等。

4. 肿瘤的颜色　一般根据肿瘤组织的来源，是否含有色素，其含血量多少，有无出血、坏死等继发性改变，而呈现出不同的色彩。例如，黑色素瘤可因含有较多的黑色素而呈棕黑色，脂肪瘤呈黄色，血管瘤、血管肉瘤可呈暗红色（ 6-A_1、6-S_1）。

5. 肿瘤的质地　主要与肿瘤的性质、实质与间质

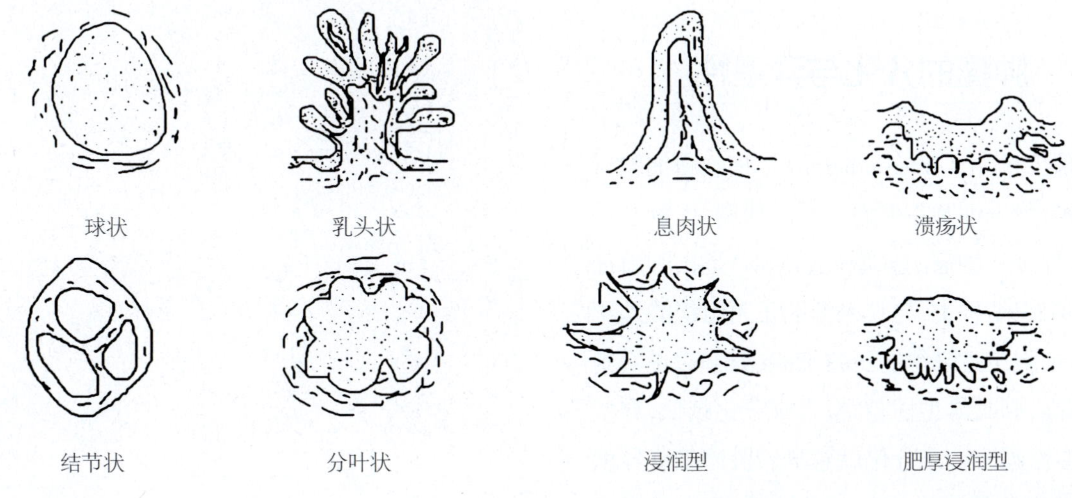

图 6-4　肿瘤的形状示意图

的比例有关。间质成分多者质地常较硬。肿瘤的继发改变(如出血、坏死、钙化等)也会引起局部组织的硬度改变。

二、肿瘤的构成成分

无论是良性肿瘤还是恶性肿瘤,均由两种基本成分组成:实质和间质。

1. 实质(parenchyma) 由肿瘤细胞组成,决定了肿瘤的性质、生物学特性及演变,并据此对肿瘤进行分类、命名及诊断。肿瘤的良、恶性主要根据肿瘤的实质成分来判定。多数肿瘤的实质只有一种成分,少数肿瘤可含有两种或两种以上成分,如腺鳞癌实质成分包括腺癌和鳞癌,癌肉瘤实质含有癌和肉瘤两种成分。

2. 间质(mesenchyme) 是指肿瘤实质成分以外的纤维结缔组织和血管,为肿瘤的实质成分供应血液并维持其生长。不管良性还是恶性肿瘤,不同肿瘤的间质成分基本相同,虽对肿瘤的良、恶性判定几乎不起作用,但影响了肿瘤的微环境,对肿瘤发展起到了重要的影响。此外,当一些癌组织中含有大量的纤维结缔组织,质地硬,常被称为硬癌(scirrhous carcinoma);相反,当一些癌组织中以实质成分居多,纤维结缔组织较少,质地较软,则称为髓样癌(medullary carcinoma)。

第五节 肿瘤的分化与异型性

肿瘤细胞的分化(differentiation)是指肿瘤细胞与其来源的正常组织细胞在形态、功能、代谢、生物学行为上的相似程度。肿瘤的异型性(atypia)是指肿瘤细胞在形态和组织结构上,与其来源的正常组织的差异程度。肿瘤细胞与其来源的正常细胞越相似,说明其分化程度越高,则其异型性越小;否则分化越低,异型性越大,相似性越小。未分化就意味着肿瘤细胞异型性明显,与其来源的正常细胞差异显著,两者几乎完全不相同。

一、肿瘤组织结构的异型性

肿瘤组织结构的异型性是指肿瘤细胞排列紊乱,失去正常的排列层次。良性肿瘤的瘤细胞异型性小,与其来源组织相似,所以其诊断主要依据其组织结构的异型性。例如,神经纤维瘤的瘤细胞与神经纤维细胞很相似(图 6-5),纤维瘤的瘤细胞与纤维细胞很相似(6-M_1),但其排列呈片、编织状。恶性肿瘤的组织结构异型性明显,与原来的结构差异很大,细胞排列明显紊乱,极向消失,失去正常的排列结构或层次。例如,纤维肉瘤的瘤细胞排列散乱,失去极向(图 6-6)。恶性程度高者,表现更明显,如低分化腺癌失去腺体结构,呈片状或条索状分布。

二、肿瘤细胞的异型性

(一) 肿瘤细胞的多形性

恶性肿瘤细胞的体积一般比正常细胞大,瘤细胞形态及大小多不一致,常见体积显著增大的瘤巨细胞(tumor giant cell)(图 6-7,6-M_2),特别在分化差、恶性程度高的肿瘤更是如此。但也有例外,少数肿瘤如尤因肉瘤,瘤细胞呈小圆形,核染色质细腻,大小也比

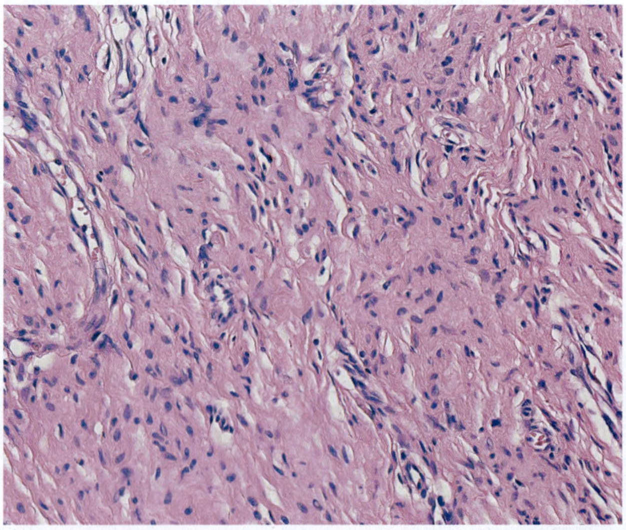

图 6-5 神经纤维瘤
瘤细胞排列呈编织状,瘤细胞分化好,大小、形态一致

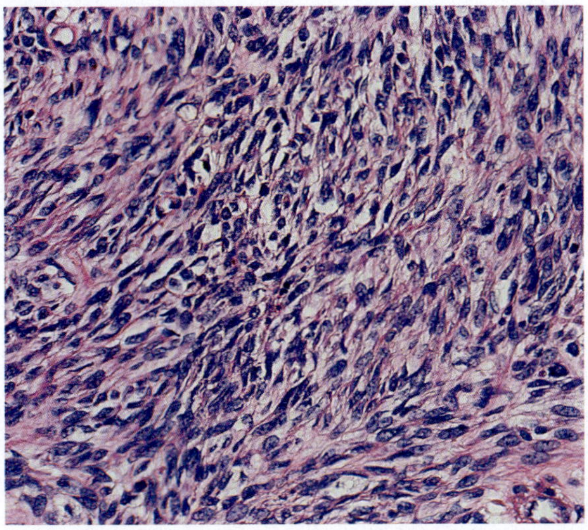

图 6-6　纤维肉瘤
肿瘤细胞排列呈编织状，大小不一，核肥大深染，具异型性

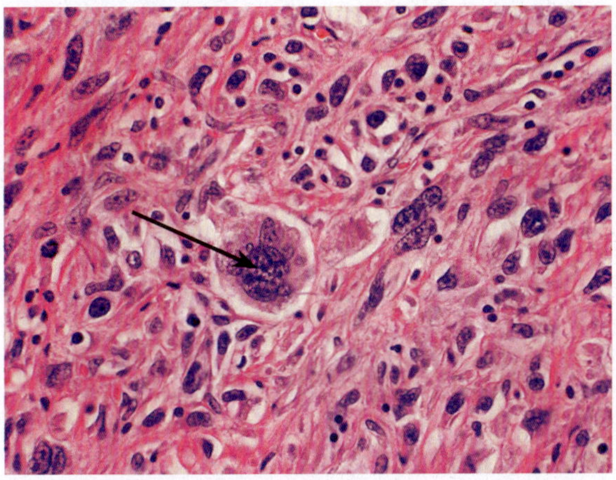

图 6-7　瘤巨细胞
细胞体积比正常细胞明显增大，可单核或多核

较一致（图 6-8），是高度恶性的肿瘤。

（二）肿瘤细胞胞核的多形性

恶性肿瘤细胞的细胞核大、深染，细胞核与细胞质的比例增大，接近 1∶1（正常多为 1∶4~1∶6）。细胞核的数目可以增多，出现双核或多核，可形成多核瘤巨细胞。同时，胞核形态奇异且大小不一，染色质粗糙，多呈粗颗粒状或团块状，堆积在核膜下，核膜厚薄不一。核仁常较明显、粗大，数目增多。更为重要的是，核分裂的细胞数目增多，形态异常，出现病理性核分

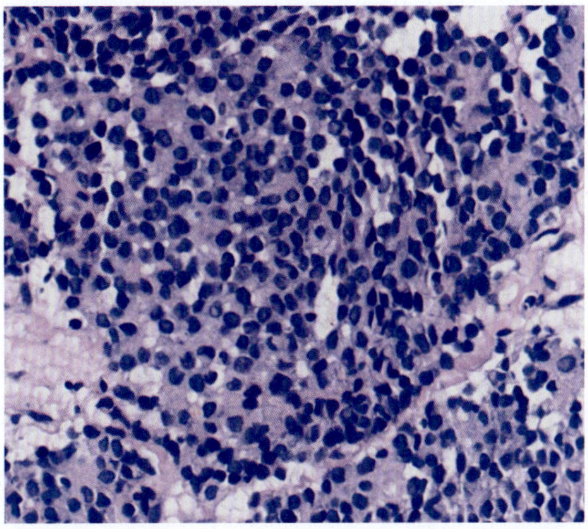

图 6-8　尤因肉瘤
瘤细胞呈小圆形，核染色质细腻，大小也比较一致

裂象，如不对称型、三极和四极型及顿挫型核分裂象（图 6-9）。

（三）肿瘤细胞胞质的改变

恶性肿瘤细胞胞核增大使得胞质相对减少，常因核糖体增多而呈嗜碱性。由于有些肿瘤细胞可产生异常的代谢产物或分泌物，如黏液、糖原、脂质、激素、色素等，而具有不同的特点。所以，肿瘤细胞胞质内的特异性产物常有助于判断肿瘤的来源，如黑色素瘤瘤细胞胞质内有时可见黑色素（6-M_3），分化好的肝癌细胞则能分泌胆汁。

（四）肿瘤细胞的超微结构改变

电子显微镜观察肿瘤细胞的超微结构，可以发现一些提示肿瘤来源或分化方向的细胞器，如张力原纤维、桥粒提示来源于鳞状上皮组织，肌微丝和密体提示来源于平滑肌组织，神经内分泌肿瘤中可发现神经内分泌颗粒。

三、间变

恶性肿瘤细胞的分化程度不一，有些分化尚好，有些分化较差，而有些则完全未分化。某些肿瘤细胞的异型性看似不大，与胚胎组织很相似，实处于未分

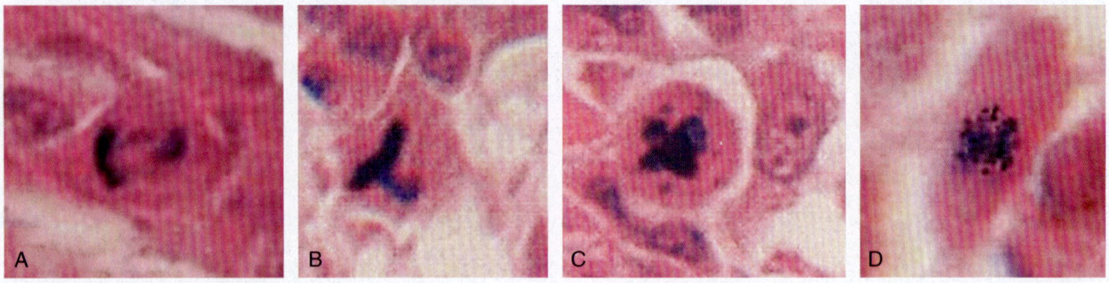

图 6-9 恶性肿瘤细胞异常的核分裂象
A. 不对称型病理性核分裂象；B. 三极型病理性核分裂象；C. 四极型病理性核分裂象；D. 顿挫型病理性核分裂象

化的状态。恶性肿瘤细胞的间变(anaplasia)意为返祖，即去分化(dedifferentiation)，可以理解为已分化成熟的细胞倒退分化，返回原始幼稚状态，实质为肿瘤细胞缺乏分化。未分化及间变是高度恶性肿瘤细胞重要的特征之一。

第六节 肿瘤的生长和扩散

一、肿瘤的生长方式

不同性质、不同部位的肿瘤常具有不同的生长方式，归结起来主要有以下 3 种。

(一) 膨胀性生长

膨胀性生长(expansive growth)是大多数良性肿瘤的生长方式，肿瘤生长常比较缓慢，局限性生长，呈结节状，有完整的包膜，生长时推挤、压迫周围组织，但不侵袭破坏周围组织，与周围组织分界清晰，一般不破坏器官的结构和功能。所以临床上手术切除较易，切除后也不易复发。

例如，纤维瘤和腺瘤常缓慢地膨胀性生长，周边受压的结缔组织形成包膜，使肿瘤与宿主组织分界清晰(6-A$_2$、6-A$_3$)。然而须强调，并非所有的良性肿瘤都有包膜，如子宫的平滑肌瘤与周围受压的正常平滑肌形成界限清楚的分隔，但无纤维性包膜形成(图6-10)。因此，良性肿瘤常有包膜包裹，但无包膜的肿瘤并不等于恶性肿瘤。

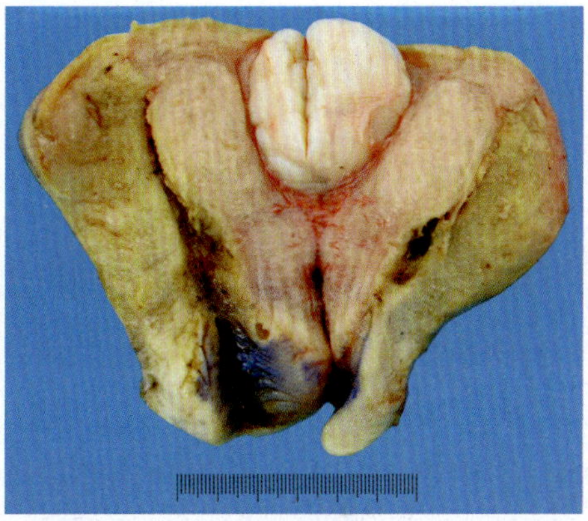

图 6-10 子宫平滑肌瘤膨胀性生长
子宫肌层内见一个肿瘤结节，与周围组织分界清楚

(二) 外生性生长

外生性生长(exophytic growth)指发生于体表、体腔、管道器官(如消化道、泌尿道)表面或腔面的良性或恶性肿瘤常向外突起，形成乳头状、蕈伞状、息肉状等形状的肿物(图 6-11)。良性肿瘤常以此方式生长并阻塞管腔，引起相应的症状。恶性肿瘤除了阻塞症状外，还由于生长迅速、血液供应不足，其表面常容易坏死脱落并形成溃疡，同时以浸润性生长方式侵犯基底部。

(三) 浸润性生长

浸润性生长(invasive growth)见于恶性肿瘤。恶

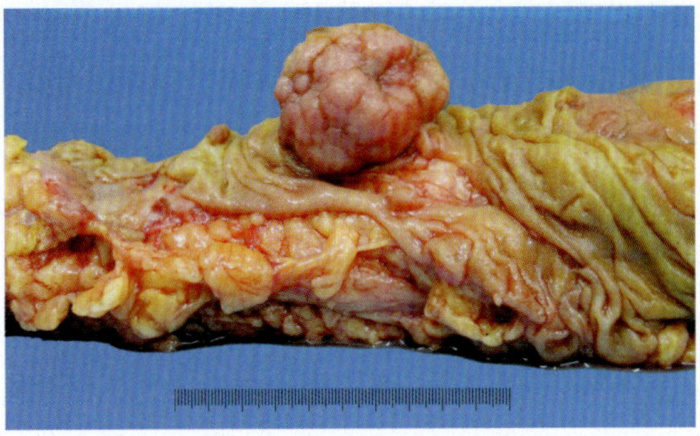

图 6-11 结肠腺瘤的外生性生长
结肠黏膜面可见腺瘤突起，有蒂

性肿瘤细胞不断增生，如树根深入土壤一样，侵犯血管、淋巴管和周围组织间隙，破坏周围组织，瘤组织与周围组织分界不清，没有包膜或包膜不完整（图 6-12，6-A_4），所以手术难以彻底切除，术后容易复发。

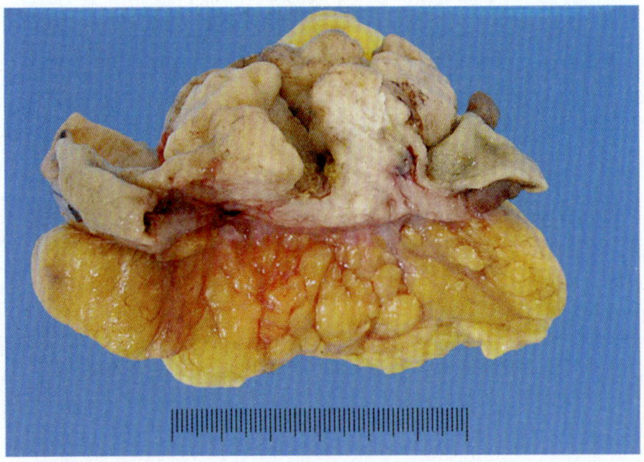

图 6-12 结肠腺癌浸润性生长
切面见结肠溃疡型腺癌浸润肠壁全层，灰白色

二、肿瘤的扩散

肿瘤的扩散（spread of tumor）包括局部浸润和转移。

（一）局部浸润

良性肿瘤具有在原发部位生长，不发生局部浸润或远处转移的特性。而恶性肿瘤常沿着组织间隙、脉管周隙和神经束衣等浸润并破坏相邻组织，称为局部浸润（local invasion）或直接蔓延（6-M_4）。不同的恶性肿瘤其浸润能力有很大差异。目前，将局部的浸润侵袭分为两种形式：扩张性侵袭（expansive invasion）和浸润性侵袭（infiltrative invasion）。扩张性侵袭指的是肿瘤实质推进式生长，肿瘤边界钝圆，与周围组织分界清楚。如一些腺上皮起源的恶性肿瘤就表现为异常增生的腺体拥挤融合形成瘤块，推挤间质以至间质消失。浸润性侵袭又称破坏性侵袭（destructive invasion），表现为肿瘤穿破基膜，破坏固有间质。

（二）转移

转移（metastasis）是恶性肿瘤最重要的特征。恶性肿瘤细胞从原发部位侵入淋巴管、血管或体腔，被带到远处继续生长，形成与原发肿瘤性质相似的肿瘤的过程称为转移，所形成的肿瘤称为转移瘤（metastatic tumor）。一般来说，原发肿瘤越大，生长越迅速，侵袭性越强，恶性程度越高者，其转移的可能性就越大。但也有例外，如鼻咽癌在临床上常未发现明显肿块时就已出现颈部淋巴结转移。肿瘤的转移与多种因素有关，目前还没有较好的方法来预防肿瘤的转移。

恶性肿瘤的转移有三种形式：①淋巴转移，②血行转移，③种植转移。

1. 淋巴转移（lymphatic metastasis） 主要取决于原发肿瘤部位的淋巴引流方向，先到达最近引流的一组淋巴结，再到下一组淋巴结，形成淋巴结多处转移（图 6-13、图 6-14，6-S_2，6-M_5、6-M_6）。如肺癌常首先转移到局部支气管淋巴结，再到肺门淋巴结和纵隔气管旁淋巴结。发生在外上象限的乳腺癌先播散到腋下淋巴结，而内上象限的乳腺癌则通过胸壁淋巴管播散到内乳动脉旁淋巴结。有时，淋巴引流途径被肿瘤细胞阻塞或淋巴结被破坏，淋巴液可发生异常的流向，经侧支到达非所属的淋巴结，出现原发瘤上游或对侧淋巴结转移，即所谓的逆行转移（retrograde metastasis or paradoxic metastasis）。所谓跳跃式转移（skip metastasis）或称空降式转移，是指瘤细胞侵入淋巴管后，不循序发生逐级淋巴结转移，而由原发灶转移至后续第 2 或第 3 级淋巴结。例如，食管癌转移到锁

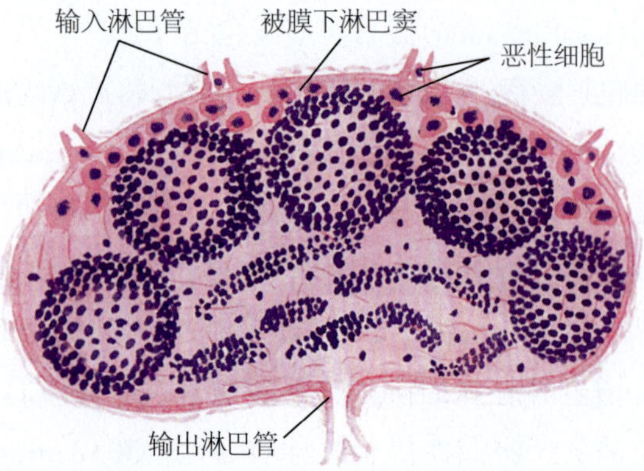

图 6-13 淋巴结转移示意图
恶性肿瘤细胞首先通过输入淋巴管到达局部淋巴结的被膜下淋巴窦（边缘窦），继续发展成淋巴结内转移瘤，再由输出淋巴管输出，向下一站淋巴结转移

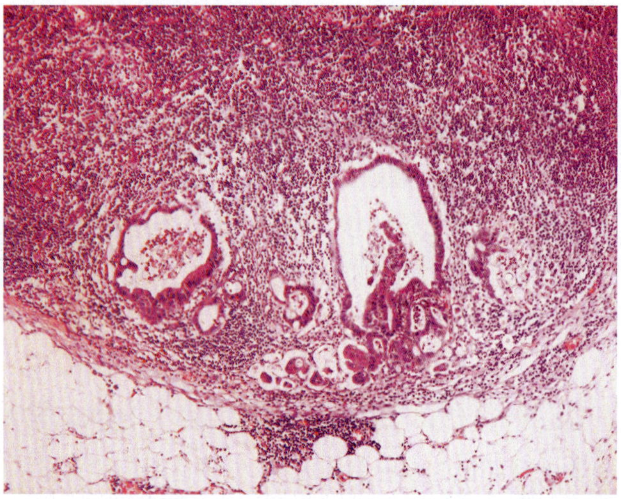

图 6-14 淋巴结转移癌
淋巴结被膜下淋巴窦内见癌细胞浸润

骨上淋巴结，而食管旁淋巴结阴性。逆行转移和跳跃式转移是癌组织淋巴转移的特殊现象，对肿瘤分期有一定意义。需要注意的是，肿瘤的继发改变也可刺激邻近的淋巴结反应性增生，所以肿瘤周边的淋巴结肿大未必就是转移。

一般来说，癌常易发生淋巴道转移。由于淋巴道和血道相互有很多交联，而且所有的淋巴回流最终通过胸导管进入血液循环。因此，淋巴道转移最后亦可导致血道转移。

2. 血行转移（hematogenous metastasis） 是指恶性肿瘤细胞侵入血管后可随血流到达远处器官继续生长，形成转移瘤。血道转移经静脉转移者居多。血源性转移瘤多位于器官表面，呈球形，边界清，常为多个，大小不定，但多数转移瘤的大小较一致。有时，较大的转移瘤中央会发生坏死，使瘤结节表面中央下陷，形成所谓的“癌脐”。

肿瘤细胞侵入静脉后，一般顺血流方向流动，经过引流的器官发生转移。临床上，肝和肺是血行转移最常见的部位（图 6-15）。如胃癌、肠癌侵入门脉系统后引流至肝，可出现肝转移；肾癌、子宫绒毛膜上皮癌可侵入体静脉到达肺，出现肺转移。

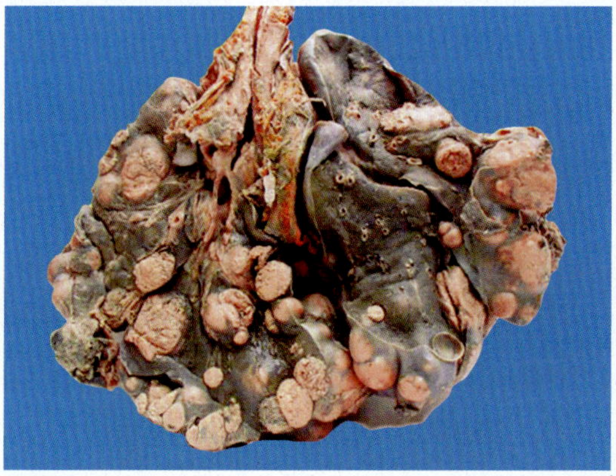

图 6-15 肺转移瘤
肺表面散在分布多个大小不一的灰白色球形结节，呈半球形突出于肺膜表面。切面瘤结节与周围组织分界清楚

如肿瘤细胞侵入肺静脉，可经左心室随主动脉的血流到达全身器官，出现全身性转移。若静脉回流受阻时，肿瘤细胞也可能通过侧支循环或逆流，出现异常部位转移，亦称为逆行转移，如子宫绒毛膜癌可引起阴道与外阴转移。肉瘤发生血行转移的概率较高，可能是由于肉瘤中血管较丰富，瘤细胞常紧贴血管生长，或血窦样的血管使瘤细胞易于侵入所致。

3. 种植转移（implantation of tumor） 是指瘤细胞侵及器官浆膜面时，瘤细胞脱落，如播种样经体腔或自然腔道黏附到体腔内其他器官的表面，并继续生长，形成转移瘤。如胃肠道癌的腹腔种植（图6-16）等。种植转移形成的瘤结节常大小不等，数量较多。最典型的就是卵巢的库肯勃瘤（Krukenberg tumor），它是胃黏液癌的种植性转移。中枢神经系统的肿瘤，如髓母细胞瘤和室管膜瘤可以破入脑室，随脑脊液流动在大脑脑膜或脊髓膜表面造成种植性转移，最多见的部位为颅底与脊髓的马尾部。

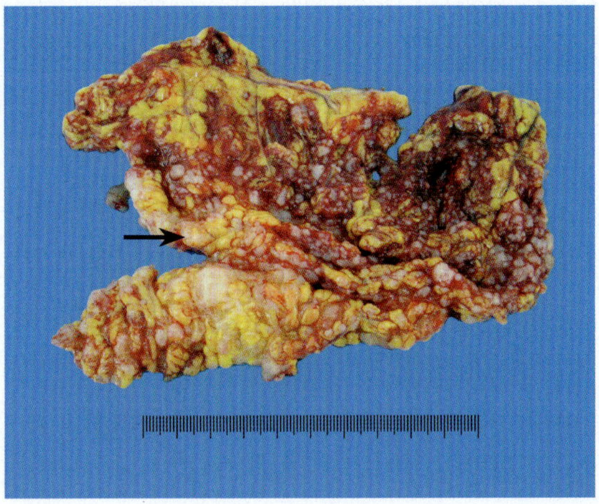

图6-16 胃黏液腺癌的腹腔种植性转移
癌细胞脱离胃浆膜面，种植到大网膜，呈多个灰白色均匀的小结节

肿瘤细胞还可通过外科手术器械或外科医生的手套直接在手术切口上造成种植，虽然罕见，但需注意避免。

三、肿瘤的复发

肿瘤的复发（recurrence of tumor）是指肿瘤经过手术彻底切除或经放射治疗和（或）化学治疗后，经过一段或长或短的时期，在原来的部位重新生成相同类型的肿瘤。这可能是由于治疗后组织内遗留了少量瘤细胞，这些瘤细胞又继续增长；或者与瘤细胞休眠、机体免疫力改变有关。一个肿瘤从手术切除到复发的时间，可以从几个月到几十年不等。

四、肿瘤的生物学特征及机制

肿瘤经典的生物学特征主要包括持续增殖、抵抗细胞死亡、避免生长抑制、细胞永生化、诱导血管生成和侵袭转移。随着肿瘤研究的不断深入，机体的免疫反应、肿瘤的免疫逃逸、瘤细胞的能量代谢调整等与肿瘤微环境密切相关的特征也逐渐受到人们的重视。

（一）肿瘤增殖

肿瘤生长速度（growth rate）主要决定于肿瘤的性质。一般而言，大多数良性肿瘤生长缓慢，而恶性肿瘤多生长迅速，并引起局部浸润和远处转移。如果良性肿瘤在短期内生长突然加快，应注意恶变的可能。但也有例外，子宫平滑肌瘤在患者怀孕时由于出现梗死伴出血等继发改变，瘤体可迅速增大。

肿瘤的生长速度主要取决于下列3个因素。

1. 瘤细胞倍增时间（doubling time） 一般认为，恶性肿瘤细胞倍增时间短，生长快，这可能与控制细胞生长周期的基因发生功能紊乱有关，如*Rb*基因、*P53*基因、周期蛋白（cyclin）等。然而一些研究发现，多数肿瘤的瘤细胞生长周期与正常细胞相同，甚至更长，因此，瘤细胞的生长分数可能对肿瘤生长速度的影响更为重要。

2. 瘤细胞生长分数（growth fraction） 指肿瘤细胞总群体中，处于生长增殖阶段的细胞所占的比例。在肿瘤生长的早期，几乎所有的瘤细胞都处于增殖阶段；当肿瘤发展到一定阶段，由于营养缺乏和细胞分化等原因，多数瘤细胞逐渐离开增殖阶段，进入静止状态（G0期）。肿瘤组织的生长分数越大，则瘤细胞的倍增时间越短，肿瘤生长就越快。

3. 瘤细胞的生成和丧失（production and loss） 肿瘤的生长速度还取决于瘤细胞生成和丧失的比例。若瘤细胞生成率远远超越丧失率，肿瘤就快速增大。一些肿瘤（如乳腺癌等）调节凋亡的基因发生异常，可使肿瘤细胞丧失减少而生成增多，肿瘤增大。若肿瘤的血液供应满足不了迅速增多的瘤细胞，肿瘤就会发生缺血坏死，造成瘤细胞的丧失率增高，使得肿瘤的体积不能无限制增大。

（二）细胞死亡

细胞生长是由促进生长和抑制生长的基因所调节，而细胞死亡（cell death）则是由促进凋亡和抑制凋亡的基因所调控。影响瘤细胞生长的死亡形式有很多，包括程序性死亡和非程序性死亡，如凋亡（apoptosis）、自噬（autophagy）、铁死亡、坏死等。凋亡又称程序性细胞死亡，现已发现调节凋亡的基因包括有促进凋亡的基因 *Bax*、*Bad*、*Bid*、*TP53* 等和抑制凋亡的基因 *Bcl-2*、*Bcl-x* 等。自噬是指细胞通过单层或双层膜包裹需降解的细胞器、蛋白质等成分形成自噬体（autophagosome），并与溶酶体融合形成自噬溶酶体，降解其所包裹的内容物，以实现细胞本身的代谢需要和某些细胞器的更新。调控凋亡和自噬的信号是相互交叉的。凋亡和自噬在机体的生理和病理过程中都可发生。如果调节凋亡和自噬的基因作用异常，就会使肿瘤细胞不断增殖。

（三）细胞永生化

端粒及端粒酶是与细胞永生化（enabling replicative immortality）密切相关的物质。端粒是位于染色体末端，控制细胞 DNA 复制的一段 DNA 重复序列，细胞每复制一次，端粒就缩短一些，最后直至染色体融合，细胞死亡。正常体细胞可以复制 60~70 次。端粒酶是一种 RNA 酶，它能以自身 RNA 为模板，用反转录方式复制端粒序列，保持端粒的长度。正常情况下，端粒酶存在于正常干细胞和生殖细胞，不存在于成体细胞中。而恶性肿瘤细胞中端粒酶活性明显增高，因此端粒始终维持一定的长度，这样肿瘤细胞就持续增殖，永生化，避免了衰老。后续还发现，端粒酶具有促进细胞增殖、抵抗凋亡、参与 DNA 损伤修复等作用。

（四）肿瘤血管生成

除细胞生长动力学外，血液供应也影响肿瘤的生长。大部分实体瘤在早期无血管状态下，依靠简单扩散的方式获得营养，最大生长直径常小于 2 mm。当肿瘤细胞处于休眠状态或原位癌时，周围无明显新生毛细血管形成。一旦肿瘤周围有新的血管形成，由血管灌注供应肿瘤所需的氧和营养物质，肿瘤即得以迅速生长，所以肿瘤生长和转移依赖于血管生成（inducing angiogenesis）。肿瘤的浸润转移同样也依赖于肿瘤血管的形成，是影响预后的重要因素之一。

肿瘤血管在细胞组成、组织结构及功能特点上与正常血管有明显差异，主要表现在以下方面：①由于肿瘤组织内缺乏控制血管生成的调节机制，肿瘤内的血管增生活跃，呈持续性。②肿瘤血管缺乏神经支配和对血管活性物质反应的结构基础，对血管活性物质的反应低，属“被动血管”。③肿瘤血管形成后不再进一步分化、改建。④肿瘤血管的形态结构差异大，常呈不规则的狭窄、扩张或扭曲。⑤肿瘤新生血管壁薄，缺乏完整血管周边细胞，基膜缺乏或断裂，如马赛克样，通透性高。这可能是肿瘤细胞易于入侵的组织学基础。⑥肿瘤内微血管网丰富，但肿瘤组织特别是中心部位常发生缺血、坏死等继发改变，主要是由于瘤细胞的生长速度远高于血管内皮细胞，肿瘤微循环仍相对不足，不能满足肿瘤生长的需要。

肿瘤血管生成是一个动态的连续过程。首先，肿瘤细胞释放多种肿瘤血管生成因子（tumor angiogenesis factor，TAF），如碱性成纤维细胞生长因子（bFGF）、血管内皮生长因子（VEGF）、转化生长因子 -α（transforming growth factor-alpha，TGF-α）、血管生长素（angiogenin）、肿瘤坏死因子 -α（TNF-α）等，这些因子促进血管内皮细胞（endothelial cell，EC）有丝分裂和诱导 EC 的游走；然后肿瘤细胞和肿瘤微环境中的细胞还会释放蛋白溶酶，降解毛细血管基膜和周围的细胞外基质，继而引起细胞外基质重塑；最后，EC 增殖，通过“出芽”方式形成新生血管。另一方面，肿瘤细胞也同时产生一些抑制血管形成的因子，如内皮抑素（endostatin）、血管抑素（angiostatin）和血小板应答蛋白（thrombospondin）等。目前已有数十种内源性血管生成激活因子（pro-angiogenic molecule）和血管生成抑制因子（anti-angiogenic molecule）被鉴定与分离，两者的平衡状态是决定肿瘤“血管生成的开关”（angiogenic switch）。

（五）肿瘤侵袭转移（activating invasion and metastasis）

1. 肿瘤的演进和异质性　许多肿瘤在生长一段

时间后，侵袭性变得更强，恶性程度变得更高，这种现象称为肿瘤的演进（progression）。肿瘤的演进不仅指肿瘤的体积不断增大，它主要反映在肿瘤细胞生长加快，浸润和转移、耐药、免疫逃逸能力等方面的增强。在肿瘤的生长过程中，单克隆的瘤组织会出现具有不同生物学行为的细胞亚群，它们在侵袭性、生长速度、转移能力、对免疫的反应及对抗癌药物的敏感性等方面均有所不同，称为肿瘤的异质性（heterogeneity）。异质性的获得是由于瘤细胞在肿瘤的演进中获得了不同的基因突变，影响了癌基因和抑癌基因的表达，从而使瘤细胞的生物学特性发生改变；同时经历进化过程中机体的选择，使其具备生存、增长、浸润、转移等所需的条件，故单克隆增殖的瘤细胞群中出现不同的细胞亚群。

2. 肿瘤扩散的机制　肿瘤细胞的浸润转移包括肿瘤细胞与基质之间相互反应的多个步骤和分子反应，至今该过程的三步骤假说仍被接受。浸润转移阶段的划分只是相对的，大致分为以下 3 个阶段。

（1）细胞之间相互作用和黏附特性的改变　肿瘤细胞间、肿瘤细胞与细胞外基质（extracellular matrix，ECM）间通过相应的黏附分子和黏附受体而相互黏附，包括同质黏附和异质黏附。在肿瘤转移的过程中，瘤细胞的黏附特性改变，瘤细胞间的同质黏附力减弱，使肿瘤细胞易于从原发灶中脱离；非肿瘤细胞间的异质黏附力增强，使肿瘤细胞易于与宿主细胞或 ECM 相结合。这两种黏附特性的改变增加了对肿瘤细胞运动的牵引，可促进肿瘤细胞的转移。目前研究认为，肿瘤细胞黏附特性的改变主要是细胞间黏附分子的改变所致，其中包括钙黏着蛋白（cadherin，CAD）家族、整合蛋白（integral protein）家族、免疫球蛋白超家族（Ig super family）、选择素家族和透明质酸受体家族等。

（2）肿瘤微环境的调整及 ECM 的降解　肿瘤周围微环境包括内皮细胞、间充质细胞、免疫炎症细胞、肿瘤相关的成纤维细胞（cancer-associated fibroblasts）、肿瘤间质的干细胞和祖细胞及 ECM。ECM 由多种成分组成，包括各型胶原蛋白。对肿瘤微环境的研究表明，肿瘤细胞与 ECM 成分黏附后，肿瘤细胞激活并释放各种蛋白水解酶降解在侵袭和转移过程中遇到的各种组织屏障，为转移开辟了道路。

（3）肿瘤细胞的迁移和运动　活跃的细胞运动也是肿瘤侵袭和转移的重要因素。肿瘤细胞的运动能力受多种因素的影响。肿瘤细胞在各种趋化运动因子的诱导下，借助自身的阿米巴样运动，向纵深迁移。肿瘤细胞可以在自身分泌的运动因子，或在其他运动因子的作用下，与其受体结合，启动、维持和调节肿瘤细胞的移动，穿过降解的基膜，移入或移出血管等部位，发生浸润和转移。

3. 肿瘤的血行播散　该过程包括瘤细胞通过上述浸润转移机制，脱离原发瘤体侵入周围组织；瘤细胞穿入血管后，通过血液循环运行至远处某些器官，并受阻停留在小血管中；继而穿出血管，在新的部位分裂繁殖形成转移瘤（图 6-17）。肿瘤的新生血管壁薄，基膜缺乏或断裂，通透性高，为肿瘤细胞的侵袭和转移提供了一个理想的通道。由于肿瘤细胞生物学特性和肿瘤血管生成数目不同，肿瘤转移及复发概率也有明显差异。肿瘤细胞进入血液循环后，还会遭受宿主免疫细胞的攻击破坏。肿瘤细胞通过与血小板等物质黏附形成瘤栓，可以较好地使其免于宿主免疫系统的攻击。转移瘤形成的部位与原发瘤的血液流向相关，与其停留部位是否适合瘤细胞继续生长的微环境相关，也可能与靶器官释放化学趋化物质、局部的微血管内皮上的配体和瘤细胞表面黏附分子的特异性结合相关。所以，肿瘤的血行转移部位有一定的选择性，如肺癌易转移到脑、肾上腺，前列腺癌易转移到骨等。同时，由于肝和肺是人体血液供应最丰富的器官之一，故肝和肺是发生转移瘤最多的器官，骨和脑次之。

（六）肿瘤与免疫

机体免疫系统对肿瘤的免疫（tumor immunity）始终贯穿于肿瘤发生的各个阶段中。在肿瘤的发展过程中，大致可以分为 3 个连续的阶段：“清除阶段”即肿瘤的免疫监视；“平衡期”即肿瘤与机体的免疫系统相持的阶段；“逃逸期”是指肿瘤在与机体免疫系统

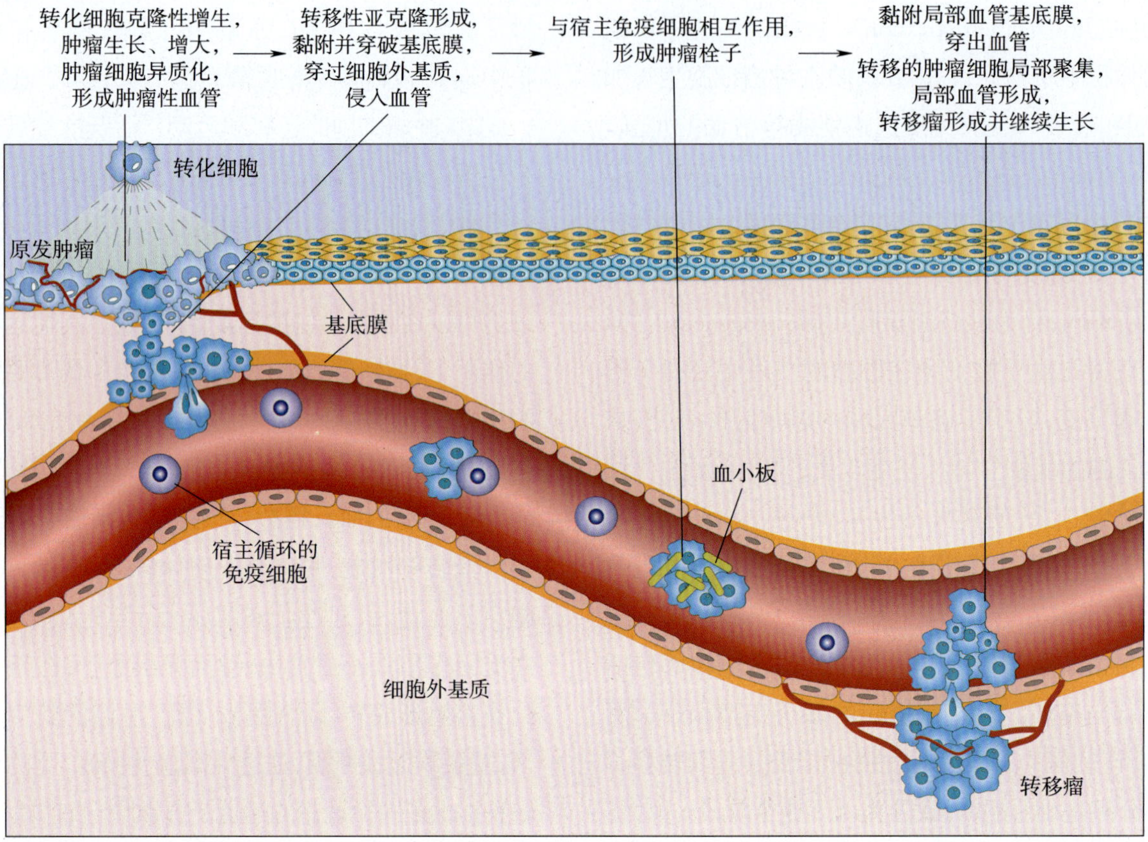

图 6-17 肿瘤血行播散示意图

相持的过程中其免疫原性被重新塑造，进入临床肿瘤期。

由于遗传基因的改变，不同的免疫微环境赋予了肿瘤不同的免疫特性，肿瘤细胞表达正常细胞没有的肿瘤特异性抗原，或过度表达肿瘤相关抗原，导致机体对肿瘤产生免疫。免疫系统能够清除高免疫原性的肿瘤细胞，而低免疫原性的肿瘤细胞很难被免疫系统识别，或者肿瘤本身获得了免疫抑制的功能，进入免疫逃逸，形成临床肿瘤。

机体抗肿瘤免疫的机制包括细胞免疫和体液免疫，两方面互相协作共同杀伤肿瘤细胞，细胞免疫是抗肿瘤免疫的主力，体液免疫起协同作用。肿瘤免疫效应细胞（NK 细胞、树突细胞、T 淋巴细胞及巨噬细胞）是参与机体抗肿瘤的固有免疫应答的细胞，是肿瘤免疫的第一线细胞，在肿瘤早期起作用，它能够进入并破坏实体组织中的瘤细胞，减少转移瘤的数目。树突细胞是最强的诱导 T 淋巴细胞抗肿瘤免疫的抗原呈递细胞，呈递抗原以刺激机体免疫反应。巨噬细胞不仅作为抗原呈递细胞，而且也是参与杀伤肿瘤细胞的效应细胞。

近来研究发现，免疫炎症细胞会释放出化学物质（特别是活性氧），而诱变附近的瘤细胞，促进肿瘤向高度恶性的方向发展。

（七）肿瘤与精准医学

肿瘤异质性是恶性肿瘤的重要特征，也为肿瘤的治疗带来极大的困难。近年来，随着基因组测序技术的快速进步及生物信息与大数据科学的交叉应用在肿瘤研究中不断取得的突破，出现了以个体化医疗为基础的“精准医学（precision medicine）”模式。精准医学是指按照每位患者的个体特征制订医疗方案。“精准”包括“准确（accurate）”和“精密（precise）”两重含义。它根据患者的个体特异性、对某种疾病的易感性或特定治疗方案的反应将患者个体分成亚群；制订个性化精准预防、精准诊断和精准治疗方案，从而免去给患者带来无效费用和副作用，是具有颠覆性的医学新模式。目前，“精准医疗”已经带来一些肿瘤治疗方式的转变，有越来越多的肿瘤患者会在治疗中接受分子检测，进一步分析了有多少肿瘤相关的变异基因可以使用已批准药物或正在研发的靶点药物进行治疗，或对某些药物可能耐药，临床可据此确定最佳治疗方案。相信在不久的将来，以精确、准时、共享、个体化为目标的精准医疗技术将全面应用到肿瘤患者的临床治疗中。

第七节　恶性肿瘤的分级和分期

临床上需要有一种统一的方法来评价恶性肿瘤的恶性程度，才可以进一步评价和比较肿瘤之间的治疗效果。

恶性肿瘤的分级(grading)是根据肿瘤细胞的分化程度、异型性、细胞核分裂数目等，按轻重程度分为Ⅰ、Ⅱ、Ⅲ级，Ⅰ级为高分化，Ⅱ级为中分化，Ⅲ级为低分化。

恶性肿瘤的分期(staging)是根据原发瘤的大小、局部淋巴结转移和远处转移的有无来进行。目前国际上应用最广泛的肿瘤分期为 TNM 系统(T 代表原发瘤，N 代表局部淋巴结侵犯，M 代表远处转移)。T 分别以 T1~T4 来描述原发瘤的大小；N 分别以 N0~N3 表示局部淋巴结受累的范围及程度；M0 指无远处转移，M1 反映有远处转移。

第八节　良恶性肿瘤的鉴别

临床上肿瘤确诊后，首先要鉴别其良、恶性。良性肿瘤和恶性肿瘤在肿瘤的生物学特性、形态特征及对机体的影响等方面均有较大不同，这些对于鉴别其性质有重要的意义(表 6-2)。

但是，良、恶性肿瘤的区分是相对的。首先是因为肿瘤细胞的形态和行为并非绝对平行，如皮肤基底细胞癌核分裂象多，伴坏死，但生长缓慢，很少发生转移；血管瘤虽为良性，但无包膜，界限不清，切除后易复发；生长在颅内的良性肿瘤也可导致极大的危害。其次，有时候，良性肿瘤可发生恶性转化，如肠腺瘤可恶变为肠腺癌。恶性肿瘤在一定条件下可进一步分化，恶性的神经母细胞瘤经化学治疗后可变成良性的节细胞性神经瘤。此外，也有些肿瘤的生物学行为介于良、恶性之间，称为中间型 / 交界性肿瘤(intermediate/borderline tumor)，如侵袭性纤维瘤病。

表 6-2 肿瘤的良恶性鉴别

鉴别点	良性肿瘤	恶性肿瘤
组织分化程度	分化好，异型性小，与原有组织的形态相似	分化差，异型性大，与原有组织的形态差别大
核分裂象	无或稀少，不见病理性核分裂象	多见，并可见病理性核分裂象
生长速度	缓慢	较快
生长方式	膨胀性或外生性生长，常有包膜形成，与周围组织一般分界清楚，故通常可推动	浸润性或外生性生长，无包膜，一般与周围组织分界不清楚，通常不能推动
继发改变	很少发生出血、坏死	常发生出血、坏死、溃疡形成等
转移	不转移	常有转移
复发	手术切除后很少复发	手术切除等治疗后较多复发
对机体影响	较小，主要为局部压迫或阻塞。如发生在重要器官也可引起严重后果	较大，除压迫、阻塞外，还可以破坏原发灶和转移灶周围的组织，引起出血、坏死、合并感染，甚至造成恶病质

第九节 肿瘤的病因学和发病学

一、致瘤的环境因素

围绕人类生存的各种自然因素，包括空气、水、土壤等，因为污染等各种原因可导致许多疾病的发生，最严重的是呼吸道肿瘤（如肺癌）。水质和土质的污染将大量的致癌物质通过食物链而影响人类的健康。这些能引起肿瘤的自然因素就称为致瘤的环境因素（environmental factor）。

（一）化学致癌

化学因素是导致肿瘤的最主要环境因素，目前已发现数千种化学物质具有致癌性，一般根据性质可分为烷化剂类、多环芳烃类、芳香胺类、亚硝基类、偶氮染料、生物毒素、致癌性元素等。

一些化学物质（如烷化剂、亚硝胺类化合物等），可直接与 DNA 等生物大分子共价结合，不需要代谢转化即具有致癌性，称为直接致癌物（direct-acting carcinogen）。一般来说，直接致癌物的致癌作用相对较弱。例如，临床上常用来治疗卵巢癌、淋巴瘤等的化学治疗药物——烷化剂（alkylating agent）在控制原发肿瘤的同时，一些患者可能会继发出现白血病。

多数化学致癌物自身没有直接致癌作用，但经过机体内生物转化酶代谢转化后能形成与 DNA 共价结合的终致癌物，称为间接致癌物（indirect-acting carcinogen），这类物质致癌性一般较强。它们常有以下特点：一般具有几年至数十年的潜伏期；致癌作用的强弱与其剂量有关，并可累积；多种致癌物质可协同作用；受机体其他因素，如种族、性别、年龄等的影响。常见的间接致癌物有以下几种。

1. 多环芳烃类（polycyclic aromatic hydrocarbon，PAH） 是人类最早认识的致癌物之一，可分为苯环类和杂环类，以含有 4~5 个环致癌性最强，如二苯并芘、3- 甲基苯并芘等。PAH 多存在于石油、煤、天然气等燃烧过程产生的焦油、煤烟中。主要引起皮肤肿瘤和呼吸道肿瘤。

2. 芳香胺类和偶氮染料（aromatic amine and azo dye） 芳香胺类是染料合成和药物化工等的重要原料，包括 β- 萘胺、联苯胺、4- 氨基联苯等。接触苯胺染料和橡胶工业的工人，由于大量接触苯胺可引起职业性膀胱癌。许多染发剂也含有此类物质。一些偶氮染料曾用于食用色素（如人工奶油中的奶油黄、樱桃酒中的猩红），并具有广泛的工业用途，食用或接触其主要引起肝肿瘤。

3. 亚硝胺及其前体亚硝酸盐和硝酸盐 其致癌谱广，致癌性较强。在许多腌制食物中就含有该类物质。亚硝胺可在胃酸中经过羟化而活化，形成有强反应性的烷化碳离子而致癌。主要引起胃癌、肝癌、食管癌。

4. 生物毒素（biotoxin） 源于各种植物和微生物的天然性化学致癌物，它们往往是生物体本身的正常组分。在人类主要引起消化系统肿瘤。如黄曲霉毒素（aflatoxin）是一种天然的强致癌剂，由引起谷物或花生发霉的黄曲霉菌产生，耐热，水溶解度很低，一般水洗难以去除。经过肝氧化酶的作用成为致癌剂，与肝细胞癌的发病明显相关。

5. 无机元素及其化合物 砷、镍、铬、铍、氡等均为致癌物质。它们主要是由于职业暴露而引发皮肤肿瘤和呼吸系统肿瘤。

（二）物理致癌

不同物理因素的致癌机制各有不同，危害较大的是电离辐射和紫外线致癌。电离辐射致癌（radiation carcinogenesis）的辐射源包括 α 射线、β 射线、X 射线、γ 射线、质子和中子射线等。辐射源电离产生高度活跃的游离基，与 DNA、RNA 等物质共价结合，造成遗传物质的损伤，包括染色体断裂、移位和点突变。细胞内含有多种修复 DNA 的酶系，在正常情况下可对 DNA 损伤进行修复。但如果细胞受到电离辐射后，DNA 复制时不能同时启动凋亡机制，清除受损的细胞；而受损细胞 DNA 还可复制，未修复的碱基将在复制中引发基因突变。但其致癌作用需要在其他环境致癌物的作用下，突变不断累积，故电离辐射引起恶性肿瘤的潜伏期较长。如日本广岛和长崎的原子弹爆炸产生大量的电离辐射，在对生存者进行的追踪调查发现，平均潜伏期7年后当地的白血病发病率明显增加，即使数十年后，其白血病、肺癌、乳腺癌、结肠癌等恶性肿瘤的死亡率仍然显著高于其他人群。

长期过量暴露于紫外线(ultraviolet ray)下，可损伤DNA碱基，使共价键断裂，导致分子内和分子间发生交联，如相邻的嘧啶交联形成嘧啶二聚体而损伤DNA。正常可通过DNA修复酶修复，但着色性干皮病患者或某些人存在核苷修复机制的缺陷，就容易发生皮肤肿瘤。

（三）生物致癌

1. 寄生虫、细菌和真菌感染致癌　流行病学研究发现，一些区域的寄生虫流行与当地的某些肿瘤发生的关系密切，如埃及血吸虫可能与当地的膀胱癌发生有关，而华支睾吸虫可能与原发性胆管细胞癌相关，幽门螺杆菌感染也可能诱发胃的恶性肿瘤。真菌诱发肿瘤的发生亦有文献报道。

2. 病毒致癌(viral oncogenesis)　一般将肿瘤病毒分成RNA病毒和DNA病毒，它们主要通过将病毒基因直接或间接地整合到宿主的基因组中，而影响宿主细胞的增生、分化和凋亡，使之恶性变，但两类病毒致癌机制不完全相同。

(1) RNA肿瘤病毒　又称为反转录病毒，占肿瘤病毒的2/3。它能以本身的RNA为模板反转录合成DNA，然后整合到宿主细胞的DNA链中，使之发生转化。目前认为，RNA病毒主要是通过癌基因转导(oncogene transduction)、插入激活(insertional activation)、转录激活(transactivation)等途径促进正常或突变的原癌基因过度表达，使细胞恶变。常见的有人T细胞白血病病毒-Ⅰ(HTLV-Ⅰ)致人T细胞白血病和淋巴瘤，HTLV-Ⅰ通过其RNA中的Tax等基因转录激活宿主细胞内某些基因的内源性增强子和促进子，而改变这些基因的转录水平，引起细胞转化和T淋巴细胞增生。

(2) DNA肿瘤病毒　占肿瘤病毒的1/3。这类病毒能直接整合到宿主细胞的DNA中，复制后以细胞破裂的方式释放到细胞外再感染其他细胞。它引起细胞转化主要是通过整合而激活某些癌基因或是病毒癌基因产物抑制抑癌基因的功能。目前已知多种与肿瘤发生相关的DNA病毒，最常见的有EB病毒(Epstein-Barr virus，EBV)、人乳头瘤病毒(human papilloma virus，HPV)和肝炎病毒(hepatitis virus)。EB病毒与鼻咽癌、伯基特淋巴瘤(Burkitt lymphoma)、霍奇金淋巴瘤、卡波西肉瘤等肿瘤的发生有关。HPV分几十种亚型，包括高危亚型和低危亚型。高危亚型HPV与女性生殖道的癌前病变(上皮内瘤变)和宫颈癌等恶性肿瘤发生高度相关。

二、肿瘤与遗传

随着肿瘤分子、遗传学研究的深入和发展，肿瘤与遗传(tumor and heredity)的关系已受到人们的重视。环境中各种化学、物理和生物因素等都可导致肿瘤的发生，但在同一环境生活的人群并不一定都发生肿瘤。可见，肿瘤是遗传因素与外环境相互作用的结果。现认为，肿瘤是一种基因疾病，其生物学基础是基因的异常。各种环境中致瘤因素使机体细胞基因突变，基因表达异常，从而影响了细胞的生物学特征与代谢，形成了在形态、代谢、功能方面均与正常细胞不同的肿瘤细胞。关于肿瘤的遗传，仅少数肿瘤是按单基因遗传方式遗传的，如遗传性视网膜母细胞瘤、神经母细胞瘤、肾母细胞瘤等；绝大多数肿瘤属于多基因遗传，受遗传和环境双方面因素的共同作用。因此，肿瘤的发生是多基因、多因素、多步骤突变的结果，不同因素作用下不同基因的突变及不同强度的突变就形成了不同的肿瘤(图6-18)。

（一）一般的内在因素

1. 年龄(age)　肿瘤的发病率随着年龄增长而增加，可能是由于随着年龄的增加，机体所累积的分子突变事件增多，而免疫功能下降，造成肿瘤的发生率增高。

2. 性别(sex)　除了小部分肿瘤(如乳腺癌、胆囊癌、甲状腺癌等)以女性好发外，大部分肿瘤均好发于男性，如肺癌在男性的发病率明显高于女性。这可能与一些地理环境和性激素等因素有关。

3. 种族(race)　恶性肿瘤的患病率和死亡率在不同种族间是不一样的。例如，白种人容易患肺癌、乳腺癌和肠癌，肝癌就比较少见；而非洲黑人更容易患

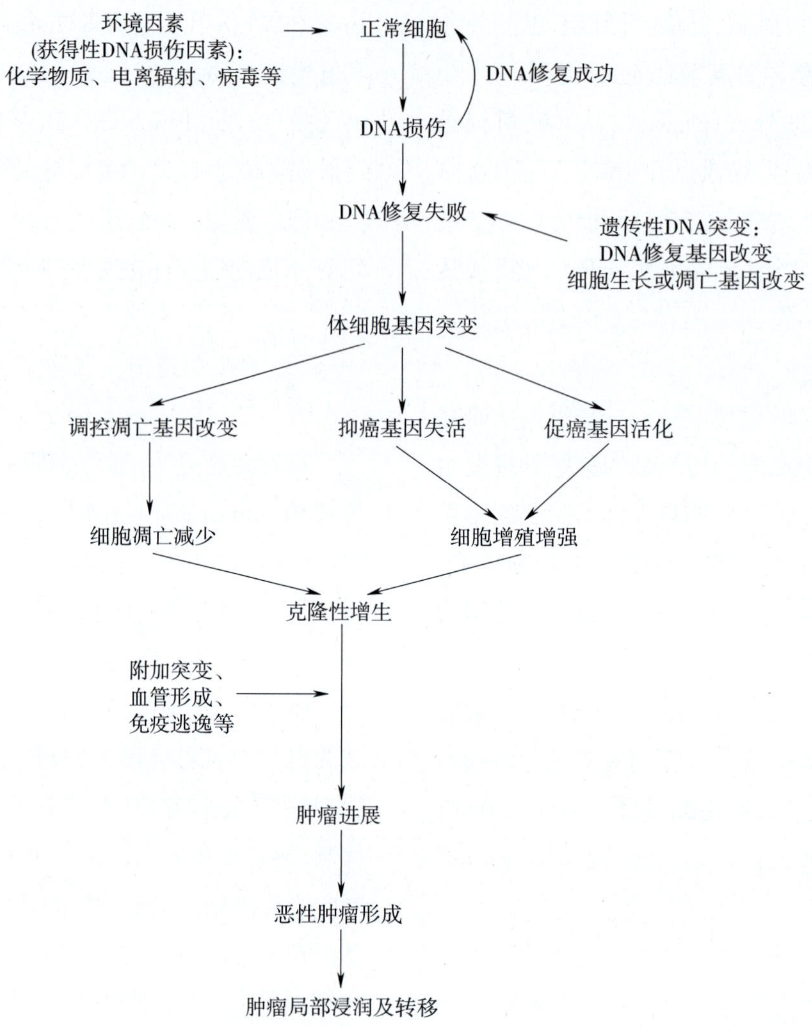

图 6-18 恶性肿瘤发病的分子机制示意图

皮肤癌、阴茎癌、宫颈癌和肝癌。这可能与地理环境、饮食、风俗习惯等有关。但种族移民迁入新居地较长时间后仍维持某些肿瘤的高发病率的特点,则该肿瘤就很可能是遗传因素作用的结果。如中国南方,特别是广东和广西地区,鼻咽癌的发生率显著高于其他地区,这似乎与地理环境有关,但其移居海外的几代后裔发生鼻咽癌的概率也明显较其他人群高,就说明可能与遗传因素相关了。总之,肿瘤的发生是外在因素和内在因素共同作用的结果。

(二) 肿瘤发生的分子基础

无论是正常还是异常的细胞,均是在基因调控下生长。众所周知,肿瘤的发生是多因素、多步骤、多基因改变的复杂过程,其基因调控的异常可能是正常基因的异常表达,也可能是异常基因的表达,这些基因调控的异常可以是遗传性的,也可由后天基因突变造成。而癌基因和抑癌基因是其中最主要的两类调控基因。

1. 癌基因与肿瘤细胞的增殖　癌基因(oncogene)是指细胞基因组中具有能使正常细胞发生恶性变的基因。但平时多数情况下,该种基因处于不表达或低表达状态,不引起正常细胞恶性变。癌基因可以分成两类,一类是病毒癌基因(V-oncogene),指反转录病毒基因组里带有的、可使受病毒感染的宿主细胞发生癌变的基因;另一类是细胞癌基因(C-oncogene),又称原癌基因(proto-oncogene),指正常细胞基因组中一旦被激活后可使细胞恶性变的基因。癌基因与原癌基因既广泛存在于正常细胞中,也存在于肿瘤细胞中,不仅与正常细胞的生长、分化、死亡的调节有关,还与正常细胞的恶性变相关。但只有在癌基因与原癌基因的结构或表达水平或位置发生变化时,才会引起恶性变。现已经发现了许多癌基因。一般根据其基因产物的功能,可将其分为以下几大类:生长因子、生长因子受体、信号传导蛋白、核调节分子(转录因子)、细胞周期调节蛋白。它们的激活方式很多,常见有基因突变、启动子异常表达、基因扩增、基因异位和重排等。现已发现的癌基因与许多肿瘤的发生相关,如 *HER2* 与乳腺癌、胃癌等相关,*MYC* 与伯基特淋巴瘤等相关。

2. 抑癌基因与肿瘤生长的抑制 除了癌基因,还有另一类与癌变相关的基因,称为抑癌基因(tumor suppressor genes),它们与癌基因的作用相反,如果这类基因缺失或功能丧失后就会引起肿瘤。在对视网膜母细胞瘤的研究中,人们发现了第一个抑癌基因 *Rb* 基因,随后许多抑癌基因如 *P53*、*P16*、*APC*、*NF1*、*NF2*、*BRCA* 等陆续被鉴定出来,它们与多种肿瘤的发生相关。其中最常见的抑癌基因有 *Rb* 基因和 *P53* 基因。

(1) *Rb* 基因 最初是在研究儿童视网膜母细胞瘤时发现的。约 40%的视网膜母细胞瘤患者属家族遗传性,在视网膜母细胞瘤瘤细胞中均发现 *Rb* 基因的缺失突变。在此基础上,Knudson 于 1974 年就提出了著名的"两次打击(two hits)"学说,意为 *Rb* 基因(13q14)的两次突变是视网膜母细胞瘤发生所必需的。在家族病例中,患儿从生殖细胞中遗传了一个正常的 *Rb* 基因和一个有缺陷的 *Rb* 基因,当正常的 *Rb* 基因由于体细胞突变而丢失时,就会发生视网膜母细胞瘤;而散发病例则是两个正常的 *Rb* 基因突变,均丢失(图 6-19)。*Rb* 基因作为一种肿瘤抑制基因(抑癌基因),其意义绝不仅限于视网膜母细胞瘤,在前列腺癌、膀胱癌、骨肉

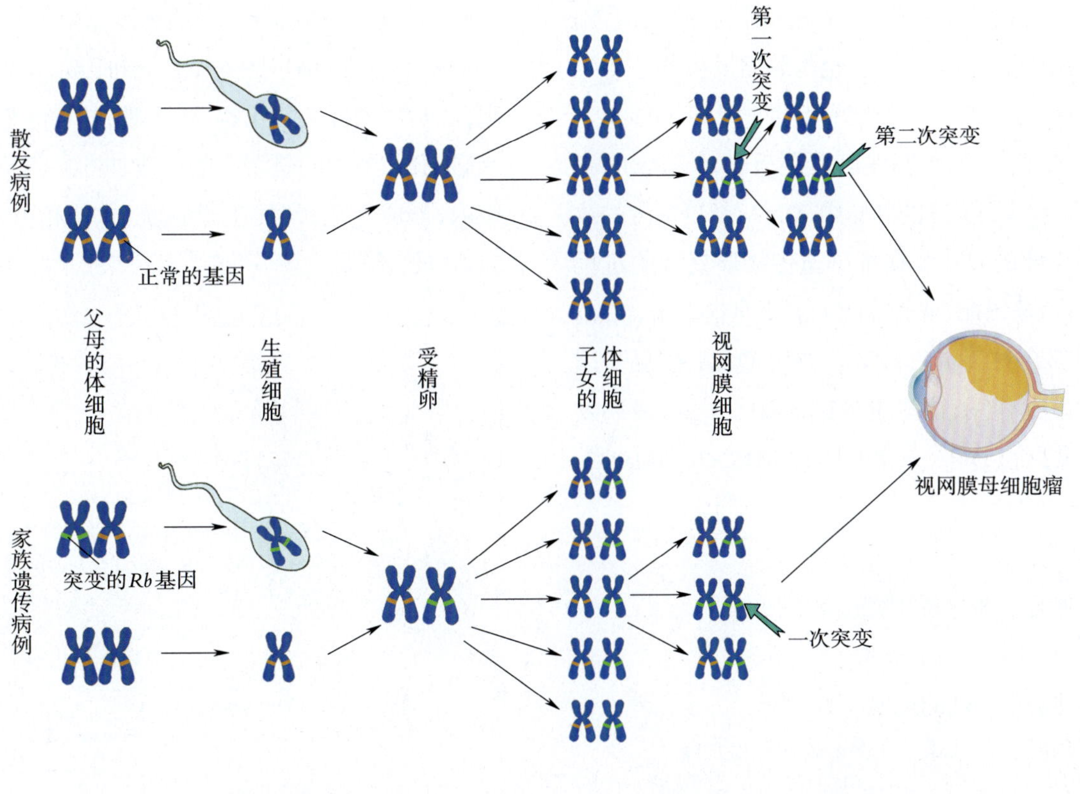

图 6-19 视网膜母细胞瘤发生的 *Rb* 基因"两次打击"学说示意图

瘤、乳腺癌、肺的小细胞癌等许多肿瘤中，均可见该基因的突变。Rb 蛋白实质上是一种核蛋白，与细胞周期、细胞凋亡等的调节机制有关，其主要功能是通过抑制转录因子 E2F 而阻断细胞周期。多种肿瘤病毒的癌基因蛋白都可与 Rb 蛋白结合，癌基因可能是通过灭活抑癌基因蛋白产物而致瘤。

（2）*P53* 基因　是另一种抑癌基因，是与人类肿瘤关系最密切、发现改变最多的抑癌基因之一，位于 17 号染色体的短臂（17p13.1）。P53 蛋白的生理作用是诱导阻断细胞周期 G_1 期，诱导细胞凋亡，促进细胞分化，抑制细胞增殖等。*P53* 基因失活的方式有两种：一是 *P53* 基因突变，编码蛋白丧失野生型 P53 蛋白的生理功能；二是 *P53* 基因及其编码蛋白正常结构保存，但与其他蛋白质分子结合成复合物突变型 P53 蛋白后，改变了野生型 P53 蛋白的构象，功能发生改变。*P53* 基因的改变可以见于各种肿瘤，包括肺癌、乳腺癌、结肠癌、胃癌、肝癌等。

3. DNA 修复基因与肿瘤基因突变的修复　在正常的细胞中有一套有效的 DNA 修复系统，主要是迅速修复受损伤的 DNA 分子，保持细胞的稳定遗传。该修复系统的基因发生改变，也是肿瘤发生的一个重要原因。许多研究证实，肿瘤的发生发展可能涉及了多个基因的突变（如结肠癌就可能有 6 个基因的突变），在这种多基因突变的肿瘤中，DNA 修复基因的改变就起了重要的作用。在细胞遗传物质复制的过程中，常会有碱基错配、缺失等改变。正常情况下，DNA 修复基因都会对其进行修复。如果 DNA 修复基因不能正常发挥作用，这些遗传错误就会累积，最终发生癌变。常见的 DNA 修复基因有 *hMSH1*、*hMSH2*、*hPMS1* 等。

三、肿瘤干细胞与肿瘤的发生和发展

四、肿瘤耐药性的进展

第十节　常见肿瘤举例

一、良性上皮性肿瘤

良性上皮性肿瘤（benign epithelial tumor）来源于上皮组织。上皮组织主要分为被覆上皮（如鳞状上皮、移行上皮）和腺上皮。免疫组织化学标记常为细胞角蛋白（cytokeratin）阳性，显示为上皮组织来源。

1. 乳头状瘤（papilloma）　发生于被覆上皮的良性肿瘤，常见于皮肤表面，也见于器官或组织的腔内，如鼻腔、膀胱或胃肠道等。乳头状瘤可以来源于鳞状上皮（如皮肤）、腺上皮（如胃和结肠），也可以来源于移行上皮（如膀胱、输尿管和肾盂）。肉眼观，呈乳头状，向表面或腔面外生性生长。鳞状上皮乳头状瘤镜下观，乳头被覆的鳞状上皮层次、结构与正常鳞状上皮相同，瘤细胞无明显异型性，轴心为血管和纤维组织构成的间质（图 6-20）。

有时腔面上皮增生形成的乳头不向表面突起，而反转向黏膜下结缔组织内生长，称内翻性乳头状瘤（inverted papilloma）（图 6-21）。肉眼观，常呈息肉样外观，无明显的乳头状结构；镜下观，结构与外生性乳头状瘤相似，不同的是增生的上皮伸向黏膜层下结缔组织内，形成乳头，常发生于膀胱、鼻腔和鼻窦，与肿瘤向下浸润不同。

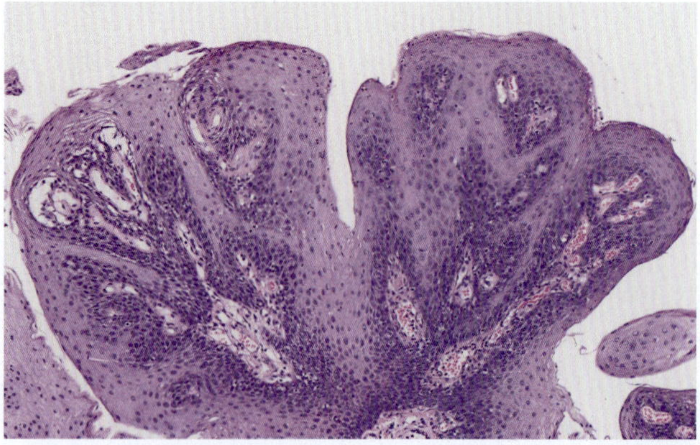

图 6-20　鳞状上皮乳头状瘤
乳头被覆鳞状上皮，瘤细胞无明显异型性，轴心为纤维组织和血管构成的间质

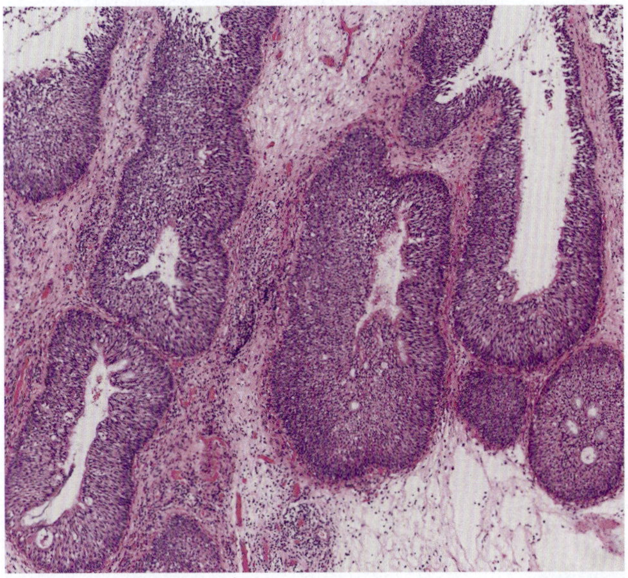

图 6-21 内翻性乳头状瘤
增生形成的乳头不向表面突起，而伸向黏膜层下结缔组织内

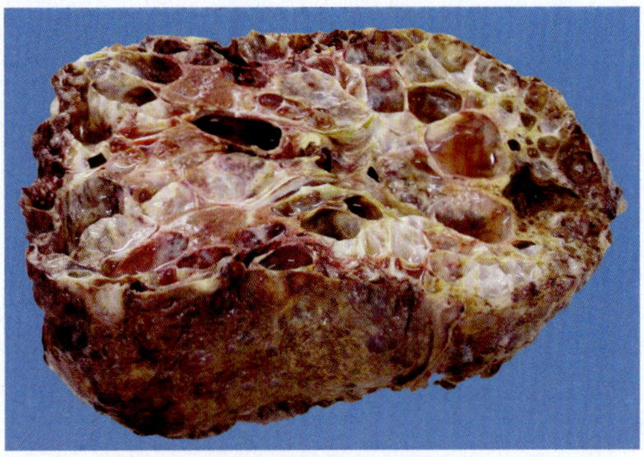

图 6-22 卵巢黏液性囊腺瘤
肿物表面光滑，切面呈多房性，大小不一，囊壁薄而光滑，囊腔内容物多流失，仅见少量半透明胶冻样黏液

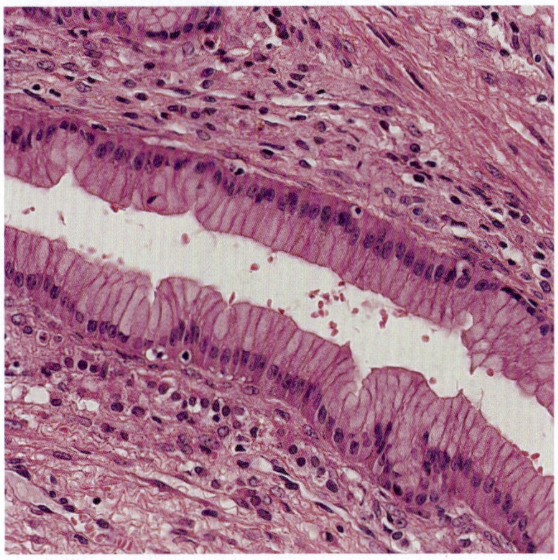

图 6-23 卵巢黏液性囊腺瘤
囊壁内衬上皮细胞为黏液性上皮

2. 腺瘤(adenoma) 来源于导管、腺体上皮或分泌上皮的良性肿瘤，常见于肠道、卵巢、甲状腺、肾上腺等处。

不同部位来源的腺瘤，其肉眼及镜下观结构都不相同。主要是肿瘤中增生的上皮形成分支状小管并互相交错形成肿块，肿瘤性腺管与正常腺管不相通。如发生于甲状腺的滤泡性腺瘤，肉眼观常为圆形或卵圆形的孤立性结节，有完整包膜，切面呈红褐色，可继发出血、囊性变、纤维化等(6-S_3)；镜下，包膜内外甲状腺组织结构不同，包膜内由接近正常的甲状腺滤泡构成，结构相对一致，瘤组织压迫包膜外甲状腺组织，其滤泡形成半月形。有些腺瘤的腺体分泌旺盛，分泌物积聚，腺腔逐渐扩大并互相融合成囊，称囊腺瘤(图 6-22)，体积多较大，常见于卵巢。根据囊壁被覆的上皮不同，分别称为黏液性囊腺瘤(mucinous cystadenoma)(图 6-23)和浆液性囊腺瘤(serous cystadenoma)(6-S_4)。其他部位的腺瘤也各有特点，将在各论中分别论述。

二、恶性上皮性肿瘤

恶性上皮性肿瘤(malignant epithelial tumor)又称为癌(carcinoma)。

1. 鳞状细胞癌(squamous cell carcinoma) 简称鳞癌。大部分发生于表皮，也见于其他被覆复层鳞状上皮的部位，如唇、舌、咽、食管、子宫颈和阴道等处。一些鳞状上皮化生的部位，也可发生鳞癌，如支气管、子宫口等。

肉眼观，鳞癌早期为表浅的硬性小结节，逐渐向表面突出，呈菜花状，后期表面中央坏死脱落形成溃疡。镜下，鳞癌细胞排列呈大小不等的条索状或团块状癌巢，浸润真皮及皮下结缔组织(图 6-24)。高分化鳞癌，癌巢中间形成层状排列的嗜伊红染的角化物，

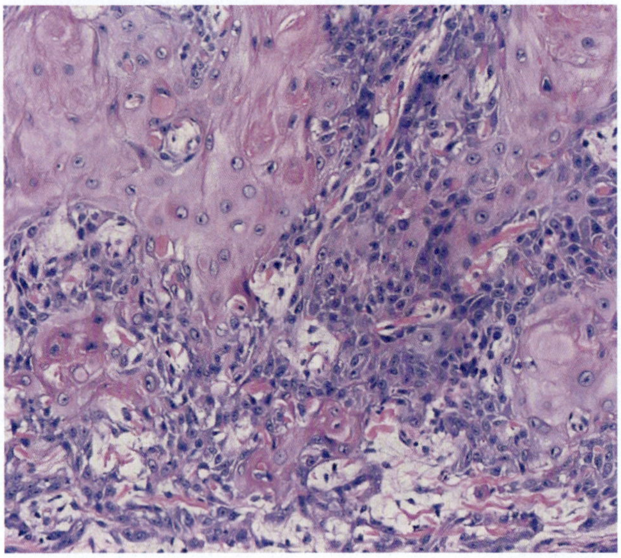

图 6-24 高分化鳞状细胞癌
癌细胞形成不规则的巢状或条索状

称为角化珠(keratin pearl),细胞间可见细胞间桥(图 6-25)。低分化鳞癌癌细胞形态大小不一,细胞异型性显著,核分裂象多见,可见病理性核分裂象,无角化珠形成,极少或无细胞间桥,癌巢周围基膜常缺如。

2. 基底细胞癌(basal cell carcinoma) 是皮肤癌中最常见的类型,传统上认为其起源于基底细胞。最常见的部位是面部、眼角和鼻梁附近。老年人好发。临床表现多样,可形成结节型、溃疡型、表浅型、红斑型、多中心型和硬化型等。基底细胞癌扩展缓慢,呈进行性生长。癌细胞与皮肤基底细胞外观和组织排列相似,胞质较少,核呈柱状或梭形,深染,大小较一致,可

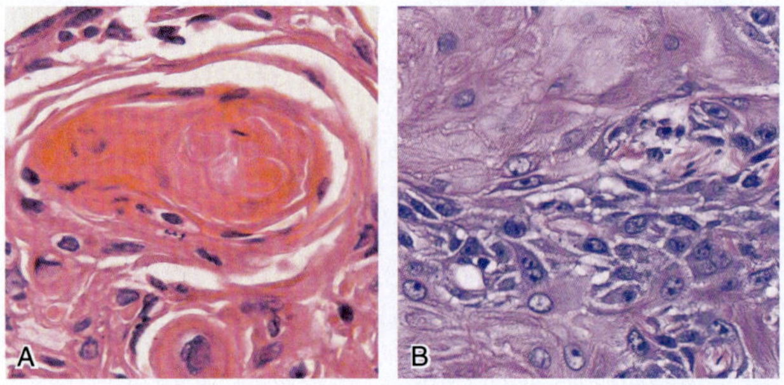

图 6-25 高分化鳞状细胞癌
A. 角化珠;B. 细胞间桥

见核分裂象。癌细胞巢周边的细胞呈显著的栅栏状结构(图 6-26)。基底细胞癌为局部浸润性肿瘤,几乎不转移。免疫组织化学常表达细胞角蛋白(cytokeratin,CK)(特别是低相对分子质量型)。

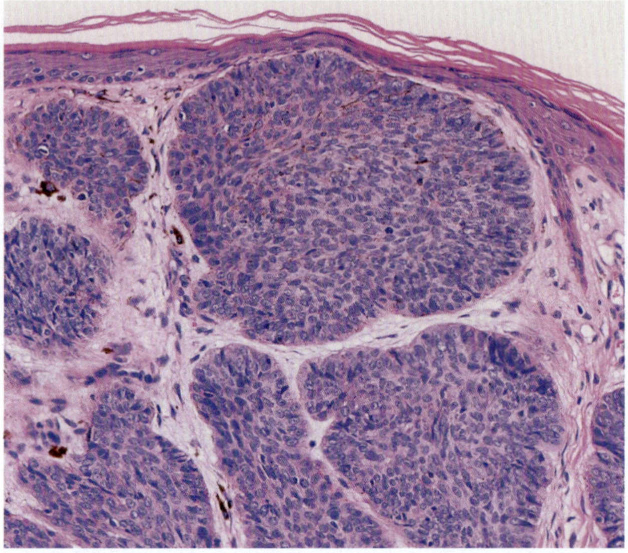

图 6-26 基底细胞癌
癌细胞大小较一致,癌巢周边细胞呈栅栏状排列

3. 腺癌(adenocarcinoma) 起源于腺上皮,组织结构变化很大,可呈外生性生长而向外突起,也可呈弥漫浸润性生长使组织弥漫增厚,或形成溃疡,如火山口状。镜下,癌组织呈腺管状结构,腺体大小、形状和排列很不规则。根据其分化程度可以分成以下 3 级。①高分化腺癌:癌巢由大而不规则的腺体组成,癌细胞多为高柱状,排列不规则,常多层(6-M_7)。②中分化腺癌:由腺样癌巢和实体性癌巢混合而成(图 6-27)。③低分化腺癌:主要由实体性癌巢组成,混杂少量腺管,细胞异型性明显,核深染,核分裂象多见(6-M_8)。

由分泌黏液的器官(如胃和结肠等)发生的腺癌,腺细胞圆形或多角形,有时其胞质内充满黏液,将核挤向一侧,癌细胞呈印戒状,称为印戒细胞(signet-ring cell);由大量的印戒细胞组成的腺癌,称为印戒细胞癌(signet-ring cell carcinoma)(图 6-28)。若间质出现大量黏液形成黏液湖,只见少量印戒细胞漂浮在其中,称为

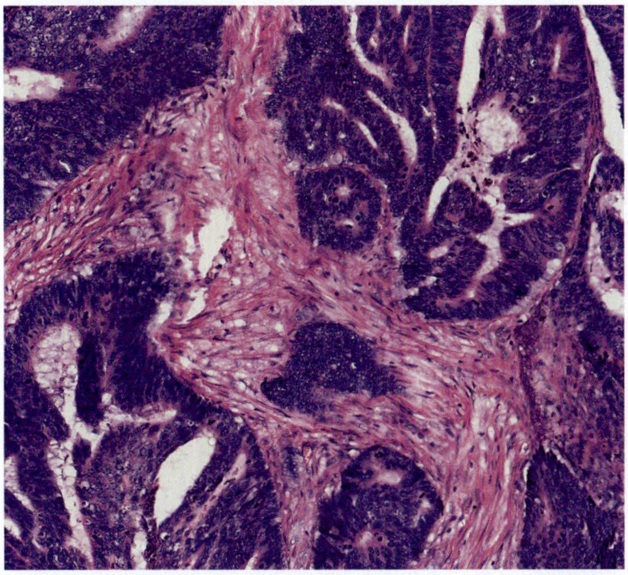

图 6-27　中分化腺癌
由腺样癌巢和实体性癌巢混合而成

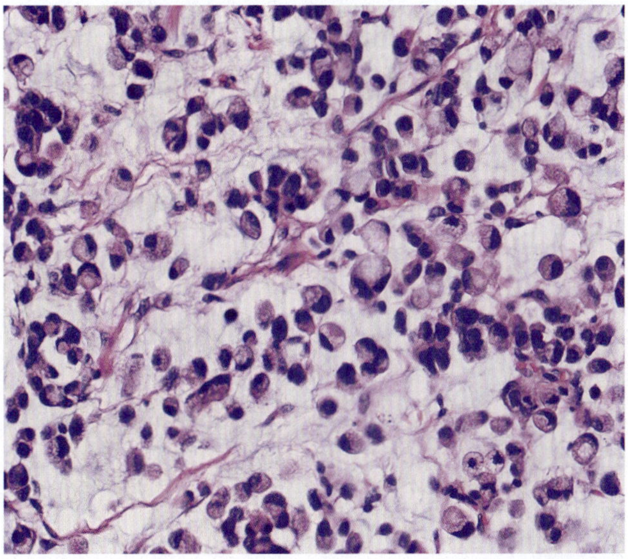

图 6-28　印戒细胞癌
癌细胞呈圆形，胞质内充满黏液，将核挤向一侧，呈印戒状

黏液腺癌(mucoid adenocarcinoma)，属低分化腺癌。

三、良性间叶组织肿瘤

良性间叶组织肿瘤(benign mesenchymal tumor)包括由纤维、肌肉、脂肪、软骨、骨组织等发生的良性肿瘤。免疫组织化学标记常为波形蛋白(vimentin)阳性。来源于间叶组织的良性肿瘤，大多数为圆形或分叶状，包膜完整，仅压迫周围正常组织。

1. 脂肪瘤(lipoma)　可以发生于身体任何部位，大多数位于表皮下脂肪组织；常见于手臂、头颈、肩部、臀部、躯干；偶可发生于各脏器内，如肠道、肠系膜、肝、肾、肺等。脂肪瘤大小不一，通常呈圆形或椭圆形，为分叶状，边界清楚，包膜完整；切面呈黄色或淡黄色，油腻状，质软(图 6-29，6-S_5、6-A_5)。镜下脂肪瘤由成熟的脂肪细胞构成，瘤细胞胞质含有脂肪滴(制片时脂滴溶解呈空泡状)(图 6-30)。脂肪瘤手术完整切除后不复发，一般不会恶变。

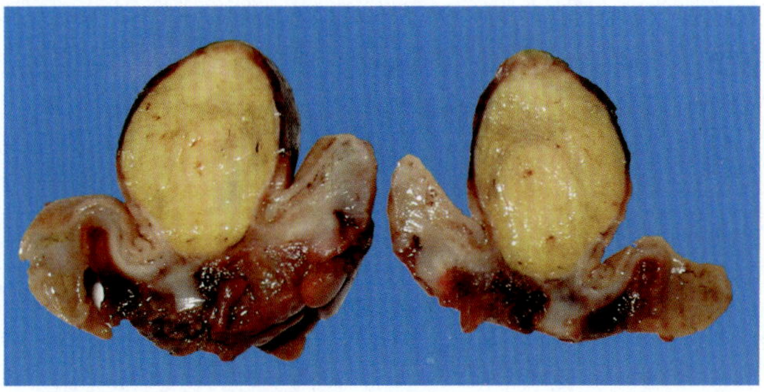

图 6-29　肠黏膜下脂肪瘤
肿瘤呈黄色，质软，包膜完整

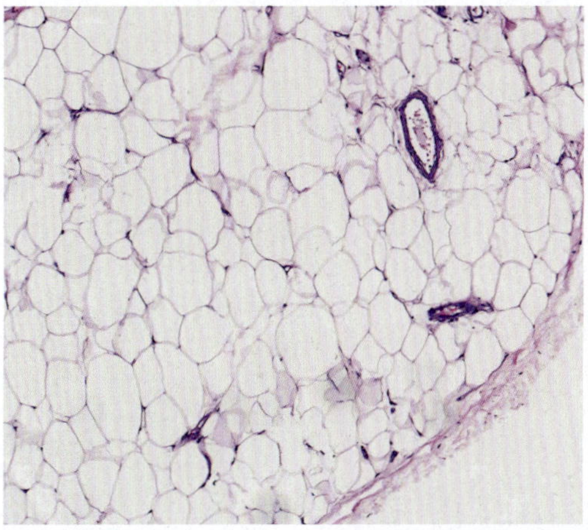

图 6-30　脂肪瘤
肿瘤包膜完整，瘤细胞分化成熟，与正常脂肪细胞相似

2. 脉管组织肿瘤 常见的有血管瘤和淋巴管瘤。

(1) 血管瘤(hemangioma) 可发生于身体的任何部位,多见于头颈、四肢、肝等处。由大量不同结构的新生血管所构成,按肿瘤内增生的血管形态及所在部位不同,可以分为毛细血管瘤(capillary hemangioma)、海绵状血管瘤(cavernous hemangioma)、蔓状血管瘤(racemosum hemangioma)和混合型血管瘤(mixed hemangioma)等多种类型。以海绵状血管瘤和毛细血管瘤最多见,占 1/2 以上。毛细血管瘤多见于儿童,常见于头面部皮肤,表现为葡萄酒色斑痣或深红色息肉样突起,边界清楚,无包膜;镜下,大片分化成熟而排列紧密的毛细血管呈分叶状(图 6-31)。海绵状血管瘤若发生在内脏器官,多见于肝,边界清楚,深紫色,切面形似海绵(图 6-32, 6-S_6);肿瘤由大片管壁厚薄不均、腔隙扩张、互相吻合而大小不均、外形不规则的血腔构成(图 6-33)。蔓状血管瘤常由口径较大、壁厚、扭曲的血管构成较特殊的蔓藤状或蚯蚓状突起(图 6-34)。混合型血管瘤则兼有多种类型血管瘤的结构。

(2) 淋巴管瘤(lymphangioma) 由增生的淋巴管所构成。其发生率远比血管瘤低。镜下,按增生的淋巴管管径大小可分为毛细管型(即单纯性淋巴管瘤)、海绵状淋巴管瘤、囊性淋巴管瘤(即囊性水瘤) 3 种(图 6-35)。

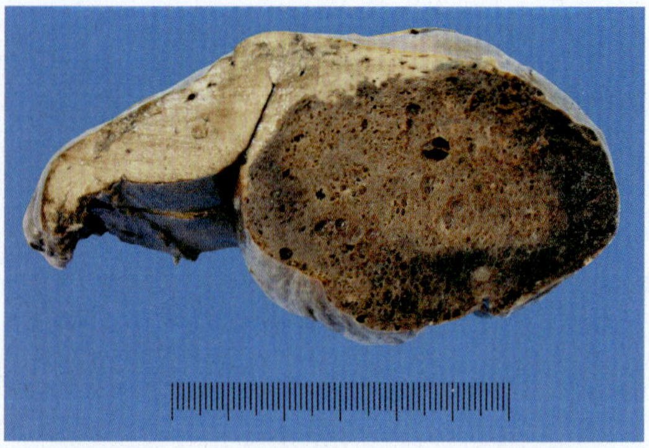

图 6-32 肝海绵状血管瘤
肝切面可见一圆形、边界清楚的肿物,呈暗红色、海绵状,其内充满血液

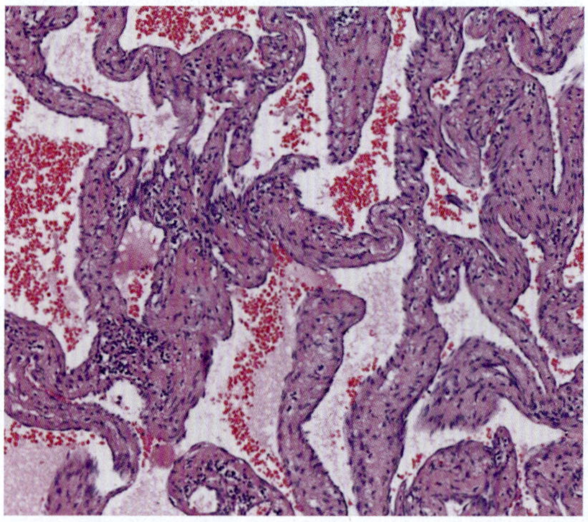

图 6-33 海绵状血管瘤
由大片管壁厚薄不一、腔隙扩张、互相吻合而大小不一、外形不规则的血腔构成

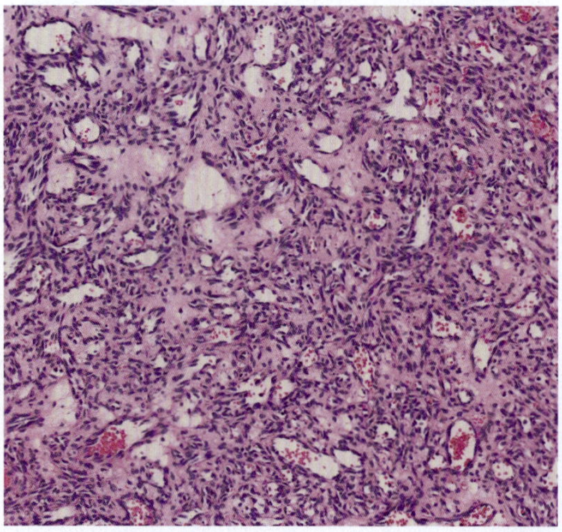

图 6-31 皮肤毛细血管瘤
大片分化成熟而排列紧密的毛细血管呈分叶状

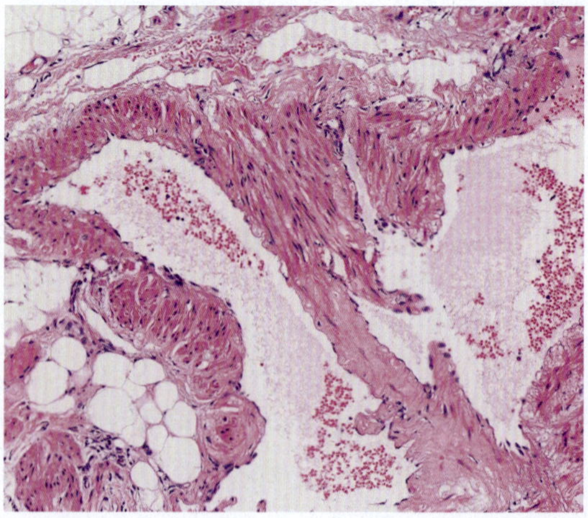

图 6-34 蔓状血管瘤
由口径较大、壁厚、扭曲的血管构成

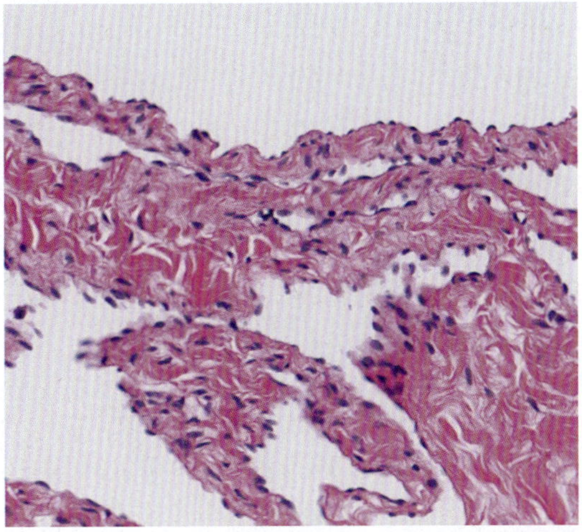

图 6-35　淋巴管瘤
由增生的淋巴管所构成，部分腔内含淡红色淋巴液

四、恶性间叶组织肿瘤

来源于间叶组织的恶性肿瘤（malignant mesenchymal tumor）称为肉瘤（sarcoma）。肉瘤比癌少见，大多数发生于儿童和青少年。多呈结节状，边界相对不清；生长较快，体积常较大，质软；切面灰红色，均质，鱼肉状，故称肉瘤（ 6-A_6）。镜下，瘤细胞弥漫排列，不形成细胞巢，与间质分界不清，网状纤维染色可见瘤细胞间有网状纤维。瘤组织中常有丰富的新生薄壁血管，所以易出血，常见血道转移。肉瘤与癌由于起源组织不同，其形态和生物学特征有许多差异，应予区别（表 6-3）。

1. 脂肪肉瘤（liposarcoma）　常发生于深部软组织，如大腿深部软组织及腹膜后，极少在皮下脂肪组织发生，这说明脂肪肉瘤很少由脂肪瘤恶变而来。多数呈局部浸润性生长。肉眼观，可呈脂肪瘤样、黏液瘤样或鱼肉样（ 6-A_7、6-S_7）。镜下，组织学形态多种多样，分化好的瘤细胞与成熟的脂肪细胞相似。分化差的瘤细胞可呈星形或梭形，核小，如黏液样细胞；也可呈多角形，胞质丰富红染或有较大空泡，为异型的脂肪母细胞（图 6-36）。免疫组织化学对其诊断帮助不大，脂肪细胞一般 S-100 蛋白表达阳性。

2. 横纹肌肉瘤（rhabdomyosarcoma）　较常见而恶性度较高的肿瘤（ 6-S_8），由各种分化程度不同的横纹肌细胞构成，故免疫组织化学可以表达肌性标记，如 desmin（结蛋白）、myoglobin（肌球蛋白）、MyoD1（原肌球蛋白调节蛋白）等。根据瘤细胞的形态和临床特征，可将其分为以下 3 种类型。①胚胎性横纹肌肉瘤：儿童及青少年常见，主要由不同发育阶段的横纹肌母细胞构成。②腺泡状横纹肌肉瘤：儿童及青少年常见，镜下主要为未分化的小圆或卵圆细胞，被含有血管的纤维间质将瘤细胞分隔成腺泡状或巢状。③多形性横纹肌肉瘤：几乎仅见于成人，高度恶性，好发于下肢深部肌肉。此型由具有骨骼肌分化的瘤细胞构成，细胞可呈多边形、圆形、蝌蚪形、球拍形或梭形，瘤细胞异型性明显（图 6-37）。

表 6-3　癌与肉瘤的鉴别

鉴别点	癌	肉瘤
组织来源	上皮组织	间叶组织
发病率	较常见，约为肉瘤的 9 倍，多见于 40 岁以后成人	较少见，大多见于青少年
大体特点	质较硬，色灰白，较干燥	质软，色灰红，湿润，鱼肉状
组织学特点	多形成癌巢，实质与间质分界清楚，纤维组织常有增生	瘤细胞多弥漫分布，实质与间质分界不清，间质内血管丰富，纤维组织少
网状纤维染色	癌细胞间多无网状纤维	肉瘤细胞间有丰富网状纤维
转移	多经淋巴道转移	多经血道转移
免疫组织化学	细胞角蛋白（cytokeratin）常阳性	波形蛋白（vimentin）常阳性

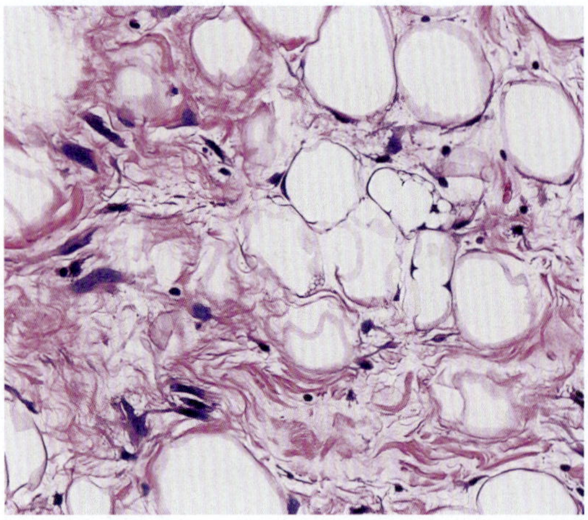

图 6-36 脂肪肉瘤
由分化程度不一的脂肪细胞组成，部分细胞核增生、深染，具异型性

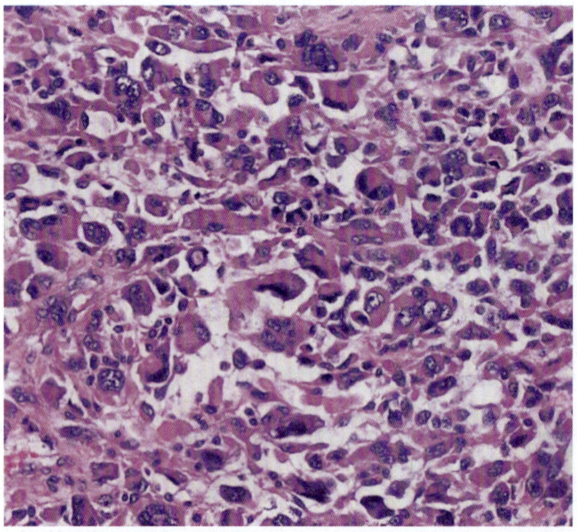

图 6-37 多形性横纹肌肉瘤
主要由具有骨骼肌分化的奇异的多边形瘤细胞构成

五、神经外胚叶肿瘤

神经外胚叶肿瘤（neuroectodermal tumor）包括中枢神经系统肿瘤、周围神经系统肿瘤（详见第十四章）、各组织器官中神经内分泌细胞（APUD 细胞）来源的肿瘤，如嗜铬细胞瘤、类癌以及色素痣、黑色素瘤、视网膜母细胞瘤、原始神经外胚叶肿瘤等。

1. 色素痣（nevus pigmentosus） 为先天性瘤样病变。最常见为先天性色素痣，是由于色素细胞迁移异常，停留在异位增生并成熟。色素痣是大小形状不一，扁平或隆起，或带有毛发的疣状物。镜下，在皮肤基底细胞层附近可见色素细胞聚集。根据增生的色素细胞在皮肤的部位不同，可分为 3 种：交界性色素痣（位于表皮与真皮的交界处，又称真皮表皮痣）、混合痣（位于真皮内和表皮与真皮的交界处）（6-M_9）、皮内痣（位于真皮内）（图 6-38）。临床上如发现色素痣短时间内增大，色素加深，出血、破溃等改变，应警惕恶变的可能。

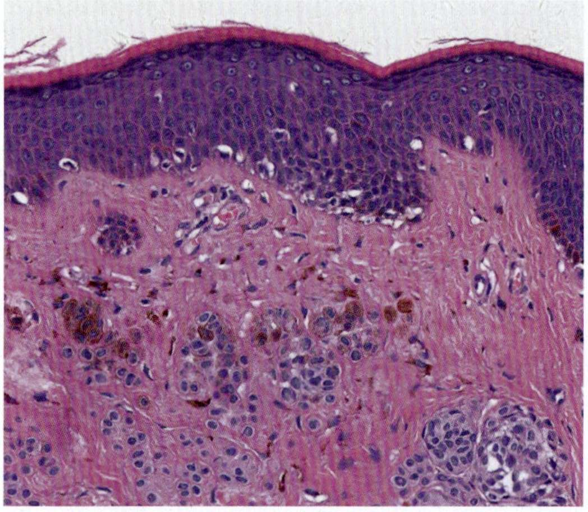

图 6-38 色素痣（皮内痣）
痣细胞巢位于真皮内，黑色素颗粒多

2. 黑色素瘤（melanoma） 大部分发生于皮肤，恶性程度较高。主要特征是瘤细胞弥漫分布，侵犯表皮和浸润真皮，异型的黑色素细胞可呈圆形或多角形，核圆形，核仁明显，胞质多少不等，嗜酸性或浅染，部分细胞的胞质内含有较多黑色素（图 6-39）。免疫组织化学瘤细胞常见 HMB45、Melan A 和 S-100 阳性表达。

六、混合性肿瘤

由两种或两种以上不同类型的组织构成的肿瘤称为混合性肿瘤（mixed tumor）。不同类型的组织可以来自同一胚层，也可以来自不同胚层，如畸胎瘤。

1. 癌肉瘤（carcinosarcoma） 该肿瘤同时含有癌

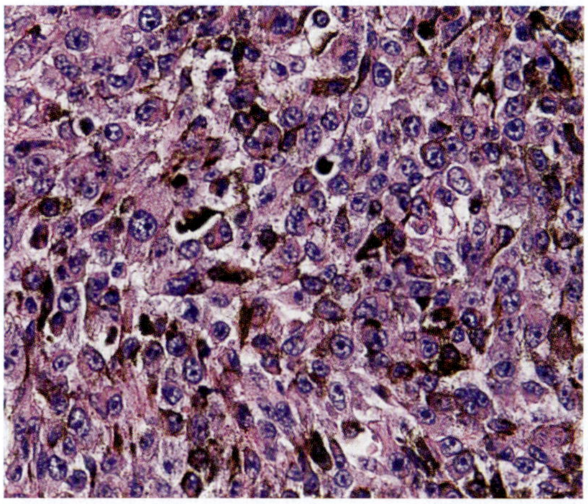

图 6-39　皮肤黑色素瘤
瘤细胞呈多角形，核仁明显，胞质内见黑色素颗粒，具明显异型性

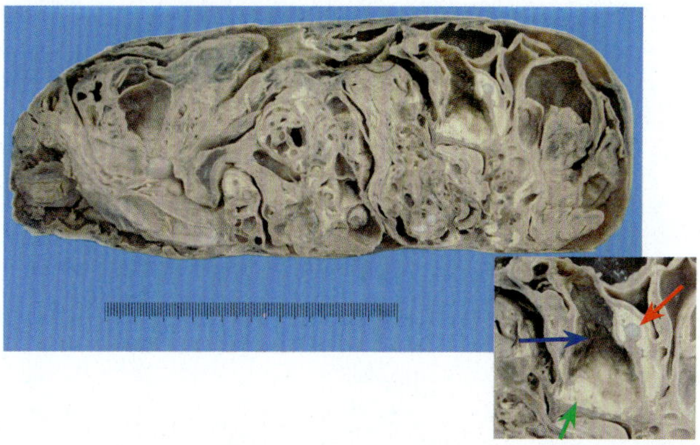

图 6-40　良性囊性畸胎瘤
肿瘤呈囊实性，表面光滑。切面见多个大小不一的囊腔。红色箭头所指为软骨样组织，蓝色箭头所指为少许毛发，绿色箭头所指为黄色皮脂

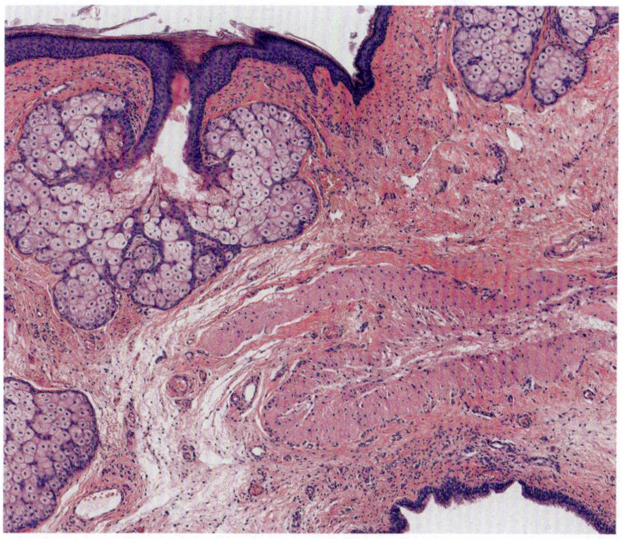

图 6-41　良性成熟型囊性畸胎瘤
可见鳞状上皮、皮脂腺、纤毛柱状上皮和神经胶质等成分

和肉瘤两种成分（$6\text{-}M_{10}$）。癌的成分可以为鳞状细胞癌、移行细胞癌、腺癌等，肉瘤成分可以是纤维肉瘤、平滑肌肉瘤、横纹肌肉瘤或骨肉瘤等。癌肉瘤被认为是上皮组织和间叶组织同时发生恶变或多能干细胞向癌和肉瘤方向分化而成。免疫组织化学可以显示癌成分细胞角蛋白阳性、波形蛋白阴性，肉瘤成分波形蛋白阳性、细胞角蛋白阴性。

2. 畸胎瘤（teratoma）　起源于多能生殖干细胞，常见于生殖腺（如卵巢、睾丸）和机体的中线部位，其中以卵巢最多见。它主要由外胚层组织构成，如皮肤及其附件（皮脂和毛发等），也可见到内胚层和中胚层的成分，如呼吸道上皮、肠道上皮、骨、软骨、牙齿、神经组织等（图 6-40）。根据组织的成分分为良性囊性畸胎瘤（benign cystic teratoma）[也称成熟型畸胎瘤（肿瘤组织分化成熟）]（图 6-41）和恶性畸胎瘤（malignant teratoma）[或称不成熟型畸胎瘤（可见有胚胎性神经上皮成分，胎儿性和成人的各种分化组织，其中可由部分不成熟组织及部分成熟组织混合而成）]（图 6-42，图 6-43）。

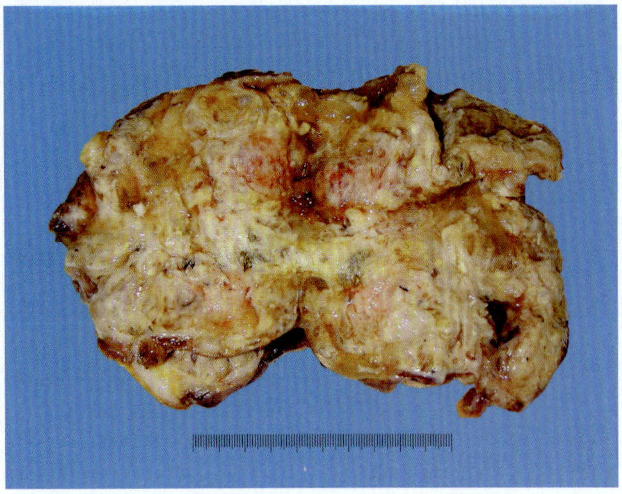

图 6-42 恶性畸胎瘤(未成熟型畸胎瘤)
肿瘤以实性为主,切面多彩状

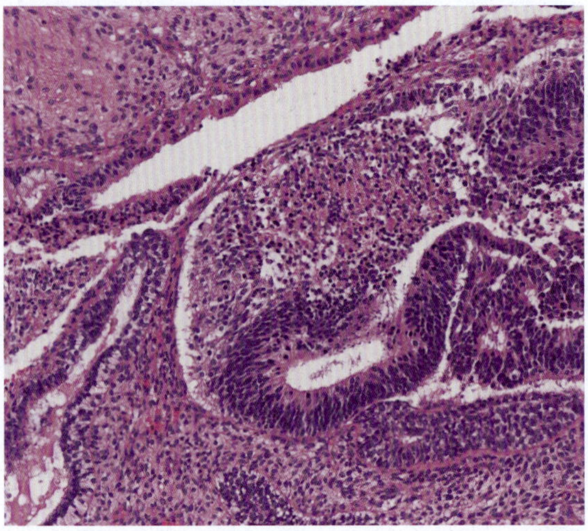

图 6-43 恶性畸胎瘤(未成熟型畸胎瘤)
可见发育不成熟的神经管结构

(王卓 杨诗聪 王连唐)

数字课程学习 ……

学习目标 教学 PPT 临床病理病例讨论 自测习题

扩展知识 自学知识 微视频 动画

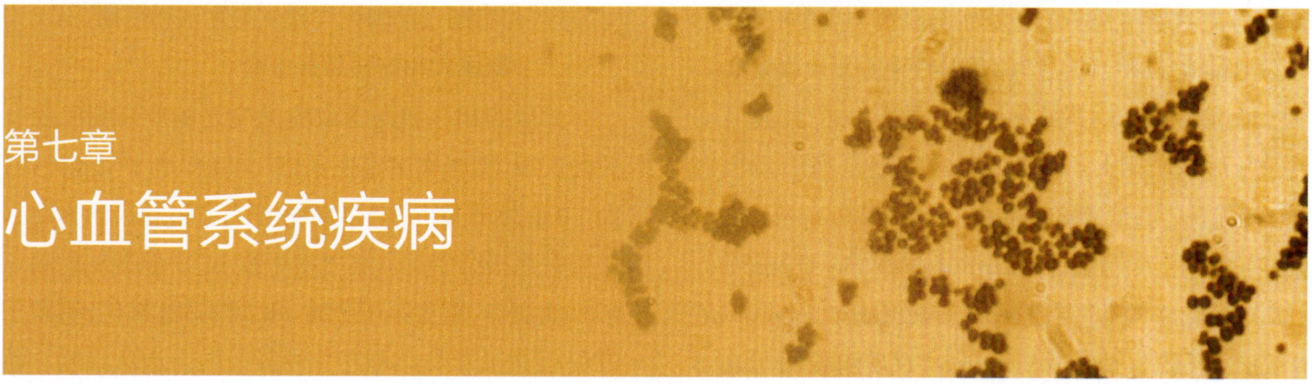

第七章 心血管系统疾病

心血管系统由心脏、动脉、毛细血管和静脉组成，它是维持血液循环、血液和组织间物质交换及传递体液信息的结构基础。心血管系统的器官或组织形态结构发生变化，常导致其功能改变，引起全身或局部血液循环障碍和一些严重的并发症。心血管系统疾病是对人类健康与生命构成威胁最大的一组疾病，在我国及欧美一些发达国家，心血管疾病的发病率和死亡率高居榜首。心血管系统疾病种类繁多，本章主要介绍最常见的动脉和心脏疾病。

第一节　动脉粥样硬化

动脉硬化（arteriosclerosis）是指一组以动脉壁增厚、变硬和弹性减退为特征的动脉硬化性疾病，包括 3 种类型。①动脉粥样硬化（atherosclerosis，AS）：是本节叙述的重点。②动脉中层钙化（Mönckeberg medial calcific sclerosis）：较少见，好发于老年人的中等肌型动脉，表现为中膜的钙盐沉积，并可发生骨化。③细动脉硬化症（arteriolosclerosis）：其基本病变主要是细小动脉的玻璃样变性，常见于高血压和糖尿病。

动脉粥样硬化是心血管系统疾病中最常见的疾病，也是危害人类健康的一种常见病。以血管内膜形成粥瘤或纤维斑块为特征，并主要累及大动脉（弹力型——主动脉及其一级分支）和中等动脉（弹力肌型——冠状动脉、脑动脉等），使动脉壁变硬，管腔狭窄，中膜弹性减弱，可导致严重的并发症。主要的并发症包括冠状动脉性心脏病（coronary heart disease，CHD）、心肌梗死（myocardial infarction，MI）、脑卒中（stroke）和四肢坏疽等。在我国，动脉粥样硬化的发病率有明显上升的趋势，且多见于中、老年人，以 40~49 岁发展最快。

一、病因和发病机制

【危险因素】

动脉粥样硬化的病因至今仍不十分清楚，但有一些危险因素被认为与动脉粥样硬化的发病密切相关。

（一）高脂血症

高脂血症（hyperlipidemia）是动脉粥样硬化的主要危险因素。实验证明，高胆固醇和高脂肪饮食可引起血浆胆固醇水平升高，并促进动脉粥样硬化斑块的形成和发展。流行病学研究表明，动脉粥样硬化的严重程度随血浆胆固醇水平的升高呈线性加重，血浆胆固醇浓度与冠状动脉性心脏病的病死率及其危险程度呈正相关。有效控制血浆胆固醇水平，可以减少动脉粥样斑块的形成，预防动脉粥样硬化的发生。高三酰甘油血症亦被认为是动脉粥样硬化的危险因素，而我国人群的膳食结构多以糖类为主，高糖类饮食易发生高三酰甘油血症，从而促进动脉粥样硬化的发生和发展。

血脂以脂蛋白（lipoprotein）的形式在血液循环中进行转运，因此，高脂血症实际上是高脂蛋白血症。目前认为，低密度脂蛋白（low density lipoprotein，LDL）、中间密度脂蛋白（intermediate density lipoprotein，IDL）、极低密度脂蛋白（very low density lipoprotein，VLDL）、三酰甘油（triacylglycerol，TG）和载脂蛋白 B（apolipoprotein B，apoB）的异常升高，与高密度脂蛋白（high density lipoprotein，HDL）、HDL-C 及 apoA-Ⅰ的降低同时存在，是高危险性的血脂蛋白综合征，可称为致动脉粥样硬化性脂蛋白表型，对动脉粥样硬化的发生、发展具有极为重要的意义。

（二）高血压

高血压患者与同年龄、同性别的无高血压者相比，动脉粥样硬化发病较早，病变亦较重。究其原因，目前认为与下列因素有关：高血压时血流对血管壁的机械性压力和冲击作用较强；血压亦能直接影响动脉壁结缔组织代谢；高血压可引起内皮损伤和（或）功能障碍，使内膜对脂质的通透性增加；与高血压发病有关的肾素、儿茶酚胺和血管紧张素等也可改变动脉壁代谢。这些因素将导致血管内皮损伤，从而造成脂蛋白渗入内膜增多、血小板和单核细胞黏附、中膜血管平滑肌细胞（smooth muscle cell，SMC）迁入内膜等变化，促进动脉粥样硬化的发生和发展。

（三）吸烟

吸烟是动脉粥样硬化的危险因素之一，亦是冠状动脉性心脏病主要的独立危险因子。研究表明，大量吸烟可导致内皮细胞损伤和血内 CO 浓度升高，碳氧血红蛋白增多。血中 CO 的升高刺激内皮细胞释放生长因子（growth factor，GF），促使中膜 SMC 向内膜迁入、增生，参与动脉粥样硬化的发生和发展。大量吸烟可使血中 LDL 易于氧化（oxidation），氧化 LDL（oxidized LDL，ox-LDL）有更强的致动脉粥样硬化的作用。烟内含有一种糖蛋白，可激活凝血因子Ⅻ及某些致突变物质，后者可引起血管壁 SMC 增生。吸烟还可以增强血小板聚集功能、升高血中儿茶酚胺浓度及降低 HDL 水平，这些都有助于动脉粥样硬化的发生和发展。

（四）糖尿病和高胰岛素血症

糖尿病和高胰岛素血症是与继发性高脂血症有关的疾病。糖尿病患者血中 TG、VLDL 水平明显升高，而 HDL 水平降低，与动脉粥样硬化和冠状动脉性心脏病关系极为密切。高血糖可致 LDL 糖基化和高三酰甘油血症，后者易于产生 sdLDL 并被氧化，有利于 LDL 促进血单核细胞迁入内膜而转为泡沫细胞。血中胰岛素水平越高，HDL 含量越低，冠状动脉性心脏病的发病率和病死率就越高。

（五）遗传因素

动脉粥样硬化有家族聚集性现象，家族史是较强的独立危险因素。家族性高胆固醇血症、家族性脂蛋白脂酶缺乏症等患者，动脉粥样硬化的发病率显著高于对照组。已知约有 200 多种基因可能对脂质的摄取、代谢和排泄产生影响。直接参与脂质代谢的载脂蛋白、酶和受体的基因多数已被证实和定位。这些基因及其产物的变化与饮食因素的相互作用可能是高脂血症的最常见原因。LDL 受体的基因突变可引起家族性高胆固醇血症；家族性高三酰甘油血症的不同亚型，则分别与脂蛋白脂酶（LPL）基因缺陷或 apoC-Ⅱ基因缺陷有因果关系。

（六）其他因素

1. 年龄　动脉粥样硬化检出率和病变程度的严重性随年龄增加而增高，并与动脉壁的年龄性变化有关。

2. 性别　女性绝经前 HDL 水平高于男性，LDL 水平低于男性，患冠心病的概率低于同龄组男性。绝经后，两性间发病率差异消失。

3. 体重　超重或肥胖者发生动脉粥样硬化的危险性较大。

4. 感染　有实验报道，某些细菌、病毒、支原体感染可能与动脉粥样硬化的发生有关。

【发病机制】

历经近 1 个世纪的研究，关于动脉粥样硬化的发病机制，至少有 7 种学说，包括脂质渗入学说、血栓镶嵌学说、单克隆学说、损伤应答学说、炎症学说、内膜细胞群和新内膜形成学说及血流动力学学说等。虽然目前世界上较多学者认为损伤应答学说具有较强的说服力，但任何一种学说均不能单独而全面地解释动脉粥样硬化的发病机制，说明本病的发病机制是复杂的，也可能是多机制的。现将有关动脉粥样硬化的发生机制归纳如下。

(一) 脂质的作用

各种机制导致的血脂异常（TG、LDL、LDL-C、IDL、sLDL、apo-B 的升高与 HDL、HDL-C、apoA-Ⅰ的降低）是动脉粥样硬化发病的始动性生物化学环节。高脂血症在动脉粥样硬化发病中的作用机制主要是高胆固醇血症可以直接引起内皮细胞的功能障碍，亦可使内皮细胞的通透性增加。

(二) 内皮细胞损伤

血管内皮细胞通透性升高、慢性的或反复的内皮细胞损伤是动脉粥样硬化的起始病变。内皮细胞的通透性增加，使血液中的脂质易于沉积在内膜；内皮细胞的损伤或功能障碍，可使单核细胞、血小板黏附增加，并且产生多种生长因子促进进展期斑块中 SMC 的增生及分泌基质等。其后发生的内皮细胞损伤、凋亡、坏死与脱落，更促进血小板黏附和脂质进入内膜。

(三) 单核巨噬细胞的作用

单核细胞的黏附被认为是动脉粥样硬化的早期病变。血中的单核细胞通过内皮黏附分子黏附于损伤内皮表面，并随后迁入内皮下间隙，转化成巨噬细胞，经其表面的清道夫受体、CD36 受体和 Fc 受体的介导，摄取进入内膜并已发生修饰的脂蛋白，转变成巨噬细胞源性泡沫细胞（foam cell，FC），构成了动脉粥样硬化的早期病变——脂纹、脂斑。

(四) 平滑肌细胞迁移并增生

中膜 SMC 增生、游走进入内膜，是参与动脉粥样硬化进展期病变形成的主要环节。受渗入脂质的刺激产生的一些 GF 和 SMC 源性趋化因子的作用，动脉中膜的 SMC 经内弹力膜窗孔迁入内膜并增生。游走的 SMC 可发生表型转变，即由收缩型转变为合成型，经其表面的 LDL 受体介导而吞噬脂质，形成 SMC 源性 FC，参与病变的形成。另外，这些增生的内膜 SMC 又称为肌内膜细胞（endomysium cell），能合成胶原蛋白、弹性蛋白和糖蛋白等，而且巨噬细胞吞噬 LDL 并释放游离脂质，使病变的内膜增厚、变硬，从而促进硬化斑块的形成（图 7-1）。

此外，修饰的脂质（如 ox-LDL）具有细胞毒作用，可使 FC 坏死、崩解，致使局部出现脂质池和分解脂质产物（如游离胆固醇）等。这些物质与局部的载脂蛋白、分解脂质产物共同形成粥样物，从而出现粥样斑块并诱发局部炎症反应，压迫中膜使之萎缩及促使外膜毛细血管增生、T 淋巴细胞浸润和纤维化。

二、病理变化

动脉粥样硬化主要发生于大、中动脉，最好发于

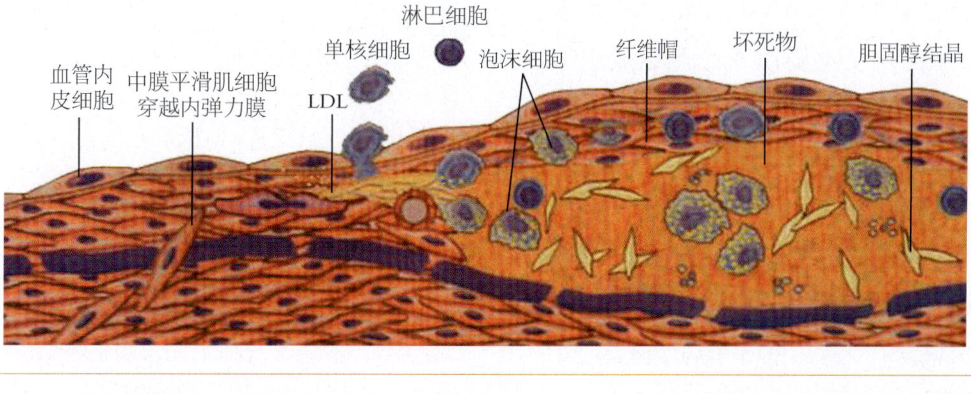

图 7-1 动脉粥样硬化发病机制示意图

LDL 穿过内皮细胞渗入内皮下间隙，单核细胞迁入内膜；ox-LDL 与巨噬细胞表面的清道夫受体结合而被摄取，形成巨噬细胞源性泡沫细胞；动脉中膜的 SMC 经内弹力膜窗孔迁入内膜，吞噬脂质，形成肌源性泡沫细胞；泡沫细胞坏死崩解，形成粥样坏死物即粥样斑块

腹主动脉，其次依次为冠状动脉、降主动脉、颈动脉和脑基底动脉环（Willis' artery circle）。这些动脉的分叉或分支开口处和血管弯曲凸面为好发部位。动脉粥样硬化的基本病变是在动脉内膜形成粥样斑块，斑块主要有 3 种成分。①细胞，包括 SMC、巨噬细胞和 T 淋巴细胞；②细胞外基质，包括胶原、弹性纤维和蛋白多糖；③细胞内和细胞外脂质。这 3 种成分的含量和分布随斑块的变化有所不同。动脉粥样硬化典型病变的发生、发展经过以下 4 个阶段。

（一）脂纹

脂纹（fatty streak）是动脉粥样硬化的早期病变。脂纹最早可出现于儿童期，但并非都发展为纤维斑块，是一种可逆性病变。肉眼观，动脉内膜见黄色针头大小的斑点，或宽为 1~2 mm、长短不一的条纹，平坦或略为隆起，在血管分支开口处更明显（ 7–S_1）。镜下，脂纹处内皮细胞下有充满脂质的 FC 大量聚集（ 7–M_1），FC 体积较大，胞质呈空泡状。FC 由从血中迁入内膜的单核细胞和从中膜迁入内膜的 SMC 吞噬脂质而形成，此时大多数泡沫细胞为巨噬细胞源性的泡沫细胞。此外，可见较多的基质、数量不等的合成型 SMC（含大量粗面内质网、核糖体及线粒体）、少量淋巴细胞、中性粒细胞等。

（二）纤维斑块

脂纹进一步发展演变为纤维斑块（fibrous plaque）。肉眼观，纤维斑块初为隆起于内膜表面的灰黄色斑块，后因斑块表层胶原纤维的增多及玻璃样变性而呈瓷白色，如蜡滴状。斑块直径 0.3~1.5 cm，并可融合（图 7–2）。镜下，典型的病变主要由 3 个区组成。①纤维帽（fibrous cap）：是指内皮下和坏死中心之间区，由密集的胶原纤维、散在性 SMC 和巨噬细胞以及少量弹力纤维和蛋白聚糖组成。②脂质区（lipid zone）：由 FC、细胞外脂质和坏死碎片组成，该区较小或不明显。③基底部（basal zone）：由增生的 SMC、结缔组织和炎细胞组成。不同斑块含有不等量的 3 个病变区。

（三）粥样斑块

粥样斑块（atheromatous plaque）亦称粥瘤（atheroma），为动脉粥样硬化的典型病变。肉眼观，动脉内膜面见

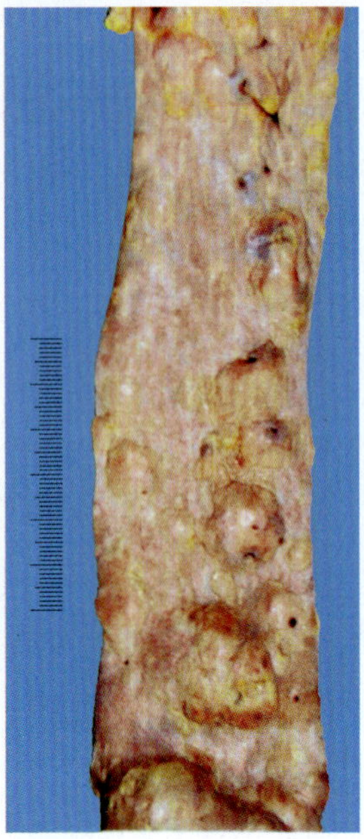

图 7–2 主动脉粥样硬化
黄白色稍隆起的为纤维斑块，灰黄色不规则隆起的为粥样斑块

明显隆起的灰黄色斑块，切面见纤维帽的下方有黄色粥糜样物。镜下，在玻璃样变性的纤维帽的深部为大量无定形的坏死物质，其中可见胆固醇结晶（HE 片中为针形或梭形空隙）及钙化（ 7–M_2），坏死物底部及周边可见肉芽组织、少量 FC 和淋巴细胞，病灶处中膜平滑肌受压萎缩而变薄（图 7–3）。外膜可见毛细血管

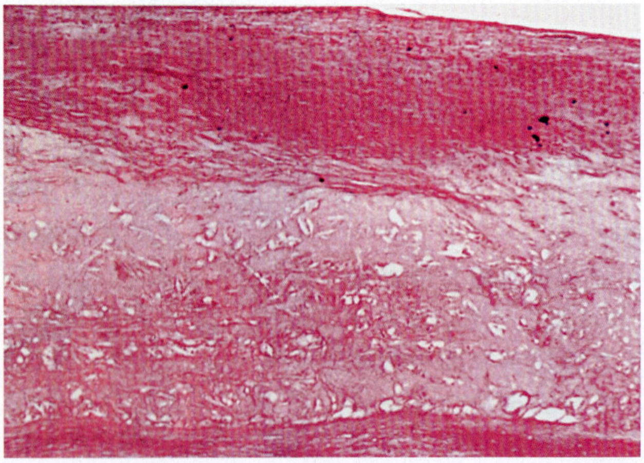

图 7–3 主动脉粥样硬化
表层为纤维帽，其下见散在泡沫细胞，深层为一些坏死组织，沉积脂质和胆固醇结晶裂隙

新生、结缔组织增生及淋巴细胞、浆细胞浸润。

（四）继发性病变

1. 斑块内出血 斑块内新生的毛细血管破裂出血，也可因斑块纤维帽破裂而血液流入斑块，形成斑块内血肿（7-M_3），使斑块迅速增大并突入管腔，甚至使管径较小的动脉完全闭塞，导致急性供血中断，致使该动脉供血器官发生梗死。如冠状动脉粥样硬化伴斑块内出血可致心肌梗死。

2. 斑块破裂 破裂常发生在斑块周边部，因该处纤维帽最薄，抗张力差。斑块破裂，粥样物自裂口处排入血流，遗留粥样斑块性溃疡而易导致血栓形成。

3. 血栓形成 病灶处内皮细胞受损和粥样斑块性溃疡，使动脉壁胶原纤维暴露，引起血小板黏附、聚集形成血栓，从而加重病变动脉的狭窄，甚至阻塞管腔导致梗死形成，如心和脑的梗死。如血栓脱落，可导致栓塞。

4. 钙化 多发生在陈旧的病灶内。钙盐沉着在纤维帽及粥样斑块灶内。钙化导致动脉壁变硬、变脆，易于破裂。

5. 动脉瘤形成 严重粥样斑块由于其底部中膜平滑肌萎缩变薄，弹性减弱，不能承受血流压力而向外局限性扩张，形成动脉瘤（图 7-4），动脉瘤破裂可致大出血。另外，血流可从粥样斑块性溃疡处侵入主动脉中膜，或中膜内血管破裂出血，均可造成中膜撕裂，形成夹层动脉瘤。

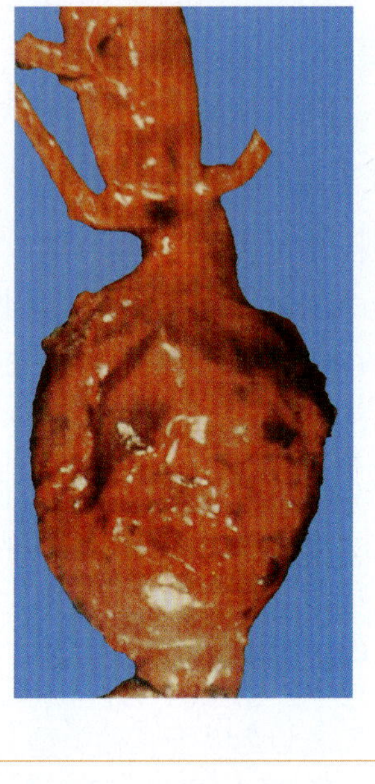

图 7-4 腹主动脉瘤
肾动脉下腹主动脉粥样硬化伴局限性明显扩张，动脉瘤形成

附：不稳定粥样斑块 是指某些冠状动脉粥样斑块造成的狭窄并不十分严重（一般为Ⅱ级），却很容易发生破裂、出血、血栓形成或痉挛等。研究证实，纤维帽薄、脂质含量高、淋巴细胞多、凋亡的巨噬细胞增多等是构成不稳定性斑块的因素。早期发现和判断不稳定性斑块对防治急性心肌梗死具有重要意义。

三、重要器官的动脉粥样硬化

（一）主动脉粥样硬化

主动脉粥样硬化的病变多见于主动脉后壁及其分支开口处，以腹主动脉最重，胸主动脉次之，升主动脉最轻。前述的各种动脉粥样硬化的基本病变都可以看到。动脉瘤主要见于腹主动脉（图 7-4），可于腹部触及搏动性肿块，听到杂音，并可因其破裂发生致命性大出血。

（二）冠状动脉粥样硬化

详见本章第二节。

（三）颈动脉及脑动脉粥样硬化

颈动脉及脑动脉粥样硬化的病变最常见于颈内动脉起始部、基底动脉、大脑中动脉和基底动脉环。病变动脉呈不同程度的管腔狭窄，并可因继发改变而加重管腔狭窄甚至闭塞。因脑动脉管壁较薄，肉眼可见呈灰白色的病灶，手触有硬结节感，切面上管壁增厚（7-S_2）。脑组织因长期供血不足而发生萎缩，急性供血中断可致脑梗死。因脑小动脉管壁较薄，脑动脉粥样硬化病变可形成小动脉瘤，如破裂可引起致命性脑出血。动脉瘤常见于基底动脉环。

（四）肾动脉粥样硬化

肾动脉粥样硬化的病变最常发生在肾动脉开口处及主干近侧端，亦可累及弓形动脉和叶间动脉，常引起顽固性肾血管性高血压；亦可因斑块内出血或血栓形成而致肾组织梗死，梗死机化后形成较大瘢痕，使肾体积缩小，称为动脉粥样硬化性固缩肾。

（五）四肢动脉粥样硬化

四肢动脉粥样硬化的病变主要发生在下肢动脉。当四肢动脉粥样硬化导致管腔狭窄时，可因供血不足而致行走时疼痛，休息后好转，即所谓间歇性跛行（claudication）。当动脉管腔完全阻塞，侧支循环又不能建立时，可引起足趾部干性坏疽。

（六）肠系膜动脉粥样硬化

肠系膜动脉因粥样硬化斑块而狭窄甚至闭塞时，可引起肠梗死，患者有剧烈腹痛、腹胀和发热，还可有便血、麻痹性肠梗阻及休克等症状。

第二节 冠状动脉粥样硬化及冠状动脉性心脏病

一、冠状动脉粥样硬化

冠状动脉粥样硬化（coronary atherosclerosis）是冠状动脉最常见的疾病，占 95%~99%。一般较主动脉粥样硬化晚发 10 年。病变检出率上有性别差异，在 20~50 岁男性显著高于女性，60 岁以后男女无明显差异。冠状动脉粥样硬化好发部位以左冠状动脉前降支最多，其余依次为右冠状动脉、左主干或左回旋支。病变常呈节段性，多发生于血管的心壁侧，斑块多呈新月形，管腔呈偏心性不同程度的狭窄（图 7-5， $7-S_3$）。按管腔狭窄程度可分为 4 级：Ⅰ级，≤25%；Ⅱ级，26%~50%；Ⅲ级，51%~75%；Ⅳ级，>75%。

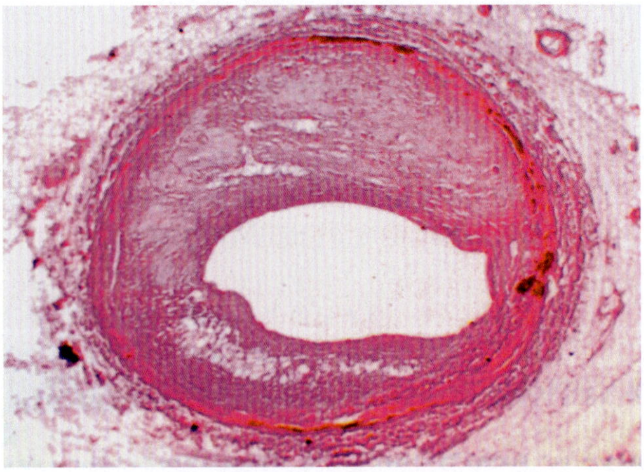

图 7-5 冠状动脉粥样硬化
内膜不规则增厚，粥样斑块形成，管腔狭窄程度为Ⅲ级

二、冠状动脉性心脏病

冠状动脉性心脏病（coronary heart disease，CHD）简称冠心病，是指因冠状动脉狭窄、供血不足而引起的心肌功能障碍和（或）器质性病变，故又称缺血性心脏病（ischemic heart disease，IHD）。冠心病是多种冠状动脉疾病的结果，但冠状动脉粥样硬化占冠状动脉性心脏病的绝大多数（95%~99%）。因此，习惯上把冠心病视为冠状动脉粥样硬化性心脏病的同义词。根据 WHO 统计，冠心病是世界上最常见的死亡原因，又称为“第一杀手”。男性多在 40~60 岁时出现临床症状，女性在绝经期前后出现临床症状，男性多于女性。

当冠状动脉狭窄程度 >50%，有临床症状，或有下列证据，如心电图、放射性核素心肌显影或病理检查显示有心肌缺血表现时，才属于冠心病。

冠心病临床上可表现为心绞痛、心肌梗死、心肌纤维化和冠状动脉性猝死。

（一）心绞痛

心绞痛（angina pectoris，AP）是冠状动脉供血不足和（或）心肌耗氧量骤增致使心肌急性、暂时性缺血、缺氧所引起的临床综合征。

心绞痛的发生是由于缺血缺氧的情况下，心肌内无氧酵解的酸性产物或类似多肽的物质堆积，刺激心脏内自主神经的传入神经末梢，信号经 1~5 胸交感神经节和相应脊髓段传至大脑，产生痛觉，这种痛觉反映在与自主神经进入水平相同脊髓段的脊神经所分布的区域，即胸骨后及两臂的前内侧与小指，左侧更为明显和多见。

临床上心绞痛分为以下几种类型。

1. 稳定型心绞痛（stable angina pectoris） 又称轻型心绞痛，是因劳累引起心肌缺血，伴心功能障碍，但没有心肌坏死。症状持续几分钟，经休息或舌下含硝酸甘油后迅速消失。主要原因是冠状动脉粥样硬化引起动脉狭窄（>75%），同时心肌耗氧量增加，冠状动脉血流量不能满足代谢需要所致。

2. 不稳定型心绞痛（unstable angina pectoris）　是由于动脉粥样硬化斑块破裂或糜烂并发血栓形成、血管收缩、微血管栓塞所导致的急性或亚急性心肌供氧缺少所致的心绞痛。镜下常见到因弥漫性心肌纤维坏死引起的弥漫性间质性心肌纤维化。

3. 变异型心绞痛（variant angina pectoris）　又称 Prinzmetal 心绞痛，常于休息或梦醒时因冠状动脉收缩性增加而引起心绞痛。主要是冠状动脉痉挛引起，其机制尚不清楚。变异型心绞痛常并发急性心肌梗死和严重的心律失常。吸烟是变异型心绞痛的主要危险因素。

近年来，冠状动脉支架植入术和冠状动脉旁路移植术的兴起为治疗心绞痛带来了新的希望。冠状动脉支架是通过大腿（股动脉）或手腕（桡动脉）的穿刺口，引入细导管，将特殊材料制作的支架（如镍合金支架）放至冠状动脉狭窄处，并用球囊撑开，从而扩开狭窄处冠状动脉，来恢复冠状动脉的血流。冠状动脉旁路移植术是指在冠状动脉狭窄处建立一条通道，使血液绕过狭窄处到达远端。常用大隐静脉和内乳动脉作为血管通道。

（二）心肌梗死

心肌梗死（myocardial infarction，MI）是指急性、持续性缺血、缺氧（冠状动脉功能不全）所引起的心肌坏死，临床上多有剧烈而持久的胸骨后疼痛，休息及硝酸酯类药物不能完全缓解，伴白细胞增高、发热、红细胞沉降率加快、血清心肌酶活性增高及进行性心电图变化，可并发心律失常、休克或心力衰竭。多发生于中老年人，40 岁以上者占 87%~96%。男性略多于女性。冬、春季节发病较多。部分患者发病前有某些诱发因素。

【原因】

心肌梗死大多数由冠状动脉粥样硬化引起，在此基础上并发血栓形成、斑块内出血或持续性痉挛，使冠状动脉血流进一步减少或中断，过度劳累使心脏负荷加重，导致心肌缺血。

【好发部位和范围】

心肌梗死的部位与冠状动脉供血区域一致，多发生在左心室，其中有 40%~50% 的心肌梗死发生于左心室前壁、心尖部及室间隔前 2/3，这些部位是左冠状动脉前降支供血区；有 30%~40% 发生于左心室后壁、室间隔后 1/3 及右心室大部，相当于右冠状动脉供血区；15%~20% 见于左冠状动脉旋支供血的左心室侧壁。心肌梗死极少累及心房。

【类型】

根据梗死灶占心室壁的厚度可将心肌梗死分为两型。①区域性心肌梗死（regional myocardial infarction）：亦称透壁性心肌梗死（transmural myocardial infarction），累及心室壁全层，梗死部位与闭塞的冠状动脉支供血区一致，梗死面积大小不一，多在 2.5~10 cm^2 之间。该类梗死远比心内膜下梗死常见，为典型的心肌梗死类型。如梗死未累及全层而深达心室壁 2/3 以上，则称厚壁梗死。最常见的梗死部位是冠状动脉供血区，其次是右冠状动脉供血区，再次是左旋支供血区，区域性心肌梗死常为相应的冠状动脉支病变严重，并继发血栓形成或动脉痉挛所致。②心内膜下心肌梗死（subendocardial myocardial infarction）：指梗死仅累及心室壁内层 1/3 的心肌，并波及肉柱及乳头肌。常为多发性、小灶状坏死（0.5~1.5 cm^2）。坏死区域不限于某一支冠状动脉的供血区，而是不规则地分布于左心室四周，严重者融合或累及整个左心室内膜下心肌，引起环状梗死（circumferential infarction）。

【病理变化】

心肌梗死的形态变化是一个动态演变过程。梗死后 6 h 内，基本无肉眼可见的变化，镜下，梗死灶边缘的心肌纤维呈波浪状和肌质不匀；6 h 后，坏死灶心肌呈苍白色，8~9 h 后呈土黄色，镜下，心肌纤维呈早期凝固性坏死，如核碎裂、核消失，肌质均匀红染或呈不规则颗粒状，间质水肿、漏出性出血及少量中性粒细胞浸润；24~72 h，梗死灶呈伴有污点的苍白色，有时充血明显，镜下，整个心肌纤维凝固性坏死，核消失，横纹消失，胞质变成不规则颗粒状（🔬 7-M_4），肌纤维呈条索状，梗死区炎症反应明显，中性粒细胞浸润达高峰（$7-M_5$）。3~7 天时，梗死灶变软，呈淡黄色或黄褐色，梗死灶外周出现充血出血带；镜下，心肌纤维肿胀、空泡变，胞质内出现颗粒及不规则横带（收缩带），在梗死灶周边带开始肉芽组织增生，梗死区开始机化，间质水肿，常见出血（$7-M_6$）。10 天时，梗死灶凹陷，呈黄色或红褐色，软化明显并可见血管化的边缘，周围充血带更明显；镜下，吞噬细胞吞噬作用明显，在梗死灶边缘可见有显著的肉芽组织。几周到几个月后，胶原蛋白进行性沉积在梗死灶内，肉芽组织增生并机化形成地图形白色瘢痕。

【并发症】

1. 心脏破裂　是区域性心肌梗死的严重并发症，占致死病例的 3%~13%。常发生在心肌梗死后 1 周内，好发于左心室前壁下 1/3 处。

2. 室壁瘤　占梗死病例的 10%~38%。可发生在梗死早期或梗死灶已纤维化的愈合期（$7-S_4$）。

3. 附壁血栓形成　多见于左心室。由于梗死区内膜粗糙，室壁瘤处及心室颤动时出现涡流等原因，而诱发血栓形成（$7-S_5$）。

4. 急性心包炎　区域性心肌梗死，常在梗死后发生浆液性或浆液纤维素性心包炎。

5. 心律失常　占心肌梗死的 75%~95%。心肌梗死累及传导系统，引起传导紊乱，有些可导致心搏骤停、猝死。

6. 心功能不全　梗死区心肌收缩力丧失，引起左心、右心或全心衰竭，是患者死亡的最常见原因，约占心肌梗死的 60%。

7. 心源性休克　占心肌梗死的 10%~20%。心肌梗死面积 >40% 时，心肌收缩力极度减弱，心排血量显著减少，可引起心源性休克，导致患者死亡。

8. 乳头肌功能失调或断裂　二尖瓣乳头肌因缺血或坏死，使其功能发生障碍，造成二尖瓣脱垂或关闭不全，导致心力衰竭；乳头肌断裂极少见，多发生于二尖瓣。

（三）心肌纤维化

心肌纤维化（myocardial fibrosis）是由中至重度的冠状动脉粥样硬化性狭窄引起心肌纤维持续性和（或）反复加重的缺血、缺氧所产生的结果，导致逐渐发展为心力衰竭的慢性缺血性心脏病。肉眼观，心脏体积增大，所有心腔扩张；心壁厚度可能正常，伴有多灶性白色纤维条索或条块，甚至透壁性瘢痕；心内膜增厚并失去正常光泽，有时可见机化的附壁性血栓。镜下，广泛性、多灶性心肌纤维化，伴邻近心肌纤维萎缩和（或）肥大，常有部分心肌纤维肌质空泡化，尤以内膜下区明显，以及陈旧性心肌梗死或瘢痕灶（$7-M_7$）。临床上可表现为心律失常或心力衰竭。

（四）心源性猝死

心源性猝死（sudden cardiac death）是指由于冠状动脉的改变而引起的出乎意料的突发性死亡，通常是由于心室颤动而发生。多见于 39~49 岁患者，男性多于女性。可在某些诱因作用下发作，如饮酒、吸烟、劳累、运动、争吵和斗殴等，也可在无人察觉的情况下死于夜间。

三、慢性缺血性心脏病

慢性缺血性心脏病（chronic ischemic heart disease）或称缺血性心肌病（ischemic cardiomyopathy），过去是用来描述长期缺血性心肌受损而进行性发展的充血性心力衰竭。多数患者既往都有心绞痛病史。

慢性缺血性心脏病的冠状动脉呈中到重度的动脉粥样硬化。心脏扩大，有时由于心脏各心腔扩张而扩大得非常显著。见多灶性心肌纤维化，常伴有透壁性的瘢痕灶。残存的心肌细胞呈中度肥大。尽管有心肌细胞的肥大，但由于伴随心肌壁的扩张而使得心肌壁厚度可大致正常。心内膜增厚，见不同阶段的机化血栓黏附于内膜表面。镜下，由于慢性缺血导致严重的心肌纤维化，残存的心肌细胞呈肥大和萎缩改变。心肌细胞胞质液化（细胞肌质溶解）非常普遍，以心内膜下区域为明显。

慢性缺血性心脏病的特点是出现严重的、进行性的心力衰竭，有时由于偶发性的心绞痛和心肌梗死而加重病情。心律失常常见，伴随充血性心力衰竭和间发性心肌梗死的患者往往致死。有时缺血性心脏病的表现与扩张型心肌病很难区别。

第三节 高血压

高血压(hypertension)是以体循环动脉血压持续升高[成人收缩压≥18.4 kPa(140 mmHg)和(或)舒张压≥12.0 kPa(90 mmHg)]为主要表现的疾病。可分为两类,即原发性高血压和继发性高血压。小部分高血压是其他疾病(如慢性肾小球肾炎、肾动脉狭窄、肾上腺和垂体腺瘤等)的一种症状,称为继发性高血压(secondary hypertension)或症状性高血压(symptomatic hypertension),此类高血压占5%~10%;绝大部分高血压是原因尚未完全明了的一种独立性疾病,称为原发性高血压(primary hypertension)或特发性高血压(essential hypertension),通称为高血压病,占90%~95%,是本节重点叙述的内容。

原发性高血压或高血压病是我国常见的心血管疾病,是以全身性细小动脉硬化为基本病变的全身性疾病,多见于30~40岁以后的中、老年人,病程长,常因不易坚持治疗而发展至晚期。据中国高血压防治指南(2018年修订版),对高血压定义及血压水平分类列于表7-1。

表7-1 血压水平分类和定义

分类	SBP(mmHg)	DBP(mmHg)
正常血压	<120 和	<80
正常高值	120~139 和(或)	80~89
高血压	≥140 和(或)	≥90
1级高血压(轻度)	140~159 和(或)	90~99
2级高血压(中度)	160~179 和(或)	100~109
3级高血压(重度)	≥180 和(或)	≥110
单纯收缩期高血压	≥140 和	<90

注:当SBP和DBP分属于不同级别时,以较高的分级为准。SBP:诊室收缩压,DBP:诊室舒张压

一、病因和发病机制

【病因】

原发性高血压的病因尚未完全清楚,目前比较明确的病因有如下几种。

1. 遗传因素 高血压患者有明显的家族聚集性,约75%的高血压患者有遗传素质。双亲均有高血压者与无高血压家族史比较,高血压患病率高2~3倍;单亲有高血压者患病率高1.5倍。目前认为,原发性高血压是一种受多基因遗传影响,在多种后天因素作用下,正常血压调节机制失调而致的疾病。

2. 膳食因素 摄钠过多可引起高血压。钾摄入量与血压呈负相关,且具有独立的作用。膳食钙对血压的作用还存在争议,多数认为膳食低钙是高血压的危险因素,高钙饮食可降低高血压的发生率。

3. 职业和社会心理应激因素 精神处于紧张状态的职业,能引起严重心理障碍的社会应激因素,高血压患病率比对照组高。

4. 其他因素 超重或肥胖、吸烟、年龄增长和缺乏体力活动等,也是血压升高的重要危险因素。

【发病机制】

原发性高血压的发病机制尚未完全清楚,目前认为,原发性高血压是由彼此互相影响的多种因素共同引起的结果,这些因素包括遗传、环境、神经内分泌和体液等。

1. 长期精神不良刺激 可导致大脑皮质兴奋和抑制失调,皮质下血管收缩中枢冲动占优势,通过交感神经收缩血管节后纤维分泌去甲肾上腺素,作用于细小动脉平滑肌α受体,引起细小动脉收缩,导致血压升高。下丘脑抑制因子(hypothalamic inhibitor,HI)也参与这一环节。

2. 交感神经兴奋 导致肾缺血,刺激球旁装置的ε细胞分泌肾素,肾素使血管紧张素原转变为血管紧张素Ⅰ;在血管紧张素转化酶(ACE)的作用下,形成血管紧张素Ⅱ。一般认为,血管紧张素Ⅱ可引起细小动脉强烈收缩,使血压升高;但现在认为,血管紧张素Ⅱ也主要作用于中枢神经系统的中心,控制交感神经兴奋

和刺激肾上腺释放醛固酮。醛固酮作用于肾小管可增加 Na^+ 的重吸收。这些体液因子的网络效应能够增加全身体液容量。总之,肾素－血管紧张素系统(RAS)升高血压的 3 种主要机制包括:①增加交感神经的兴奋性,②增加肾上腺皮质激素的分泌,③引起血管收缩。肾素－血管紧张素－醛固酮系统(RAAS)可以被心房钠尿肽(atrial natriuretic peptide,ANP)拮抗,ANP 是一种心房特殊细胞分泌的激素。ANP 结合在肾的特殊受体上,增加尿 Na^+ 的排泄,因此,可对抗血管紧张素Ⅱ血管收缩因子的效应。应用交感神经拮抗药(β 肾上腺素受体阻断药)、利尿药和 ACE 抑制药治疗高血压的成功,证明了这些血压调节轴的重要性。

3. 钠水潴留　可使细胞外液增加,导致心排血量增加,引起小动脉壁含水量增多,外周阻力增加,使血压升高;由于血管壁平滑肌内 Na^+、Ca^{2+} 浓度增高,使动脉壁平滑肌收缩性增强,引起血压升高。

二、类型和病理变化

原发性高血压分为良性高血压和恶性高血压两种类型。

(一) 良性高血压

良性高血压(benign hypertension)也称缓进型高血压(chronic hypertension),约占原发性高血压的 95%,一般起病隐匿,病程长,进展缓慢,多见于中、老年人,最终常死于心、脑病变,死于肾病者少见。根据病变进程可将本病分为 3 期。

1. 功能紊乱期　此期是原发性高血压的早期阶段,基本病变为全身细小动脉间歇性痉挛,无血管及心、肾、脑、眼底等器质性病变,可伴有高级中枢神经功能失调。患者血压升高,但有时可正常。患者可有头痛、头晕,头痛多发生于清晨,枕部明显,活动后减轻。可能与晨间颈外动脉扩张、搏动增强有关;活动后因肢体血管相对舒张,脑部血管充血减轻,因而症状缓解。长期反复细小动脉痉挛和血压升高,使受累的血管逐渐发生器质性病变,而发展为下一期。

2. 动脉系统病变期

(1) 细动脉硬化　表现为细动脉玻璃样变性,是良性高血压最主要的特征病变。发生于全身各器官的细动脉(直径 <1 mm 的,中膜仅有 1~2 层 SMC 的最小动脉,如视网膜动脉、脾小体中央动脉、肾小球入球小动脉)。由于细动脉反复痉挛,内皮细胞受损,内皮细胞间隙扩大,内膜通透性升高,血浆蛋白注入内皮下间隙;同时内皮细胞及中膜 SMC 分泌 ECM 增多,继而 SMC 凋亡,导致管壁发生玻璃样变性。镜下,细动脉管壁呈均质红染,管壁增厚,管腔变小甚至闭塞(图 7-6,7-M_8)。心电图显示左心室轻度肥大。

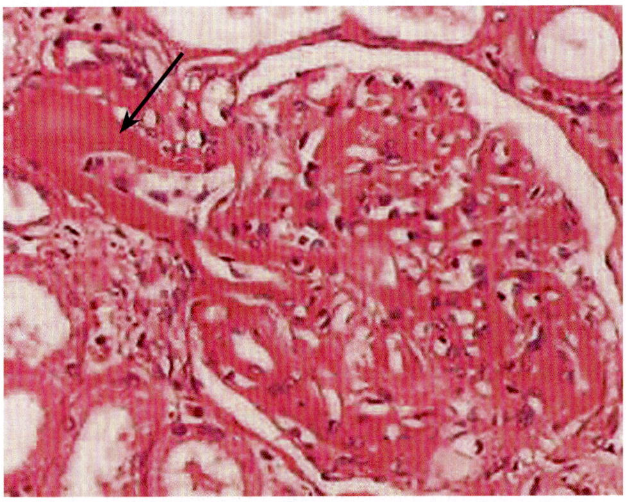

图 7-6　肾入球小动脉玻璃样变性
管壁增厚呈红染均质状,管腔狭窄

(2) 小动脉硬化　主要累及肌型小动脉,如肾弓形动脉、小叶间动脉及脑的小动脉等。由于肌型小动脉长期处于高压状态,其内膜亦有血浆蛋白渗入,内膜胶原纤维及弹力纤维增生,内弹力膜分裂;中膜 SMC 增生、肥大,胶原纤维和弹性纤维增生,最终导致血管壁增厚、管腔狭窄。

(3) 大动脉病变　弹力肌型及弹力型动脉等大动脉可伴动脉粥样硬化性病变。

此期患者血压进一步升高,并持续在较高水平,失去波动性。尿中可有少许蛋白质。

3. 内脏病变期

(1) 心脏　长期慢性高血压可引起心脏病变，称为高血压心脏病(hypertensive heart disease)，主要为左心室肥大。由于外周阻力增加，血压持续升高，左心室因压力性负荷增加发生代偿性肥大。心脏肥大，质量增加，可达 400 g 以上(正常为 250~350 g)。左心室壁增厚，可达 1.5~2.5 cm(正常为 <1.2 cm)，乳头肌和肉柱增粗变圆，但心腔不扩张，甚至略缩小，称为向心性肥大(concentric hypertrophy)(图 7-7)。镜下，心肌细胞变粗、变长，核大而深染。病变继续发展，肥大的心肌细胞与间质毛细血管供血不相适应，逐渐出现供血不足，心肌收缩力减弱，左心室失代偿，心腔扩张，称为离心性肥大(eccentric hypertrophy)。此时心脏仍很大，左心室扩张，心室壁相对变薄，肉柱、乳头肌变扁平。如果合并动脉粥样硬化，可进一步加重心肌供血不足，促进心力衰竭。

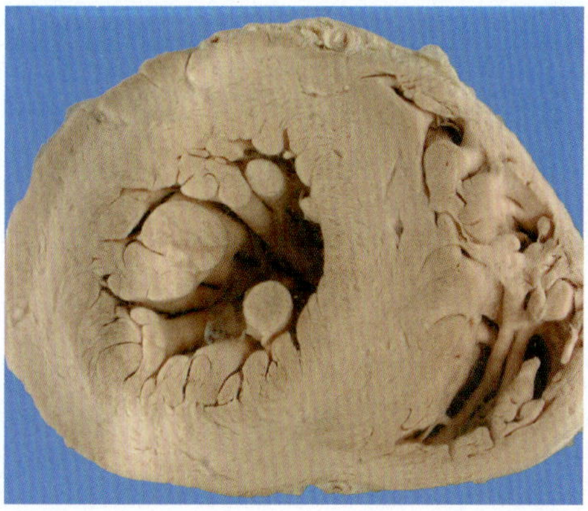

图 7-7　高血压心脏病
示左心室壁明显增厚

临床上，早期，由于左心室向心性肥大能完全代偿其功能，使心排血量维持在正常水平，不会引起明显的症状。晚期，左心室离心性肥大，心功能失代偿，可出现左心衰竭的表现，伴发冠状动脉硬化者，更易出现心肌缺血的表现(如心绞痛等)。

(2) 肾　由于入球小动脉和肌型小动脉硬化，致使受累肾单位因缺血而萎缩纤维化，晚期肾可以表现为原发性颗粒性固缩肾(primary granular atrophy of the kidney)或细动脉性肾硬化(arteriolar nephrosclerosis)。①双侧肾对称性体积缩小，质地变硬，质量减轻，单侧肾质量一般 <100 g(正常成人单肾质量约 150 g)；②表面呈均匀弥漫的细小颗粒状($7-S_6$)；③切面见皮质变薄(≤2 mm，正常厚 3~5 mm)，皮髓质分界模糊；④肾盂周围脂肪组织增多。镜下，肾入球小动脉透明变性及肌型小动脉(弓形动脉、叶间动脉)硬化，病变严重区域的肾小球因缺血发生萎缩、纤维化和玻璃样变性，所属肾小管因缺血及功能失用而萎缩、消失；间质结缔组织增生及淋巴细胞浸润($7-M_9$)。该处由于肾实质萎缩和结缔组织收缩而形成凹陷的固缩病灶；周围相对健存的肾小球发生代偿性肥大，所属肾小球扩张，使局部肾组织向表面隆起，形成肉眼所见的细小颗粒状。

患者可有轻度至中度蛋白尿、管型尿。病变严重时，肾功能逐渐下降，可有多尿、夜尿；血中非蛋白氮、肌酐、尿素氮升高，甚至出现尿毒症。由于高血压心、脑病变出现较肾早且严重，因此多数患者常在此前已死于心、脑并发症。

(3) 脑　高血压时，由于脑的细小动脉痉挛和硬化，患者可出现一系列脑部变化。①脑水肿：由于脑内细小动脉痉挛、硬化、缺血，引起毛细血管通透性增加，发生脑水肿，可出现头痛、头晕、眼花等。②高血压脑病(hypertensive encephalopathy)：由于脑细、小血管病变及痉挛致血压骤升，毛细血管通透性升高，引起急性脑水肿和颅内压增高，导致以中枢神经功能障碍为主要表现的综合征，称高血压脑病。其临床表现为血压显著升高，剧烈头痛、呕吐、抽搐，甚至昏迷。③脑软化(encephalomalacia)：由于脑的细、小动脉硬化、痉挛，导致其供血区域脑组织缺血性梗死，形成质地疏松的筛网状病灶，称之为脑软化(cerebral softening)。脑软化灶数量多且小，称微梗死灶(microinfarct)，亦称脑腔隙状梗死(cerebral lacunar infarct)。最终坏死组织被吸收，由周围胶质细胞产生胶质，形成胶质瘢痕。常发生于壳核、丘脑、脑桥和小脑。由于脑软化较小，一般不引起严重后果。④脑出血(cerebral hemorrhage)：又称脑卒中，俗称中风(stroke)，是高血压最严重且常导致死亡的并发症。多为大出血，常发生在基底核、内囊，其次为大脑白质、脑桥和小脑，约 15% 发生于脑干。出血区域脑组织完全被破坏，形成囊腔，其内充满坏死组织和凝血块。有时，出血范围甚大，可破裂入侧脑室（图 7-8）。引起脑出血的原因为脑血管壁病变致使其弹性下降，当失去壁外组织支撑时（如微小软化灶），可形成微小动脉瘤（microaneurysm），如再遇到血压突然升高，可致小动脉瘤破裂出血；脑血管的细、小动脉硬化，血管壁变脆，血压升高时可破裂出血；脑出血多见于基底核区域（尤以豆状核最常见），因为供应该区域的豆纹动脉从大脑中动脉呈直角分出，直接承受压力较高的血流冲击，易使已有病变的豆纹动脉破裂出血。

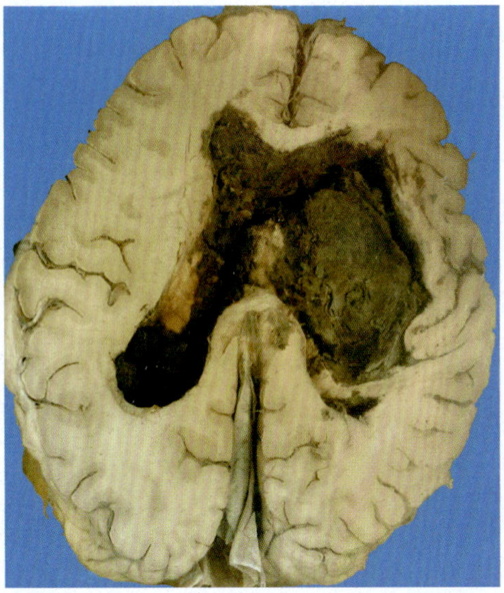

图 7-8 高血压脑出血
内囊、基底核区脑组织出血并破入侧脑室

临床表现常因脑出血部位的不同、出血量多少而异。患者常表现为呼吸加深、脉搏加快、肢体弛缓、腱反射消失、大小便失禁，甚至突然昏迷等。严重者瞳孔及角膜反射消失，出现潮式呼吸（Cheyne-Stokes respiration）。内囊出血者可引起对侧肢体偏瘫及感觉丧失。出血破入脑室时，患者发生昏迷，常导致死亡。脑桥出血可引起同侧面神经麻痹，以及对侧上、下肢瘫痪。左侧脑出血常引起失语。脑出血尚可引起颅内压增高，并引起脑疝。小的血肿可被吸收，胶质纤维性修复；中等量的出血灶可被胶质瘢痕包裹，形成血肿或液化呈囊腔。

（4）视网膜 视网膜中央动脉亦常发生细动脉硬化。眼底血管是人体内唯一能被窥视的小动脉。高血压眼底改变有血管和视网膜病变，包括视网膜小动脉不同程度的狭窄和硬化，动静脉交叉压迫现象，视网膜水肿、渗出、出血和视盘水肿。因视盘水肿、视网膜渗出和出血，患者视物模糊。

（二）恶性高血压

恶性高血压（malignant hypertension）也称急进型高血压（accelerated hypertension），较少见，多见于青壮年。临床上起病急，血压升高明显，尤以舒张压升高显著，常高于 130 mmHg，病变迅速发展，较早即出现肾衰竭。多为原发性，也可由良性高血压恶化而来。

恶性高血压的特征性病变表现为坏死性细动脉炎（necrotizing arteriolitis）和增生性小动脉硬化，主要累及肾。肾的坏死性细动脉炎主要累及入球动脉，动脉内膜和中膜发生纤维素样坏死，免疫组织化学染色表明，其中除含纤维蛋白外，尚有免疫球蛋白和补体成分。血管壁及周围可见核碎片及单核细胞、中性粒细胞等浸润。病变可波及肾小球，致肾小球血管丛发生节段性坏死。坏死性细动脉炎常并发微血栓形成或破裂，而引起微梗死或出血。此时肉眼可见肾表面平滑，有多数斑点状出血和微梗死灶。增生性小动脉硬化主要发生在肾小叶间动脉及弓形动脉等处，主要表现为内膜显著增厚，内弹力膜分裂，平滑肌细胞增生肥大，胶原等物质增多，使血管壁呈同心层状增厚，如洋葱皮样（7-M_{10}）。病变主要累及肾和脑血管。

患者临床上血压常显著升高，超过 230/130 mmHg，可发生高血压脑病。常出现视网膜出血及视盘水肿。常有持续性蛋白尿、血尿及管型尿。患者多在 1 年内迅速发展为尿毒症而死亡，也可因脑出血或心力衰竭致死。

第四节　动脉瘤

动脉瘤（aneurysm）是因先天或后天性血管壁中膜的薄弱而引起的动脉壁的局限性、持久性异常扩张。动脉瘤最常见于弹性动脉及其主要分支，肌型动脉次之。可累及任何部位的血管，但以主动脉和脑血管最常受累且后果严重。

【病因】

先天性缺陷，如好发于脑血管的囊性或浆果状动脉瘤（saccular or berry aneurysm），就是由于动脉壁中层的先天性局限性缺如引起疾病，能引起血管壁局部结构或性能减弱者，包括动脉粥样硬化（最常引起腹主动脉瘤，7-S_7）、梅毒性主动脉炎（最常引起升主动脉和主动脉弓部动脉瘤），主动脉中层囊性退变、坏死（引起主动脉夹层动脉瘤）和局部感染（细菌或真菌）。此外，创伤可引起创伤性动脉瘤。

【类型】

动脉瘤根据动脉瘤壁的结构可分为 3 类（图 7-9）：①真性动脉瘤（true aneurysm）：其壁由血管壁的内、中、外膜 3 层组织构成，仅局部薄弱发生异常扩张，大多数动脉性动脉瘤（arterial aneurysm）属于此类。②假性动脉瘤（false or pseudoaneurysm）：局部血管壁破裂，形成较大的血肿，血肿外可仅有外膜层甚至仅为血管周围组织包绕，构成其壁。早期，血肿内面直接与血管腔相通；晚期，血肿机化，其内层面可有内皮细胞覆盖。创伤性动脉瘤及血管吻合术的移植段与原血管结合部的动脉瘤均属此类。③夹层动脉瘤（dissecting aneurysm）：又称动脉夹层（或分离）（arterial dissection），血管壁内膜破裂后血液经裂口流注入管壁中层，或因中膜囊性退变、坏死及滋养血管破裂出血，使中膜分离形成假血管腔及局部血肿（7-S_8）。

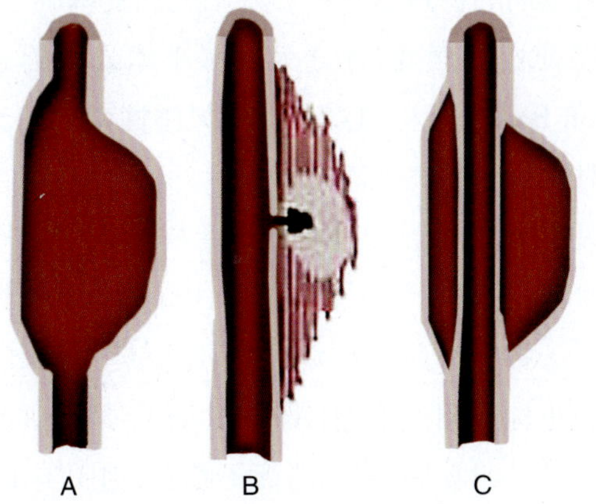

图 7-9　动脉瘤结构类型示意图
A. 真性动脉瘤；B. 假性动脉瘤；C. 夹层动脉瘤

【并发症】

动脉瘤最严重的并发症为破裂出血。脑的动脉瘤破裂是引起突发性蛛网膜下腔出血的常见原因，可因颅内压增高、脑疝或引起继发性脑内血管痉挛致大面积脑软化而致死。梅毒性主动脉瘤破裂可引起致死性大出血及心脏压塞。粥样硬化性腹主动脉瘤破裂可致腹膜后大出血引起死亡。此外，附壁血栓及血栓脱落引起的栓塞亦可导致相应的后果。

第五节　风湿病

风湿病（rheumatism）是一种与 A 组乙型溶血性链球菌感染有关的变态反应 - 自身免疫病。病变累及全身结缔组织及血管，常形成特征性的风湿性肉芽肿病变。最常累及心脏和关节，其次是皮下、浆膜、血管和脑，其中以心脏病变最严重。本病常反复发作，急性期称为风湿热（rheumatic fever），急性期后可遗留慢性心脏损害，形成风湿性心瓣膜病。临床上，除有心脏和关节症状外，常伴有发热、皮疹、皮下结节、小舞蹈病等症状和体征；血液检查可见抗链球菌溶血素“O”抗体（简称抗“O”抗体）滴度增高，红细胞沉降率加快等。

风湿病可发生于任何年龄，但多发生于 5~15 岁儿童，发病高峰为 6~9 岁。男女发病率大致相等。风湿病的患病率地区差异大，我国西部四川最高，东部（浙）和中部（鄂）居中，北部（吉林）较低，南方广东最低。若以长江为界，南方（不含粤）高于北方。风湿病以秋、冬、春季为多发。

一、病因和发病机制

【病因】

咽部 A 组乙型溶血性链球菌感染的咽炎、喉炎儿童，在秋、冬、春季患病率高（也是风湿病的高发季节）。

虽然风湿病患者的血液中发现高效价的抗链球菌抗原的抗体，但在局部（心、血管、关节等处）却无这种细菌感染，炎性病变也非化脓性，说明本病并不是细菌直接作用所致。

此外，从链球菌细胞壁分离出 C 抗原（糖蛋白）所产生的抗体与体内多处结缔组织可产生交叉反应，细菌的细胞壁 M 抗原（蛋白质）产生的抗体可与心、血管平滑肌产生交叉反应，说明此病是一种与链球菌感染有关的变态反应性病变。链球菌的溶血素“O”可在咽部感染后 10~15 天诱导机体产生抗“O”抗体，与风湿病的发病时间相一致。因此，把临床检测血中抗“O”抗体作为风湿病的血清学诊断指标。

必须强调，机体抵抗力与反应性的变化在风湿病的发生上值得重视。例如，链球菌性咽喉炎患者中仅 1%~3% 发生风湿病，此菌不引起化脓性炎而引起肉芽肿性炎；同为风湿性心肌炎，儿童与成人表现不一样；同为风湿病仅少数人发生小舞蹈症；单卵双胎者的风湿病共同发病率高于双卵双胎者；有研究发现，风湿病患者 B 淋巴细胞表面有遗传性标记 833+，称为 833+ B 淋巴细胞同种抗体，约 72% 的风湿病患者此抗体呈阳性反应，上述均提示机体内因在风湿病的发生上起重要作用。

受寒、受潮湿及病毒感染等因素可能参与诱发风湿病。

【发病机制】

风湿病的发病机制仍然不十分清楚，多数倾向于抗原 – 抗体交叉反应学说。链球菌感染（咽峡炎），细菌在局部释放出菌体蛋白（M 抗原）、糖蛋白（C 抗原）、溶血素“O”等大分子进入血液，刺激体液免疫细胞（B 淋巴细胞、浆细胞）产生抗 M、抗 C、抗“O”多种抗体。抗 M 抗体与心、血管平滑肌，抗 C 抗体与心、血管、皮下结缔组织产生交叉反应（Ⅲ型超敏反应），抗原 – 抗体复合物激活补体产生活性物质，引发变态反应性损害。

除链球菌感染以外，某些病毒、细菌感染可能改变心、血管及全身结缔组织的分子结构，使之具有抗原性而引发自体免疫反应，也可能与风湿病的发病有关。

二、基本病变

风湿病主要是结缔组织变态反应性炎症，各受累部位的病变发展过程不尽相同，但典型病变一般经历以下阶段。

（一）变质渗出期

心脏、浆膜、关节、皮肤、脑和血管等病变部位的结缔组织发生黏液样变性和纤维素样坏死。结缔组织中的胶原纤维肿胀、断裂、崩解成无结构的颗粒状、片状或网状的红染物质，酷似纤维素，因此称之为纤维素样坏死（纤维素样变性）。病灶中有少量淋巴细胞、浆细胞、中性粒细胞和单核细胞浸润。本期持续约 1 个月。之后，病变或者被完全吸收，或者发生纤维化而愈合；有些病变，特别是成人心脏的病变，常常持续发展，进入增生期；在动脉、关节和皮肤等处的病变也可发展为类似肉芽肿性病变。

（二）增生期（肉芽肿期）

增生期的特点是在变质渗出的病变基础上，形成具有特征性的病变，称之为风湿小体或阿绍夫小体（Aschoff body），又称风湿小结或风湿性肉芽肿。此种小体对诊断风湿病有意义。

风湿小体的形成是在纤维素样坏死物质周边围绕数量不等的风湿细胞，它们是由邻近的巨噬细胞增生、聚集，吞噬纤维素样坏死物质后转变而来的。风湿细胞也称阿绍夫细胞（Aschoff cell）。风湿细胞体积较大，圆形、卵圆形，胞界清而不整齐，胞质丰富均质，略嗜双色；核大，圆形或卵圆形，核膜清晰，核染色质集中于中央并呈细丝状向核膜扩散，因而横切面呈枭眼状，长形核的纵切面呈毛虫状。风湿细胞大多为单核，也可见少数双核或多个核的阿绍夫巨细胞。纤维素样坏死、成团的风湿细胞及伴有的淋巴细胞、浆细胞等共同组成的具有特征性的病变，为风湿小体（图7-10）。风湿小体主要分布于心肌间质、心内膜下和皮下结缔组织，心外膜、关节和血管等处少见。心肌间质处风湿小体多位于小血管旁。此期病变持续2~3个月。

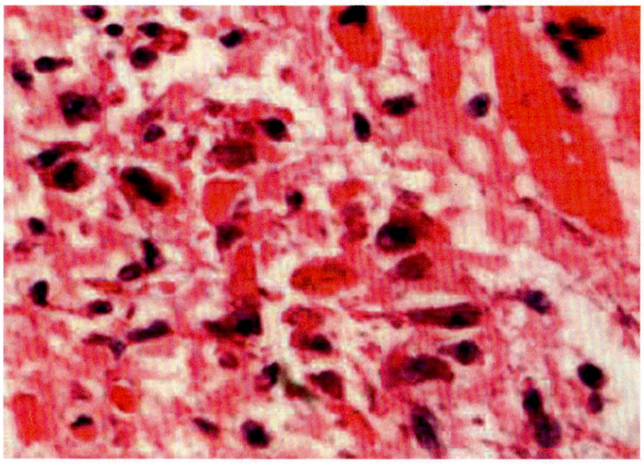

图7-10 风湿小体
镜下可见纤维素样坏死和风湿细胞

（三）纤维化期（硬化期）

风湿小体发生纤维化是风湿病的特点。纤维素样坏死物质逐渐被吸收，风湿细胞逐渐转变为成纤维细胞，产生胶原纤维，使风湿小体纤维化，形成梭形小瘢痕。此期经过2~3个月。

上述整个病程经4~6个月。由于风湿小体常有反复急性发作，故受累器官或组织中有新旧病变并存。病变反复发展，纤维化和瘢痕形成，导致器官功能障碍。

三、慢性风湿性心脏病

风湿性心脏病（rheumatic heart disease）包括急性期的风湿性心脏病和静止期的慢性风湿性心脏病。几乎每位风湿病患者都有心脏病，只是轻者不易被觉察和可能不引起慢性风湿性心脏病而已。风湿性心脏病多见于青壮年，17~18岁为发病高峰，性别间发病差异不明显。

风湿性心脏病可分为风湿性心内膜炎（rheumatic endocarditis）、风湿性心肌炎（rheumatic myocarditis）和风湿性心外膜炎（rheumatic pericarditis），若病变累及心脏全层则称为风湿性全心炎（rheumatic pancarditis）。儿童风湿病患者中，65%~80%有心脏病的临床表现。风湿性心脏病常为全心炎，但可以其中1种或2种为主。反复发作者，可能分别引起心瓣膜病、心肌（间质）纤维化及心包粘连或缩窄性心包炎，此时应称为慢性风湿性心脏病。

（一）风湿性心内膜炎

风湿性心内膜炎是风湿病最重要的病变，主要累及心瓣膜，引起瓣膜炎，也可累及瓣膜邻近的心内膜和腱索，引起瓣膜变形和功能障碍。瓣膜中主要累及二尖瓣，其次是二尖瓣和主动脉瓣同时受累，三尖瓣和肺动脉瓣极少受累。

肉眼观，病变早期受累的瓣膜肿胀、增厚，失去光泽，继而病变瓣膜不断受到血流冲击和瓣膜不停地关闭和开放等摩擦作用，使瓣膜表面（尤以闭锁缘处内膜）受损，形成粗糙面，导致血小板在该处沉积、凝集，形成串珠状单行排列的，大小如粟粒（1~3 mm），灰白色，半透明的，与瓣膜粘连牢固不易脱落的疣状赘生物（verrucous vegetation）（图7-11），故又称疣状心内

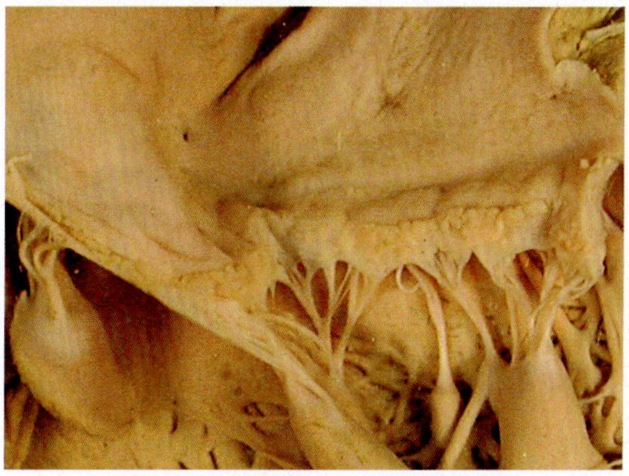

图7-11 疣状心内膜炎
增厚瓣膜上有疣状赘生物

膜炎。赘生物较多时，可呈片状累及邻近腱索和心内膜。镜下，瓣膜胶原纤维肿胀，黏液样变及纤维素样坏死；疣状赘生物是由血小板和纤维素构成的白色血栓，其基底部有少许的炎症细胞浸润（图 7-12），有时可见肿大的成纤维细胞和多少不等的风湿细胞，典型的风湿小体少见。

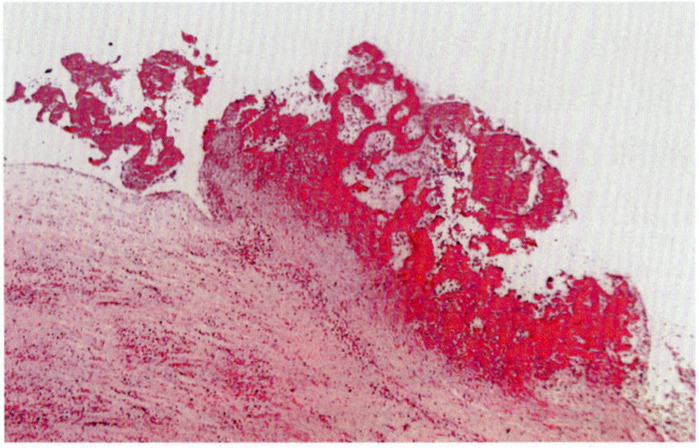

图 7-12 风湿性心内膜炎
瓣膜表面附有白色血栓

病变后期，心内膜下风湿病变发生纤维化，心瓣膜和腱索的赘生物发生机化，形成灰白色瘢痕。导致瓣膜增厚、变硬、卷曲、缩短，瓣叶之间发生纤维性粘连，腱索增粗和缩短，最终导致瓣膜病［瓣膜狭窄和（或）闭锁不全］（ 7-S_9、7-A_1），引起血流动力学改变甚至心力衰竭。左心房后壁可因机化增厚、粗糙和皱缩，称为 McCallum 斑（McCallum patch）。

急性期，临床上可因发热、贫血及相对性二尖瓣关闭不全，在心尖区出现轻度收缩期杂音。由于病变反复发作，后期使瓣膜变形引起瓣膜病，可出现心脏杂音和心房、心室肥大、扩张，全身淤血等心力衰竭的表现。

（二）风湿性心肌炎

风湿性心肌炎发生于成人，常表现为灶性间质性心肌炎，病变主要累及心肌间质结缔组织，特别是小血管周围的结缔组织。病变早期，心肌间质结缔组织发生黏液样变和纤维素样坏死，继而形成风湿小体（ 7-M_{11}）。风湿小体灶性分布，呈梭形，大小不一，发生于心肌各处，但以室间隔、左心室后壁、左心房及左心耳等处较多。病变后期，风湿小体纤维化，形成梭形小瘢痕。儿童的心肌炎常为弥漫性间质性心肌炎。心肌间质明显水肿，有较多的炎症细胞浸润。

风湿性心肌炎时，在心肌间质形成的多少不等的灶状小体逐渐机化形成瘢痕，而影响心肌收缩力，临床上表现为心率加快，第一心音低钝，这可能是由于病变波及房室结或迷走神经兴奋所致。

（三）风湿性心外膜炎

风湿性心外膜炎常伴有风湿性心内膜炎和风湿性心肌炎。风湿性心外膜炎的病变特点是浆液和（或）纤维素渗出，有时可见风湿小体形成。心外膜大量浆液渗出时，心包腔内可见大量液体潴留，形成心包积液；大量纤维素渗出时，覆盖于心外膜表面的纤维素可因心脏不停搏动和摩擦，形成无数的绒毛状物质覆盖在心脏表面，称为绒毛心（ 7-S_{10}）。恢复期，浆液逐渐被吸收，纤维素也大部分被溶解吸收，但少数患者心脏表面纤维素未被溶解吸收而发生机化粘连，引起缩窄性心包炎，致使心脏功能发生障碍。

风湿性心外膜炎，当心外膜大量浆液渗出时，则表现为心包积液，听诊时心音遥远，叩诊左、右心界扩大，X 线检查心脏呈烧瓶状；当心外膜大量纤维素渗出时，患者有心前区疼痛，可闻及心包摩擦音。少数病例，心包脏、壁两层发生粘连，形成缩窄性心包炎，导致心功能障碍。

四、其他各器官病变

（一）风湿性关节炎

风湿病急性发作时，约 70% 的患者可出现风湿性关节炎（rheumatic arthritis），多见于成人，儿童少见。以游走性多关节炎为其临床特征。病变常侵犯大关节，如膝、踝、肩、腕、肘等关节，也可累及小关节，各关节先后受累，反复发作。受累关节局部出现红、肿、热痛和功能障碍。镜下，主要为关节滑膜的浆液性炎症，滑膜及关节周围组织充血、水肿，胶原纤维黏液样变性和纤维素样坏死，有时可见少数不典型的风湿小体形成。风湿性关节炎预后良好，时间短，一般不留后遗症。

（二）风湿性动脉炎

风湿性动脉炎（rheumatic arteritis）可发生于大、小动脉，如冠状动脉、肾动脉、肠系膜动脉、脑动脉及肺动脉等，并以小动脉受累较多见。急性期，血管壁结缔组织黏液样变性及纤维素样坏死和炎细胞浸润，可有风湿小体形成。后期，血管壁结缔组织增厚，管腔狭窄，甚至闭塞。风湿性冠状动脉炎，临床上可出现与冠心病相似的心肌缺血症状。

（三）皮肤的风湿性病变

皮肤的风湿性病变可表现为皮肤环形红斑和皮下结节。

1. 环形红斑（erythema annulare） 皮肤的风湿性病变中最多见的和具有诊断意义的病变是环形红斑，但此病变临床上少见（<5%），多见于儿童，为风湿病活动的表现之一。见于躯干及四肢，直径约 3 cm，边缘红晕，中心保持皮肤本色。镜下为渗出性病变，真皮浅层血管扩张充血，血管周围组织水肿，淋巴细胞、单核细胞及少许中性粒细胞浸润。常在 1~2 天内消失。

2. 皮下结节（subcutaneous nodule） 多发生于腕、肘、踝等大关节处的侧伸面皮下结缔组织，结节直径 0.5~2.0 cm，圆形或椭圆形，质地较硬，境界清楚，可活动，压之不痛。镜下为增生性病变，结节中央为纤维素样坏死，周围有增生的成纤维细胞和风湿细胞围绕成栅栏状排列，伴有淋巴细胞浸润。皮下结节的出现常与风湿性心脏病的发生有关。风湿活动停止后，结节纤维化，形成小瘢痕。

（四）脑的风湿性病变

脑的风湿性病变主要累及大脑皮质、基底核、丘脑及小脑皮质。多见于 5~12 岁儿童，女孩多见。表现为非特异性轻度脑膜炎或风湿性动脉炎，病变局部充血，血管周围淋巴细胞浸润，神经细胞变性及胶质细胞增生等改变。当病变侵犯锥体外系统时，患儿出现面肌及肢体不自主运动，临床上称为小舞蹈病。

第六节 感染性心内膜炎

感染性心内膜炎（infective endocarditis，IE）是指由病原微生物直接侵犯心内膜而引起的炎症性疾病。病原微生物主要是细菌，又称细菌性心内膜炎。根据病情和病程，本病可分为急性感染性心内膜炎和亚急性感染性心内膜炎两种。前者由毒力强的病原体所致，有严重的全身中毒症状，未经过治疗可在数天或数周内死亡；后者感染的病原体毒力较弱，病程较长，病情较轻，中毒症状较轻。随着新型高效抗生素的应用和医疗条件的改善，急性感染性心内膜炎的预后已获得显著改变，有时难以与亚急性感染性心内膜区别。感染性心内膜炎可见于任何年龄，以男性成人多见。

一、病因和发病机制

【病因】

近年来，致感染性心内膜炎的病原微生物已有明显变化，草绿色链球菌感染现已减少（<50%），葡萄球菌、革兰氏阴性杆菌、厌氧球菌、真菌感染呈增加趋势，这与心血管手术和介入性治疗、广谱抗生素及免疫抑制剂的应用有关。

亚急性感染性心内膜炎仍以草绿色链球菌最多见，肠球菌和表皮葡萄球菌次之。急性感染性心内膜炎以金黄色葡萄球菌最多见，少数为肺炎链球菌、A 组链球菌、流感嗜血杆菌和淋病奈瑟菌等。

【发病机制】

感染性心内膜炎可发生在无基础心脏病的患者，但大多数发生于有器质性心脏病的患者，如风湿性心瓣膜病、先天性心脏病、老年退行性心脏病及人工瓣膜置换术等。根据我国统计资料分析，感染性心内膜炎患者 80% 有风湿性心脏病，8%~15% 有先天性心脏病，无器质性心脏病患者仅占 2%~10%。

在正常情况下，自不同途径进入血液循环的致病微生物可被机体的防御机制所消除。当有心血管器质性病变存在时，心脏内血流状态改变，由正常的层流变成涡流或喷射状，并从高压心腔室分流至低压腔室，形成明显的压力阶差，使受血流冲击处的内膜损伤、内层胶原暴露，血小板、纤维蛋白、白细胞和红细胞积聚，从而为病原微生物的侵入创造了条件。反复发生的菌血症可使机体血液循环中产生抗体（如凝集素），有利于病原体在损伤部位黏附，并与上述的各种成分一起形成赘生物。赘生物成为细菌的庇护所，血小板－纤维素沉积物可使其中的细菌免受宿主免疫机制的攻击。感染的赘生物通过血小板－纤维素聚集而逐渐增大，使瓣膜破坏加重；当赘生物碎裂脱落时，可导致栓塞，细菌被释放入血流中产生菌血症和转移性播散病灶。反复的菌血症，不断激活机体免疫系统，可引起变态反应性炎症，如关节炎、血管炎、杵状指、肾小球肾炎等。急性感染性心内膜炎通常为败血症、脓毒败血症的严重并发症，细菌直接侵犯心内膜引起急性化脓性心内膜炎。

二、病理变化及临床病理联系

（一）急性感染性心内膜炎

急性感染性心内膜炎（acute infective endocarditis）的病变多在原来无病变的正常心内膜，多单独侵犯二尖瓣或主动脉瓣，三尖瓣和肺动脉瓣很少受累。病变多发生在二尖瓣的心房面和主动脉瓣的心室面，这与血流冲击瓣膜发生机械性损伤有关。有的病例可发生在已有病变的瓣膜上。肉眼观，瓣膜闭锁缘处常形成较大的赘生物。赘生物呈灰黄色或灰绿色，质地松软，易脱落形成带有细菌的栓子，引起某些器官的梗死和多发性小脓肿（败血性梗死）。严重者，可发生瓣膜破裂或穿孔和（或）腱索断裂，导致急性心瓣膜关闭不全而猝死。镜下，瓣膜溃疡底部组织坏死，有大量中性粒细胞浸润，赘生物为血栓，其中混有坏死组织和大量细菌菌落及肉芽组织。值得注意的是，近年来，由于静脉吸毒人数的上升，由此引起的感染性心内膜炎病例也呈增加趋势。静脉吸毒诱发的急性感染性心内膜炎多见于男性患者，之前多无心脏病基础病变，以累及右心内膜特别是三尖瓣为主。三尖瓣赘生物易脱落引发肺栓塞。

本病起病急，发展快，虽经治疗，仍有 50% 以上的病例于数日或数周内死亡。部分病例由于瓣膜破坏严重，治愈后形成大量瘢痕，引起瓣膜关闭和（或）瓣膜开放发生障碍，导致慢性心瓣膜病。

（二）亚急性感染性心内膜炎

1. 心脏　病变主要累及二尖瓣和主动脉瓣。常在原有病变的瓣膜或缺损的间隔上形成赘生物。赘生物单个或多个，体积较大或大小不一，呈菜花状、息肉状（ $7-S_{11}$）。严重时，瓣膜可发生溃疡、穿孔和腱索断裂。赘生物呈污秽灰黄色或灰绿色，干燥质脆，易破碎和脱落成为栓子，引起栓塞。镜下，赘生物由血小板、纤维素、坏死组织、炎细胞、细菌菌落构成，细菌菌落包裹在赘生物内部（ $7-M_{12}$）。溃疡底部可见少许肉芽组织及淋巴细胞、单核细胞浸润。瓣膜的损害可造成瓣膜口狭窄和（或）关闭不全，导致心力衰竭。临床上可听到相应杂音，但杂音强弱多变，这与赘生物的变化有关。

2. 血管　由于赘生物碎裂脱落形成栓子，引起动脉栓塞。栓塞多见于脑，其次是肾、脾和心脏，并引起相应部位梗死，临床上出现相应症状。由于栓子常来自赘生物的浅层，不含菌或极少细菌，加之细菌毒力弱，因此一般不引起败血症。由于毒素和（或）免疫复合物的作用，使微小血管壁受损，引起血管炎，发生漏出性出血。临床表现为皮肤（颈、胸部）、黏膜（如口腔、睑结膜）及眼底出血点[罗特斑（Roth spot）]。部分患者由于皮下小动脉炎，在指、趾末节腹面、足底或大、小鱼际处出现红紫色、微隆起、有压痛的小结节，称奥斯勒结节（Osler node）。

3. 肾　由于病原菌长期释放抗原入血，可导致免疫复合物的形成，大多数可引起局灶性肾小球肾炎，少数病例可发生弥漫性肾小球肾炎。

4. 败血症　由于赘生物中的细菌和毒素不断侵入血流，患者有长期发热。皮肤、黏膜和眼底部有出血，这是由于血管壁损伤，通透性升高所致。脾大、白细胞增多、脾窦扩张充血。因脾功能亢进和草绿色链球菌的轻度溶血作用，患者可出现贫血。血培养阳性是诊断本病的重要依据。

在原有心脏病的基础上出现上述症状，应考虑发生亚急性感染性心内膜炎，及时合理地给予抗生素及对症治疗，可以挽救患者于危重之中。但瓣膜赘生物的机化和瘢痕形成，极易造成严重的瓣膜变形，导致慢性心瓣膜病。

第七节　心瓣膜病

心瓣膜病（valvular the heart disease）是指心瓣膜受各种致病因素作用造成损伤或先天性发育异常造成的器质性病变，表现为瓣膜口狭窄和（或）关闭不全，为常见的慢性心脏病之一。常导致心功能不全，引起全身血液循环障碍。

慢性瓣膜病的发生主要与风湿性心内膜炎和感染性心内膜炎有关，其次是主动脉粥样硬化和主动脉梅毒累及主动脉瓣，少数病例发生于瓣膜退化、钙化或先天发育异常。瓣膜狭窄和瓣膜关闭不全可单独存在，但大多数为两者同时并存。病变可累及一个瓣膜，但也可累及两个以上瓣膜或先后受累，称为联合瓣膜病。

二、常见病理类型

（一）二尖瓣狭窄

二尖瓣狭窄（mitral stenosis）是指二尖瓣增厚，瓣膜口缩小，瓣膜不能充分开放，导致血流通过障碍。大多数由风湿性心内膜炎反复发作引起，少数病例可由亚急性细菌性心内膜炎引起，偶见于先天性发育异常。

正常成人二尖瓣口开放时面积约为 5 cm^2，可通过两个手指。瓣膜口狭窄时，可缩小到 1~2 cm^2，甚至 0.5 cm^2，或仅能通过医用探针。二尖瓣狭窄可分为 3 种类型。①隔膜型：病变最轻，以小瓣严重。瓣膜口轻度增厚，仍有弹性，瓣叶轻度粘连，瓣膜口轻度狭窄。②增厚型：病变较重，瓣膜增厚显著，弹性明显减弱，瓣叶间显著粘连，瓣膜口狭窄明显。③漏斗型：病变最严重，瓣膜极度增厚、变硬，瓣叶间纤维性粘连严重，失去活动性，瓣膜口缩小且固定呈鱼口状（ 7-S_{12}）。

【血流动力学和心脏变化】

早期，左心房处于代偿期，由于二尖瓣狭窄，左心室舒张期，左心房血液进入左心室受阻，致使舒张末期仍有部分血液滞留于左心房内，加上肺静脉来的血液，使左心房血液量比正常增多。此时，心肌纤维拉长以加强收缩力，心腔扩大以容纳更多血液，导致左心房代偿性扩张。因左心房血液负荷加重，心肌代谢增强，心肌纤维增粗，从而左心房代偿性肥大，以维持相对正常的血液循环。后期，随时间延长或病情加重，超过代偿极限，左心房收缩力减弱而呈高度扩张（肌源性扩张），致左心房失代偿。此时，左心房淤血，左心房压力增高使肺静脉血液进入左心房受阻，从而导致肺静脉压升高，随即引起肺淤血。

由于肺静脉压升高可通过神经反射引起肺内小动脉收缩，使肺动脉压也升高。长期肺动脉压升高致使右心室代偿性扩张、肥大。以后，右心室发生肌源性劳损，出现肌源性扩张。继而出现右心室部分血液反流入右心房，加重了右心房负担，可致右心功能不全，引起体循环淤血。

【临床病理联系】

二尖瓣狭窄，听诊时在心尖区可闻及舒张期隆隆样杂音。这主要是由于舒张期左心房的血液通过狭窄的二尖瓣口造成涡流所致。X 线检查显示左心房增大，左心室无变化或轻度缩小，呈梨形心。由于左心房高度扩张，可引起心房颤动。左心房血液出现涡流，易继发附壁血栓，常发生于左心房后壁及左心耳。血栓脱落可引起栓塞。慢性肺淤血可致肺间质性水肿和含铁血黄素沉着，患者出现带血的泡沫痰、呼吸困难、发绀及面颊潮红（二尖瓣面容）。右心衰竭时，体循环淤血，出现颈静脉怒张，肝淤血增大致淤血性肝硬化，下肢水肿及浆膜腔积液等临床表现。

（二）二尖瓣关闭不全

二尖瓣关闭不全（mitral insufficiency）是指二尖瓣瓣膜增厚、变硬、弹性减弱或消失，瓣膜卷曲、缩短，腱索增粗、缩短；有时瓣膜穿孔、破裂或钙化，引起二尖瓣环扩张致二尖瓣关闭不全。二尖瓣关闭不全大多数是由风湿性心内膜炎所致，其次是由亚急性细菌性心内膜炎(SBE)、急性感染性心内膜炎所致。二尖瓣关闭不全也是常见的慢性瓣膜病,常与二尖瓣狭窄同时出现。

【血流动力学变化】

二尖瓣关闭不全时,在左心室收缩期,左心室部分血液通过未关闭的瓣膜口反流到左心房,加上肺静脉输入的血液,使左心房血容量较正常增多,压力升高,久之,左心房代偿性扩张、肥大。左心室舒张期,左心房内大量血液涌入左心室,左心室血容量增多,压力升高,负荷增加,导致左心室代偿性扩张、肥大。以后,左心室、左心房均可发生代偿失调(左心衰竭),从而依次发生肺淤血、肺动脉高压、右心室代偿肥大随后失代偿,右心衰竭及体循环淤血。

【临床病理联系】

由于二尖瓣关闭不全,在左心室收缩期,左心室的部分血液通过未关闭的瓣膜口反流到左心房,此时,听诊时在心尖区可闻及收缩期吹风样杂音。X 线检查显示左心室肥大,心脏呈球形。其他血液循环变化与二尖瓣狭窄相同。

(三)主动脉瓣关闭不全

主动脉瓣关闭不全(aortic insufficiency)主要由主动脉瓣疾病引起,可以是风湿性主动脉瓣炎,也可以是感染性心内膜炎及主动脉粥样硬化和梅毒性主动脉炎累及主动脉瓣。病变致使瓣膜增厚、变硬、缩短、弹性减弱或消失,引起瓣膜环扩张,致主动脉瓣关闭不全。此外,也可由关节强直性脊柱炎、类风湿关节炎及马方综合征(Marfan syndrome)所致。

【血流动力学变化】

由于主动脉瓣关闭不全,左心室舒张期,主动脉内血液反流入左心室,加上来自左心房的血液,使左心室血容量增加,左心室压力升高,负荷加重而代偿性肥大。以后,发生肌源性扩张,导致二尖瓣相对关闭不全,加重左心房的负荷。依次出现左心衰竭、肺淤血、肺动脉高压、右心肥大、右心衰竭和体循环淤血。

【临床病理联系】

主动脉瓣关闭不全,听诊时,在主动脉瓣区可闻及舒张期叹气样杂音。由于左心室血容量增多,心排血量也增多,收缩压升高,但舒张期因部分血液迅速返流入左心室,致使舒张压急剧下降,脉压增大。患者可出现水冲脉、血管枪击音及毛细血管搏动现象。

(四)主动脉瓣狭窄

主动脉瓣狭窄(aortic stenosis)主要是慢性风湿性主动脉瓣膜炎的后果,常与风湿性二尖瓣病变合并发生,少数由先天性发育异常或主动脉粥样硬化引起瓣膜钙化所致。

【血流动力学变化】

由于主动脉瓣狭窄,左心室收缩期血液排出受阻,为维持正常的心排血量而发生左心室向心性肥大,左心室壁增厚,但心腔不扩张。后期,左心室失代偿而出现肌源性扩张。因左心室高度扩张,故使房室瓣环扩张而出现二尖瓣相对关闭不全,部分血液反流入左心房。依次出现左心衰竭、肺淤血、肺动脉高压及右心衰竭和体循环淤血。

【临床病理联系】

主动脉瓣狭窄时,左心室血液排出受阻,主动脉瓣口高度狭窄时心排血量降低,冠状动脉供血不足,引起心肌缺血,出现心绞痛,严重时可引起猝死。也可因脑缺血而发生头昏和晕厥。由于心排血量降低,血压下降,脉压减小。主动脉瓣狭窄的主要病变在于左心室肥大,在主动脉瓣区听诊可闻及收缩期吹风样杂音。X 线片显示心脏呈靴形。

(五)联合瓣膜病

慢性心瓣膜病同时侵犯两个或两个以上瓣膜时称联合瓣膜病(combinative valvular disease),最常见的是二尖瓣狭窄伴主动脉瓣关闭不全。多瓣膜联合病变,可累及二尖瓣、三尖瓣、主动脉瓣和肺动脉瓣。

不同的联合瓣膜病可能产生不同的血流动力学特征及某些特征性变化。如二尖瓣狭窄与主动脉瓣关闭不全同时存在,由于舒张末期主动脉瓣反流入左心室,可使二尖瓣的舒张期杂音及第一心音亢进的特征不明显;同时,由于二尖瓣口狭窄,左心室充盈不足,由主动脉反流所致的左心室舒张期负荷减轻,单纯主动脉瓣关闭不全引起的反流杂音及周围血管征减轻,可忽视主动脉瓣返流程度。

联合瓣膜病与单瓣膜病相比,症状出现早,心脏负荷较重，心脏通常较大。

（六）获得性心瓣膜病

心瓣膜病可分为获得性和先天性两大类，获得性心瓣膜病是指由于感染或非感染性因素造成的心瓣膜器质性病变，主要包括慢性炎症性心瓣膜病和慢性非炎症性心瓣膜病两类。慢性炎症性心瓣膜病常见的有慢性风湿性心瓣膜病、亚急性感染性心内膜炎、Libman-Sacks 血栓性心内膜炎和梅毒性主动脉炎，而慢性非炎症性心瓣膜病常见的有非细菌性血栓性心内膜炎、瓣膜松弛症和钙化性主动脉狭窄。

（七）先天性心瓣膜病

在心脏发育异常中，除常见的心间隔缺损外，亦有单独的先天性瓣膜病变，但较少见。其中以肺动脉瓣狭窄为多见。肺动脉瓣狭窄性病变可出现在瓣膜处、瓣膜上或漏斗部。主动脉瓣狭窄与肺动脉瓣狭窄相似，分为瓣膜型和主动脉上、下型狭窄。先天性二尖瓣狭窄常伴有关闭不全，异常的瓣膜往往同时有乳头肌异常，两者形成降落伞状或拱状异常，偶尔瓣膜连接处可融合，相似于风湿性二尖瓣狭窄。

（八）二尖瓣脱垂

二尖瓣脱垂综合征（mitral valve prolapse syndrome）是指各种原因使得二尖瓣叶在心脏收缩时向左心房脱垂，导致二尖瓣关闭不全的一系列临床表现。

【病因和发病机制】

原发性二尖瓣脱垂综合征是一种先天性结缔组织病，其确切病因不清。各年龄均可发病，以 14~30 岁女性多见。本病也可继发于多种疾病，如冠心病、心肌病、甲状腺功能亢进症等。后叶和前叶均可脱垂。

正常情况下，心室收缩，乳头肌立即收缩，在腱索的牵引下，二尖瓣瓣叶相互并近。左心室继续收缩时室内压上升，瓣叶向左心室膨出，乳头肌协同收缩，使腱索拉紧以防瓣叶外翻入左心房，瓣叶紧贴，瓣口关闭。此时瓣叶不能超过瓣环水平。当二尖瓣的瓣叶、腱索或瓣环发生病变时，松弛的瓣叶在瓣口关闭时进一步脱向左心房，导致二尖瓣关闭不全。二尖瓣脱垂亦可见于左心室收缩功能异常，即节段性收缩，可使腱索和瓣叶处于松弛关闭，引起和加重其过长，使二尖瓣收缩晚期发生脱垂。二尖瓣脱垂造成左心室收缩时二尖瓣返流，使左心房负荷和左心室舒张期负荷加重。

【病理变化】

二尖瓣脱垂的病理特征为二尖瓣黏液样变，海绵层增生并侵入纤维层，海绵层明显增厚伴蛋白多糖堆积，瓣叶心房面局限性增厚，表面有纤维素和血小板沉积。脱垂的二尖瓣瓣叶腱索间部分膨出，朝向左心房的瓣叶呈半球状隆起，瓣叶变长，面积增大，严重者二尖瓣环扩张。同时，腱索变细、变长、扭曲，继之纤维化而增厚。腱索异常以瓣叶受累处为显著。由于腱索异常，二尖瓣应力不均，导致瓣叶牵张和剥脱组织的黏液变性；腱索张力增加可导致腱索断裂。乳头肌及其附近的心肌可因过分牵拉、摩擦而引起缺血和纤维化。瓣环的扩大和钙化进一步加重脱垂的程度。

【临床病理联系】

大多数二尖瓣脱垂者可无症状或症状轻微，少部分可出现心悸、疲乏和典型的胸痛，胸部听诊有尖锐的收缩中期杂音。大部分患者预后尚好，约 3% 的患者有并发症，如二尖瓣反流和充血性心力衰竭。二尖瓣脱垂患者发生感染性心内膜炎、心源性猝死、脑卒中和栓塞的可能性增加。

（九）人工瓣膜置换术后并发症

第八节　心肌炎

心肌炎（myocarditis）是指病原微生物或物理化学因素引起的心肌炎症性疾病。炎症可累及心肌细胞、间质及血管、心瓣膜，甚至整个心脏，并可波及心包。致心肌炎的病原微生物主要有：病毒、细菌、螺旋体、真菌和寄生虫等。以病毒性和细菌性心肌炎最常见。

一、病毒性心肌炎

病毒性心肌炎（viral myocarditis）是由嗜心肌病毒感染引起的，以心肌间质原发性非特异性炎症为主要病变的心肌炎，常累及心包，引起心肌炎。

【病因和发病机制】

引起心肌炎的常见病毒是柯萨奇 B 组（Coxsackie B virus）2~5 型和 A 组 9 型病毒，其次是埃可（ECHO）病毒和腺病毒，还有风疹病毒、虫媒病毒、巨细胞病毒、肝炎病毒、流感病毒、人类免疫缺陷病毒（HIV）、流行性腮腺炎病毒、脊髓灰质炎病毒和呼吸道合胞病毒等 30 余种。病毒性心肌炎的确切发病机制尚不十分清楚，可能与病毒感染和自身免疫反应有关。病毒复制可直接损伤心肌细胞，也可通过 T 淋巴细胞介导的免疫反应，在攻击杀伤病毒的同时造成心肌坏死，引起心肌炎。

【病理变化】

病毒性心肌炎的初期可见心肌细胞变性坏死及间质内中性粒细胞浸润。其后，代之以淋巴细胞、巨噬细胞和浆细胞浸润（$7-M_{13}$）以及肉芽组织形成。在成人，多累及心房后壁、室间隔及心尖区，有时可累及传导系统。镜下，以心肌损害为主的心肌炎表现为心肌细胞水肿、基质溶解和坏死，以间质损害为主的心肌炎表现为心肌内炎症细胞浸润。晚期可见间质纤维化，伴代偿性心肌肥大及心腔扩张。从病变范围可分为局灶性和弥漫性心肌炎。

病毒性心肌炎的临床表现轻重不一，常出现不同程度的心律失常。一般预后较好。但病变严重者及婴幼儿可引起心力衰竭等并发症。

二、细菌性心肌炎

细菌性心肌炎（bacterial myocarditis）是由细菌引起的心肌炎症。常由葡萄球菌、链球菌、肺炎链球菌及脑膜炎奈瑟菌所引起，并多为上述细菌性脓血症的继发性含菌性栓塞的结果。

【病理变化】

细菌性心肌炎的病理表现常为心肌及间质内多发性小脓肿，脓肿周围心肌有不同程度的变性坏死及间质内中性粒细胞和单核细胞浸润。也可表现为心肌的蜂窝织炎。

第九节 心肌病

心肌病是指除心脏瓣膜病、冠状动脉粥样硬化性心脏病、高血压心脏病、肺源性心脏病和先天性心脏病以外的以心肌病变为主要表现的一组疾病。近 10 年来，随着病因学和发病学研究的深入，心肌病与特异性心肌病已变得难以区分。1995 年，世界卫生组织和国际心脏病学会及联合会以病理生理学或病因学 / 发病学为基础，更新了心肌病的定义和分类。

心肌病（cardiomyopathy）是指合并有心脏功能障碍的心肌疾病，其类型包括扩张型心肌病、肥厚型心肌病、限制型心肌病、致心律失常性右心室心肌病、未分类心肌病和特异性心肌病。克山病曾在我国爆发流行，有自身的特点，被列入特异性心肌病中。

一、扩张型心肌病

扩张型心肌病（dilated cardiomyopathy）是以进行性心脏肥大、心腔高度扩张和明显的心排血量降低为特征的一种原发性心肌病，也称充血性心肌病（congestive cardiomyopathy）。最多见，发病年龄在 20~50 岁，男性多于女性。

【病因和发病机制】

扩张型心肌病可以是特发性、家族 / 遗传性，病毒和（或）免疫性、酒精中毒性，或者是已知心血管疾病的心功能损害不能以心脏负荷状态或缺血损害程度来解释的特异性心肌病。近年来研究证实，大多数扩张型心肌病的发生与持续性病毒感染和自身免疫反应有关。扩张型心肌病和病毒性心肌炎患者的心肌中肠病毒 RNA 的检出率为 55%，此两种患者的血清中已发现抗心肌抗体。抗心肌抗体的产生可能与病毒感染后诱导机体自身免疫应答有关。

【病理变化】

肉眼观，心脏体积增大，质量增加，常超出正常人 50%~100% 以上，质量可达 500~800 g 以上（诊断标准：男性 >350 g，女性 >300 g）（ $7-S_{13}$）。两侧心室肥大，4 个心腔扩张，心尖部变薄呈钝圆形，因心腔扩张可致二尖瓣和三尖瓣相对性关闭不全。心内膜增厚，可见附壁血栓。

镜下，部分心肌细胞肥大、伸长，核大浓染，可见畸形核。心内膜下及心肌间质纤维化，可见小瘢痕，病变以左心室为重，肉柱间隐窝可见附壁血栓。有时可见部分心肌细胞变性。

【临床病理联系】

患者劳累后出现气急、乏力、胸闷、心律不齐，主要是因充血性心力衰竭所致，部分患者可猝死。

二、肥厚型心肌病

肥厚型心肌病（hypertrophic cardiomyopathy）以心肌肥大，室间隔不对称性肥厚，心室腔变小，心腔充盈受阻，心肌细胞异常肥大为特征。以左心室流出道是否有梗阻可分为梗阻性和非梗阻性肥厚型心肌病。本病常为青年猝死的原因。

【病因和发病机制】

本病常有家族性，约 50% 的患者有染色体异常。主要有 β- 肌球蛋白重链、肌钙蛋白 T、α- 原肌球蛋白和肌球蛋白 - 结合蛋白 C 等 7 种基因点突变。近年来研究提示，*c-Myc* 基因表达增加可能促进了心肌肥厚。

【病理变化】

肉眼观，两侧心室明显肥大，心脏体积增大，质量增加，为正常的 1~2 倍，成人常达 500 g 以上。左心室壁明显增厚，尤以室间隔增厚显著，室间隔增厚可以是均匀肥厚，也可以是不均匀、不对称性肥厚，明显突向左心室，心腔狭窄（7-S_{14}）。二尖瓣和主动脉瓣下方之心内膜纤维化增厚。

镜下，心肌细胞普遍显著肥大，肥大的心肌细胞直径可达 60 μm(正常为 15 μm)。心肌细胞排列紊乱，尤以室间隔深部及左心室游离壁明显。心肌间质见多少不等的纤维化或大小不等的瘢痕（7-M_{14}）。

【临床病理联系】

由于心肌肥大，左心室壁增厚明显，心室腔狭窄，使心排血量下降，可引起心绞痛；肺动脉高压，可致呼吸困难。

三、限制型心肌病

限制型心肌病（restrictive cardiomyopathy）是以心室充盈受限制为特征的原发性心肌病。主要病变为心内膜和心内膜下心肌进行性纤维化，导致心室壁顺应性降低，心腔狭窄。

【病理变化】

肉眼观，心室心内膜纤维化，尤以心尖部明显。心内膜增厚 2~3 mm，呈灰白色，心室腔狭窄或累及腱索和肉柱，致使二尖瓣或三尖瓣关闭不全。镜下，心内膜纤维化、透明变性，可见钙化及附壁血栓，心肌萎缩、变性（7-M_{15}）。

【临床病理联系】

临床上表现为静脉压升高，颈静脉怒张，水肿，腹水，肝淤血、增大，进行性心功能不全等体征。

四、克山病

克山病（Keshan disease）是一种以心肌变性、坏死和瘢痕形成为主的心肌病，其发病有明显地方性，也称地方性心肌病。1935 年在黑龙江省克山县首先发现，当时对该病的本质认识不清，遂以此地名来命名。该病的发生有一定的地区、时间和人群发病特点。主要流行于我国东北、西北、华北及西南一带交通不便的山区或丘陵地带。常出现急性和慢性心功能不全的表现。

【病因和发病机制】

克山病的病因和发病机制尚无确切的定论，目前认为本病的发生可能与粮食、土壤中缺乏硒微量元素有关。在发病区粮食中硒微量元素含量明显低于非发病区，患者的头发和血液中硒量明显低于非发病区人群。服用亚硒酸钠可控制一部分克山病的发作。但缺硒不能解释克山病的年度和季节多发，所以可能还需要有其他因素的参与。此外，有人认为本病是一种地区流行性病毒性心肌炎，可能与柯萨奇 B 组病毒有关，但病毒分离和血清学检测未获得规律性阳性结果。最近已有人应用原位杂交技术在本病患者心肌内检测出柯萨奇病毒 mRNA，但其病因学意义尚待进一步深入研究。一些学者把病毒感染作为一个参与发病的附加因子，而非致病因子。另外，在传染源和传播途径方面也缺乏足够的证据。

【病理变化】

肉眼观，心脏不同程度增大，质量增加可达正常的 2~3 倍以上，病程较长的慢性型病例心脏质量增加最为明显，心脏外形呈球形（ 7-S_{15}）。心腔明显扩张，左心室较右心室明显，为肌源性扩张，心室壁变薄，乳头肌和肉柱变扁，在左心室肉柱间及左、右心耳处有附壁血栓形成。切面上见正常红褐色心肌内散布着数量不等的变性、坏死至瘢痕病灶。早期，坏死灶呈灰黄色，界限不清。瘢痕病灶呈灰白色、半透明、界限不清，呈星状或树枝状，相互连接，也有呈较大的片块状或带状。心肌病变新旧交杂，色泽斑驳。

镜下，主要表现为心肌细胞变性和坏死。心肌细胞变性以心肌细胞出现不同程度水肿为主，表现为胞质内出现颗粒（线粒体肿胀）和空泡变性。心肌坏死表现为凝固性坏死和液化性肌溶解。坏死灶最终被修复而形成瘢痕（ 7-M_{16}）。

【临床病理联系】

本病根据起病急缓、病程长短及心肌代偿情况不同可分 4 型。

1. 急性型　发病急骤，由于心肌病变比较广泛、严重，心肌收缩力明显减弱，心排血量在短时间内大幅度减少，重者出现心源性休克。由于供血不足，患者出现头晕、恶心、呕吐等症状。血压下降，心音弱，尤以第一心音减弱显著，并有心律不齐。

2. 亚急性型　病情进展稍缓，心肌病变不如急性型严重，但心肌收缩力明显减弱。临床上出现明显心力衰竭，特别是左心衰竭，有咳嗽、呼吸困难、满肺水泡音和心界中度扩大等征象。经 1~4 周后，可发生全心衰竭，出现颈静脉怒张、肝大及全身水肿等。

3. 慢性型　又称痨型，病情缓慢，多由潜在型发病而来，也可由急性型和亚急性型转化而来。本型病变比较广泛，主要表现为陈旧性瘢痕形成。患者常感心悸、气短。心脏代偿性肥大，心腔扩张明显，临床上主要表现为慢性心功能不全。

4. 潜在型　心脏受损较轻或因代偿功能较好，临床上患者多无自觉症状，但体检可发现心界扩大，心音低钝和心电图改变。

第十节　心包炎

第十一节　心脏肿瘤

（王国平）

数字课程学习……

学习目标　教学 PPT　临床病理病例讨论　自测习题

扩展知识　自学知识　微视频　动画

第八章

呼吸系统疾病

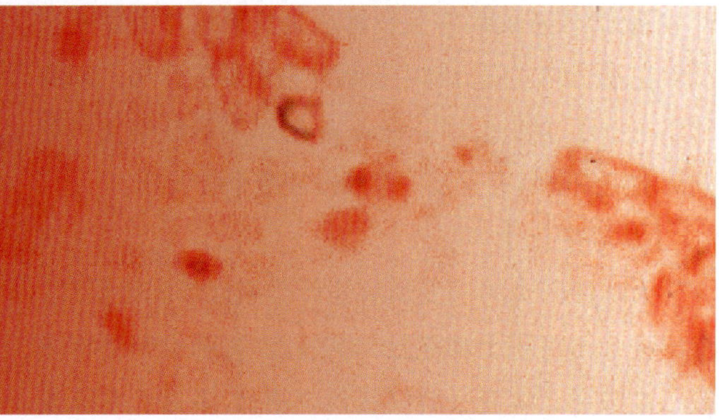

第一节　鼻咽部常见炎症性疾病

一、鼻咽黏膜慢性炎

二、鼻息肉

第二节　喉部疾病

一、喉乳头状瘤

二、喉癌

第三节　肺部常见感染性疾病

一、常见肺炎

肺炎(pneumonia)主要指肺的急性渗出性炎症，是呼吸系统的常见病和多发病。肺炎的分类不一。按发病病因可将肺炎分为：①生物因素引起的肺炎，如细菌性、病毒性、支原体性、真菌性、寄生虫性等。②理化因素所致肺炎，如放射性、毒气和异物吸入等。③变态反应性肺炎。按炎症渗出物主要的成分可将肺炎分为浆液性、化脓性、纤维素性、干酪性和肉芽肿性肺炎等。按病变的部位和范围可将肺炎分为大叶性、小叶性、间质性和节段性肺炎等。其中以细菌性肺炎最为多见，占 80% 左右。在实际应用中多采用病因和病变范围的综合分类方法。

(一) 细菌性肺炎

大叶性肺炎(lobar pneumonia)主要是由肺炎链球菌引起的肺泡内弥漫纤维素性渗出为主的急性炎症。病变始于肺泡，迅速蔓延至一个肺段或大叶，故称为大叶性肺炎。该病常发生于青壮年，男性多见。临床上起病急，常出现寒战、高热、白细胞升高等全身炎症反应，继而出现咳嗽、咳铁锈色痰、胸痛、呼吸困难等症状。自然病程大约 1 周。

【病因和发病机制】

大叶性肺炎 90% 以上是由肺炎链球菌所致，以 1、2、3、7 型多见，其中 3 型毒性最强。少数是由肺炎克雷伯杆菌、金黄色葡萄球菌、溶血性链球菌、流感嗜血杆菌等引起。肺炎链球菌是存在于正常人的口腔和鼻咽部的正常菌群，在机体免疫力正常时，细菌进入下呼吸道以后，通常可被呼吸道防御机制清除而不会引起肺炎。在受寒、疲倦、感冒、酗酒、糖尿病、麻醉等因素的影响下，机体的抵抗力和呼吸道防御能力下降时则可引起肺炎。由于大叶性肺炎好发于体格健壮的男性青壮年，其发生、发展和消退均较迅速，病变以肺泡壁毛细血管扩张、通透性增加、多量纤维素渗出为特点，故一般认为，侵入的病原菌在肺泡生长繁殖并引发变态反应在本病的发病机制中起着非常重要的作用。细菌和渗出物通过肺泡孔（alveolar pore）或呼吸性细支气管向周围组织蔓延而累及一个肺段或整个肺大叶。

【病理变化】

大叶性肺炎的病变属急性纤维素性渗出性炎症，渗出物弥漫沉积于肺泡腔和胸膜腔内，肺组织结构一般不被破坏。病变一般仅累及单侧肺，多见于左肺或右肺下叶，也可累及两个以上肺叶。未经抗生素治疗的典型病变及其自然发展过程大致可分为 4 期。

（1）充血水肿期　发病后 1~2 天。此期以浆液的渗出为主。肉眼观，病变肺叶肿胀、充血，质量增加，呈暗红色。挤压切面可见淡红色泡沫状血性液体溢出。镜下，肺泡壁毛细血管明显扩张充血，肺泡腔内多量浆液性渗出物，内混有少量红细胞、中性粒细胞和巨噬细胞。渗出物内可找到肺炎链球菌，这些富含蛋白质的渗出物成为细菌的良好培养基，细菌大量繁殖并随着稀薄的液体经肺泡孔在肺内迅速播散。

（2）红色肝样变期　一般为发病后第 3~4 天。肉眼观，病变肺叶进一步肿大，呈暗红色，质地变实，切面较粗糙似肝，故称之红色肝样变期。镜下，肺泡壁毛细血管扩张充血更加明显，肺泡腔内多量红细胞漏出及一定量纤维素渗出。渗出的纤维素相互交织，并通过肺泡孔与相邻肺泡中的纤维素相连成网，并网罗有大量的红细胞、细菌和少量中性粒细胞。此网有利于限制细菌的扩散和巨噬细胞的吞噬。病变常累及胸膜，导致纤维素性胸膜炎。

（3）灰色肝样变期　发病后的第 5~6 天。肉眼观，病变肺叶仍肿大，质量增加。充血消退，颜色变为灰白色，质地坚实如肝，故称之灰色肝样变期（图 8-1）。镜下，肺泡腔内纤维素渗出达到高峰，纤维素经肺泡孔互相连接的现象更为明显（图 8-2）。纤维素网中有多量中性粒细胞。由于肺泡腔内大量纤维素压迫肺泡壁毛细血管，使之呈贫血状态。此时，渗出物中细菌多被吞噬消灭。胸膜纤维素渗出增多。

（4）溶解消散期　发病后 1 周左右，随着机体免疫力逐渐增强，病原菌被巨噬细胞吞噬溶解，中性粒

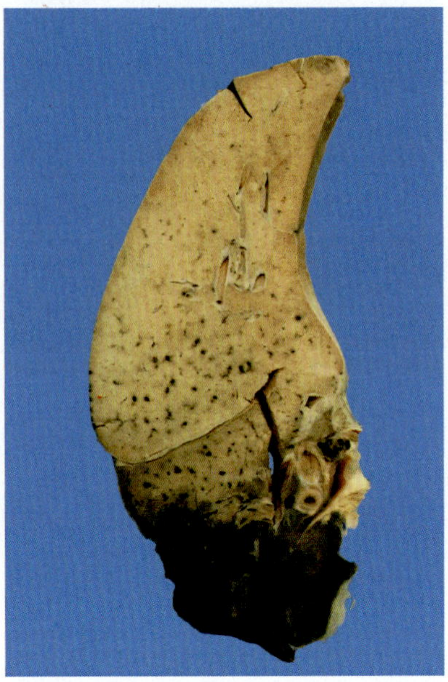

图 8-1　大叶性肺炎灰色肝样变期
左肺大部均实变，色灰白，致密，切面可见微细颗粒突起

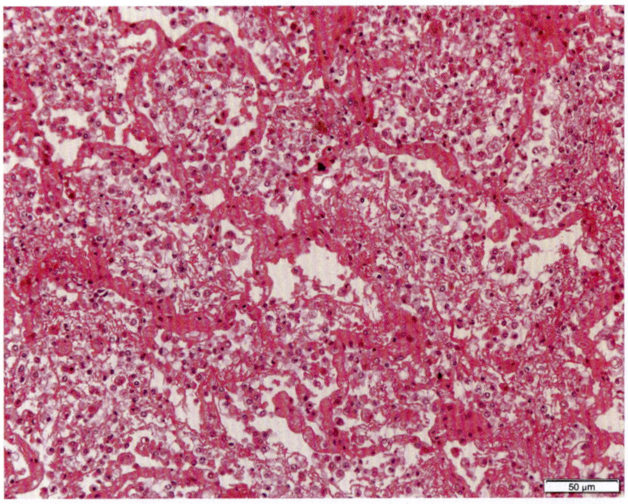

图 8-2　大叶性肺炎灰色肝样变期
肺泡腔内充满以纤维素和中性粒细胞为主的渗出物，纤维素经肺泡孔互相连接

细胞变性、坏死并释放多量蛋白溶解酶，肺泡腔内纤维素性渗出物被溶解吸收。肉眼观，病变肺叶体积基本恢复正常，渐变黄色，质地变软，湿润，切面挤压可有少量脓性液体流出，实变外观渐消失（8-S_1）。镜下，渗出的中性粒细胞崩解坏死，溶解物可经气道咳出、淋巴管吸收或被吞噬细胞吞噬。病变肺组织的结

构和功能逐渐恢复，最后肺组织可完全恢复正常。胸膜渗出物被完全吸收，吸收不全也可造成轻度粘连。

【临床病理联系】

临床上，由于早期细菌大量繁殖并释放毒素，患者毒血症症状明显，主要表现为寒战、高热、外周血中白细胞计数增高等。因肺泡内大量浆液渗出，患者出现咳嗽、咳淡红色泡沫痰或痰中带血丝。听诊闻及湿啰音。X 线检查病变处显示片状淡薄模糊的阴影。在红色肝样变期，患者症状加重。此时肺泡腔内红细胞被巨噬细胞吞噬分解，崩解后形成含铁血黄素混入痰中，使痰呈铁锈色。由于肺实变区肺泡壁明显充血，病变肺叶实变，色暗红，致密，较多静脉血流经此处肺泡，不能进行气体交换而回流入左心，导致动脉血中氧分压和氧饱和度降低，出现缺氧和发绀的症状。当病变波及胸膜时，可引起纤维素性胸膜炎，患者出现胸痛和胸膜摩擦音，胸痛随呼吸或咳嗽而加重。因病变肺叶变实，听诊可闻及支气管呼吸音。X 线检查显示大片致密阴影。在临床上，因渗出物中肺炎链球菌明显减少使中毒症状减轻，体温开始下降。痰液转呈脓性。本病后期虽然病变肺泡仍无通气，但实变区肺泡壁毛细血管受压，较少血液流经不能进行气体交换的区域，故静脉血氧合不足的情况反而减轻，缺氧状况有所改善。胸痛、胸膜摩擦音仍存在或加重。病变到溶解消散期时，中毒、胸痛症状及实变体征消失。咳痰量多，呈稀薄脓样。听诊可闻及湿啰音；X 线检查密度降低，表现为散在不均匀片状阴影，透亮度增加。

大叶性肺炎病变的自然演变是一个连续的过程，上述分期只是相对而言，并无绝对界限，同一肺叶病变进展往往不完全一致，患者也可出现不同期的症状。其典型经过一般仅出现在未经抗生素治疗的病例。近年由于抗生素的早期和大量使用，典型病例很难见到，其特点是病程短、病情轻、病变不典型，病变范围往往是节段性的。

【并发症】

绝大多数患者经及时抗生素治疗可以痊愈。极少数患者如治疗不及时或治疗不当，病原菌毒力强或机体反应性过强，可发生下列并发症。

(1) 肺肉质变(pulmonary carnification) 由于肺泡内渗出物中的中性粒细胞过少或功能缺陷，其释出的蛋白酶不足，以致纤维素性渗出物不能及时被溶解吸收，而由增生的肉芽组织将其机化，肉眼观病变肺组织呈红褐色肉样，故称之肺肉质变(图 8-3)。胸膜渗出物也可被机化而增厚和粘连。

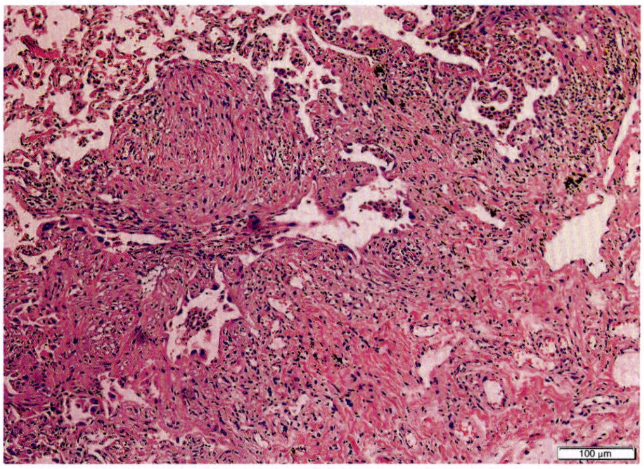

图 8-3 肺肉质变
肺组织被纤维结缔组织取代

(2) 肺脓肿及脓胸 当患者抵抗力低下、病原菌毒力强或合并多种细菌感染(如金黄色葡萄球菌、溶血性链球菌等)时，局部肺组织坏死形成脓肿，若累及胸膜腔则引起脓胸。

(3) 败血症或脓血症 因机体抵抗力极度低下或致病菌毒力过强而严重感染，细菌进入血流繁殖并产生毒素所致。

(4) 感染性休克 见于因致病菌毒力过强或机体反应性过强的重症患者。细菌毒素大量入血。发病早期出现神志淡漠、面色苍白、脉搏细速、血压下降等休克和微循环衰竭的表现，而肺组织病变和呼吸系统症状较轻，病死率较高。

2. 小叶性肺炎(lobular pneumonia) 是以肺小叶为单位的灶状急性化脓性炎症，累及双肺，由于本病常在小支气管炎或细支气管炎的基础上发生，故又称为支气管肺炎(bronchopneumonia)。本病多见于小儿、老年人以及体弱多病或久病卧床者。临床主要表现为发热、咳嗽、咳痰等症状，听诊肺部可闻及散在的湿啰音。

【病因和发病机制】

小叶性肺炎的病因较为复杂，常为多种细菌混合感染引起，常见的致病菌为葡萄球菌、肺炎链球菌、流感嗜血杆菌、肺炎克雷伯菌、链球菌、铜绿假单胞菌和大肠埃希菌等。菌群致病力较弱，且多为正常人上呼吸道的常驻寄生菌，故小叶性肺炎的发生常有一定的诱因。凡能引起上呼吸道黏液分泌增多、呼吸道局部或全身抵抗力降低等情况，均可为诱因。首先引起小支气管细支气管炎，而后发展成小叶性肺炎。本病常常发生于某种疾病或某种病理状态，如麻疹、百日咳、流行性感冒及白喉等急性传染病，还常发生在受寒、营养不良、恶病质等情况。长期卧床或慢性心力衰竭患者发生的肺炎[坠积性肺炎（hypostatic pneumonia）]；醉酒、新生儿、全身麻醉、昏迷等患者，由于吞咽、咳嗽反射减弱或消失，误吸从而引起的吸入性肺炎（inhalation pneumonia），也都属于小叶性肺炎。

【病理变化】

小叶性肺炎的基本病变特征是以细支气管为中心的肺组织化脓性炎症。肉眼观，两肺散在分布多灶的实性病灶，以下叶和背侧较为严重。病灶微隆起于肺表面，呈灰黄、灰红或暗红色。病灶大小不等，直径多在 0.5~1.0 cm（相当于 1 个肺小叶范围），境界较清楚。切面形状不规则（图 8-4），中央常见 1~2 个细支气管的断面。严重者，病灶互相融合呈片状，形成融合性小叶性肺炎（ $8-S_2$），较少累及胸膜。镜下，病灶内细支气管黏膜充血、水肿，纤毛柱状上皮发生变性、坏死并脱落，周围肺泡壁充血，细支气管腔和周围肺泡腔内充满以中性粒细胞为主的脓性渗出物，其内混有坏死脱落的上皮细胞、浆液、红细胞及少量纤维素（图 8-5，8-M_1）。严重时可形成小脓肿或伴有支气管和肺泡的破坏。病灶周围肺组织可有充血、浆液渗出，不同程度的代偿性肺气肿和肺不张。此外，坠积性肺炎常含较多的浆液，吸入性肺炎可见异物等。

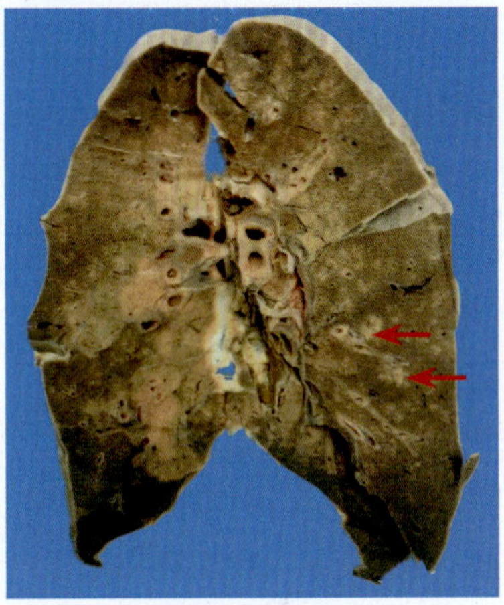

图 8-4 小叶性肺炎
病变散布全肺，病灶呈灰黄色（箭头所示）

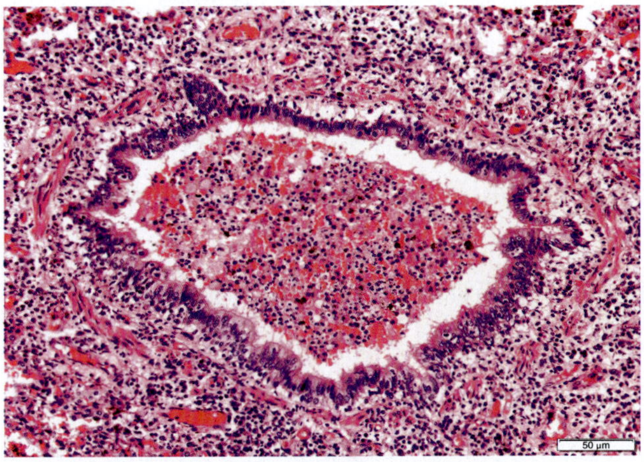

图 8-5 小叶性肺炎
细支气管（箭头所示）黏膜上皮不完整。细支气管腔和周围肺泡腔内见炎症渗出物

【临床病理联系】

小叶性肺炎的临床表现取决于不同的病因、病变程度，其症状和体征易被原发病所掩盖或忽略。除发热外，支气管的炎症和炎症渗出物可引起咳嗽、咳痰，痰为黏液脓性，听诊可闻及湿啰音。因病灶一般较小且散在分布，其间尚有相对正常的肺组织相隔，故肺实变的体征一般不明显。由于病变区细支气管和肺泡内含有渗出物，X 线检查可见两肺散在小灶状或斑点状模糊阴影。

【并发症】

经及时有效的治疗，多数患者可痊愈。但婴幼儿、老年人、重度营养不良或某些疾病（如麻疹、百日咳）并发的小叶性肺炎预后较差，往往成为死亡的原因。

与大叶性肺炎比较，小叶性肺炎的并发症相对较多，主要有：

(1) 呼吸衰竭　若病灶范围广泛，可严重影响肺的通气和换气功能，从而引起缺氧与二氧化碳潴留，导致呼吸衰竭。

(2) 心力衰竭　原因有：①肺组织淤血、实变，使肺循环阻力增加，右心负荷加重；②缺氧和毒血症，使心肌受损，心肌收缩力下降。

(3) 肺脓肿及脓胸　多见于毒力较强的葡萄球菌或混合感染引起的小叶性肺炎。

(4) 支气管扩张　见于病程较长，支气管结构被严重破坏者。

(二) 病毒性肺炎

病毒性肺炎(viral pneumonia)常常是由上呼吸道病毒感染所致的一种间质性肺炎，占非细菌性肺炎的25%~50%。引起肺炎的病毒种类很多，近年来由于免疫抑制药的广泛应用和HIV感染人数的增加，引起病毒性肺炎的病毒也不断增多，主要有流感病毒、呼吸道合胞病毒、腺病毒、麻疹病毒、巨细胞病毒和严重急性呼吸综合征冠状病毒2(SARS-CoV-2)等，可由多种病毒混合感染或继发细菌感染。主要通过呼吸道传播，通过飞沫和密切接触传染，可散发或流行。2019年底由SARS-CoV-2引起全球广泛流行的新冠肺炎(COVID-19)可以发生在任何年龄。流感、副流感病毒性肺炎主要见于成人和老年人，其他病毒性肺炎主要见于儿童。临床表现差别较大，依感染病毒类型和机体状态而异。除全身中毒症状外，一般的病毒性肺炎临床表现轻微，表现为咳嗽、气促等，但重症肺炎可有持续高热、气急、呼吸困难、发绀，甚至呼吸衰竭。多发生于冬、春季节。

【病理变化】

本病病变特点主要表现为肺间质的炎症。肉眼观，病变常常不明显，病变区域呈暗红色，肺体积因充血水肿轻度增大。镜下，支气管、细支气管壁及其周围、小叶间隔、肺泡隔充血、水肿，以淋巴细胞、单核细胞为主的炎症细胞浸润，使这些区域增宽，尤其是肺泡隔。肺泡腔内一般无渗出物或仅有少量浆液、单核细胞。有些病毒性肺炎(如流感病毒和麻疹病毒性肺炎等)肺泡腔内有大量浆液渗出，渗出物浓缩凝结后受气体挤压贴附于肺泡内表面，形成一层红染的透明膜。病变较重者，支气管、细支气管黏膜上皮细胞可出现灶性坏死。支气管上皮细胞和肺泡上皮细胞也可增生和肥大，甚至形成多核巨细胞(图8-6)，多见于麻疹病毒性肺炎，故有巨细胞性肺炎之称。有时，在增生的上皮细胞和多核巨细胞内可检测到病毒包涵体，具有诊断意义。包涵体大小、形状不一，一般呈圆形或椭圆形，均质，嗜酸或嗜碱性，周围常有清晰的透明晕(图8-7)，可见于细胞核内(如腺病毒、单纯疱疹病毒、

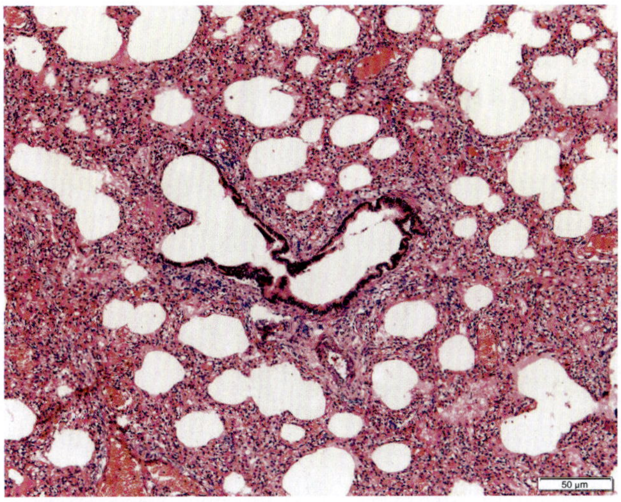

图8-6　病毒性肺炎
肺泡隔内充血、水肿，炎性细胞浸润增宽

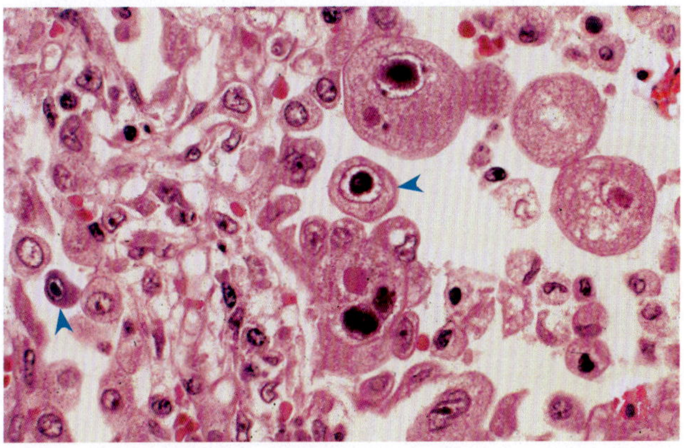

图8-7　病毒性肺炎
病毒包涵体(箭头所示)

巨细胞病毒)、细胞质内(如呼吸道合胞病毒)或两者兼有(如麻疹病毒)。

若为混合性感染或继发细菌感染的病毒性肺炎,则病变更加严重和复杂,肺组织可发生坏死、出血,可合并化脓性病变,从而掩盖病毒性肺炎的病变特征。

【临床病理联系】

患者主要出现发热、头痛、乏力等全身中毒症状。炎症刺激支气管壁可引起阵发性刺激性咳嗽。由于肺泡腔内渗出物少,故常为干咳,不出现湿啰音和实变体征。伴有透明膜形成时,会影响气体交换,出现呼吸困难、发绀等症状。X 线检查可见斑点状、片状或均匀的阴影。如果合并细菌感染时,可出现肺实变等细菌性肺炎的症状和体征。

(三)支原体肺炎

支原体肺炎(mycoplasmal pneumonia)是由肺炎支原体引起的一种急性间质性肺炎。寄生于人体的支原体有数十种,但只有肺炎支原体致病,常存在于人体的口、鼻咽分泌物中,其生物学特性介于细菌和病毒之间,主要经呼吸道飞沫传播。本病多见于儿童和青少年,50 岁以上成人由于隐性感染获得一定免疫力而很少患病。多发生于秋、冬季。常为散发,偶尔在人群拥挤的状态下引起局部小流行。多数预后良好,自然病程约 2 周,患者可完全自愈。病死率为 0.1%~1%。

【病理变化】

本病的病理变化主要为急性间质性肺炎伴急性气管、支气管和细支气管炎。常累及一叶肺组织,以下叶多见。肉眼观,病变呈局灶性或灶性分布,暗红色,受累肺叶肿大。因病变主要在肺间质,故病灶无明显实变,切面可有少量红色泡沫状液体溢出。气管或支气管腔内可见黏液性渗出物。胸膜常不受累。镜下,病变区域肺泡间隔因充血、水肿及较多淋巴细胞、单核细胞浸润而明显增宽,肺泡腔内一般无炎性渗出物,或仅见少量浆液和少数单核细胞。小支气管和细支气管壁及周围组织也常有充血、水肿和炎症细胞的浸润。重症病例上皮细胞可坏死脱落,弥漫肺泡损伤伴透明膜形成。

【临床病理联系】

本病症状一般轻于病毒性间质性肺炎。除低热、乏力、头痛等全身中毒症状外,主要症状是较顽固的阵发性咳嗽,伴气促及胸痛,咳痰不明显,常为干咳及少量黏液痰。不出现实变体征。X 线检查肺部节段纹理增粗,可有网状或片状模糊阴影。白细胞计数正常或轻度升高,淋巴细胞和单核细胞比例增高。临床上不易与病毒性肺炎区别。但如能从患者痰、鼻分泌物及咽拭子培养出肺炎支原体,则可诊断为支原体肺炎。

二、肺脓肿

肺脓肿(lung abscess)是由于多种病因所引起的肺组织化脓性病变,局灶性肺组织坏死液化形成脓肿。临床主要表现为发热、咳嗽和咳大量脓臭痰。多发生于青壮年,男性多于女性。肺脓肿病原菌常为混合感染,包括需氧和厌氧的革兰氏阳性及阴性球菌与杆菌。以金黄色葡萄球菌、链球菌、肺炎链球菌多见,其次为各种杆菌、真菌等。自抗生素广泛应用以来,肺脓肿的发生率已大为下降。

【分类】

肺脓肿根据病因和感染途径不同可分为:①吸入性肺脓肿:病原体经口、鼻咽吸入,为肺脓肿主要的病因。鼻咽部和口腔炎症、气管误吸入等阻塞于某一肺段支气管所致。一般为单发。②血源性肺脓肿:肺外感染病灶的化脓菌或脓性栓子经血液循环至肺,引起肺小血管栓塞,继而形成脓肿。病变常为多发性,分布不规则。③继发性肺脓肿:继发于肺部或其邻近器官的化脓性病变,如肺炎、空洞性肺结核、支气管扩张、支气管囊肿和肺癌等疾病的继发性感染,或肺周围脓肿穿破至肺等。④阿米巴肺脓肿:非真性脓肿病变,往往是阿米巴肝脓肿穿过膈肌而累及肺,形成肺脓肿。

【病理变化及结局】

单个肺脓肿多见,多发脓肿常为双侧性。早期细支气管阻塞,肺组织炎症反应、坏死、脓肿形成。如脓肿破溃到支气管内,脓肿内容物被咳出,形成空洞,空洞内充满液体和气体(8-S_3);若脓肿靠近胸膜,可发生局限性化脓性胸膜炎,引起胸膜粘连;如果脓肿破溃至胸膜腔,则引起脓胸、脓气胸、支气管胸膜瘘等。若支气管引流不畅，炎症持续存在，则形成慢性肺脓肿；脓腔周围纤维组织增生，脓腔壁形成(图 8-8)，周围组织往往被牵拉变形或扩张。

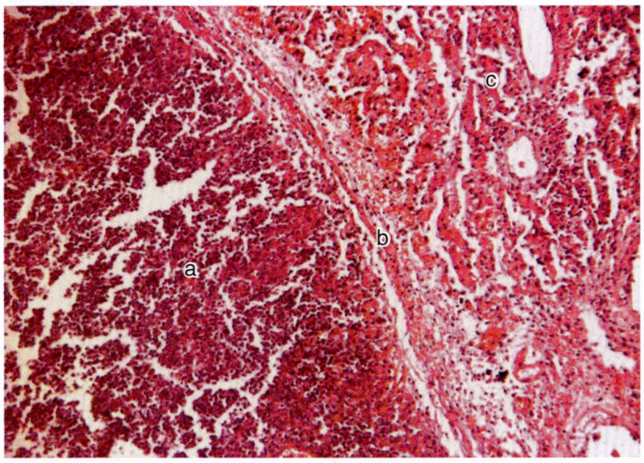

图 8-8　肺脓肿
a. 脓肿部分；b. 脓肿壁；c. 周围肺组织，呈充血和炎性渗出改变

三、军团病

四、急性呼吸窘迫综合征

五、禽流行性感冒

六、卡氏肺孢子菌性肺炎

第四节　慢性阻塞性肺疾病

慢性阻塞性肺疾病(chronic obstructive pulmonary disease，COPD)是一组由各种原因引起的慢性气道不完全性阻塞、呼气阻力增加和肺功能不全为病变特征的肺疾病的统称，呈进行性发展。COPD 主要包括慢性支气管炎、肺气肿、支气管哮喘和支气管扩张等疾病，是一组常见病、多发病。发病率和死亡率较高，WHO 报告其死亡率居所有死因的第 4 位，并有逐年增加之势。

一、慢性支气管炎

慢性支气管炎(chronic bronchitis)简称慢支，是指支气管黏膜及其周围组织的慢性非特异性炎症。临床上以反复发作性咳嗽、咳痰或伴有喘息等症状为特征，每年持续超过 3 个月，连续 2 年或以上者。是一种常见的慢性肺疾病，多见于老年人，中老年人群中发病率可达 15%~20%。起病较隐匿，多在冬、春季节发病，晚期可并发肺气肿和肺源性心脏病。

【病因和发病机制】

慢性支气管炎往往是多种因素长期综合作用的结果。现在一般认为与下列因素有关。

1. 理化因素　吸烟和大气污染是非常重要的致病因素。吸烟者及居住在空气污染地区的人群发病率明显高于非吸烟者和非污染地区。吸烟者患病率是非吸烟者的 2~8 倍。香烟烟雾(主要有害物质为一氧化碳、尼古丁、焦油)及污染空气中的有害气体可造成支气管黏膜的损伤，吸烟还可使支气管痉挛，有害物质刺激也引起黏液腺的大量分泌，抑制纤毛摆动和吞噬细胞的功能，以上因素降低了呼吸道黏膜的防御功能，为病原菌的入侵和反复感染创造了条件。此外，寒冷也与本病发生有关，寒冷能引起黏液分泌的增加。

2. 感染因素　呼吸道反复病毒感染和细菌感染是慢性支气管炎发病的重要生物学因素。正常上呼吸道黏膜中存在流感嗜血杆菌、奈瑟菌、肺炎链球菌等，鼻病毒、腺病毒和呼吸道合胞病毒等则是主要的感染病毒。病毒感染可破坏呼吸道的防御功能，使呼吸道的正常菌群发挥致病作用。

3. 过敏因素　部分患者特别是喘息型患者往往有过敏史，对某些物质(如花粉、粉尘、毛屑等)过敏。过敏反应可引起支气管收缩或痉挛、渗出和炎症反应。

4. 内在因素　机体抵抗力和呼吸道防御功能下降易患慢性支气管炎，内分泌功能紊乱、副交感神经功能亢进、支气管痉挛、分泌物增多也是发病因素，遗传因素也可能在慢性支气管炎的易感性方面起一定的作用。以上因素可协同作用，导致本病反复发作，迁延不愈。

【病理变化】

慢性支气管炎的基本病理变化是各级支气管慢性非特异性炎症。早期主要累及气管和大、中支气管，随病程进展，病变沿支气管分支纵深发展，而累及较小支气管和细支气管。主要病变有：

1. 黏膜充血水肿，以淋巴细胞、浆细胞为主的炎症细胞浸润，急性发作时见较多的中性粒细胞。

2. 黏膜下黏液腺增生、肥大，浆液腺黏液性化生，导致黏液分泌明显增加。病变后期，支气管黏膜及腺体萎缩，黏液分泌减少。

3. 支气管黏膜上皮的纤毛粘连、倒伏甚至脱失，严重时上皮细胞变性、坏死、脱落。再生上皮杯状细胞增加，并可发生鳞状化生，甚至不典型增生。

4. 本病长期反复发作，晚期黏膜萎缩。管壁平滑肌束可增生、肥大、断裂、萎缩。管壁软骨可发生萎缩、钙化或骨化。支气管周围的纤维组织增生，致管壁僵硬、管腔狭窄，成为慢性阻塞性肺气肿的病变基础。

【临床病理联系】

1. 咳嗽、咳痰　炎症刺激呼吸道黏膜引起咳嗽，因黏液分泌物增多而出现咳痰，痰一般为白色黏液泡沫状。在急性发作期，咳嗽加重，并出现黏液脓性或脓性痰。听诊时，两肺可闻及干、湿啰音。

2. 喘息和呼吸困难　由于支气管黏膜肿胀、黏液栓或渗出物的阻塞及细小支气管痉挛，可出现呼吸困难和哮喘样发作，表现为喘息，患者不能平卧，双肺布满哮鸣音。晚期患者可因黏膜和腺体萎缩，痰量减少甚或无痰。病变导致小气道狭窄或阻塞时，出现阻塞性通气障碍，表现为以呼气困难为主的呼吸困难，久之，可导致肺泡过度充气，肺残气量明显增多，从而引起肺气肿。

【并发症】

本病常见并发症为慢性阻塞性肺气肿、支气管扩张和肺源性心脏病等。年老体弱者可并发支气管肺炎。

二、肺气肿

肺气肿(pulmonary emphysema)是指终末细支气管远端的末梢肺组织(呼吸性细支气管、肺泡管、肺泡囊和肺泡)因过度充气而呈持久性扩张，并伴有肺泡间隔的破坏，以致肺组织弹性减弱、容积增大的一种病理状态，是支气管和肺部慢性疾病时的常见并发症。

【病因和发病机制】

肺气肿多继发于其他慢性阻塞性肺疾病，最常见的是慢性支气管炎，其次与小气道感染、吸烟、空气污染及肺尘吸入等有关。α-抗胰蛋白酶(α1-antitrypsin，α1-AT)缺少症引起者少见。上述因素的共同特点是最终引起气道阻塞和阻塞性通气障碍。

1. 细小支气管阻塞性通气障碍　慢性支气管炎和细支气管炎病变发展到一定程度会引起管壁支撑组织的破坏、纤维组织增生，管壁弹性下降，同时管腔内分泌物潴留，造成管腔不完全性阻塞；吸气时气体尚能通过细支气管扩张和侧支经肺泡孔进入，而呼气时支气管回缩，阻塞加重，以致气体残留于肺泡内。肺泡长期处于膨胀状态，肺泡扩张，肺泡隔断裂，扩张的肺泡相互融合形成肺气肿。

2. 弹性蛋白酶及其抑制物失衡　某些蛋白酶分泌过多可对肺组织产生破坏作用，抗蛋白酶则具有拮抗作用，两者的平衡是保证肺组织结构完整的重要因素。参与肺组织降解的主要为弹性蛋白酶。抗蛋白酶中活性最强的是α1-AT。α1-AT是存在于血清、组织液及巨噬细胞中的弹性蛋白酶的抑制物，正常水平的α1-AT能抑制弹性蛋白酶对肺组织中弹性蛋白、胶原基质中Ⅳ型胶原和蛋白多糖的降解，从而抑制肺组织的破坏。当α1-AT遗传性缺乏或功能低下时，皆可导致细小支气管或肺泡壁弹力纤维破坏，使其回缩能力减弱而发生肺气肿。α1-AT缺乏的家族，其肺气肿的发病率比一般人高15倍，主要是全腺泡型肺气肿。此外，中性粒细胞弹性蛋白酶(NE)、组织蛋白酶G(cathepsin G)、基质金属蛋白酶(MMP)等与肺气肿的发生也有关。

3. 吸烟　一些研究揭示，吸烟可增强巨噬细胞弹性蛋白酶的活性及中性粒细胞弹性蛋白酶的释放，还可以释放大量氧自由基而抑制α1-AT的活性，从而促进肺气肿的形成。

【类型】

肺气肿可分为多种类型，根据受累的范围可分为弥漫性和局限性，一般是按受累部位分为肺泡性肺气肿和间质性肺气肿两大类。

1. 肺泡性肺气肿（alveolar emphysema） 是指病变位于肺腺泡内，常合并小气道的阻塞性通气障碍，故又称为阻塞性肺气肿（obstructive emphysema）。根据发生部位和范围的不同，又可将其分为：

（1）腺泡中央型肺气肿（centriacinar emphysema） 此型最常见，约占 85%，肺上部多见。病变特点是终末细支气管管腔狭窄或阻塞，其远端的呼吸性细支气管受累而扩张，但肺泡管、肺泡囊的变化不明显。因病变位于肺腺泡的中央区而有此称（图 8-9B）。

（2）腺泡周围型肺气肿（periacinar emphysema） 也称隔旁肺气肿（paraseptal emphysema）。此型多不并发慢性阻塞性肺疾病，多累及胸膜下肺组织小叶周边部，肺腺泡远侧端的肺泡管和肺泡囊扩张，而近侧端的呼吸性细支气管基本正常（图 8-9C）。

（3）全腺泡型肺气肿（panacinar emphysema） 此型多见于青壮年、先天性 α1-AT 缺乏症患者。其病变特点为从呼吸性细支气管直至远端的肺泡管、肺泡囊和肺泡均发生扩张，均匀地累及全部腺泡（图 8-9D）。如果肺泡隔破坏严重，囊腔可融合成直径超过 1 cm 的较大囊泡而形成大泡性肺气肿。

2. 间质性肺气肿（interstitial emphysema） 常见于哮喘、百日咳等，因剧烈咳嗽使肺泡内压急剧升高而发生。由于肺内压急剧升高，肺泡隔和细支气管壁破裂，空气进入肺间质，在肺膜下和肺小叶间隔内形成串珠状小气泡，气泡也可沿组织间隙向周围扩展，引起纵隔和胸部的皮下气肿（ 8-S_4）。

3. 其他类型肺气肿

（1）代偿性肺气肿（compensatory emphysema） 是因部分肺组织失去功能，周围残余正常肺组织代偿性充气过度所致。常见于肺萎陷、部分肺叶切除和肺实变灶周围。

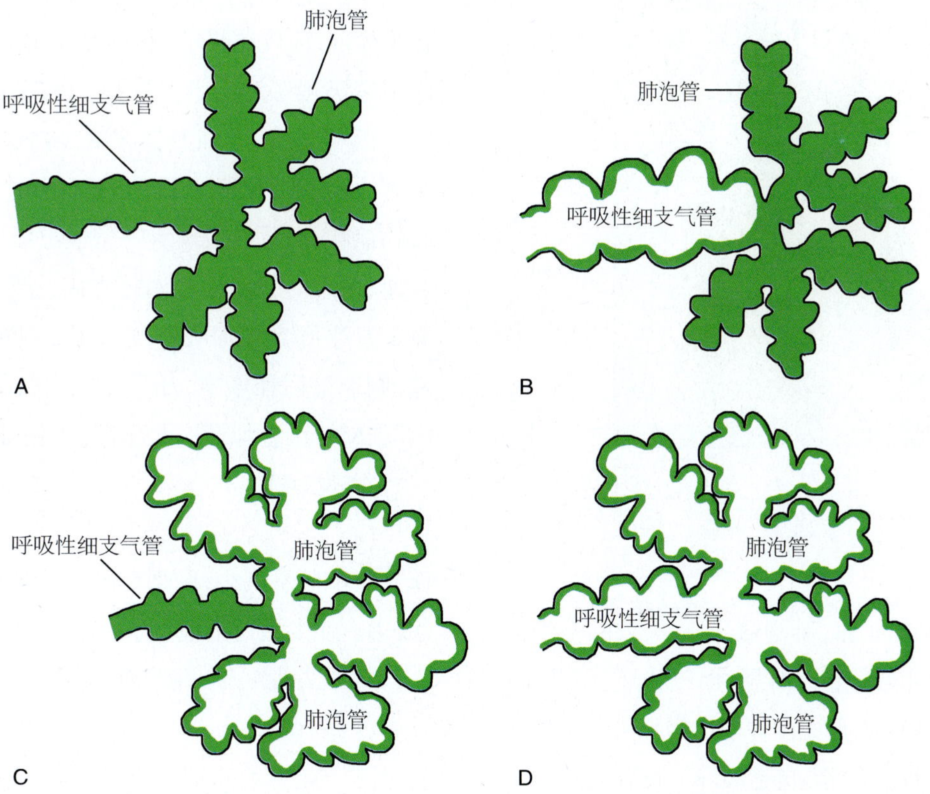

图 8-9 肺泡性肺气肿模式图

A. 正常肺腺泡；B. 腺泡中央型肺气肿；C. 腺泡周围型肺气肿；D. 全腺泡型肺气肿

(2) 老年性肺气肿(senile emphysema) 老年人肺组织弹性下降,回缩力差,引起肺组织的过度充气。

(3) 瘢痕旁肺气肿(paracicatrical emphysema) 肺瘢痕旁肺泡破裂融合形成局限性肺气肿。瘢痕旁肺气肿常由肺尘埃沉着病造成。

(4) 肺大疱(bullae) 气肿囊腔的直径超过 2 cm,肺间隔破坏时则称为肺大疱。位于肺膜下的肺大疱破裂可导致气胸。

【病理变化】

肉眼观,肺体积显著增大,边缘钝圆,颜色灰白,肺组织柔软而弹性下降,肺表面常可见肋骨压痕,指压压痕不退。切面肺实质呈大小不一的蜂窝状(图 8-10, 8-S_5)。触之捻发感增强,腺泡中央型大体病变不如全腺泡型明显。

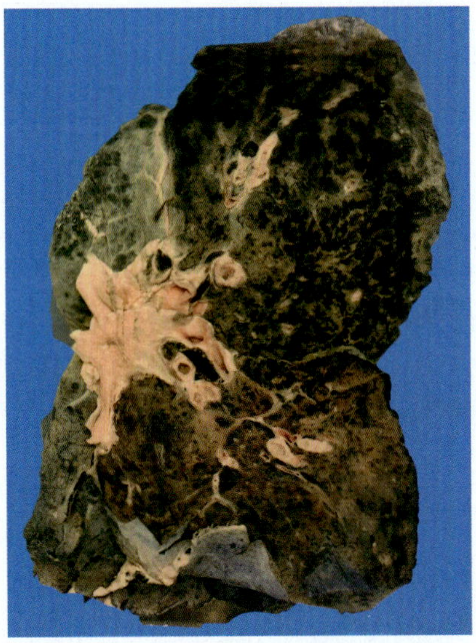

图 8-10 肺气肿

镜下,肺泡明显扩张,肺泡壁受压,其内的毛细血管床减少,肺泡间隔变窄或断裂,相邻肺泡互相融合成较大囊腔(图 8-11),形成由菲薄的间隔所分割的大小不一囊泡,此时小叶间隔也遭破坏。在肺泡组织中见到"漂浮状"肺泡间隔碎片,通常是肺组织破坏的明确证据。另可见肺小动脉内膜呈纤维性增生、肥厚。小支气管和细支气管可见慢性炎症。

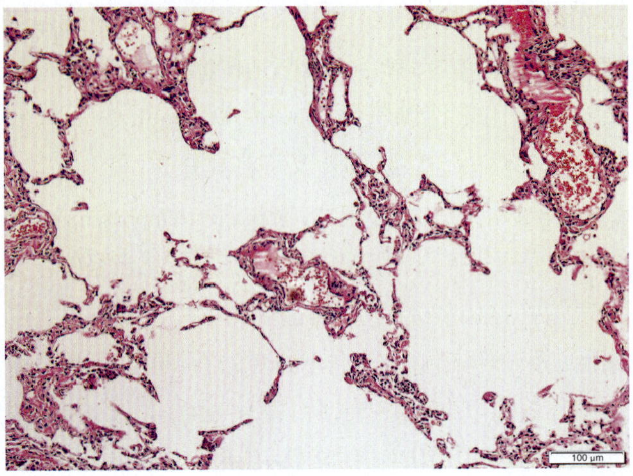

图 8-11 肺气肿
肺泡间隔变窄或断裂

【临床病理联系】

本病病程进展缓慢。多在慢性支气管炎的基础上出现逐渐加重的呼气性呼吸困难。早期可无明显的症状和体征,或仅在劳累、受寒和感冒后出现症状。一旦出现症状,则病变已相当明显。此时由于通气障碍、呼吸总面积减少、毛细血管床减少造成气体交换障碍,患者出现因缺氧和二氧化碳潴留(呼吸性酸中毒)引起的症状和体征,表现为呼气性呼吸困难、胸闷、心动过速、发绀。胸部叩诊为过清音。严重的肺气肿患者胸廓几乎固定在深吸气的位置上,肋骨上举,膈肌下降,胸廓前后径增宽,几乎与左右径相等,形成"桶状胸"。X 线检查肺野扩大,透明度增加。

【并发症】

1. 肺源性心脏病及右心衰竭 肺泡隔毛细血管床受压和数量减少,肺循环阻力增加引起肺源性心脏病,进一步发展可出现右心衰竭。

2. 自发性气胸 由近胸膜处的肺大疱破裂引起。

三、支气管哮喘

支气管哮喘(bronchial asthma)简称哮喘,是一种以支气管发作性痉挛为特征的过敏性疾病,伴有呼气性呼吸困难、喘息、胸闷和肺部哮鸣音，多数患者可自行缓解或经治疗缓解。间歇期可完全没有症状。多见于儿童和青年，好发于秋冬季节。

【病因及发病机制】

支气管哮喘的病因和发病机制不完全清楚，患者多具有特异性变态反应性体质。过敏原种类繁多，可经吸入、摄入或接触机体而引起，以吸入性最多见。常因吸入花粉、粉尘、尘螨、动物皮毛、霉菌孢子、化学粉尘及摄入鱼虾、某些药物或接触纤维、化妆品等引起。大气污染、气候变化、吸烟、病毒感染、精神心理因素可为促发因素。发作机制现认为是一个由多种细胞参与、多种介质和细胞因子发挥作用的复杂过程。以肥大细胞、嗜酸粒细胞及淋巴细胞等反应为主。过敏原进入机体后，可激活 T 淋巴细胞并使其分化为 Th1、Th2，Th2 可通过分泌的 IL-4 及其他白细胞介素调控浆细胞生成特异 IgE，肥大细胞、嗜碱粒细胞表面有 IgE 抗体受体，与 IgE Fc 有高度亲和力，当过敏原再次进入机体，与肥大细胞或嗜碱粒细胞表面的 IgE 抗体结合，激发细胞膜发生一系列生物化学反应，细胞活化，合成并释放多种活性介质，如组胺、白三烯、缓激肽、5-羟色胺、嗜酸粒细胞趋化因子、肝素等，致使支气管平滑肌痉挛、黏膜水肿、黏液分泌增多、血管通透性升高、嗜酸粒细胞等炎症细胞浸润，而炎症细胞可在介质作用下进一步释放多种介质。

【病理变化】

支气管哮喘患者的肺大体呈过度通气改变，哮喘发作时，支气管平滑肌收缩，黏膜水肿，腺体分泌增多并可形成黏液栓，使支气管管腔狭窄。长期发作后肺内含气量增加，肺部膨隆。镜下，支气管黏膜上皮损伤脱落，基底膜增厚；黏膜上皮杯状细胞增生，腺体分泌亢进，支气管壁平滑肌增生肥大。支气管和细支气管管壁内嗜酸性粒细胞、淋巴细胞、浆细胞浸润，少数情况下可见中性粒细胞浸润。在管壁及黏液栓中常可见嗜酸性粒细胞的崩解产物夏科－莱登结晶（Charcot-Leyden crystal）。

【临床与病理联系表现】

哮喘发作时由于支气管平滑肌痉挛、黏膜肿胀和黏液栓的阻塞，加之呼气时管腔自然收缩而变得狭窄，出现呼气性呼吸困难、喘息、胸闷，听诊有喘鸣音。症状可自行缓解或经治疗缓解。长期发作可导致弥漫性肺气肿，有时可并发气胸。血液和痰液中嗜酸粒细胞增多。持续性哮喘状态时，将出现缺氧和二氧化碳潴留的症状和体征。

预防哮喘的发作应查明和去除致敏原，防止受寒和呼吸道感染。

四、支气管扩张症

第五节　慢性肺源性心脏病

慢性肺源性心脏病（chronic cor pulmonale）简称肺心病，是指由于慢性肺疾病、肺血管疾病或胸廓的病变而引起肺循环阻力增加，肺动脉高压，最后导致以右心室肥厚、扩大甚至右心衰竭为主要表现的一类心脏病。肺心病在我国较为常见，平均患病率约 0.5%，北方地区多见，多在寒冷季节发病。患者的年龄多在 40 岁以上，且随年龄增长患病率增加。

【病因和发病机制】

肺心病发病的中心环节是慢性肺循环阻力增大引起肺动脉高压。

1. 支气管、肺疾病　以慢性阻塞性肺疾病中的慢性支气管炎、肺气肿最为常见，占 80%~90%；其次为支气管哮喘、支气管扩张、肺尘埃沉着病、弥漫性肺间质纤维化、肺结核等。其发病机制为：

（1）肺泡壁损伤和广泛纤维化　导致肺泡壁毛细血管管腔狭窄、闭塞、消失，毛细血管床减少致肺循环阻力增加。

（2）阻塞性通气障碍　导致缺氧和二氧化碳分压增高，引起肺小动脉痉挛，肺循环阻力增加；长期缺氧还可刺激骨髓，使红细胞生成增多，血液黏滞性增加而增加了肺循环阻力；另外，尚可导致肺血管结构改建，使肺小血管管壁硬化增厚。进一步引起肺小动脉阻力增加和肺动脉高压，最后导致右心室肥大和扩张。

2. 胸廓运动障碍性疾病　较少见。严重的脊柱后凸侧旁畸形、类风湿脊柱炎、脊柱结核、胸膜广泛性粘连、严重胸廓畸形、呼吸肌麻痹等，均可导致呼吸运动受限。不仅可引起通气障碍，还可使肺血管受压扭曲，肺循环阻力增加，产生缺氧和高碳酸血症。这些可增加肺循环阻力，使肺动脉高压而引起肺心病。

3. 肺血管疾病　很少见。主要见于原发性肺动脉高压、多发性肺小动脉栓塞及肺小动脉炎等，可直接引起肺动脉高压而导致肺心病。

【病理变化】

1. 肺部病变　肺心病多为慢性肺部疾病晚期并发症，所以肺部可见原有疾病的形态学改变，如慢性支气管炎、肺气肿、肺尘埃沉着病及肺间质纤维化等。肺心病时，肺内主要的病变是肺小动脉结构的改变，表现为肺小动脉弹力纤维和胶原纤维增生，肌型小动脉中膜增生、肥厚，无肌型细动脉肌化，肺小动脉炎、小动脉血栓形成和机化，肺泡壁毛细血管数量显著减少等。

2. 心脏病变　以右心室病变为主。肉眼观，心脏呈球形，体积增加，质量增加，可达 800 g 甚至 1 000 g 以上；右心室壁增厚，肥厚的右心室内乳头肌和肉柱显著增粗，室上嵴增厚。肺动脉圆锥显著膨隆。晚期心腔扩张，心尖钝圆，主要由右心室构成。肺动脉瓣和三尖瓣口相对性关闭不全。右心室肥大的病理形态诊断标准是肺动脉瓣下 2 cm 处右心室壁肌层厚度≥5 mm（正常为 3~4 mm）。镜下，心肌细胞肥大，核大、深染。心肌纤维也可因缺氧而萎缩，肌质溶解灶性坏死，间质胶原纤维增生等。发生右心衰竭时，可引起肝、脑等器官的淤血性改变。

【临床病理联系】

肺心病发展缓慢，在未出现右心衰竭时，一般只存在原发疾病的症状和体征。以后逐渐出现右心衰竭的症状和体征，表现为全身淤血、腹水、肝脾大、下肢水肿。由于缺氧和二氧化碳潴留，可表现为心悸、心率增快、气促、呼吸困难及发绀等。严重时可诱发肺性脑病，患者出现头痛、烦躁不安、抽搐、幻觉、嗜睡甚至昏迷等中枢神经系统的症状。肺性脑病是肺心病的首要死因。

第六节　与职业 / 环境有关的肺疾病

一、硅沉着病

硅沉着病（silicosis）又称硅肺病、矽肺，是由于长期吸入大量含游离二氧化硅（SiO_2）粉尘微粒所引起的以肺纤维化为病变特征的全身性疾病，是尘埃沉着病中最常见的一种类型。患者多为长期从事开矿、采石、碾碎、选矿以及在石英粉厂、玻璃厂、耐火材料厂、陶瓷厂和搪瓷厂生产作业的工人。硅沉着病是危害严重的一种职业病，其特点是发展缓慢，即使在脱离硅尘作业环境后，病变仍然继续缓慢发展。患者多在接触硅尘 10~15 年后才发病。若因吸入高浓度、高游离 SiO_2 含量的硅尘，经 1~2 年后发病，称速发型硅沉着病。硅沉着病的早期即有肺功能损害，但因肺的代偿能力较强，患者常常无明显症状，随着病变发展，尤其是并发肺结核和肺心病时，则逐渐出现不同程度的呼吸功能障碍和心功能障碍。

【病因和发病机制】

游离 SiO_2 是硅沉着病的病因。硅沉着病的发生发展与硅尘的浓度，硅尘中游离 SiO_2 的含量、分散度，从事硅尘作业者的工龄及机体免疫功能等诸因素密切相关。硅尘粒子愈小，在空气中的沉降速度愈慢，被吸入的机会就愈多，其致病作用亦愈强。一般来讲，>5 μm 的硅尘往往被上呼吸道阻止，并被呼吸道黏液 – 纤毛排送系统清除；<5 μm 的硅尘才能被吸入肺内并沉积于肺间质而引起病变，尤以 1~2 μm 的硅尘微粒致病能力最强。吸入肺泡内的硅尘微粒被肺巨噬细胞吞噬后，还可随淋巴液流经细支气管周围、小血管周围、小叶间隔到达肺门淋巴结并引起病变。硅沉着病的发病机制尚不完全清楚，目前认为肺泡巨噬细胞在其发病过程中起着关键作用。硅尘被肺巨噬细胞吞噬后，在游离 SiO_2 的毒性作用下，巨噬细胞大量死亡崩解或发生功能和生物学行为改变，释放出一些致纤维化因子，包括巨噬细胞生长因子（MGF）、白细胞介素 –1（IL–1）和纤连蛋白（FN）等，促进成纤维细胞

增生和胶原形成，导致纤维化。

有关巨噬细胞死亡的原因，主要是因硅尘被巨噬细胞吞噬后，存在于次级溶酶体中，硅尘表层中的 SiO_2 逐渐与水聚合成硅酸（系一种强的成氢键化合物），它与溶酶体膜脂蛋白形成氢键，改变了溶酶体膜的脂质分子构型，从而破坏了膜的稳定性或完整性。溶酶体膜通透性增高或破裂，其中所含的大量水解酶溢出到细胞内，导致巨噬细胞自溶崩解。巨噬细胞死亡崩解后，释出的硅尘又被其他巨噬细胞吞噬，如此反复进行，使病变不断发展、加重。这也是为何患者脱离硅尘作业后，肺部病变仍然会继续发展的原因。研究表明，在硅沉着病发生、发展过程中，有免疫因素的参与。硅沉着病纤维化与抗原抗体的反应有关。

硅沉着病患者血清中 IgG 和 IgM 浓度增高，抗肺自身抗体、抗核抗体和类风湿因子检出率也较高。硅沉着病的病因明确，但发病机制复杂，可能有多种因素参与，它们互相影响、互为因果，共同促进硅沉着病的发生和发展。

【病理变化】

硅沉着病的基本病变是肺组织内硅结节（silicotic nodule）形成和肺间质弥漫性纤维化。肉眼观，肺呈灰黑色，体积增大，质量增加，胸膜增厚粘连，切面可见硅结节形成和肺弥漫性纤维化，两者是硅沉着病的特征性病变。硅结节境界清楚，直径为 2~5 mm，呈圆形或椭圆形，灰白色，质硬，触之有砂粒感。随着病变的发展，结节可融合成团块状，在团块的中央（8-S_6），常因缺血、缺氧而发生坏死、液化，形成硅肺性空洞（silicotic cavity）（8-S_7）。硅结节的形成过程大致分为 3 个阶段。①细胞性结节：由吞噬硅尘的巨噬细胞局灶性聚积而成，巨噬细胞间有网状纤维分布，这是早期的硅结节。②纤维性结节：随着病变发展，结节内成纤维细胞增生，结节逐渐纤维化，由成纤维细胞、纤维细胞和胶原纤维构成。③玻璃样结节：透明变性从结节中央开始，逐渐向周围发展，往往在透明变性的结节周围又出现新的纤维组织包绕。

镜下，可见：①硅结节，是诊断硅沉着病的形态学依据。典型的硅结节由呈同心圆状或旋涡状排列、已发生玻璃样变性的胶原纤维构成（图 8-12，8-M_2）。结节中央往往可见血管内膜增厚，管腔狭窄。用偏光显微镜观察，可以发现沉积在硅结节和肺组织内呈双屈光性的硅尘微粒。②肺组织不同程度的弥漫性间质纤维化，范围可达全肺 2/3 以上。此外，胸膜也因纤维组织弥漫增生而广泛增厚，在胸壁上也可形成胸膜胼胝，甚至可厚达 1~2 cm。肺门淋巴结内也有硅结节形成和弥漫性纤维化及钙化，淋巴结因而肿大、变硬。硅尘沿血道转运，可在肝、脾、骨髓等处形成硅结节。

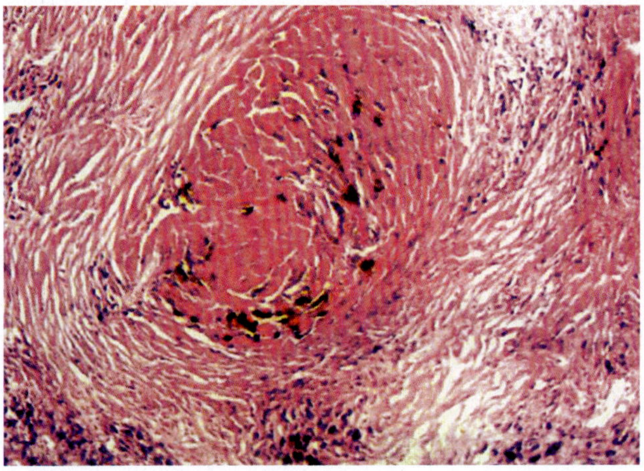

图 8-12 硅沉着病硅结节

【分期和病变特征】

根据肺内硅结节的数量、分布范围、直径大小和肺纤维化程度，可将硅沉着病分为 3 期。

Ⅰ期硅沉着病：硅结节主要局限在肺门淋巴结。肺组织中硅结节数量较少，直径较小，一般在 1~3 mm，主要分布在两肺中、下叶近肺门处。X 线检查，肺野内可见少量的类圆形或不规则形小阴影。此时，肺的质量、体积和硬度无明显改变。胸膜上可有硅结节形成，但胸膜增厚不明显。

Ⅱ期硅沉着病：病变由肺门淋巴结扩散到肺内，硅结节数量增多、体积增大，但仍主要集中于肺门周围中、下肺叶，总的病变范围不超过全肺的 1/3。X 线表现为肺野内有较多量直径不超过 1 cm 的小阴影。此时，肺的质量、体积和硬度均有增加，胸膜也增厚。

Ⅲ期硅沉着病(重症硅沉着病):硅结节密集,与肺纤维化融合成块。X线检查表现有大阴影出现,其长径不小于 2 cm,宽径不小于 1 cm,此时,肺的质量和硬度明显增加,胸膜明显增厚。解剖取出新鲜肺标本可竖立不倒,切开时阻力甚大,并有砂粒感。浮沉试验,全肺入水下沉。团块状结节的中央可有空洞形成。结节之间的肺组织常有明显的灶周肺气肿。

【并发症】

1. 肺结核病　硅沉着病并发结核病时称为硅肺结核病(silicosis tuberculosis)。愈是晚期、重症硅沉着病,肺结核的并发率愈高。Ⅲ期硅沉着病患者肺结核的并发率达 60%~70% 或更高。硅沉着病患者易并发肺结核可能是因游离 SiO_2 对巨噬细胞的毒性损害以及肺间质弥漫性纤维化所导致的肺血液循环和淋巴循环障碍,使肺组织对结核分枝杆菌的防御能力降低所致。硅肺结核病时,硅沉着病病变和结核病变可分开存在,也可混合存在(8-M_3)。硅肺结核病病变比单纯硅沉着病和单纯肺结核病变发展更快,累及范围更广,更易形成空洞。硅沉着病结核性空洞的特点是数目多,直径大,空洞壁不规则。较大的血管易被侵蚀,可导致患者大咯血死亡。

2. 慢性肺源性心脏病　有 60%~75% 的硅沉着病患者并发肺心病。这是因为肺间质弥漫性纤维化,肺毛细血管床减少,使肺循环阻力增加。同时,硅结节内小血管常因闭塞性血管内膜炎,管壁纤维化,使管腔狭窄乃至闭塞,血管可扭曲、变形,尤以肺小动脉的损害更为明显,加之因呼吸功能障碍造成的缺氧,引起肺小动脉痉挛,上述因素均可导致肺循环阻力增加、肺动脉高压,致右心室肌壁肥厚,心腔扩张。重症患者可因右心衰竭而死亡。

3. 肺部感染　由于硅沉着病患者抵抗力低,病变过程消耗了大量的巨噬细胞而使肺吞噬清除能力下降,加上小气道引流不畅,易继发细菌或病毒感染。尤其在有弥漫性肺气肿的情况下,肺部感染可诱发呼吸衰竭而导致死亡。

4. 肺气肿和自发性气胸　晚期硅沉着病患者常有不同程度的弥漫性肺气肿,主要是阻塞性肺气肿。有时在脏胸膜下还可出现肺大疱,囊腔破裂则引起自发性气胸。

二、石棉沉着病

三、农民肺

四、特发性肺间质纤维化

第七节　呼吸系统常见肿瘤

一、鼻咽癌

鼻咽癌(nasopharyngeal carcinoma,NPC)是鼻咽部上皮组织发生的恶性肿瘤。鼻咽癌是我国常见的恶性肿瘤之一,WHO 统计,80% 的鼻咽癌发生在我国。鼻咽癌有明显的地域性分布,主要发生在我国南方,特别是广东、广西、福建、四川、湖南等地,其中广东省大约占 1/3,主要发生于珠江三角洲和西江流域。男性患者为女性患者的 2~3 倍。发病高峰年龄多在 40~50 岁。临床上早期表现为涕中带血、鼻出血、鼻塞、耳鸣等症状,但往往不为患者所注意。不少患者在没有自觉症状时就已发生转移,大约 60% 的患者以颈部淋巴结肿大而就诊。

【病因和发病机制】

目前认为,鼻咽癌的发生发展是多因素、多步骤的过程,其发生与 EB 病毒(Epstein-Barr virus,EBV)感染、环境化学致癌物和遗传因素有密切的关系。

1. EB 病毒感染　1997 年,国际癌症研究机构认为已经有足够的证据证实 EB 病毒为致癌病毒。与鼻咽癌的发生发展关系密切的证据是:①鼻咽癌细胞中检测出 EB 病毒基因和基因表达产物。②鼻咽癌患者血清中检测出高效价的抗 EB 病毒各种抗原的抗体。③EB 病毒的潜伏膜蛋白 1(latent membrane protein 1,LMP1)可以使正常上皮细胞永生化,故可认为 LMP1 是具有转化特性的病毒蛋白。④EB 病毒以克隆性附加体的形式存在,表明 EB 病毒是在克隆性增生之前进入肿瘤细胞内。

2. 环境化学致癌物　食物和环境中的化学致癌物，如接触某些化学毒物（亚硝酸胺类、苯、煤焦油、煤油和机油等）、炊烟，以及嗜烟酒、咸鱼、腌肉和腌菜等，与鼻咽癌的发生可能有一定的关系。有实验显示，亚硝胺可以诱发大鼠鼻咽癌。

3. 遗传因素　鼻咽癌患者家族癌史的发生率较其他肿瘤高，而且其发病高度集中在我国南方及非洲某些地区，说明鼻咽癌有较明显的家族聚集发病和地域性分布现象；另外，高发区居民移居非高发地区，其后裔的发病率远高于当地居民，这些均提示鼻咽癌可能与遗传有关。

【病理变化】

鼻咽癌最常发生于鼻咽顶部，其次是外侧壁和咽隐窝，前壁最少见，颈部淋巴结转移常见。

肉眼观，鼻咽癌可呈结节型、菜花型、溃疡型和浸润型，以结节型最常见，其次是菜花型。早期鼻咽局部仅轻微隆起、黏膜粗糙。晚期可表现为菜花状或溃疡。浸润为主时黏膜可完好，以致原发癌未被发现前已发生淋巴结转移。镜下，鼻咽癌多数起源于鼻咽黏膜柱状上皮的储备细胞，包括黏膜面的被覆上皮和隐窝上皮，少数可发生于鳞状上皮的基底细胞。镜下，鼻咽癌的组织学类型（参照 WHO 2017 年分类）可分为：角化性鳞状细胞癌（ICD 编码 8071/3 再分为高分化、中等分化和低分化 3 种亚型）、非角化性鳞状细胞癌（ICD 编码 8072/3）、基底样鳞状细胞癌（ICD 编码 8083/3）。

1. 角化性鳞状细胞癌（keratinizing squamous cell carcinoma，SCC）　较少见，仅占鼻咽癌的 1%。镜下，癌细胞呈鳞状细胞分化，细胞分层排列形成大小不等、形状不一的癌巢，可见角化珠（图 8-13）。癌细胞境界清楚，为多角形或卵圆形，胞质丰富，可见细胞间桥。

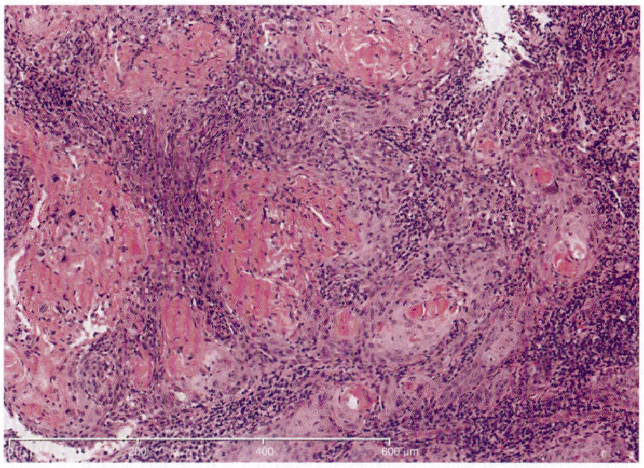

图 8-13　鼻咽角化性鳞状细胞癌

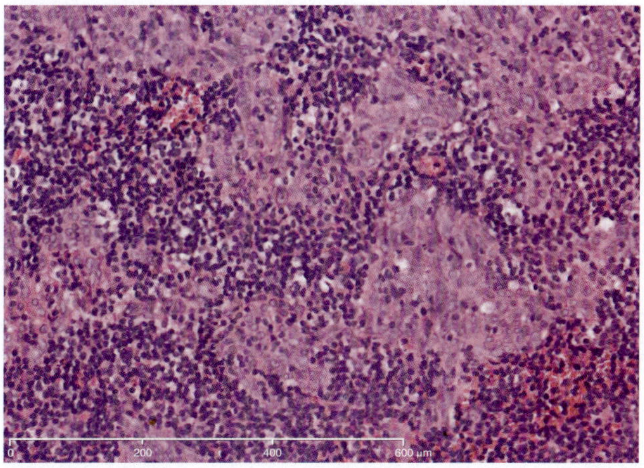

图 8-14　鼻咽未分化型非角化性鳞状细胞癌

2. 非角化性鳞状细胞癌（non-keratinizing SCC）　最常见，癌细胞分化差，无角化现象，占鼻咽癌的 99%。可再分为分化型和未分化型（differentiated and undifferentiated）。分化型癌细胞多呈巢状、条索状或片块状排列；癌细胞境界清楚，核深染，核仁不明显。未分化型癌细胞排列成大小不等、形状不规则的癌巢（图 8-14），与间质分界不清。有的癌细胞体积较大，胞质丰富，细胞境界不清呈合胞性；核大呈空泡状，核膜清楚，可见 1~2 个大核仁。间质有较多的淋巴细胞浸润。此型过去称为泡状核细胞癌或大圆形细胞癌（图 8-15）。

非角化性 SCC 对放射治疗较敏感，与 EBV 感染密切相关，绝大多数患者血清 EB 病毒抗体水平较高，癌细胞核内可检测到 EBV 的小 RNA（EBER）（图 8-16）。大多数癌细胞核表达 EBV 核抗原 1（EBNA1），约 60% 未分化 SCC 的部分癌细胞胞质表达 LMP1 和 LMP2A。EBER 监测不仅用于分型，还可评估鼻咽癌预后。

3. 基底样鳞状细胞癌和腺癌　非常少见。

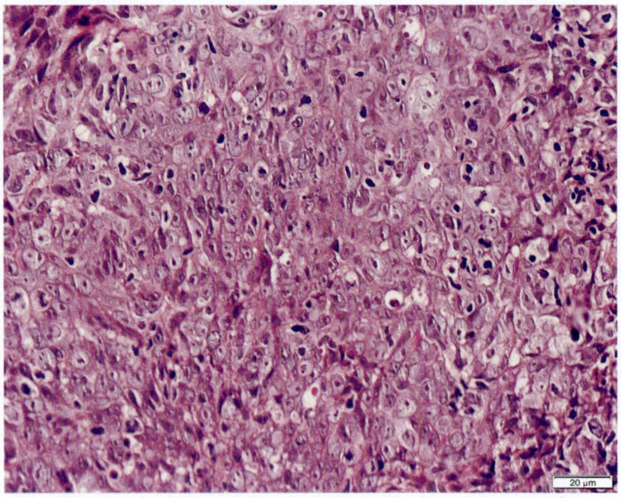

图 8-15 鼻咽未分化型非角化性鳞状细胞癌

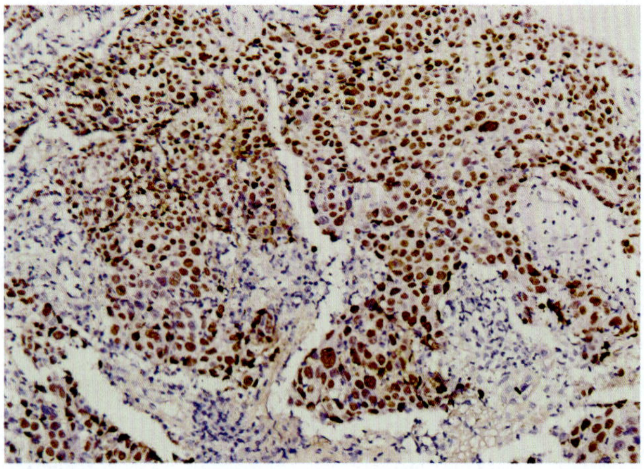

图 8-16 鼻咽未分化型非角化性鳞状细胞癌（EBER 原位杂交阳性）

【肿瘤的扩散】

1. 直接蔓延 肿瘤向上侵及和破坏颅底骨质，以卵圆孔处被破坏最常见，其余依次为岩尖、斜坡、翼突和棘孔。少数病例甚至破坏蝶骨，侵犯脑垂体；又可通过裂孔，侵犯海绵体附近组织，易使第Ⅱ～Ⅵ对脑神经受损而引起相应的症状。肿瘤向外侧浸润，可侵犯咽鼓管进入中耳，引起耳鸣等症状。肿瘤向前侵犯鼻腔和眼眶，向后侵犯颈椎，向下可侵犯口咽、扁桃体和舌根。

2. 淋巴道转移 癌细胞在早期就经淋巴道转移，先到咽后壁淋巴结，然后转移至颈深上淋巴结，极少转移至颈浅淋巴结，其中颈静脉二腹肌淋巴结首先受累，进一步向下累及颈内静脉淋巴结。颈淋巴结转移常为同侧（图 8-17），次为双侧，极少为对侧转移。患者一般多在颈上部胸锁乳突肌上端内侧出现无痛性肿块，继而沿胸锁乳突肌向下扩展，肿大的淋巴结互相粘连，形成巨大而质硬的肿块。

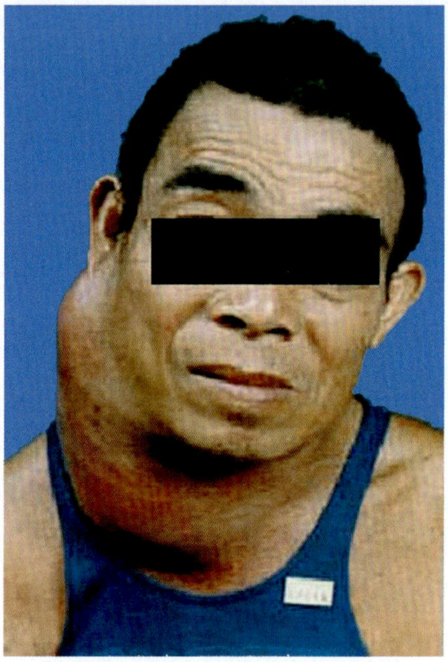

图 8-17 鼻咽癌右侧颈淋巴结转移

3. 血道转移 鼻咽癌晚期以转移至肝、肺和骨为常见，其次为肾、肾上腺、胰腺，也可转移至纵隔和硬脑膜。

【临床病理联系】

鼻咽癌早期症状复杂，不明显，起病隐匿，无特异性，由于原发癌病灶小，易被误诊或忽略。随着肿瘤的生长和扩散，患者可出现鼻塞、鼻衄、涕中带血，头痛、耳鸣、听力下降等相应症状。如侵犯和压迫脑神经，可出现视物模糊、复视、面部麻木、上睑下垂和吞咽困难等症状。60% 的患者首次为颈部无痛性肿块而就诊。故对颈部结节应高度重视并行病理学检查。此外，血清学检查 EB 病毒壳抗原的 IgA（VCA-IgA）对鼻咽癌具有一定的诊断价值。鼻咽癌的治疗以放射治疗为主，治疗效果与其组织学类型有关，其中未分化型非角化性鳞状细胞癌对放射治疗较敏感，但易复发。

二、肺癌

肺癌（carcinoma of the lung）是常见的恶性肿瘤之一。近几十年来，世界许多国家和地区原发性肺癌的发病率和死亡率呈明显上升趋势，尤其是在工业发达国家和地区，其发病率居恶性肿瘤的首位。在过去 30 年间，我国肺癌发病率上升了 465%，发病率和死亡率居所有恶性肿瘤的第 1 位。肺癌多发生于 40 岁以后，高峰发病年龄在 40~70 岁，男女发病之比为 2∶1，近年来随着女性吸烟者增多和被动吸烟的影响，女性肺癌发病比例也相应上升。

【病因和发病机制】

目前，肺癌的病因和发病机制尚不完全清楚，多数学者认为，肺癌的发生主要与下列因素有关。

1. 吸烟　是肺癌发生最重要的危险因素，因此，肺癌的发病率和死亡率的趋势反映了群体水平吸烟行为的变化，包括吸烟量和吸烟持续时间。研究证实，吸烟者的相对危险性是从不吸烟者男性的 8~15 倍，女性 3~10 倍。吸烟年龄越早，每日吸烟量越大，危险性越高，90% 的鳞癌与吸烟有关。停止吸烟 20 年以上其危险性与非吸烟者接近。由于卷烟燃烧的烟雾中含多环芳烃类、镍和砷等多种致癌物和促癌物，长期吸烟可使支气管黏膜上皮细胞增生、化生、不典型增生和癌变。

2. 大气污染　是肺癌近几十年急剧增加的重要原因之一。空气污染主要由工业及生活用能源（煤、汽油、柴油等）燃烧后的废气及烟尘、行驶机动车的排气等造成。被污染的空气中含有 3，4- 苯并芘、二乙基亚硝胺和砷等致癌物。调查表明，工业化城市中肺癌的发病率与空气中苯并芘的浓度呈正相关。

3. 职业因素　长期从事接触或生产某些致癌物质或放射性元素的工人，患肺癌的危险性较高。如接触石棉、镍、多环芳香烃、重金属、放射线的工作人员，在工作中长期接触化学致癌物质和放射性物质，致使肺癌的发生率增高。

4. 分子遗传学改变　肺癌的发生是否与遗传因素有关尚不明确，但各种致癌因素引起细胞的多种基因改变是不争的事实。目前已证实，在肺癌中有 10~20 种癌基因的突变或抑癌基因的失活。其中最重要的一个是抑癌基因 *P53* 的突变和失活，*Rb* 基因的异常也较常见，还有可靶向用药的驱动基因如 *EGFR*、*ALK*、*BRAF*、*K-Ras*、*ROS1*、*RET*、*NTRK1-3*、*ERBB2*、*MET* 等基因突变或扩增。针对上述特定基因的靶向治疗已取得较好的临床疗效。

【组织发生】

绝大多数肺癌起源于支气管黏膜上皮，又称为支气管肺癌（bronchogenic carcinoma），少数来源于支气管腺体和肺泡。鳞状细胞癌主要来源于较大支气管的黏膜，经过鳞状上皮化生、不典型增生、原位癌、早期肺癌，最后发展为中晚期癌；肺腺癌源于支气管腺体和细支气管黏膜克拉拉细胞（Clara cell）和Ⅱ型肺泡上皮；小细胞肺癌则可能来源于支气管黏膜和腺体中的 Kultschitzky 细胞。

早期肺癌及隐性肺癌：早期肺癌指癌组织局限于支气管腔内，生长或浸润管壁但未突破外膜到肺组织，无淋巴结转移。早期周围型肺癌指肿块直径 <2 cm，并无淋巴结转移。隐性肺癌指临床及 X 线检查阴性，但痰细胞学检查癌细胞阳性，手术切除标本经病理检查证实为支气管黏膜原位癌或早期浸润癌而无淋巴结转移。早期肺癌分为中央型和周围型，中央型几乎均为鳞状细胞癌，周围型可为鳞状细胞癌或附壁为主型浸润性腺癌。下述为中晚期肺癌的病理学改变。

【病理变化】

1. 大体类型　肺癌的肉眼形态不一，根据其发生部位和形态可分为中央型、周围型和弥漫型 3 种主要类型。

（1）中央型（肺门型）　由段及段以上大支气管黏膜上皮发生，肿块位于肺门部。最为多见，占肺癌的 60%~70%。早期主要沿支气管向腔内生长。进一步发展时，肿瘤浸润破坏支气管管壁并累及周围肺组织及肺门淋巴结,在肺门部形成较大肿块,形状不规则或呈分叶状,与肺组织的界限不清(图 8-18, 8-S_8, 8-A_1)。

(2) 周围型 发生于肺段支气管以下较小的支气管、终末细支气管或肺泡,在邻近胸膜的肺周边部形成孤立的肿块,呈结节状或球形,直径 2~8 cm。境界一般较清(图 8-19, 8-A_2、8-A_3、8-S_9),可侵及胸膜,其发生率次于中央型。

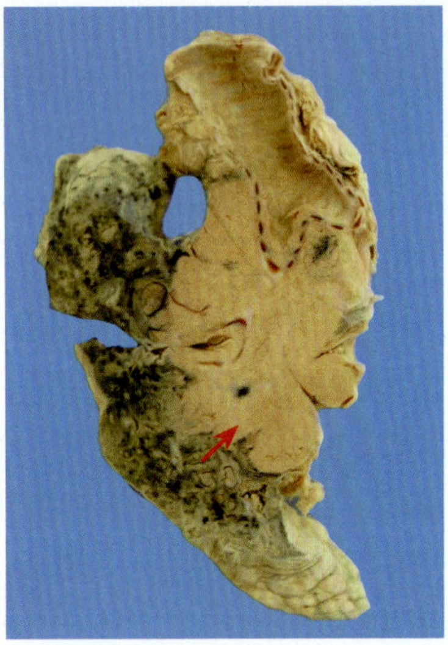

图 8-18 肺癌中央型
肺门部形成不规则的肿瘤结节

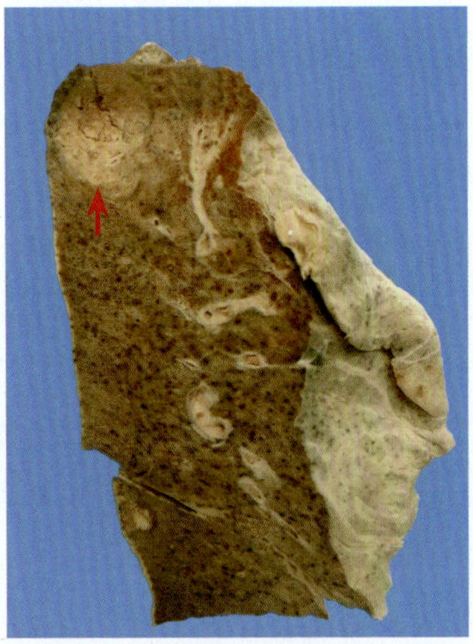

图 8-19 肺癌周围型
肿块近胸膜

(3) 弥漫型 少见,肿瘤发生于细支气管和肺泡。肿瘤弥漫浸润,呈无数粟粒大小的细微结节,波及部分或整个肺大叶,似大叶性肺炎或播散性肺结核外观(图 8-20)。

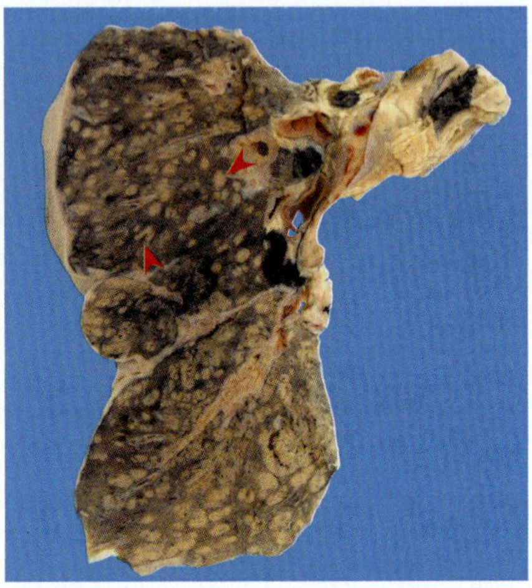

图 8-20 肺癌弥漫型
肿瘤呈细小灰白结节,弥漫分布于整个肺叶

2. 组织学类型及组织发生 根据 2021 年 WHO 关于肺癌的分类,将其分为腺癌、鳞状细胞癌、大细胞癌(ICD 编码 8012/3)、腺鳞癌(ICD 编码 8560/3)、肉瘤样癌包括多形性癌、梭形细胞癌、巨细胞癌、癌肉瘤及肺母细胞瘤,神经内分泌肿瘤和其他未分类癌。据统计,其中 40%~50% 病例组织学类型单一,其他为不同类型癌混合体,以下重点介绍 5 种。

(1) 鳞状细胞癌 占肺癌的 30%~40%,是肺癌最常见的类型之一,大多数鳞癌发生于段或主干支气管,所以大体类型多属中央型。超过 90% 的鳞癌发生于吸烟者,老年男性多见。肿瘤生长相对较慢,转移较晚。因肿瘤靠近肺门,纤维支气管镜检查易检出,痰脱落细胞学检查阳性率较高。新版 WHO 分类中,将鳞状细胞癌分为角化型(ICD 编码 8071/3)(8-M_4)、非角化型(ICD 编码 8072/3)、基底细胞样(基底细胞比例 >50%)和淋巴上皮癌四大亚型。

(2) 腺癌　较常见，近年来其发生率不断升高，占肺癌的 30%~40%，在一些国家有接近或超过鳞癌的趋势。女性患者较多。与其他类型肺癌相比，更多见于不吸烟的患者。多发生于较小的支气管，因此大体类型多为周围型，常邻近或累及胸膜。镜下形态较复杂，分为高分化、中分化和低分化 3 级（图 8-21），其组织学类型主要分为微小浸润性腺癌和浸润性腺癌，后者又分为附壁型、腺泡型、乳头型、微乳头型（8-M_5）、实性型及浸润性黏液腺癌、胶样型、胎儿型和肠型腺癌。从 2015 版 WHO 肺腺癌分类中就取消了“细支气管肺泡癌”（bronchioloalveolar carcinoma，BAC）这一诊断术语，并针对“BAC”样生长方式，即新版分类中的附壁样生长方式这种形态特征进行细化分类，引入了原位腺癌（adenocarcinoma in situ，AIS）、微小浸润腺癌（minimally invasive adenocarcinoma，MIA）的概念，以及浸润性腺癌中附壁样结构的描述。

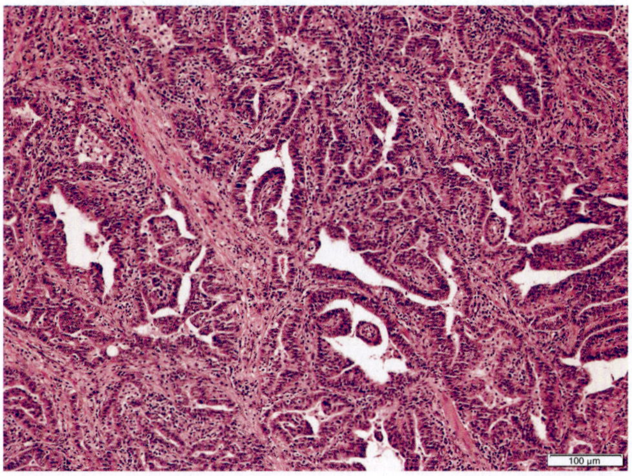

图 8-21　肺腺癌
中分化

附壁为主型腺癌（lepidic predominant adenocarcinoma，LPA）是腺癌中分化较好的类型。大体上可呈弥漫型、多结节状及周围型。镜下见肿瘤细胞以单层或多层沿着尚存的肺泡壁、肺泡管生长，形成腺样结构。并常见乳头形成，间隔增宽伴有硬化（图 8-22）。TTF-1 为阳性表达，与 EGFR 突变密切相关，术后 5 年生存

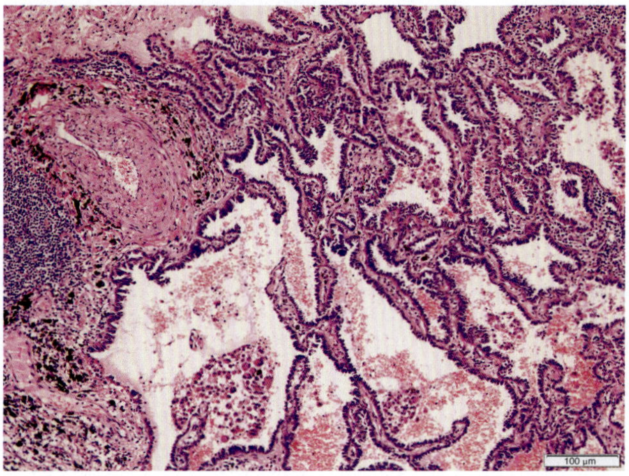

图 8-22　附壁为主型浸润性肺腺癌

率 >75%。腺癌的疗效和预后较鳞癌差，但近年通过应用 EGFR 靶向药物治疗，部分腺癌患者的预后已得到改善。

(3) 神经内分泌肿瘤　包括了小细胞癌（ICD 编码 8041/3）、大细胞神经内分泌癌（ICD 编码 8013/3）和类癌（典型 ICD 编码 8240/3 和不典型 ICD 编码 8249/3）等，较常见，占肺癌的 15%~20%。大体类型多属中央型。小细胞癌与吸烟关系密切。其形态特点为肿瘤细胞小，呈圆、卵圆、短梭形，核浓染，胞质稀少，形似裸核（淋巴细胞样、燕麦样），核分裂象常见，核仁缺乏或不明显。细胞界限不清，常密集成群排列成团巢状、小梁状（图 8-23），形成菊形团或围绕小血管呈假菊形团样，癌巢间可见纤细的纤维间隔，部分区域可见大片凝固性坏死灶。

电镜下，可见肿瘤细胞胞质含有神经内分泌颗粒，免疫组织化学嗜铬素 A（CgA）、突触素（Syn）等神经内分泌标志物阳性，是一种可产生多种异位激素的神经内分泌肿瘤（neuroendocrine tumor）。小细胞癌的起源尚未最后确定，现认为可能是来源于支气管多潜能前体细胞或嗜银细胞。

小细胞癌是肺癌中分化最低、恶性度最高的一种，预后差，5 年生存率只有 1%~2%。其生长迅速，转

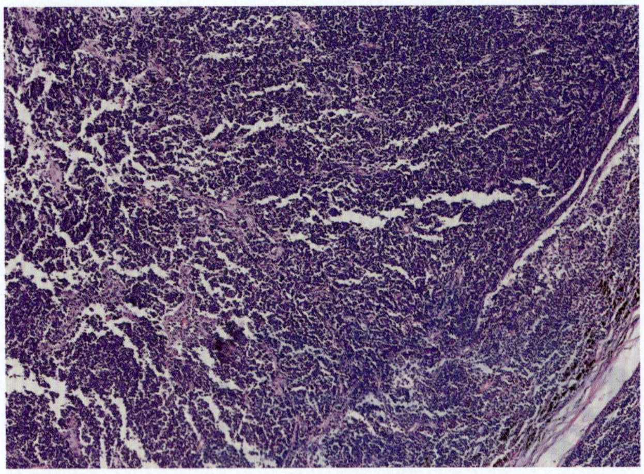

图 8-23 肺小细胞癌

移早，发现时多已扩散；因此一般不适合手术切除，但对化学治疗及放射治疗敏感。

(4) 大细胞癌 约占肺癌的 9%。属于未分化非小细胞肺癌，其缺乏上述 3 种组织学类型和免疫组化表型的结构特点。其诊断需要在手术完全切除的标本而不是活检标本。本型恶性程度颇高，生长迅速，转移早。大体类型多数为周围型。镜下，典型的大细胞癌的癌细胞大，呈多克隆性，胞质丰富，核大，细胞异型性明显，可出现畸形核、多核、瘤巨细胞，甚至透明细胞和或横纹肌样细胞。不具有明显鳞癌或腺癌分化的结构，而且 p40 和 TTF-1 均为阴性。

(5) 腺鳞癌 占肺癌的 0.4%~4%。此型肿瘤组织中含有鳞癌和腺癌两种成分，其中每种成分不少于 10%，属于混合型癌。肿块一般位于肺的周围。现认为此型肺癌发生于支气管上皮的多向分化潜能的干细胞。

临床上一般将肺癌分为小细胞性肺癌（SCLC）和非小细胞性肺癌（NSCLC）两大基本类型。

【肿瘤的扩散】

1. 直接蔓延 中央型肺癌可直接侵及纵隔、心包及周围的血管神经，或沿支气管向同侧甚至对侧肺组织蔓延。周围型肺癌可直接累及胸膜、肺尖等处。附壁为主型腺癌可沿细支气管肺泡浸润和蔓延。

2. 转移 肺癌可经淋巴道和（或）血道转移。沿淋巴道转移时首先转移至支气管、肺、支气管旁和肺门淋巴结，再扩散至纵隔、锁骨上、腋窝和颈部淋巴结。血道转移常见于肝、脑、肾上腺、骨及肾等处，较鳞癌和腺癌转移得更早；并可早期出现转移，有时原发灶不明显时即可发生转移。

【临床病理联系】

肺癌的临床症状和表现多样并因早期症状不明显易被忽视，有时在常规 X 线和 CT 检查时才被发现。当肿瘤浸润破坏支气管，患者可有咳嗽、咳痰、咯血等症状，压迫或阻塞支气管腔可引起胸闷、气喘、呼吸困难等，并可引起局限性肺气肿、肺不张、肺炎、肺脓肿等病变，出现相应的症状和体征。侵犯胸膜时出现胸痛、血性胸腔积液；侵入纵隔压迫上腔静脉可引起面、颈部水肿及颈、胸部静脉曲张（上腔静脉综合征）。肺尖部肺癌易侵犯颈交感神经引起颈交感神经综合征，也称霍纳综合征（Horner syndrom），患者表现为病变同侧上睑下垂、瞳孔缩小和皮肤无汗等。

小细胞癌由于肿瘤细胞可分泌激素或具有激素活性的多肽类物质而出现异位内分泌综合征，如 5-羟色胺分泌过多，表现为哮喘样支气管痉挛、阵发性心动过速、水样腹泻及皮肤潮红；甲状旁腺激素样物质引起高血钙；抗利尿激素引起低钠血症等。其他副肿瘤综合征在肺癌中也较常见，如皮肌炎、多发性肌炎、杵状指（趾）等。

多数肺癌起病隐匿，早期易被忽视。出现典型临床表现时，病变多已属晚期，预后不良。因此，对 40 岁以上尤其吸烟的高危人群建议行定期的影像学检查、痰细胞学检查、纤维支气管镜检查是提高早期诊断、早期治疗的有效手段。

三、肺错构瘤

四、肺类癌

五、转移性肺肿瘤

六、肺癌的分子病理进展

（陈洪雷）

数字课程学习……

学习目标　教学 PPT　临床病理病例讨论　自测习题

扩展知识　自学知识　微视频　动画

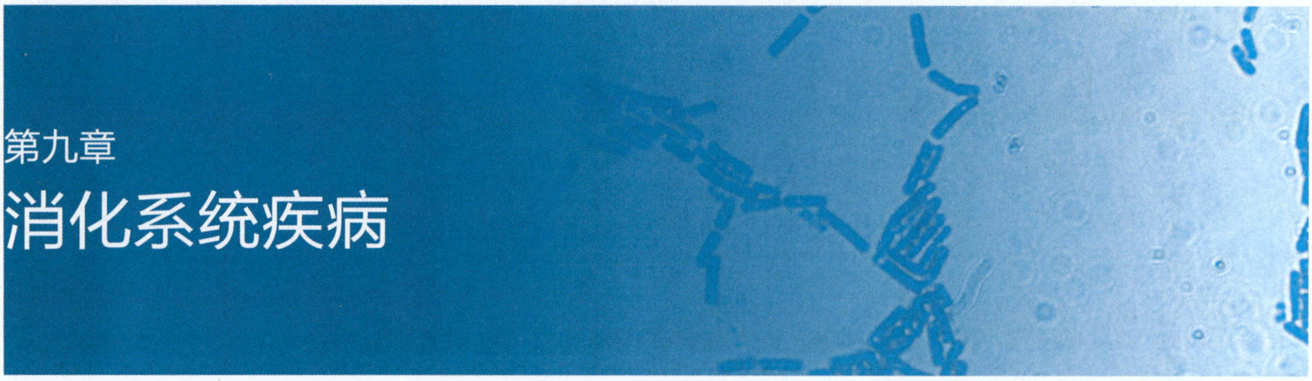

第九章
消化系统疾病

消化系统包括消化管和消化腺，消化管是由口腔、食管、胃、肠及肛门组成的连续管道系统，消化腺包括涎腺、肝、胰和消化管腺体等。消化系统疾病主要包括炎症、肿瘤、消化性损伤、中毒、血管性疾病和先天畸形等，本章主要阐述消化系统的一些常见病、多发病。

第一节　食管常见疾病

一、食管炎

（一）急性食管炎

1. 单纯性卡他性食管炎　常因食入高温或强刺激性食物引起。

2. 化脓性食管炎　多继发于食管憩室食物潴留、腐败及感染等诱发的食管黏膜破损性基础病变，或形成脓肿，或沿着食管壁扩散造成蜂窝织炎，进而可继发纵隔炎、胸膜炎及脓胸。

3. 坏死性食管炎　多见于强酸、强碱等化学腐蚀剂造成的坏死和溃疡形成，猩红热、白喉等传染病也可波及食管黏膜引起坏死性炎症，炎症愈合后可引起瘢痕狭窄。

（二）慢性食管炎

1. 单纯性慢性食管炎（simple chronic esophagitis）常因长期食入刺激性食物、重度吸烟等引起，食管狭窄所致的食物潴留以及慢性淤血等也可引起。主要表现为食管黏膜上皮局限性增生、不全角化，还可形成黏膜白斑，表皮下有慢性炎症细胞浸润。

2. 反流性食管炎（reflux esophagitis）　又称胃食管反流病（gastroesophageal reflux disease，GERD），是由于功能性或器质性病变导致胃内容物逆流进入食管下段，导致黏膜损伤和慢性炎症。病变早期主要表现为食管下段黏膜充血和上皮增生，不同程度中性粒细胞和嗜酸性粒细胞浸润，有时伴有局灶性上皮坏死和浅表溃疡形成。晚期，病变进展可发生纤维化和瘢痕形成，导致食管变形和狭窄。

3. 巴雷特食管（Barrett esophagus）　亦称胃贲门黏膜上移或化生，是指食管下段（距贲门 3~5 cm）原有的黏膜鳞状上皮被化生的柱状上皮取代的现象。本病原因未明，部分可由反流性食管炎发展而来。肉眼或腔镜下观察，病变呈橘红色、天鹅绒样不规则，在灰白色正常黏膜的背景下，呈补丁状、岛状或环状（图 9-1A）。镜下，病变黏膜由相似于胃和小肠黏膜的腺体和上皮细胞构成，腺体排列混乱或伴有腺体管控扩张，可有不同程度的纤维化和炎细胞浸润，局部黏膜肌层增厚（图 9-1B）。现认为巴雷特食管是一种癌前病变，可出现非

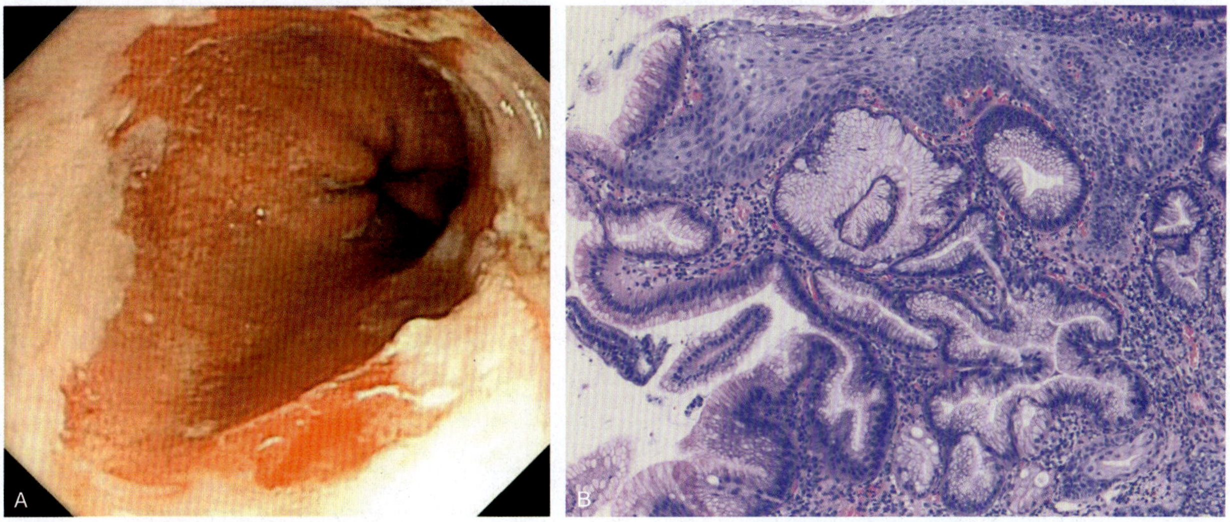

图 9-1　巴雷特食管
A. 腔镜检查；B. 柱状上皮化生

典型增生或癌变（巴雷特食管腺癌），癌变率高达 10%。

二、食管癌

食管癌（carcinoma of esophagus）是食管黏膜上皮和腺体发生的恶性肿瘤。全世界每年约 30 万人死于食管癌，其中中国人约占一半。国内食管癌的分布具有明显的区域性特征，高发地区包括：太行山区、苏北地区、大别山区、川北地区及闽粤交界地区，其中河南省林县是主要高发区。40 岁以上男性发病率较高。食管癌早期常无明显症状，偶有胸骨后不适或疼痛，晚期表现为哽噎和吞咽困难，故中医称本病为“噎膈”。

【病因和发病机制】

病因及发病机制至今尚未明了，目前多认为与下列相关因素有关。

1. 不良饮食习惯　较为重要，包括长期食用过热、过硬、粗糙的食物，或者长期饮酒、吸烟等可刺激及损失食管黏膜。

2. 微量元素和维生素缺乏　高发区土壤中缺钼、铁、锌等微量元素，可使农作物中硝酸盐的含量明显升高。此外，维生素 A、维生素 B、维生素 C 等维生素具有抗氧化和阻断亚硝酸盐合成的作用，它们的缺乏也可能促进癌症的发生。

3. 真菌或化学物质污染饮水和食物　真菌产生的毒素与亚硝酸盐等化学物质为重要的致癌物，可促进食管癌的发生。

4. 其他因素　高发区中，食管癌的家族聚集现象较为明显，提示遗传因素与食管癌发病存在一定关系。此外，近年来的研究也显示人乳头状瘤病毒与食管癌发生相关。

【病理变化】

食管癌好发部位为三个生理性狭窄处，其中食管中段最多见、下段次之、上段最少，分别约占 50%、30% 和 20%。病理学常根据肿瘤浸润程度与转移情况，将食管癌分为早期癌和中晚期癌两类。

1. 早期食管癌　此期一般无明显症状，多数通过腔镜检查而发现。病变局限在黏膜层或黏膜下层，未累及肌层、无淋巴结转移。肉眼观，病变表现形式多样，可为黏膜色泽稍红、轻度糜烂、斑块或颗粒状、微小乳头状等，常分为 4 型：隐伏型、糜烂型、斑块型和乳头型，临床上以斑块型和糜烂型常见。

2. 中晚期食管癌　又称为进展期食管癌，具有吞咽困难等临床症状，根据肉眼特点，可以分为 4 型（图

9-2，9-S_1、9-S_2、9-A_1、9-A_2)。①髓质型：最多见，由于食管壁内的肿瘤浸润性生长，使食管均匀增厚，管腔变窄，切面灰白色，质软似脑髓组织，表面可见浅表溃疡。②蕈伞型：肿瘤为卵圆扁平肿块，如蘑菇状突入食管腔内，表面常见有浅表溃疡，边缘外翻。③溃疡型：肿瘤表面有深溃疡形成，可达肌层，溃疡形状不整，如火上口状。④缩窄型：最少见。癌组织质地较硬，在食管壁内浸润性生长，常侵犯食管全周和伴有纤维组织增生，形成环形狭窄。

镜下，根据组织学特点，可分为多种类型：①鳞状细胞癌，ICD 编码 8070/3(图 9-3)，最常见，约占 90%；②腺癌（ICD 编码 8140/3)，较少见，占 5%~10%，多与 Barrett 食管相关，极少数来自食管黏膜下腺体；③未分化癌（ICD 编码 8020/3)，罕见；④腺鳞癌（ICD 编码 8560/3)，少见。

【扩散和转移】

1. 直接蔓延　食管上段癌常向喉、气管和颈部软组织浸润蔓延，中段癌可向支气管和肺浸润蔓延，下

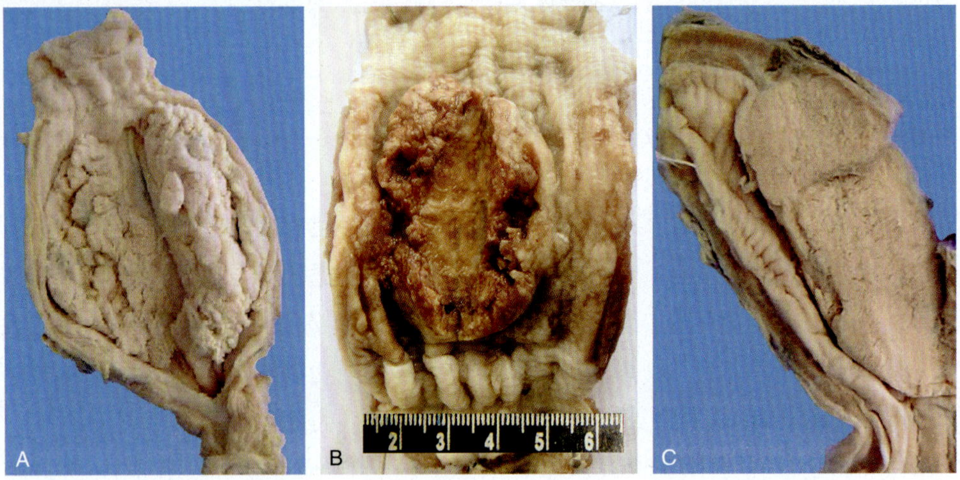

图 9-2 中晚期食管癌
A. 蕈伞型；B. 溃疡型；C. 髓质型

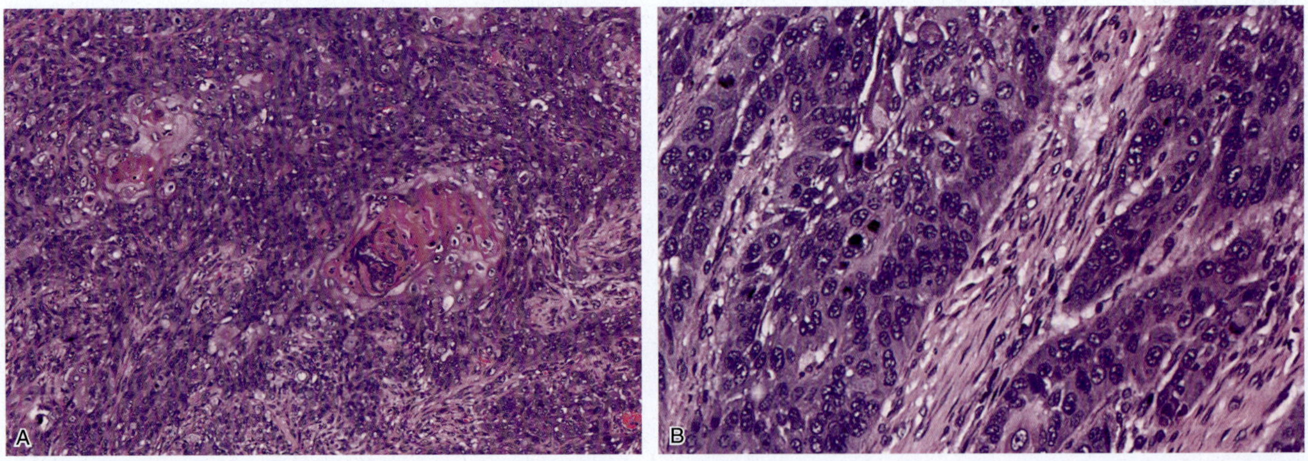

图 9-3 食管鳞状细胞癌
A. 为高分化食管鳞状细胞癌，癌巢内可见角化珠；B. 食管鳞状细胞癌，癌细胞分化程度较低，病理性核分裂多，癌巢内可见细胞间桥

段癌可向贲门、膈肌和心包等处浸润蔓延。

2. 淋巴道转移 较常见，癌组织沿淋巴引流途径转移。食管上段癌可向食管旁、喉、颈部、上纵膈淋巴结等处转移，中段癌可转移到食管旁、肺门淋巴结等部位，下段癌可转移至食管旁、贲门、胃左动脉旁和腹腔上部淋巴结等部位，其中约有 10% 的病例可转移至颈深和上纵隔淋巴结。

3. 血道转移 主要见于晚期患者，常转移至肝、肺，有的也可转移至肾、骨和肾上腺等处。

【临床病理联系】

早期食管癌由于无明显浸润与肿块形成，因此症状不明显；部分患者可因食管痉挛或肿瘤浸润食管黏膜而出现轻微胸骨后疼痛、烧烁感、异物感、哽噎感。中晚期患者表现为进行性吞咽困难或食物反流等症状，为癌组织浸润性生长，使食管腔狭窄逐步加重所致。当肿瘤累及邻近组织和器官时，则可出现相应症状，如压迫喉返神经出现声音嘶哑，侵犯气管或支气管可出现呛咳、呼吸困难等。

第二节 胃肠道常见疾病

一、胃炎

胃炎(gastritis)为胃黏膜保护屏障破坏后的炎症性病变，分为急性胃炎和慢性胃炎两大类。

（一）急性胃炎

【病因和发病机制】

常由理化因素和微生物感染等引发，过量服用阿司匹林等非甾体抗炎药、过度饮酒、重度吸烟及强酸强碱等可诱发，机械性损伤、应激反应(如烧伤、创伤及外科手术等)、尿毒症、休克、全身感染等亦可伴发急性胃炎。

【病理变化和类型】

急性胃炎表现为不同程度充血、水肿，伴有较多中性粒细胞浸润，严重者黏膜可出现出血、糜烂、甚至坏死，并可引起穿孔。依病因和病变特征，可以将急性胃炎分为急性刺激性胃炎(acute irritated gastritis)、急性出血性胃炎(acute hemorrhagic gastritis)、急性腐蚀性胃炎(acute corrosive gastritis)和急性感染性胃炎(acute infective gastritis)四种类型。

（二）慢性胃炎

【病因和发病机制】

目前，慢性胃炎病因尚未完全明了，已知的致病因素包括如下四类：①幽门螺杆菌(*Helicobacter pylori*, *H.pylori*)感染。此菌为革兰氏阴性杆菌，通过分泌尿素酶、细胞空泡毒素、蛋白溶解酶、趋化因子等物质，导致黏膜上皮细胞和血管内皮细胞损伤，引起慢性胃炎的发生。②长期慢性刺激，如长期饮酒、吸烟、滥用非甾体抗炎药物、喜食热烫或辛辣刺激食物等。③自身免疫性损伤。体内出现的抗壁细胞抗体、抗内因子抗体等自身抗体可通过异常免疫反应而导致胃黏膜损伤，出现胃酸缺乏、恶性贫血等。④十二指肠液反流对胃黏膜屏障的破坏。

【类型与病理变化】

1. 慢性浅表性胃炎(chronic superficial gastritis) 又称之为“慢性单纯性胃炎”，是最常见的胃黏膜慢性炎症，病变好发于胃窦部，多呈灶性或弥漫性分布。胃镜所见：病变黏膜充血、水肿，可伴有点状出血与糜烂。镜下观，病变胃黏膜浅层出现以淋巴细胞和浆细胞浸润为主的慢性炎细胞弥漫性浸润，活动期可见中性粒细胞浸润，腺体保持完整(图 9-4)。根据炎细胞浸润深度可分为轻、中、重度 3 级：轻度病变仅累及胃黏膜的上 1/3，中度病变累及胃黏膜的 1/3 至 2/3，重度病变累及胃黏膜的 2/3 以上。本病经治疗后，多数可愈合，少数可发展为慢性萎缩性胃炎。

2. 慢性萎缩性胃炎(chronic atrophic gastritis) 好发于中老年患者，胃窦部多见。本病病因复杂，部分由慢性浅表性胃炎发展而来，部分与吸烟、酗酒或用药不当有关，部分为自身免疫病的局部表现。根据是否具有自身免疫及恶性贫血，将慢性萎缩性胃炎分为 A、B、C 三型。其中 A 型与自身免疫有关，亦称“自身免疫性胃炎”，好发于胃底和胃体部，患者血中存在抗壁

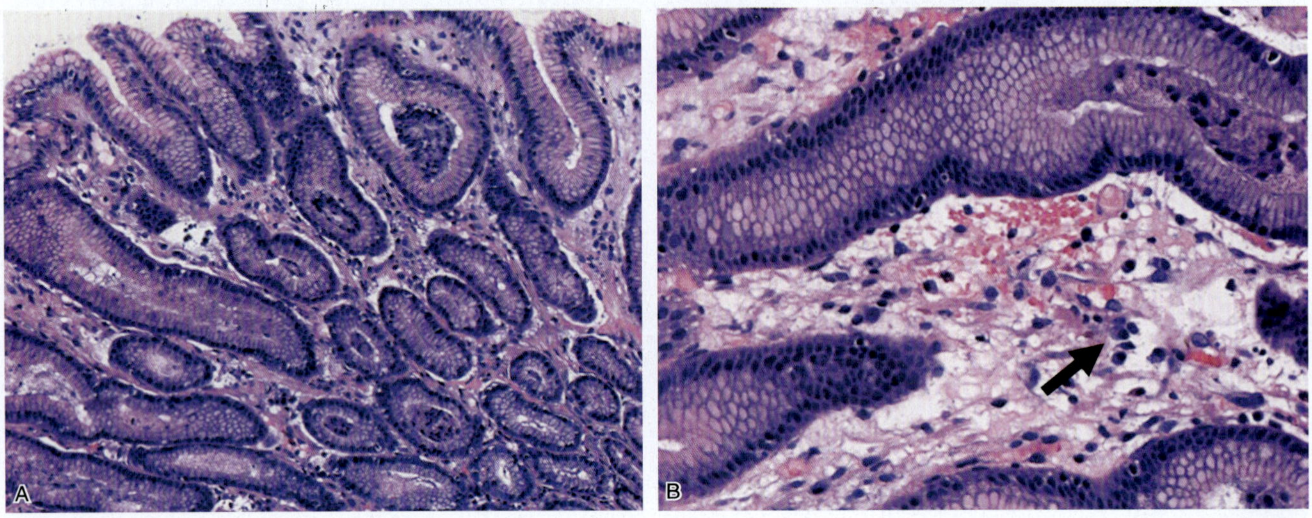

图 9-4 慢性浅表性胃炎
黏膜层可见淋巴细胞、浆细胞浸润（箭头）。A. 低倍镜；B. 高倍镜

细胞抗体和抗内因子抗体，具有恶性贫血，在我国较为少见；B 型与 *H.pylori* 感染关系密切，好发于胃窦，无自身抗体及恶性贫血，在我国较为多见；C 型与肠液、胆汁的化学刺激相关，又称“反流性胃炎”。

胃镜所见：病变胃黏膜变薄，皱襞平坦或消失，黏膜光滑；黏膜颜色由正常的橘红色转为灰白或灰黄色；黏膜下血管清晰可见，有时伴有不同程度渗出、出血或糜烂（ $9-S_3$、$9-S_4$）。镜下（图 9-5）：①病变胃黏膜变薄，胃小凹变浅，黏膜固有层腺体变小、数量减少，可见腺体囊性扩张。根据腺体萎缩的程度可将萎缩性胃炎分为轻、中、重度三级，轻度指固有层腺体 1/3 萎缩，重度为 2/3 以上腺体萎缩，介于两者之间者为中度。②病变黏膜全层多量淋巴细胞、浆细胞浸润，病变长者，可见纤维组织增生与淋巴滤泡形成。活动

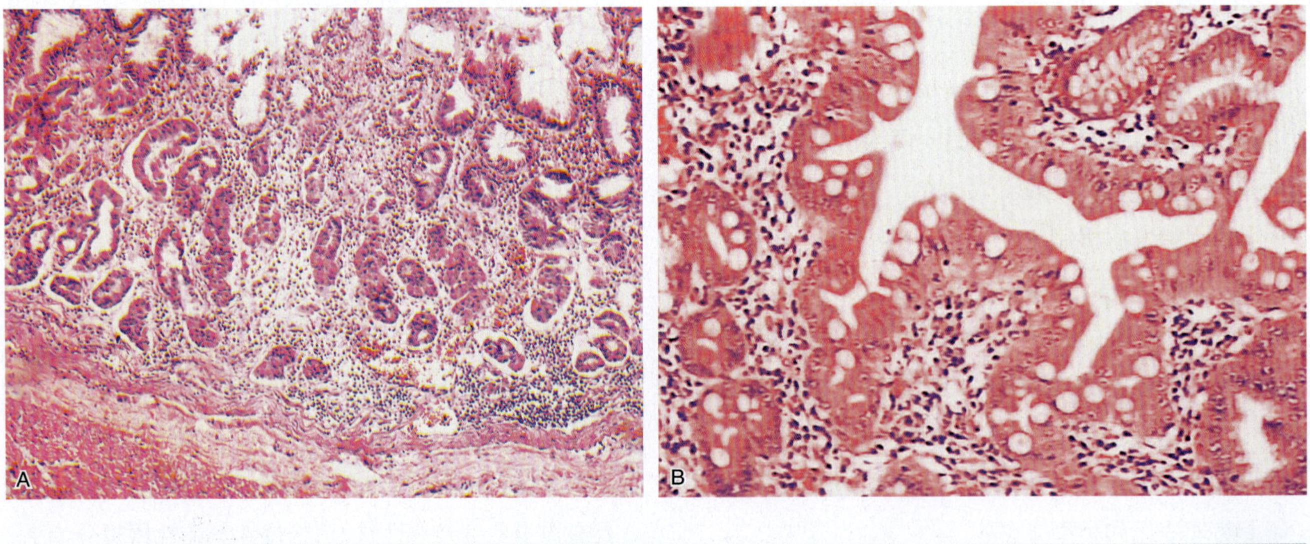

图 9-5 慢性萎缩性胃炎
A. 胃黏膜固有层腺体萎缩，淋巴组织增生；B. 胃黏膜腺体肠上皮化生

期患者，可见中性粒细胞浸润和糜烂。③常出现假幽门腺化生和肠上皮化生，前者是胃底和胃体部的壁细胞和主细胞消失，由分泌黏液的细胞取代后，形似幽门腺。后者是指胃黏膜上皮被肠腺上皮所取代，此种化生较为常见，可以分为两种类型，即Ⅰ型肠化和Ⅱ型肠化，其中Ⅰ型肠化为完全性肠化，可见杯状细胞、吸收细胞和潘氏细胞，形似小肠上皮；Ⅱ型肠化为不完全性肠化，可见杯状细胞，但无吸收细胞和潘氏细胞，形似胃隐窝上皮（Ⅱa型肠化）或结肠上皮（Ⅱb型肠化），Ⅱb型肠化与胃癌发生密切相关。

3. 慢性肥厚性胃炎（hypertrophic gastritis） 又称巨大肥厚性胃炎、梅内特里耶病（Menetrier disease），病因尚不明了，病变常发生于胃底和胃体。胃镜所见：①病变胃黏膜皱襞显著肥厚如脑回状；②病变黏膜皱襞可见横裂和疣状隆起的小结；③黏膜隆起的顶端常伴有糜烂。镜下：病变腺体增生，腺管延长，胃小凹高度增生，可穿过黏膜肌层。黏膜黏液分泌细胞过度增生而腺体萎缩，固有层内炎症细胞浸润不明显。临床上，可出现因黏液大量分泌和蛋白质丢失而导致的低蛋白血症，也可见胃腺体萎缩而导致的胃酸低下或无胃酸。

4. 其他慢性胃炎 ①疣状胃炎（gastritis verrucosa）：病因不明，病变多位于胃窦部。病变胃黏膜表面有痘疹样突起，其中心可见大小不等的多发性糜烂和凹陷，系黏膜上皮变性坏死脱落而形成，往往伴有急性炎性渗出物。②肉芽肿性胃炎（granulomatous gastritis）：多见于结节病、克罗恩（Crohn disease）、结核杆菌或组织胞质菌感染患者，病变胃黏膜内形成上皮样肉芽肿，可伴有全身性血管炎。

5. 嗜酸性胃炎

二、消化性溃疡

消化性溃疡（peptic ulcer）又称“慢性消化性溃疡病”，指胃和十二指肠黏膜形成慢性溃疡为特征的常见病变，多见于青壮年，病变常反复发作或呈慢性过程。其中，十二指肠溃疡较为多见，约占70%；而胃溃疡约占25%，十二指肠和胃两个部位发生的复合性溃疡约占5%。

【病因和发病机制】

消化性溃疡的病因与发病机制尚未明了，目前认为与胃肠黏膜防御屏障被破坏有关。正常情况下，因为黏液－碳酸氢盐屏障、黏膜上皮屏障以及黏膜丰富的血液循环等保护机制，胃及十二指肠黏膜可及时消除胃液等局部损伤因子而不易损伤。但如果黏膜保护屏障与胃液等局部损伤因子的消化作用失去动态平衡，则会导致黏膜损伤和溃疡形成。导致黏膜保护屏障破坏的因素包括：①幽门螺杆菌感染，为重要致病因素，在胃溃疡和十二指肠溃疡病变组织中检出率分别高达70%和100%。②胃酸分泌过多，可直接导致黏膜损伤，尤其是在十二指肠溃疡更为明显。③胃排空延缓和胆汁反流，可使胃液与黏膜接触时间延长和促进胃液自身消化作用，多见于胃溃疡。④其他因素，如非甾体抗炎药、抗肿瘤药、解热镇痛药、吸烟、饮酒等可损伤黏膜。此外，十二指肠溃疡中O型血患者居多，可能与*H.pylori*易于黏附至表达O型血抗原的细胞有关。

【病理变化】

肉眼观，胃溃疡多位于胃小弯近幽门部，尤以胃窦部多见，直径一般在2 cm以内；而十二指肠溃疡多发生于球部前壁或后壁，直径多小于1 cm。溃疡通常呈圆形或卵圆形，边缘整齐，状如刀切；溃疡底部平坦，一般较干净，有时被覆渗出物。溃疡深浅不一，较浅者仅累及黏膜下层，而较深者可达肌层或浆膜层。溃疡于贲门侧较深，呈潜掘状；而幽门侧较浅，为阶梯状。由于蠕动原因，溃疡切面常呈斜漏斗状。溃疡周围黏膜皱襞向溃疡处呈放射状集中（图9-6A）。

镜下，慢性活动性溃疡的底部由浅至深可分为4层（图9-6B）：①炎性渗出层，位于最表层，为中性粒细胞和纤维素等构成的炎性渗出物；②坏死层，为凝固性坏死后的结构，由坏死细胞、组织碎片和纤维素样物质等构成；③肉芽组织层；④瘢痕层，位于最深层，瘢痕层内小动脉可出现增殖性动脉内膜炎改变，表现为管壁增厚、管腔狭窄或有血栓形成，这种病变可防止血管破裂，但延缓溃疡愈合。有时病变累及神经纤

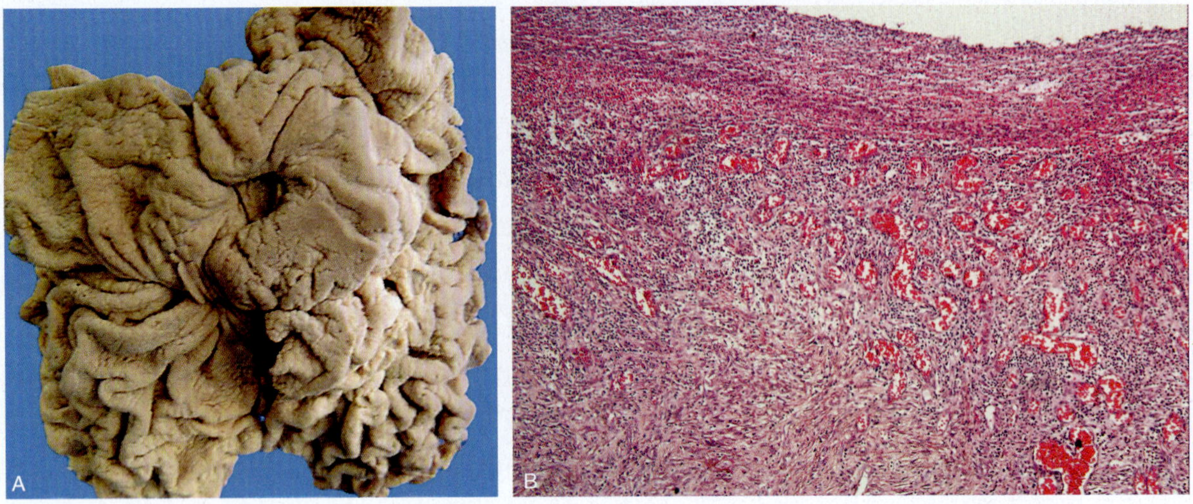

图 9-6 胃消化性溃疡
A. 溃疡边缘整齐，黏膜皱襞向溃疡处集中，似车辐状；B. 镜下溃疡底部由上至下分为 4 层：炎性渗出层、坏死层、肉芽组织层和瘢痕层

维，导致神经纤维变性、断裂和增生，多种病变混杂扭曲呈小球状，即创伤性神经瘤，这类病变常诱发患者疼痛难忍。

【结局和并发症】

1. 愈合（healing） 溃疡炎性渗出物与坏死组织被吸收、排除后，由肉芽组织填充并形成瘢痕组织，相邻黏膜上皮再生，覆盖创面而愈合。

2. 出血（hemorrhage） 最常见，约 1/4 至 1/3 的患者可出现，系溃疡底部血管破裂引起，临床上表现为肉眼不易觉察的少量出血，可通过大便潜血检测阳性而得以发现；也可出现呕血或柏油样大便，严重者可因失血性休克而死亡。

3. 穿孔（perforation） 发生率约 5%，以十二指肠溃疡多见。系溃疡穿透浆膜时引起，可导致急性弥漫性腹膜炎。位于后壁的慢性穿孔，由于局部组织器官粘连和包裹，可形成局限性腹膜炎。

4. 幽门狭窄和梗阻（pyloric stenosis and obstruction） 发生率 2%~3%，幽门处溃疡黏膜炎性充血、水肿、幽门括约肌及局部瘢痕收缩可导致幽门狭窄，严重时发生梗阻。

5. 癌变（canceration） 长期胃溃疡者，癌变率约 1%；而十二指肠溃疡几乎不发生癌变。

【临床病理联系】

消化性溃疡的主要临床表现为上腹部长期性、周期性和节律性疼痛，可为钝痛、烧灼痛或饥饿痛，当发生穿孔时，则出现剧烈腹痛。胃溃疡主要为进食后疼痛，而十二指肠溃疡则为空腹痛。此外，患者还可出现反酸、嗳气、消瘦等表现，与胃幽门括约肌痉挛、幽门狭窄等导致的胃内容物排空受阻以及潴留的滞留食物发酵等有关。

三、胃癌

胃癌（gastric carcinoma）是一种发生胃黏膜上皮和腺上皮的恶性肿瘤，是人类最常见的恶性肿瘤之一，年新发患者高达 75 万例，胃癌好发年龄为 40~60 岁，男性多于女性，好发部位为胃窦部小弯侧。

【病因和发病机制】

胃癌的病因和发病机制至今未明，目前认为与下列因素有关：①生活饮食习惯与环境因素。流行病学研究结果显示胃癌的发生可能与各个国家、民族的饮食习惯，以及不同地区土壤等地质因素相关。在日本、中国、冰岛、智利及芬兰等国，胃癌发病率远较西欧国家和美国高，可能与食品熏制、盐渍、滑石粉处理等有关，此类处理使食品中蛋白质发生硝化作用和生成具有致癌作用的亚硝胺有关；另外，长期摄入被黄曲霉毒素污染的食物也可促进胃癌的发生。②幽门螺杆菌（*H.pylori*）感染。一方面，幽门螺杆菌感染可损伤胃黏膜，导致腺体萎缩和胃酸分泌减少，改变胃内环境和利于其他细菌大量生长，促使硝酸盐还原为亚硝酸盐，进而合成具有强致癌作用的 N- 亚硝基化合物；另一方面，*H.pylori* 能活化乙醇脱氢酶，导致乙醛生成增多，而乙醛是一种 DNA 损伤剂，可诱发胃黏膜上皮细胞的 DNA 损伤与基因突变，进而进入细胞转化进程。③癌基因与肿瘤抑制基因的改变。癌基因异常，如 *c-myc*、*erb-B2* 基因的扩增与过表达；肿瘤抑制基因如 *P53*、*K-ras* 和 *APC* 的突变和缺失等，都与胃癌发生有关。

胃癌的组织发生存在争议，多数认为是起源于胃腺颈部和胃小凹底部的干细胞，在上述各种致病因素的作用下出现的肠上皮化生和不典型增生可能是胃癌发生进程中的重要事件。此外，慢性萎缩性胃炎、胃息肉、慢性胃溃疡、胃腺瘤等癌前病变，由于长期慢性损伤和修复，可以引发胃腺颈部和胃小凹底部的干细胞反复增生、肠上皮化生、异型增生而癌变，但并非所有的癌变过程都经过该顺序。

【病理变化】

胃癌好发于胃窦部，尤以胃小弯侧前后壁最多见，其次为贲门胃底部。根据癌组织浸润深度，分为早期胃癌和中晚期胃癌。

1. 早期胃癌（early gastric carcinoma） 是指癌组织浸润仅限于胃黏膜层或黏膜下层者，无论肿瘤面积大小及是否具有淋巴结转移。在早期胃癌中，癌组织局限于胃黏膜固有层者称“黏膜内癌”，如果癌组织浸润至黏膜下层者称“黏膜下癌”；肿瘤直接小于 0.5 cm 者称“微小癌”或“一点癌”，肿瘤直接 0.6~1 cm 者称“小胃癌”。早期胃癌术后 5 年生存率超过 90%，而微小癌和小胃癌术后 5 年生存率达 100%。

肉眼观，早期胃癌可分为三种类型。

(1) 隆起型（protruded type，Ⅰ型） 病变从胃黏膜表面明显隆起呈息肉状，高出黏膜厚度的 2 倍以上。此型较少见，多见于年长患者。

(2) 表浅型（superficial type，Ⅱ型） 肿瘤呈扁平状，病变黏膜局部变化不显著，无明显隆起或凹陷。此型可以进一步细分为三型：①表浅隆起型（superficial elevated type，Ⅱa 型）：病变稍隆起，但高度不超过黏膜厚度的 2 倍。②表浅平坦型（superficial flat type，Ⅱb 型）：病变与周围黏膜几乎同高。③表浅凹陷型（superficial depressed type，Ⅱc 型）：病变较周围黏膜稍凹陷，并伴糜烂，其深度不超过黏膜层。

(3) 凹陷型（excavated type，Ⅲ型） 又称为“溃疡周边癌性糜烂”，即溃疡周边的早期癌，病变中央有明显溃疡或凹陷。此型最多见，年轻患者尤为多见。

镜下，组织学类型包括管状腺癌、乳头状腺癌、印戒细胞癌及未分化癌，其中管状腺癌最多见，而未分化癌少见。

2. 中晚期胃癌 即进展期胃癌（advanced gastric carcinoma），是指癌组织浸润超过黏膜下层，进入到肌层甚至累及胃壁全层者，无论肿瘤面积大小及是否具有淋巴结转移。癌组织浸润越深，转移可能性越大，预后也越差。

(1) 肉眼观 进展期胃癌可分为 3 型（图 9-7）。

1) 息肉型或蕈伞型（polypoid or fungating type）：癌组织向胃腔内呈结节状、息肉状或菜花状生长，肿瘤表面常有溃疡形成。

2) 溃疡型（ulcerative type）：此型为癌组织发生坏死脱落后形成，常由凹陷型早期胃癌发展而来。所形成的癌性溃疡直径较大，边缘隆起，状如火山口，质地较脆，易出血，溃疡底部因肿瘤浸润性生长而高低不平（ 9-S_5、9-A_3、9-A_4）。需与慢性消化性溃疡鉴别（表 9-1）。

3) 浸润型（infiltrating type）：此型为癌组织在胃壁内呈局限性或弥漫性浸润而形成，与周围组织无明显界限。当肿瘤弥漫浸润时，使整个胃壁增厚、变硬、弹性减退，黏膜皱襞大部分消失，胃腔缩小，外形状如皮革，因而又称之为革囊胃（linitis plastica）（ 9-A_5）。

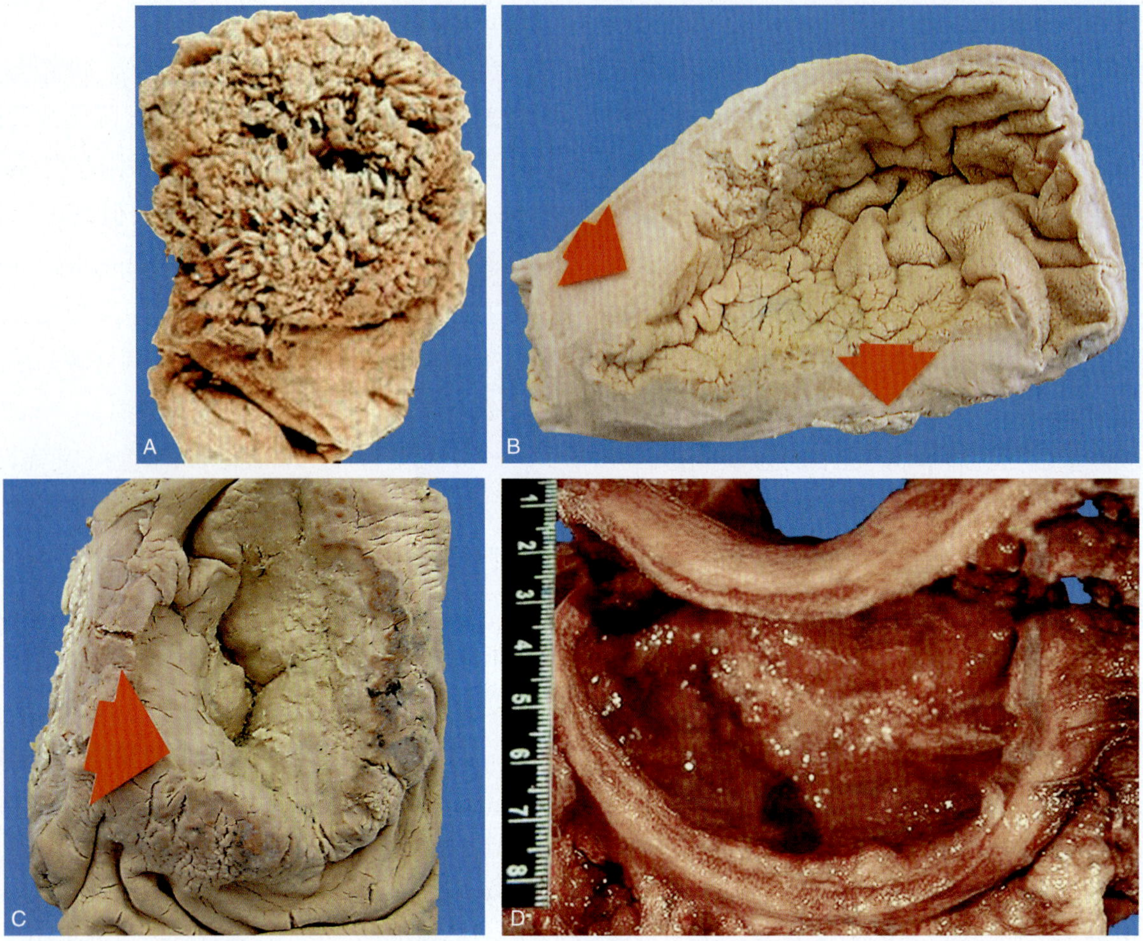

图 9-7 进展期胃癌
A. 蕈伞型；B. 浸润型；C. 溃疡型；D. 革囊胃

表 9-1 良性、恶性胃溃疡的肉眼形态鉴别

鉴别点	良性溃疡（慢性胃溃疡）	恶性溃疡（溃疡型胃癌）
外形	圆形或椭圆形	不整齐，火山口状
大小	溃疡直径常 <2 cm	溃疡直径常 >2 cm
深度	较深，常低于周围黏膜	较浅，常高于周围黏膜
边缘	整齐、不隆起	不整齐，隆起
底部	较平坦	凹凸不平，有坏死出血
周围黏膜	皱襞向溃疡集中	皱襞中断，呈结节状肥厚

（2）镜下 进展期胃癌的组织学类型包括：乳头状腺癌（ICD 编码 8260/3）、管状腺癌（ICD 编码 8211/3）、黏液腺癌（ICD 编码 8480/3）、印戒细胞癌（ICD 编码 8490/3）和未分化癌（ICD 编码 8020/3）（图 9-8）。

根据胃癌组织发生的不同，Lauren 等将胃癌分为肠型胃癌和胃型胃癌。肠型胃癌是在肠上皮化生的基础上发生，肿瘤分泌黏液量少，多为唾液酸或硫酸黏液，肿瘤组织学多为高分化乳头状腺癌或管状腺癌；而胃型胃癌又称为“弥漫性胃癌”，与肠上皮化生无关，肿瘤分泌黏液多，多为中性黏液，肿瘤组织学多为印戒细胞癌或黏液腺癌。在肿瘤组织中，如肠型胃癌组织和胃型胃癌组织两种成分同时存在，比例相当则称“混合型癌”，如癌组织分化太低不能归类则称“未分化癌”。

【扩散】

1. 直接蔓延 癌组织浸润管壁全层，通过直接蔓延方式向周边组织器官扩散，胃窦部胃癌常侵犯十二指肠、大网膜、肝左叶、胰腺等处，贲门和胃底部胃癌

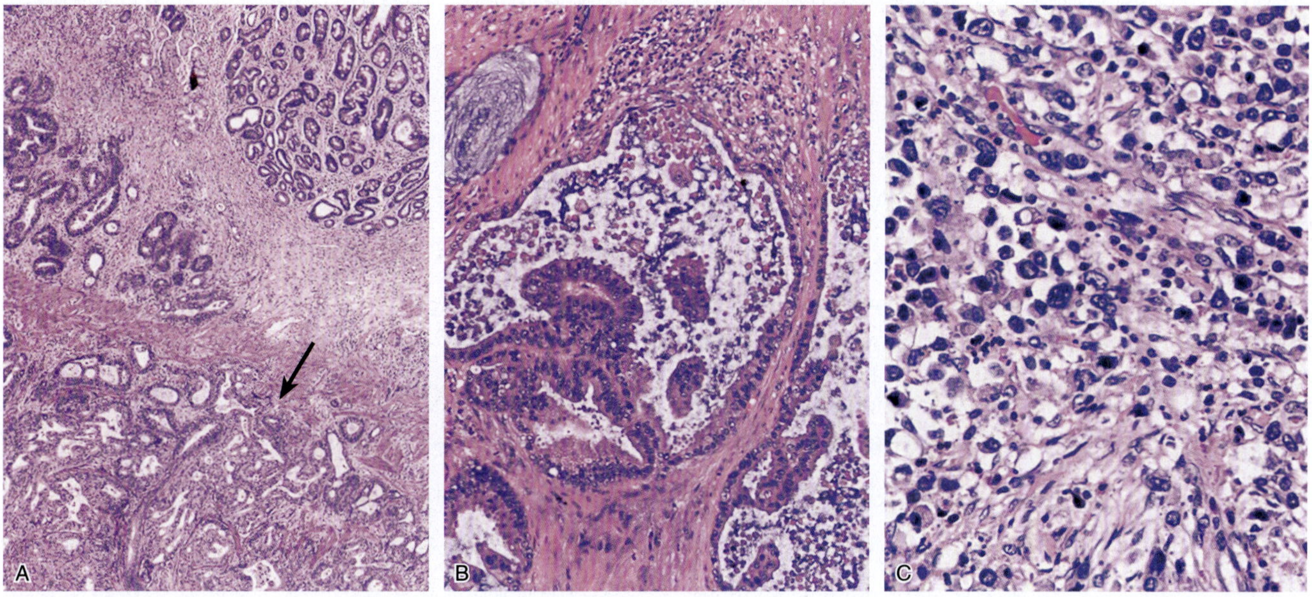

图 9-8 胃腺癌
A. 管状腺癌，癌组织呈腺管状（箭头）；B. 黏液腺癌，管腔见大量黏液聚集，管腔增大扩张，黏液池形成，黏液中漂浮少量印戒细胞；C. 印戒细胞癌，印戒状癌细胞巢状增生，浸润肌层

常侵犯食管、肝、大网膜等部位。

2. 淋巴道转移 为主要转移方式。首先向局部淋巴结转移，以胃小弯侧幽门下淋巴结及胃冠状静脉旁淋巴结最多见，可进一步转移至腹主动脉旁、肝门处或肠系膜根部淋巴结。转移到胃大弯淋巴结的癌细胞，可继续转移至大网膜淋巴结。晚期肿瘤，癌细胞可经胸导管转移至左锁骨上淋巴结（Virchow's node，菲尔绍淋巴结）。早期胃癌也可发生淋巴结转移，但少见。

3. 血道转移 多见于晚期肿瘤患者，多经门静脉转移至肝，也可转移至肺、脑、骨等器官。

4. 种植性转移 胃癌特别是黏液腺癌或印戒细胞癌沿胃壁浸润性生长，突破浆膜层后，癌细胞可脱落至腹腔，在大网膜、直肠膀胱陷凹、腹壁和盆腔器官的腹膜接触并形成种植性转移。临床上，最常见的种植部位为卵巢，胃黏液癌通过种植性转移方式在卵巢表面形成的转移癌，称为“库肯勃瘤（Krukenberg tumor）”。

【临床病理联系】

早期胃癌多无明显临床症状。进展期胃癌可出现食欲缺乏、消瘦、乏力及贫血等，也可有上腹部不适与疼痛，多无时间规律并逐渐加重。幽门部胃癌可引起幽门梗阻，而贲门部胃癌可致吞咽困难；癌组织侵犯血管可致呕血、便血，甚至大出血，侵犯或穿透浆膜可导致弥漫性腹膜炎；肿瘤扩散也可引起腹水或黄疸，晚期患者可出现恶病质。

四、阑尾炎

阑尾炎（appendicitis）是一种青年人好发的常见病，临床上以转移性右下腹痛为特征，伴体温升高、呕吐、外周血中性粒细胞升高等。根据病情缓急，可以分为急性阑尾炎与慢性阑尾炎两种。

【病因和发病机制】

阑尾炎发病的两个主要因素是阑尾腔阻塞和细菌感染，这与阑尾的解剖学结构特点有关：①阑尾为附于盲肠的细长盲管，由于其根部的类似括约肌结构，使阑尾开口和管腔均较狭小，粪便及细菌易于潴留；②由于阑尾系膜较短，阑尾易于屈曲扭折和发生阻塞；③阑尾动脉属于终末动脉，无吻合侧支，当血液循环障碍时，阑尾易于发生缺血和坏死。阑尾炎因管腔阻塞后的细菌感染而引起，但无特定的病原菌，大肠杆菌、肠球菌、链球菌等均可引起；而大肠阻塞可因粪石、寄生虫或异物等引起，以粪石多见。

【病理变化】

1. 急性阑尾炎（acute appendicitis） 有三种主要类型。

（1）急性单纯性阑尾炎（acute simple appendicitis）常为阑尾炎的初期病变。肉眼观，阑尾轻度充血、肿胀，失去正常光泽（9-S_6、9-A_6）。镜下，病变多局限在黏膜层和黏膜下层，有中性粒细胞浸润和纤维素渗出，局部黏膜可见一个或多个缺损，阑尾各层有炎性充血、水肿（9-M_1、9-M_2）。

（2）急性蜂窝织炎性阑尾炎（acute phlegmonous appendicitis） 或称之为“急性化脓性阑尾炎”，多由急性单纯性阑尾炎发展而来。肉眼观，阑尾显著肿胀、增粗，浆膜面高度充血，表面可见纤维素性渗出物或脓苔覆盖（9-S_7）。镜下，病变呈扇形由浅层向深层扩延，深达肌层和浆膜层，阑尾壁各层有大量中性粒细胞弥漫浸润，并有炎性水肿和纤维素性渗出，但肌纤维等结构基本保全。阑尾浆膜及系膜可见较多中性粒细胞和纤维素渗出物组成的薄膜，形成阑尾周围炎或局限性腹膜炎表现（图 9-9）。

（3）急性坏疽性阑尾炎（acute gangrenous appendicitis）是一种重型阑尾炎，是在急性蜂窝织炎性阑尾炎的基础上发展而来。阑尾因内腔阻塞、积脓等导致血液循环障碍，发生广泛性出血性梗死。阑尾呈暗红色、灰绿色或灰黑色，可伴发穿孔引起弥漫性腹膜炎或阑尾周围脓肿（9-S_8）。

2. 慢性阑尾炎（chronic appendicitis） 多为急性阑尾炎发展而来，或开始即呈慢性过程。临床上，表现为间或右下腹疼痛，亦可急性发作。主要病变为阑尾各层不同程度的纤维组织增生和慢性炎性细胞浸润等。

【结局和并发症】

急性阑尾炎经过及时治疗，预后良好。只有极少数因治疗不及时或机体抵抗力过低，出现并发症或转为慢性阑尾炎。常见并发症有急性弥漫性腹膜炎和阑尾周围脓肿，系阑尾穿孔引起；急性阑尾炎有时可并发阑尾系膜静脉的血栓性静脉炎，细菌或脱落的含菌血栓可循血流，经门静脉进入肝脏而形成肝脓肿。此外，可因阑尾近端阻塞和远端高度膨胀而形成囊肿，其内容物如为脓液，即形成阑尾积脓；如为黏液，则形成阑尾黏液囊肿；黏液脓肿如果破裂，黏液进入腹腔，可在腹膜表面形成假黏液瘤。

五、慢性溃疡性结肠炎

慢性溃疡性结肠炎（chronic ulcerative colitis，CUC）

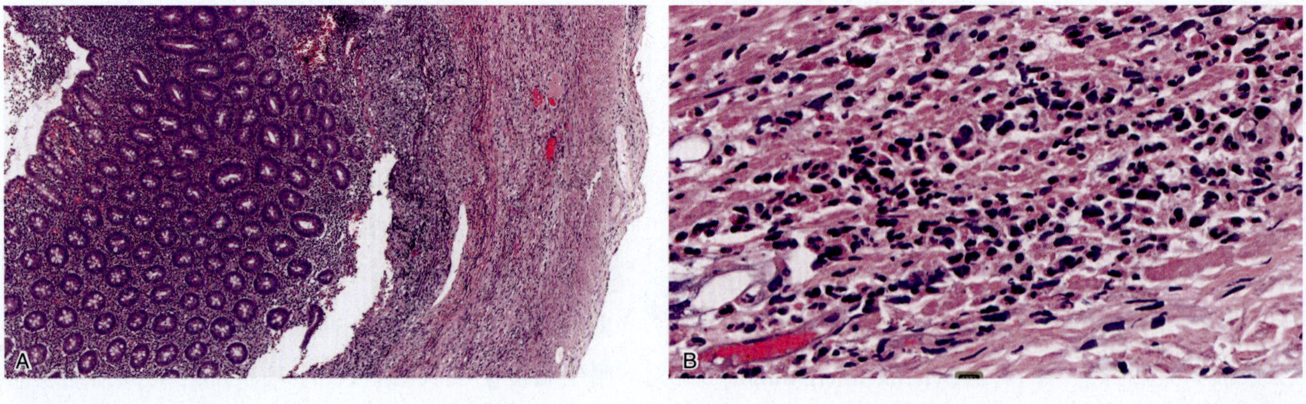

图 9-9 急性蜂窝织炎性阑尾炎
A. 阑尾各层大量中性粒细胞浸润；B. 阑尾肌层见大量中性粒细胞浸润

是一种原因不明的慢性结肠炎症，病变可累及结肠各段，以直肠和乙状结肠最多见，偶尔见于回肠。临床上，20~30 岁男性患者多见，以腹痛、腹泻、脓血便等为主要表现，病变轻重不一，可反复发作。常伴有肠外免疫性疾病，如结节性红斑、游走性关节炎、强直性脊柱炎、原发性硬化性血管炎、葡萄膜炎等。

【病因和发病机制】

病因未明，多认为与遗传易感性和自身免疫有关，如慢性溃疡性结肠炎患者具有家族聚集性、HLA-DR2 及一些细胞因子表达增加等；从患者血中也可检测到抗结肠细胞抗体，可以与自身结肠组织起交叉反应，进而损伤肠黏膜。

【病理变化】

肉眼观，病变主要累及黏膜层，很少累及肌层，往往呈均匀和连续分布。在病变早期，结肠黏膜充血和点状出血，在黏膜隐窝处形成小脓肿；随病变发展，脓肿逐渐扩大，局部黏膜表层坏死脱落，形成椭圆形表浅小溃疡并可累及黏膜下层。小溃疡可相互融合形成广泛而不规则的大片溃疡，也可相互穿通形成窦道。残存的肠黏膜可发生充血和水肿，黏膜上皮及腺体可增生形成息肉样外观，称之为“假息肉”。

镜下，早期病变黏膜及黏膜下层可见大量中性粒细胞、淋巴细胞、浆细胞和嗜酸性粒细胞浸润，肠黏膜隐窝微小脓肿形成。随着病变发展，黏膜出现广泛溃疡，溃疡底部可见血管壁纤维素样坏死、出血、管壁增生等急性血管炎改变，溃疡周边的黏膜出现息肉样不典型增生。损伤性病变和修复反复交替进行，黏膜及腺体可发生萎缩，纤维结缔组织增生和瘢痕形成。

【并发症】

常见的并发症包括结肠周围脓肿、腹膜炎及肠瘘，系溃疡发展穿透肠壁而引起。慢性溃疡性结肠炎因病变反复发作，黏膜组织可出现不典型增生，甚至癌变。癌变概率与发病年龄及病程相关，年龄越小、病程越长，癌变风险越大。此外，部分暴发型患者可并发急性中毒性巨结肠，系结肠因中毒而丧失蠕动功能和发生麻痹性扩张所引起的。

六、局限性肠炎

局限性肠炎（regional enteritis）又称为节段性肠炎或克罗恩病（Crohn disease），是一种原因不明、主要累及消化道和伴有异常免疫应答的全身性疾病。该病以青壮年多见，临床上以腹痛、腹泻、腹部肿块、肠穿孔、肠瘘形成和肠梗阻等为主要表现，也可伴发发热、营养不良等肠外表现。

【病因和发病机制】

病因和发病机制至今未明。研究发现在患者血液中可检测到抗结肠抗体，在病变肠壁可检测到免疫复合物和补体 C3 沉积，提示该病的发生与自身免疫异常有关。此外，遗传与感染等可能参与发病过程。

【病理变化】

肉眼观，局限性肠炎具有如下特点：①病变主要累及回肠末段，其次为结肠、近端回肠和空肠等处。②病变多呈节段性分布，病变节段间具有正常黏膜分隔。③病变肠壁变厚、变硬，肠腔狭窄，黏膜高度水肿而皱襞呈块状，状如鹅卵石样外观（9-S_9）；可有纵行裂隙状溃疡形成，溃疡发展可致慢性肠穿孔、脓肿和瘘管形成。④病变肠管常因纤维化而出现狭窄，并易于与邻近肠管黏连成团，需要与增殖性肠结核病进行鉴别。

镜下，病变复杂多样，表现为：①裂隙状溃疡，表面被覆坏死组织，其下肠壁各层可见大量淋巴细胞、浆细胞和单核细胞等慢性炎细胞浸润，形成穿壁性炎症（图 9-10）。②病变黏膜下层高度水肿，较多扩张淋巴管分布。③可见黏膜下淋巴组织明显增生，常伴有淋巴滤泡形成；50%~70% 的患者出现结核样肉芽肿样病变，但无干酪样坏死。

【并发症】

肠梗阻为局限性肠炎的常见并发症，系肠管因纤维性粘连导致管腔狭窄引起；溃疡穿孔导致的瘘管与脓肿形成也较为常见。此外，反复进行的病变可以发生癌变，但癌变率低于溃疡性结肠炎。

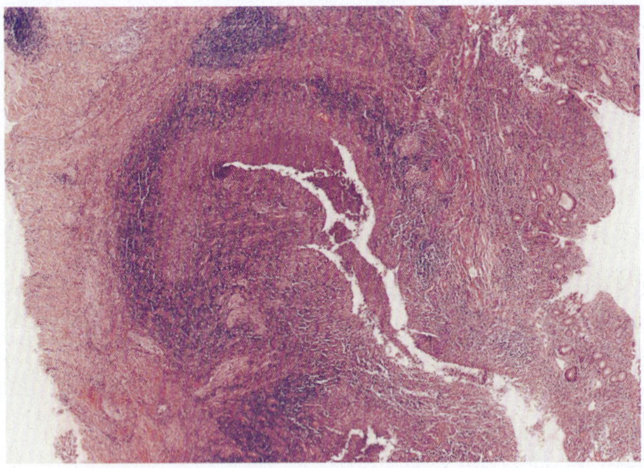

图 9-10 克罗恩病
裂隙状溃疡，肠壁各层大量淋巴细胞、浆细胞和单核细胞浸润

七、先天性巨结肠

八、急性出血性坏死性肠炎

九、菌群失调性肠炎

大肠腺瘤（adenoma of large intestine），又称腺瘤性息肉，是一种大肠黏膜的良性上皮性肿瘤，ICD 编号为 8410/0。该病变好发于乙状结肠和直肠，多见于中老年男性患者，临床症状与肿瘤发生部分及大小有关，可表现为腹痛、大便隐血阳性、贫血、便秘或腹泻等症状。

【病因和发病机制】

病因及发病机制尚未明了，研究发现大肠腺瘤发病与摄入富含脂肪而缺乏纤维的膳食生活习惯有关，也可能与 *K-Ras* 等癌基因激活和 / 或 *APC*、*MCC*、*DCC*、*DPC4* 等肿瘤抑制基因突变、缺失或失活等相关。

【病理变化】

肉眼观，肿瘤可单发或多发，多为息肉状，有蒂，平均直径约 1.2 cm，表面颗粒状、红褐色，形似杨梅（图 9-11A，9-S_{10}）；部分腺瘤广基、无蒂。镜下，可以分为管状腺瘤（tubular adenoma）、绒毛状腺瘤（villous adenoma），以及管状 - 绒毛状腺瘤（tubulo-villous adenoma）等三种类型。其中管状腺瘤病变由密集分支的小管构成，上皮细胞数量增多，核细长呈假复层

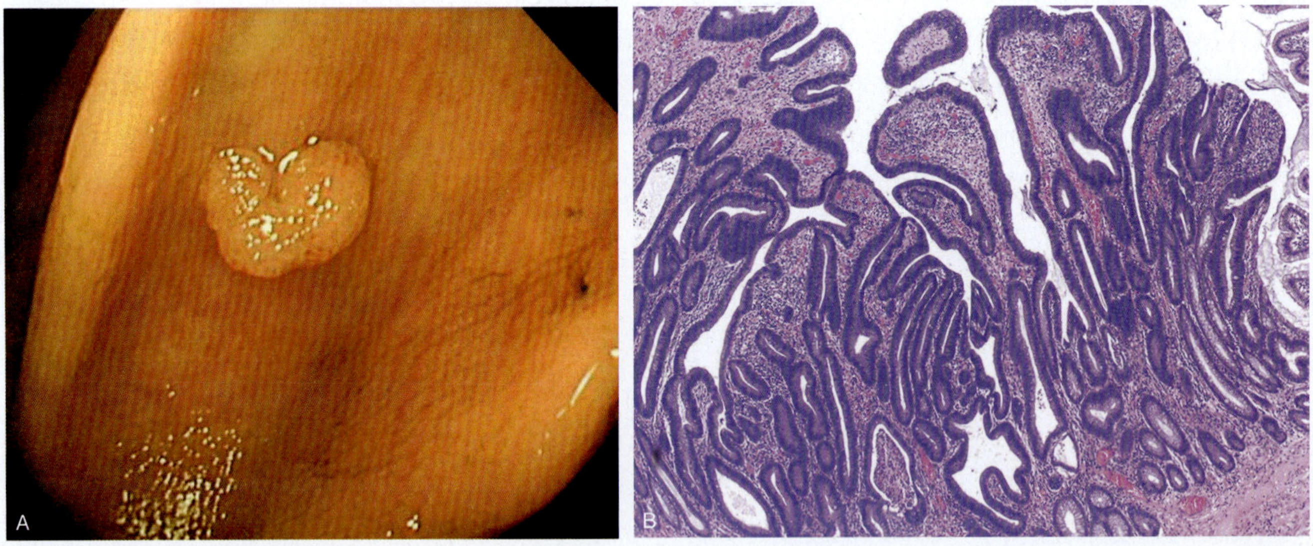

图 9-11 结肠绒毛状腺瘤
A. 内镜下，肉眼观腺瘤表面呈颗粒状，形似杨梅；B. 镜下增生上皮呈乳头状，中度不典型增生

样排列。绒毛状腺瘤病变中增生的上皮多形成细长绒毛状结构(图 9-11B),上皮增生活跃、细胞排列拥挤,可出现不同程度异型性,易于癌变。管状 - 绒毛状腺瘤病变为含有管状腺瘤和绒毛状腺瘤的成分,上皮可有异型增生,亦可出现恶变。

十一、大肠癌

大肠癌(carcinoma of large intestine)又称结直肠癌(colorectal carcinoma),是指大肠黏膜与腺体发生的恶性肿瘤,包括直肠癌与结肠癌。该肿瘤在欧美等发达国家发病率较高,在我国发病率相对较低,但近年来随着饮食结构的变化,发病率有逐年上升趋势。好发于中老年男性患者,以大便性状改变、消瘦、贫血、腹痛、腹部肿块、肠梗阻等为主要临床表现。

【病因和发病机制】

大肠癌的病因与发病机制尚未明了,可能是下列因素交互作用的结果:①环境因素。研究认为,散发性大肠癌与长期摄入高蛋白、高脂肪和低纤维的膳食生活习惯密切相关,可能由于这类食物及残渣在肠道存留时间较长,增加了致癌物质与肠黏膜的接触时间;此外,它们也能使肠道菌群失调,细菌产生的致癌物增多。②遗传因素。遗传性大肠癌主要有家族性腺瘤性息肉病(familial adenomatous polyposis,FAP)癌变和遗传性非息肉病性结直肠癌(hereditary nonpolyposis colorectal cancer,HNPCC)两类,FAP 的癌变与患者 *APC* 基因突变或先天性丢失相关,而 *HNPCC* 与 *hMSH2* 和 *hMLH1* 等错配修复基因的突变导致的微卫星不稳定密切相关。③某些伴有肠黏膜增生的慢性肠道疾病,如增生性息肉病、幼年型息肉病、克罗恩病、慢性溃疡性结肠炎、慢性血吸虫病、绒毛状腺瘤、肠息肉状腺瘤等均可出现黏膜上皮的不典型增生而发生癌变。④癌基因与肿瘤抑制基因的异质性,如 *K-Ras*、*c-Myc* 等癌基因的异常激活和过度表达,*APC*、*DCC*、*MCC*、*P53*、*P16*、*DPC4* 等肿瘤抑制基因的缺失或突变,在大肠癌发生发展的不同阶段中具有基因的异质性特征。

【病理变化】

大肠癌好发部位为直肠(50%),其余依次为乙状结肠、盲肠及升结肠、横结肠、降结肠,一般为单发,约 1% 的患者呈多中心发生,多由多发性腺瘤性息肉发展而来。根据 WHO 肿瘤分类对大肠癌的定义,大肠肿瘤组织只有侵犯超越黏膜肌层到达黏膜下层者才称之为“癌”,不超过者称之为“上皮内瘤变”。根据大肠癌的浸润深度及转移情况,分为早期和进展期癌,其中早期大肠癌是指癌组织局限在大肠黏膜下层和无淋巴结转移者;而进展期大肠癌是指癌组织侵犯到肌层者。

肉眼观,大肠癌可分为四型:①隆起型,亦称息肉型或蕈伞型。肿瘤呈息肉状或蕈伞状向肠腔突出,表面多有表浅溃疡,好发于右半结肠(图 9-12A)。②溃疡型,本型较多见。在肿瘤表面,可见直径大于 2 cm 的较深溃疡,外形不规则,边缘隆起,似火山口状,好发于直肠和乙状结肠(图 9-12B, 9-A_7、9-A_8)。③胶样型,肿瘤表面及切面呈半透明、胶冻状,好发于右半结肠和直肠,预后较差。④浸润型,肿瘤在肠壁各层弥漫性浸润生长,常累及肠管全周,导致病变肠管管壁增厚、变硬,严重时可形成肠管环形狭窄。此型好发于直肠和乙状结肠。

镜下,大肠癌组织学类型包括乳头状或管状腺癌、印戒细胞癌、黏液腺癌、未分化癌、鳞状细胞癌和腺鳞癌等,其中以高分化管状腺癌和乳头状腺癌最多见(9-M_3、9-M_4),而鳞状细胞癌和未分化癌少见。

【扩散和转移】

1. 局部蔓延　大肠癌浸润到达肠壁浆膜后,可直接蔓延到子宫、输尿管、前列腺、膀胱、腹膜及腹膜后等邻近器官和组织。

2. 淋巴道转移　大肠癌早期极少发生淋巴结转移,进展期肿瘤可先在肿瘤所在部位的局部淋巴结进行转移,接着沿淋巴引流方向到达远隔淋巴结,甚至经过胸导管到达锁骨上淋巴结。

3. 血道转移　晚期大肠癌可经门静脉转移至肝,亦可转移至肺、脑和骨骼等处。

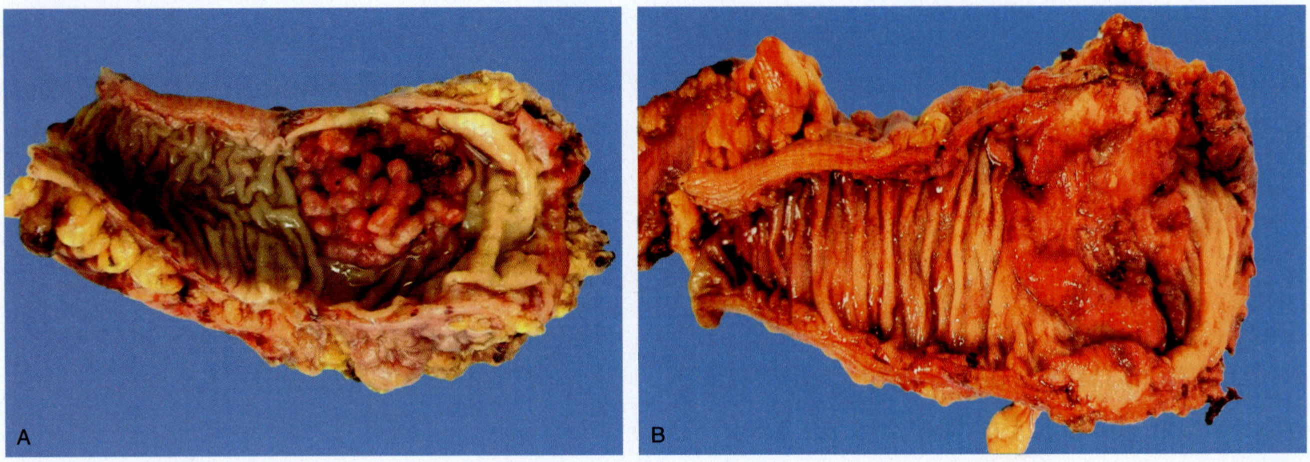

图 9-12 结直肠癌
A. 隆起型；B. 溃疡型

4. 种植性转移 肿瘤组织穿透肠壁浆膜后，癌细胞脱落可在腹腔播散和形成种植性转移。

【分期和预后】

大肠癌的分期对判断预后具有一定意义，多根据癌组织在大肠管壁的浸润深度以及转移情况进行分期（表 9-2）。

表 9-2 结直肠癌的分期及预后（Dukes 改良分期）

分期	肿瘤范围	5 年存活率（%）
A	肿瘤限于黏膜层（早期癌）	100
B_1	肿瘤侵及肌层，未穿透，无淋巴结转移	67
B_2	肿瘤穿透肌层，无淋巴结转移	54
C_1	肿瘤未穿透肌层，有淋巴结转移	43
C_2	肿瘤穿透肌层，有淋巴结转移	22
D	有远隔脏器转移	极低

【临床病理联系】

大肠癌早期病变轻微，多无明显临床症状。但肿瘤进入到进展期后，出现排便习惯与粪便形状的异常，包括腹痛、腹泻、便秘等，以黏液血便最常见，也可出现腹部肿块、贫血、消瘦、恶病质等。左侧大肠癌易出现肠狭窄与梗阻症状，而右侧肿瘤贫血、中毒症状及腹部肿块等表现。

十二、胃肠间质瘤

胃肠间质瘤（gastrointestinal stromal tumor，GIST）是一种可能起源于胃肠间质卡哈尔细胞（interstitial Cajal cell）或其祖细胞的非定向分化肿瘤，ICD 编码：8936/3。该肿瘤中位年龄为 60 岁，发病无性别偏向，临床上以腹部包块和隐痛为主要症状，偶有恶心、食欲减退、体重下降、肠梗阻等表现。

【病因和发病机制】

病因至今未明，可能与原癌基因 *c-Kit* 和血小板源性生长因子受体 α（platelet-derived growth factor receptor α，PDGFRA）突变有关。

【病理变化】

以胃和小肠为好发部位，占 70%~90%，其余依次为大肠、食管、肠系膜、网膜和后腹膜等。肉眼观，肿瘤可在黏膜下、浆膜下或壁内，多为单个圆形肿块（图 9-13A， 9-A_9、9-A_{10}），大小不等，切面多呈实性、棕褐色或灰白色，直径较大的肿瘤多可见坏死或囊性变，部分患者病变组织富含黏液样基质。镜下，肿瘤组织学形态类似平滑肌肿瘤，形态多样，肿瘤细胞多呈梭形，可出现细胞内空泡结构，细胞核灶性栅栏状排列（图 9-13B），有时肿瘤细胞可出现上皮样改变。肿瘤细胞多数表达 CD117、CD34 和 DOG1，可检测

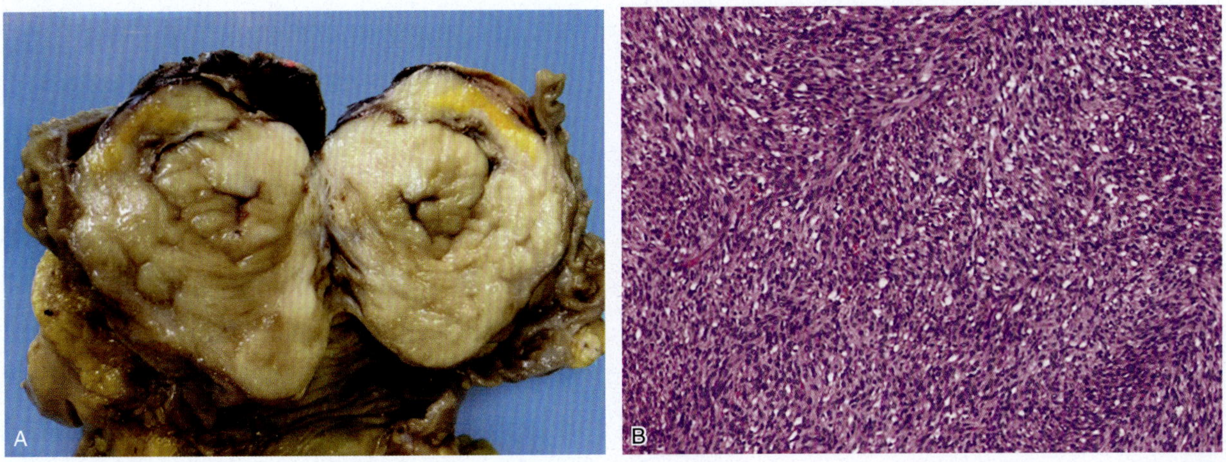

图 9-13 胃肠间质瘤
A. 肉眼观多为圆形或类圆形肿块，切面灰白；B. 肿瘤主要由梭形细胞构成

到 *c-Kit*、*PDGFRA* 基因突变。临床病理常根据肿瘤大小、核分裂的数量，以及肿瘤原发部位，对 GIST 进行组织学分级与判断预后，NIH 2008 年改良版及 WHO 分类中的预后分组均推荐原发性 GIST 切除术后危险度分为四级，即极低级、低级、中等级和高级。

第三节 肝胆疾病

一、病毒性肝炎

病毒性肝炎（viral hepatitis）是一组由肝炎病毒感染引起的、以肝实质细胞变性和坏死为主要病变特点的常见传染病。已知能致病的肝炎病毒有甲型（HAV）、乙型（HBV）、丙型（HCV）、丁型（HDV）、戊型（HEV）和庚型（HGV）等 6 种，在不同人种中呈现差异性流行。在我国，以乙型肝炎病毒流行为主，感染率约占人口总数的 10%，由此出现的乙型病毒性肝炎的高发病率是我国原发性肝癌高发的重要原因。

【病因和发病机制】

病毒性肝炎由肝炎病毒感染后引起，可致病的病毒其特点见表 9-3。

病毒性肝炎的发病机制至今尚未完全阐明，现在认为其与机体的免疫状态是密切相关的，且不同类型的肝炎病毒所引起的肝细胞损伤机制也不尽相同。HAV 并不直接损伤肝细胞，而是可能通过 HAV 特异的和人类白细胞抗原限制的细胞免疫机制而导致肝

表 9-3 各型肝炎病毒的特点

病毒类型	病毒大小(nm)	病毒类型	传染途径	潜伏期(周)	主要发病机制	转为慢性肝炎	爆发性肝炎	发生肝癌
HAV	27	单链 RNA	粪 - 口	2~6	免疫损伤	无	0.1%~0.4%	无
HBV	43	DNA	密切接触、输血、注射	4~26	免疫损伤	5%~10%	<1%	有
HCV	30~60	单链 RNA	同上	2~26	免疫损伤	>70%	极少	有
HDV	35~37	缺陷性 RNA	同上	4~7	免疫损伤	<5%	3%~4%	有
HEV	32~34	单链 RNA	粪 - 口	2~8	不详	罕见	合并妊娠 20%	无
HGV	50~100	单链 RNA	输血、注射	不详	不详	极少	不详	无

细胞的损伤。而HBV损伤肝细胞的相关机制研究较多，多数证据认为与$CD8^+$ T淋巴细胞对感染HBV肝细胞的杀伤作用直接相关。当人体感染HBV后，病毒进入肝细胞内进行复制，继而释放入血，同时在肝细胞表面留下特异性病毒抗原，并成为免疫反应攻击的致敏原。一方面，被致敏的$CD8^+$ T淋巴细胞识别HBV感染的肝细胞和导致后者的变性和坏死；另一方面，致敏B淋巴细胞的产生特异性抗体可中和消灭血液循环中的病毒，也可与带有病毒特异性抗原的肝细胞结合，通过体液免疫方式导致肝细胞损伤和肝炎发生。

【病理变化】

各型肝炎病毒引起的肝炎病变基本相同，都是以肝细胞的变性、坏死和凋亡为主，同时伴有不同程度的炎细胞浸润、肝细胞再生和纤维组织增生。肝炎属于变质性炎，主要的病变包括：

1. 肝细胞变性

(1) 细胞水肿　是由于肝细胞受损后细胞内水分明显增多和进而细胞体积增大的一种细胞可逆性损伤，是病毒性肝炎的常见病理改变。镜下主要表现为肝细胞体积增大、胞质疏松呈网状、半透明，称之为“胞质疏松化”。进一步发展，肝细胞肿胀呈球形，胞质几乎完全透明，称之为“气球样变”(图9-14)，气球样变的肝细胞可发生溶解、坏死。

(2) 嗜酸性变　为肝细胞凋亡的早期改变，多为散在于肝小叶内的单个或几个肝细胞，表现为肝细胞体积变小、胞质浓缩、颗粒消失，呈嗜酸性增强。

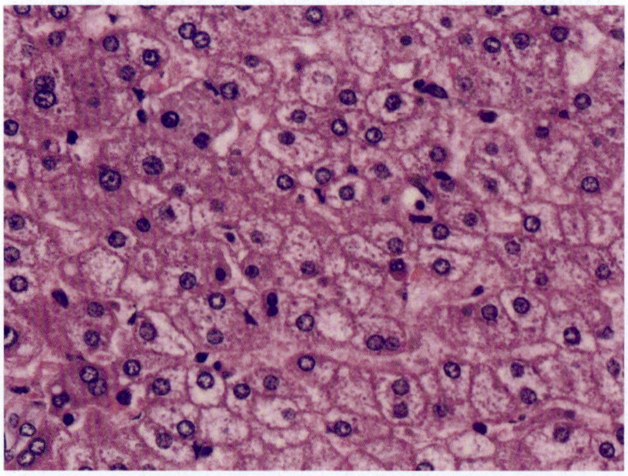

图9-14　肝细胞水肿

(3) 脂肪变性　多发生于丙型病毒性肝炎。

2. 肝细胞坏死

(1) 嗜酸性坏死　在肝细胞嗜酸性变性的基础上，胞核进一步浓缩成圆形的嗜酸性小体(acidophilic body或councillman body)，后者本质上为凋亡小体。

(2) 溶解坏死　多在肝细胞水肿的基础上发展而来，根据坏死分布的范围与形态特点，可分为点灶状坏死、碎片状坏死(piecemeal necrosis)、桥接坏死(bridging necrosis)和大块坏死(massive necrosis)等四种类型。其中点状或灶性坏死为几个肝细胞的坏死，病灶内可见中性粒细胞等炎细胞浸润(图9-15A)，常见于急性普通型肝炎。碎片状坏死多见于肝小叶界板处的肝细胞，表现为小片状坏死、崩解(图9-15B)，常见于慢性肝炎。桥接坏死是指两个中央静脉之间、两个汇管区之间或中央静脉与汇管区之间肝细胞发生的条带状坏死，多伴有肝细胞不规则再生及纤维组织增生(动画9-1)，后者可分隔肝小叶，常见于中、重度慢性肝炎。大块坏死和亚大块坏死是指累及几乎整个肝小叶的大面积坏死，常见于重型病毒性肝炎。

3. 炎细胞浸润　在病毒性肝炎的病变灶内，可见到不同程度和不同类型的炎细胞浸润，其中汇管区主要为淋巴细胞和单核细胞，也可见少量浆细胞及中性粒细胞；而点灶状坏死区内多为中性粒细胞。

4. 肝细胞再生　病毒性肝炎的坏死灶通过邻近的肝细胞分裂再生得以修复，当肝细胞坏死病灶较少，再生肝细胞可沿原来的网状支架排列，可完全恢复原有结构；当坏死严重时，原有网状支架发生塌陷，再生肝细胞堆积成团，形成结节状。

5. 间质反应性增生与小胆管增生　间质中的库普弗细胞(Kupffer cell)可发生增生与肥大，系肝内单核吞噬细胞系统的炎性反应性改变；肝星状细胞(或称之为“贮脂细胞”)受炎症刺激可分化为肌纤维母细胞样细胞，能分泌胶原纤维，在肝纤维化与硬化进程中起重要作用。此外，病变区内的小胆管也可发生不同程度的增生。

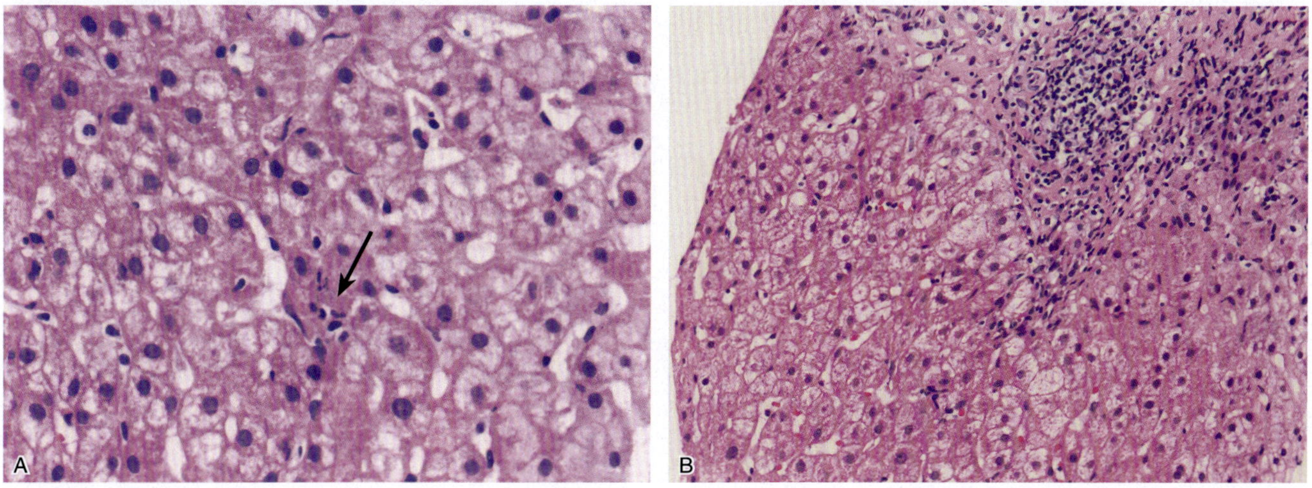

图 9-15 肝细胞坏死
A. 点状坏死；B. 碎片状坏死

6. 毛玻璃样肝细胞（ground glass hepatocyte） 多见于慢性乙型病毒性肝炎患者及 HBsAg 携带者的肝组织，病变肝细胞表现为胞质内充满嗜酸性细颗粒状物质，不透明，似毛玻璃样（图 9-16），为光面内质网内有大量 HBsAg 呈线状或小管状排列所致。此病变提示肝细胞内 HBV 复制活跃。

在以上病毒性肝炎的基本病变中，肝细胞水肿、点灶状坏死及嗜酸性小体形成对诊断普通型肝炎具有相对的特征性，而肝细胞大片坏死和崩解则是重型肝炎的主要特征。

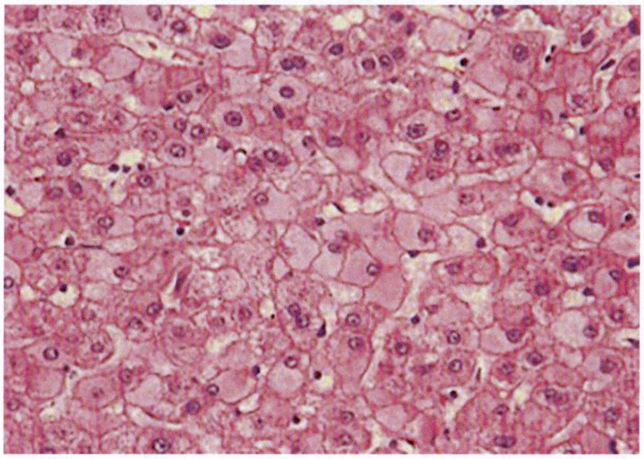

图 9-16 毛玻璃样肝细胞

【临床病理类型】

病毒性肝炎除按病因进行分类外，还可根据临床病理特点分为普通型肝炎和重型肝炎两大类型。

1. 急性（普通型）肝炎（acute hepatitis） 是最为常见的病毒性肝炎，包括黄疸型肝炎和无黄疸型肝炎两类，病理改变基本相同，但黄疸型肝炎病变略重、病程较短，多见于甲型、乙型、丁型和戊型病毒性肝炎；而以无黄疸型肝炎病变相对较轻，多为乙型病毒性肝炎，在我国较多。

（1）病理变化 肉眼观，肝大、质地较软，被膜紧张，表面光滑。镜下，肝细胞弥漫性变性，以胞质疏松化和气球样变最为普遍；肝小叶内可见点灶状坏死与中性粒细胞浸润，偶见嗜酸性小体，汇管区内有少量炎症细胞浸润。黄疸型相对严重，毛细胆管中可见胆栓形成。本型病变轻微，肝小叶网状纤维支架保存，病变可完全恢复原有结构。

（2）临床病理联系 ①肝区疼痛或压痛，系肝细胞弥漫变性肿胀、肝体积增大和被膜紧张所致。②血清丙氨酸氨基转移酶等升高，系肝细胞内的酶在细胞坏死后释放入血所致。③黄疸，系肝细胞变性坏死后，胆红质的摄取、结合和分泌功能发生障碍所致；此外，毛细胆管受压、有胆栓形成也起一定作用。

(3) 结局 多数在半年内可逐渐恢复,坏死的肝细胞可完全再生修复。乙型与丙型病毒性肝炎恢复较慢,少数患者可转为慢性,个别患者发展为重型肝炎。

2. 慢性(普通型)肝炎(chronic hepatitis) 是指病程持续 1 年(国外定为半年)以上的病毒性肝炎,以乙型病毒性肝炎最为常见,约占 80%。根据炎症活动度、肝细胞坏死及纤维化程度,可以分为轻度、中度和重度三型。

(1) 轻度慢性肝炎 主要表现为肝细胞变性、点灶状坏死或凋亡,偶见轻度碎片状坏死,汇管区慢性炎细胞浸润伴少量纤维组织增生,肝小叶结构完整。

(2) 中度慢性肝炎 肝细胞坏死较明显,出现中度碎片状坏死和特征性的桥接坏死,肝小叶内有纤维间隔形成,但小叶结构大部分保存。

(3) 重度慢性肝炎 可见重度碎片状坏死和大范围的桥接坏死,坏死区肝细胞不规则再生,同时纤维组织增生分割肝小叶,导致小叶结构紊乱,或形成早期肝硬化。

3. 重型病毒性肝炎(fulminant hepatitis) 是最严重的一型病毒性肝炎,临床较为少见。根据起病急缓及病变程度,可分为急性重型和亚急性重型两种。

(1) 急性重型肝炎(acute fulminant hepatitis) 多见于青壮年,起病急、病变发展迅速,病程多为 10 天左右,死亡率高,临床上又称为暴发型或电击型肝炎。

1) 病理变化:肉眼观,肝体积显著缩小,尤以左叶为甚,质量减至 600~800 g。被膜皱缩,质地柔软,切面呈黄色或红褐色,有的区域呈红黄相间的斑纹状,故又称急性黄色肝萎缩(acute yellow atrophy of liver)或急性红色肝萎缩(acute red atrophy of liver)(图 9-17)。镜下,肝细胞坏死广泛而严重,坏死面积可达肝实质的 2/3。肝细胞溶解和肝索解离,仅小叶周边部残留少数变性的肝细胞;肝窦明显扩张、充血及出血,可见库普弗细胞增生肥大,吞噬活跃。溶解坏死的肝细胞很快被清除,仅残留网状支架;肝小叶及汇管区可见大量淋巴细胞和巨噬细胞浸润;肝细胞再生和小胆管增生现象不明显。

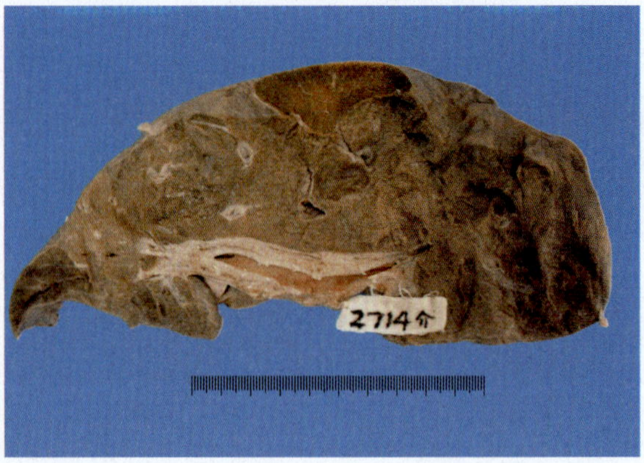

图 9-17 急性黄色肝萎缩

2) 临床病理联系:①肝细胞性黄疸,系大量肝细胞迅速溶解坏死后胆红素大量入血引起。②出血倾向,系肝细胞大量坏死后凝血因子合成障碍所致。③肝功能衰竭,如体内各种代谢产物的解毒功能发生障碍,可引起肝性脑病(肝昏迷);胆红素代谢障碍及血液循环障碍等可导致肝肾综合征(hepato-renal syndrome)。

3) 结局:可致死亡,主要死因为肝功能衰竭,其次为消化道大出血或肝肾综合征,或因 DIC 引发严重出血。患者如能度过急性期,可发展为亚急性重型肝炎。

(2) 亚急性重型肝炎(subacute fulminant hepatitis) 本型起病较缓,病程数周至数月,多数由急性重型肝炎迁延而来,少数病例可由普通型肝炎恶化而来,也有部分患者一开始就较缓,呈亚急性经过。

1) 病理变化:肉眼观,肝体积缩小,被膜皱缩不平,质地略硬,切面坏死区呈红褐色或土黄色,再生的肝细胞结节因胆汁淤积而呈黄绿色,故又称为亚急性黄色肝萎缩。镜下,病变区可见肝细胞大片坏死和肝细胞结节状再生。由于坏死区网状纤维支架塌陷和胶原化(或称之为“无细胞硬化”),致使再生的肝细胞失去原有的依托而呈不规则的结节状。小叶内外可见明显的淋巴细胞、单核细胞等慢性炎症细胞浸润,小叶周边部小胆管增生及胆汁淤积形成胆栓。此外,陈旧病变区可有明显的纤维结缔组织增生。

2) 结局:如治疗及时,病变可停止进展并有治愈的可能。病程迁延较长(如 1 年)者,则逐渐发展为坏死后肝硬化,甚至引发肝功能不全。

二、酒精性肝病

酒精性肝病(alcoholic liver disease)为慢性乙醇中毒的主要表现之一。长期大量酗酒者有 10%~20% 可发生此类肝损伤,在我国,酒精性肝病发病率有逐年升高趋势,以男性患者为主。

【发病机制】

肝是乙醇代谢、降解的主要场所,乙醇对肝有直接损伤作用。其主要机制如下:①NADH/NAD+ 比值增高。在乙醇氧化脱氢过程中,常产生过多的还原型烟酰胺腺嘌呤二核苷酸(辅酶Ⅰ)(NADH),导致 NADH/NAD+ 比值增高,能抑制肝细胞内的三羧酸循环,导致脂肪酸氧化能力下降和三酰甘油合成上升,进而肝细胞内脂肪堆积。②乙醛和自由基的损害作用。乙醇在乙醇脱氢酶、乙醇氧化酶、微粒体氧化系统等作用下可转变为乙醛,并释放自由基。因乙醛具有强烈的脂质过氧化反应和毒性作用,而自由基可与细胞膜及蛋白质发生反应,进而可导致肝细胞膜系统的损伤。③乙醇的肝损害作用。乙醇可通过损害肝细胞内微管、线粒体的功能和细胞膜的流动性,进而影响蛋白质输出和脂质代谢等,导致肝细胞脂肪变性和坏死。④乙醇通过刺激贮脂细胞产生胶原增多,促进酒精性肝硬化的形成。

【病理变化】

酒精性脂肪肝、酒精性肝炎(alcoholic hepatitis)和酒精性肝硬化是酒精性肝病的三种主要病理改变,三者可单独出现,也可同时并存或先后移行。脂肪肝是酒精性肝病最常见及最先出现的病理改变,一般中央静脉最先受累;酒精性肝炎常可见肝细胞脂肪变性、马洛里小体(Mallory body)(图 9-18),以及灶状肝细胞坏死伴有中性粒细胞浸润;而酒精性肝硬化是酒精性肝病的终末期病变,可由脂肪肝或酒精性肝炎发展而来。

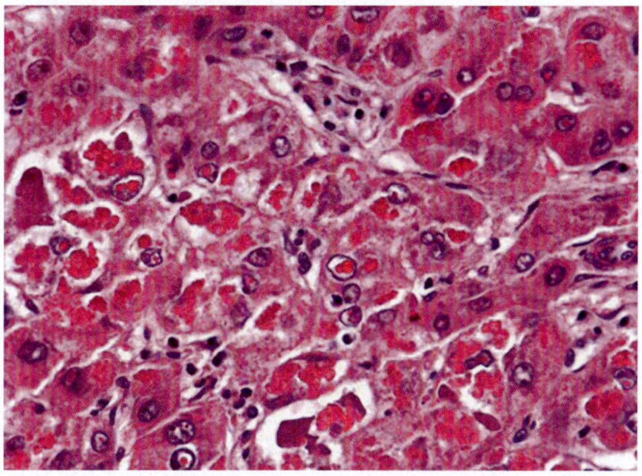

图 9-18　肝细胞内马洛里小体

三、药物及中毒性肝损伤

四、肝硬化

肝硬化(liver cirrhosis)是由肝细胞弥漫性变性坏死、纤维组织增生和肝细胞结节状再生三种病变反复交错进行,导致肝小叶结构改变和血液循环途径改建,使肝脏变形、变硬的一种常见慢性肝病疾病。本病发病年龄为 20~50 岁,男女发病率无明显区别。临床上,早期常无明显症状,进一步发展可出现一系列不同程度的门静脉高压征和肝功能障碍。肝硬化病因复杂,目前无统一的分类方法,国际上根据形态学分为四型:大结节型、小结节型、大小结节混合型及不全分隔型;在我国,常结合病因、病变特点以及临床表现进行综合分类,可以分为门脉性肝硬化、坏死后肝硬化、胆汁性肝硬化、淤血性肝硬化、寄生虫性肝硬化、色素性肝硬化等类型,以下将介绍几种常见的肝硬化类型。

(一) 门脉性肝硬化

门脉性肝硬化(portal cirrhosis)为最常见的肝硬化类型,相当于国际形态学分类中的小结节型肝硬化。

【病因和发病机制】

门脉性肝硬化的病因很多,常见的有以下几种:①病毒性肝炎,尤其是乙型和丙型病毒性肝炎是我国肝硬化的主要原因。②慢性乙醇中毒，在欧美国家，因酒精性肝病引起的肝硬化可占肝硬化总数的60%~70%。③营养不良，当食物中缺乏胆碱或甲硫氨酸时，肝脏合成磷脂的功能将发生障碍，可引起脂肪肝的发生，并继发肝硬化。④毒物中毒，如砷、四氯化碳、黄磷等化学毒物具有较强的肝毒性，长期作用下可引起肝硬化。

上述病因作用下的肝细胞变性坏死是肝硬化发生的始动因素，而进行性纤维化则是肝硬化发生的关键环节。肝硬化时，胶原纤维增多，主要来源有三种：一种为肝细胞坏死后，肝小叶内原有的网状支架塌陷、聚集和发生胶原化；二是正常分布于汇管区和中央静脉周围的Ⅰ和Ⅲ型胶原，在发生肝硬化时，明显增多并沉积于肝小叶内；三是肝贮脂细胞增生活跃，可转化为肌纤维母细胞样细胞，产生大量胶原。初期增生的纤维组织虽形成小的条索，但为可复性病变，因其尚未互相连接形成间隔而改建肝小叶结构，此种病变状态称之为“肝纤维化”，如果病因消除，纤维化可以被逐渐吸收。如果病变继续进展，肝小叶中央区和汇管区等处的纤维间隔将互相连接，并最终形成假小叶，使肝内血液循环发生改建和肝功能发生障碍而形成肝硬化。

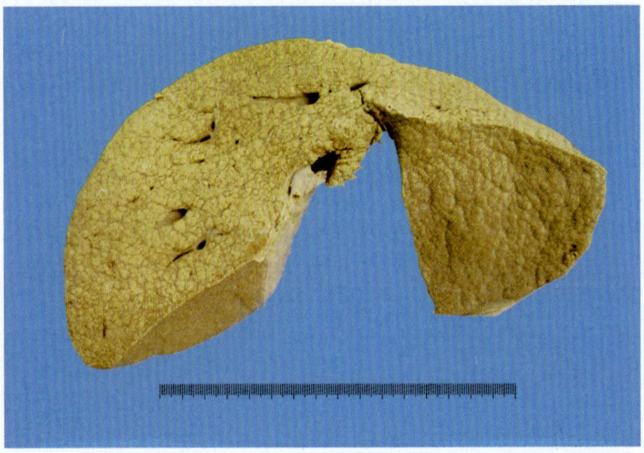

图 9-19 门脉性肝硬化（肉眼观）

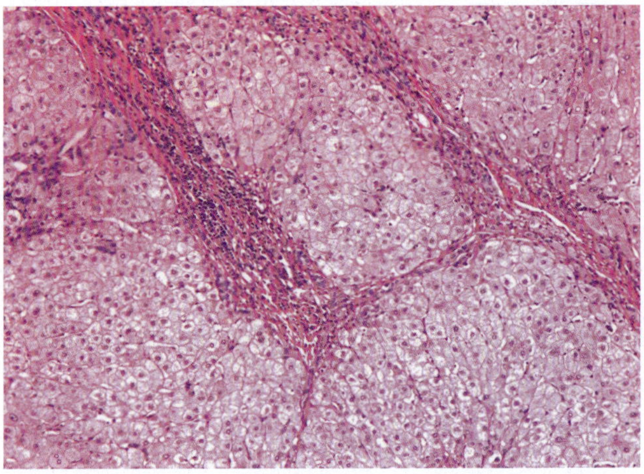

图 9-20 门脉性肝硬化（镜下）

【病理变化】

肉眼观，在早期病变，肝体积正常或略增大，质地正常或稍硬。进入晚期后，肝体积缩小、重量减轻、质地变硬，被膜增厚；表面及切面可见弥漫均匀分布的小结节，结节可因脂肪变呈黄褐色或发生淤胆而成黄绿色，结节大小相仿、直径多为 0.15~0.5 cm，一般不超过 1.0 cm（图 9-19，9-A_{11}），结节周围常可见灰白色纤维组织条索包绕。

镜下，肝硬化的组织学改变包括：①假小叶（pseudolobule）形成（图 9-20），是肝硬化最重要的组织学改变，系正常的肝小叶结构被破坏后，由广泛增生的纤维组织将肝小叶重新分割、包绕形成大小不等、圆形或椭圆形的肝细胞团。假小叶内肝细胞排列紊乱，可有变性、坏死及再生现象，中央静脉常缺如、偏位或有 2 个以上，可见门管区结构；可有再生的肝细胞结节，特点为肝细胞排列混乱，细胞体积较大，细胞核大深染，常出现双核。②宽窄较为一致的纤维性间隔形成，纤维性间隔包绕假小叶，内有少量淋巴细胞和单核细胞等慢性炎细胞浸润，并可见小胆管增生。

【临床病理联系】

1. 门静脉高压　是指门静脉压力超过 1.96 kPa 的一种病理生理状态。主要原因包括：①窦前性阻塞，由于肝动脉小分支与门静脉小分支在汇入肝窦前形成异常吻合，使压力高的动脉血流入门静脉而形成。②窦性阻塞，由于肝内广泛的结缔组织增生，使肝血窦闭塞或窦周纤维化，导致门静脉循环受阻而形成窦性阻塞。③窦后性阻塞，由于假小叶及纤维结缔组织压迫小叶下静脉，使肝窦内血液流出受阻，阻碍了门静脉血液流入肝血窦。这些原因导致肝内血液循环改建，门静脉压力升高，进而胃、肠、脾等器官的静脉血回流受阻，患者常出现一系列临床症状和体征，主要表现如下。

（1）慢性淤血性脾大（splenomegaly）　发生率 70%~85%。肉眼观，脾体积增大、重量增加（9-A_{12}），多在 500 g 以下，少数可达 800~1 000 g；脾被膜增厚、质地变硬，切面呈褐红色。镜下，脾窦扩张、窦内皮细胞增生、肿大，脾小体萎缩；红髓内纤维组织增生，可有黄褐色的含铁结节形成。脾大后，可引起脾功能亢进。

（2）胃肠淤血、水肿　系胃肠静脉血回流受阻后引起，可影响胃肠的消化、吸收功能，导致患者出现腹胀、食欲减退、大便稀等症状。

（3）腹水（ascites）　多见于晚期肝硬化患者，为淡黄色透明的漏出液，量较多时可致腹部明显膨隆。腹水形成的主要原因包括：①门静脉高压使门静脉系统的毛细血管流体静压升高，液体自肝窦壁漏出，部分经肝被膜漏入腹腔；②肝细胞受损后，合成白蛋白功能降低，导致低蛋白血症，使血浆胶体渗透压降低；③肝功能障碍导致肝灭活功能降低，血中醛固酮、抗利尿激素水平升高，引起水、钠潴留。

（4）侧支循环形成　因门静脉压力升高，导致门脉系统血液回流受阻，出现门静脉与体静脉吻合支绕过肝脏，然后直接经过上、小腔静脉回流至心脏。主要的侧支循环和并发症有：①食管下段静脉丛曲张（9-S_{11}），血液分流方向为门静脉→胃冠状静脉→食管静脉丛→奇静脉→上腔静脉。食管下段静脉丛的曲张易发生破裂，可引起大呕血，是肝硬化患者常见的死因之一。②直肠静脉（痔静脉）丛曲张，血液分流方向为门静脉→肠系膜下静脉→痔静脉→髂内静脉→下腔静脉。这种分流导致直肠静脉丛曲张和形成痔核，破裂后可引起便血，长期便血可导致贫血。③脐周及腹壁静脉曲张（9-S_{12}），血液分流途径是门静脉→脐旁静脉→脐周静脉网→腹壁上、下静脉→上、下腔静脉。脐周静脉网高度扩张，形成“海蛇头”（caput medusae）现象。

2. 肝功能不全　由于肝细胞长期反复受损后，肝细胞的再生不能完全补充和代偿受损肝细胞的功能时，即可引起肝功能不全，由此而引起的临床表现主要包括：

（1）出血倾向　主要由于肝细胞大量受损后，导致凝血酶原、凝血因子和纤维蛋白原的合成减少而引起的。此外，脾脏肿大和脾功能亢进，导致血小板破坏过多也有关。临床上表现为鼻衄，牙龈、黏膜、浆膜出血及皮下瘀斑等。

（2）对激素的灭活能力减弱　当肝对雌激素的灭活功能减弱时，导致体内雌激素水平升高。临床表现为体表的小动脉末梢扩张，形成蜘蛛状血管痣；部分患者可出现手掌大鱼际、小鱼际处常发红，加压后褪色的现象，称之为“肝掌”；此外，女性患者出现月经不调、不孕，而男性患者可出现睾丸萎缩、乳腺发育症等。

（3）蛋白质合成障碍　肝细胞受损伤后，合成白蛋白的功能降低，形成低蛋白血症；此外，由于从胃肠道吸收的一些抗原性物质不经肝细胞处理，直接经过侧支循环进入体循环，刺激免疫系统合成球蛋白增多，临床上可出现血浆白蛋白 / 球蛋白比值降低甚至倒置的现象。

（4）胆色素代谢障碍　多见于肝硬化晚期患者，系肝细胞坏死及肝内毛细胆管淤胆引起，临床表现为肝细胞性黄疸。

（5）肝性脑病　是肝极度衰竭的表现，为肝硬化最严重的后果，常导致肝硬化患者出现死亡。系肠内含氮物质不能在肝内进行有效解毒，进而引起氨中毒所致。

【结局】

肝硬化时，肝原有组织结构被破坏和改建形成的假小叶结构，很难完全恢复为原来的结构和功能。但是如能及时治疗，病变可保持长时间相对稳定状态。如病变持续进展，可出现肝功能不全和肝性脑病，导致患者死亡；此外，食管下段静脉曲张破裂引起的上消化道大出血亦可导致死亡，也可因为合并肝癌或感染而死亡。

（二）坏死后肝硬化

坏死后肝硬化（postnecrotic cirrhosis）是指肝实质发生大片坏死的基础上形成的肝硬化，相当于国际形态学分类中的大结节型肝硬化和大小结节混合型肝硬化。

【病因与发病机制】

坏死后肝硬化多在病毒性肝炎、药物及化学物质中毒性肝病的基础上发展而来。如多由乙型肝炎病毒、丙型肝炎病毒等引起的亚急性重型肝炎病程迁延数月至 1 年以上，逐渐进展而形成坏死后肝硬化；慢性肝炎若坏死严重、且反复发作也可发展为本型肝硬化。此外，某些药物或化学物质可引起肝细胞弥漫性中毒，肝细胞严重坏死，继而出现结节状再生，最终发展成为坏死性肝硬化。

【病理变化】

肉眼观，肝体积缩小、重量减轻、质地变硬；肝脏形态改变明显，尤以左叶为甚；表面及切面遍布大小不等的结节，最大结节直径可达 6 cm；结节周围的纤维间隔明显增宽且宽窄不均（图 9-21）。这些特点与门脉性肝硬化存在差异。

镜下，正常肝小叶结构消失，取而代之的大小不等的假小叶。较大的假小叶有时可见几个完整的肝小叶，亦可见残存的汇管区集中现象；假小叶内肝细胞常有不同程度的变性、坏死、再生和胆色素沉着。纤维

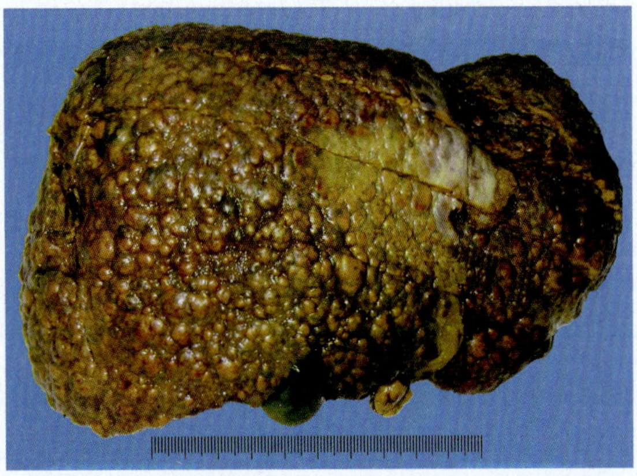

图 9-21 坏死后肝硬化

间隔较宽且厚薄不均，其内可见较多炎细胞浸润及明显的小胆管增生。

【临床病理联系及结局】

坏死后肝硬化肝功能障碍较门脉性肝硬化更为严重，主要因为肝细胞坏死较严重所致；坏死后肝硬化患者门静脉高压出现较晚和较轻，但其癌变率较高。

（三）胆汁性肝硬化

胆汁性肝硬化（biliary cirrhosis）是由于胆管阻塞、胆汁淤积而引起的一种肝硬化类型，较少见。可分为原发性和继发性胆汁性肝硬化两类，原发性者更为少见。

1. 原发性胆汁性肝硬化　是一种慢性胆管破坏性疾病，又称“慢性非化脓性破坏性胆管炎”，在我国很少见，多发生于中年以上女性。临床上，以长期梗阻性黄疸、肝大和皮肤瘙痒等为主要表现，也可伴有高脂血症和皮肤黄色瘤。

(1) 病因与发病机制　目前尚未明了。有研究发现患者血清中抗线粒体抗体异常升高，提示可能与自身免疫反应有关。

(2) 病理变化　病变早期，汇管区小叶间胆管上皮可发生空泡变性或坏死，周围有较多淋巴细胞浸润；而肝内外的大胆管均无明显病变。病变发展，小胆管出现破坏及胆汁淤积现象；纤维组织增生并侵入和分隔肝小叶，但所形成的假小叶呈不完全分割型，最终发展成肝硬化。

2. 继发性胆汁性肝硬化　是一种继发于肝外胆道阻塞后出现的胆汁性肝硬化，相当于国际形态学分类中的不全分隔型肝硬化。

(1) 病因与发病机制　与长期肝外胆管阻塞和胆道上行性感染两种因素有关，引起成人肝外胆管阻塞的原因有胆石、胰头癌、Vater 壶腹癌等，它们可阻塞或压迫肝外胆管，导致后者狭窄乃至闭锁；而在儿童，则主要为肝外胆管先天闭锁和胆总管囊肿。胆管系统完全闭塞超过半年，即可引起胆汁性肝硬化。

(2) 病理变化　肉眼观，早期肝体积常肿大，晚期肝脏体积缩小，但不如门脉性肝硬化和坏死后肝硬

化明显；肝表面平滑或呈细颗粒状，地质中等，外观常因胆汁淤积而呈深绿或绿褐色。镜下，肝细胞明显淤积而变性、坏死，坏死肝细胞体积增大、胞质疏松呈网状，核消失，这种改变称之为“网状或羽毛状坏死”；坏死区胆管破裂和胆汁外溢，形成“胆汁湖”；汇管区可见胆管扩张及小胆管增生，毛细胆管淤胆及胆栓形成。纤维组织增生及小叶的改建远较门脉性肝硬化和坏死后肝硬化为轻，但如伴有胆管感染时，病变区可见多量中性粒细胞浸润，甚至形成微脓肿。

（四）其他类型肝硬化

1. 淤血性肝硬化　常见于慢性瓣膜病和慢性充血性心力衰竭。

2. 色素性肝硬化　多见于血色素沉着病（hemochromatosis），表现为肝内出现较多含铁血黄素沉着，引起肝细胞发生变性坏死、纤维组织增生，继而形成肝硬化。

3. 寄生虫性肝硬化　主要见于慢性血吸虫病。

五、原发性肝癌

原发性肝癌（primary carcinoma of liver，PCL）是由肝细胞或肝内胆管上皮细胞发生的恶性肿瘤，简称肝癌。我国为肝癌高发区，年新发患者约占世界的一半。肝癌在我国呈现区域性分布特点，具体为沿海高于内地，东南和东北高于西南和西北，沿海岛屿和江河海口地区又高于沿海其他地区。本病多见于中年以上男性患者，起病隐匿，早期多无临床症状，发现时多已属晚期。因此，临床上多应用血清甲胎蛋白（AFP）检测和影像学检查提高早期肝癌的检出率。

【病因和发病机制】

迄今为止，肝癌的病因与发病机制尚不清楚，已知可能的发病因素包括如下几种。

1. 病毒性肝炎　乙型病毒性肝炎与肝癌关系密切，其次为丙型病毒性肝炎。研究认为，乙型肝炎病毒引起肝癌的发病机制包括：①在 HBV 阳性的肝癌患者，可见 *HBV* 基因整合到肝癌细胞基因组 DNA 中；②HBV 能引起肝的慢性损伤，肝细胞反复增殖与修复，这一过程易导致基因发生突变、扩增等异质性变化；③HBVx 蛋白可激活宿主肝细胞中的原癌基因促进细胞转化，还能与抑癌基因 *P53* 结合，使其抑癌功能丧失。除 HBV 外，在日本和西欧有 65%~75% 的肝癌患者出现有 HCV 抗体阳性，提示 HCV 感染也可能是肝癌发生的重要原因之一。

2. 肝硬化　据统计，70%~90% 的肝细胞癌患者伴有肝硬化，尤其是坏死后性肝硬化与肝癌的关系最为密切。一般认为，从肝硬化发展到肝癌，需要经过 7 年左右的时间。

3. 真菌及其毒素　黄曲霉菌、青霉菌、杂色曲霉菌等都可引起实验性肝癌，其中以黄曲霉菌的毒性产物黄曲霉毒素 B_1（aflatoxin B_1）与肝细胞肝癌的关系受到人们的高度关注。

4. 亚硝胺类化合物　从肝癌高发区南非居民的食物中已分离出二甲基亚硝胺。此类化合物也可引起其他部位的恶性肿瘤，如食管癌。

【病理变化】

1. 肉眼类型　肝癌可分为早期肝癌与中晚期肝癌两种类型。

（1）早期肝癌　又称为小肝癌，是指单个癌结节直径在 3 cm 以下或者癌结节数目不超过两个，其直径的总和在 3 cm 以下的原发性肝癌，患者常无临床症状，而血清 AFP 可阳性。癌结节呈球形或分叶状、灰黄色、质较软，切面均匀一致、多无出血及坏死，与周围组织界限清楚（图 9-22A）。

（2）中晚期肝癌　肝体积明显增大，重量增加，可达 2 000 g 以上。肿瘤可局限于肝的一叶，多为肝右叶，也可弥散于全肝，且大多合并肝硬化。大体形态可以分为巨块型、多结节型和弥漫型等三种类型：①巨块型，多为单发实性肿块，圆形，直径常 >10 cm，多位于肝右叶（图 9-22B，9-A_{13}、9-A_{14}）；肿瘤质地较软，中心常伴有出血、坏死，肿瘤周边可有散在卫星状瘤结节。此型常不并发或仅并发轻度的肝硬化。②多结节型，最为多见，常伴有明显的肝硬化。瘤结节多个、散在，圆形或椭圆形，直径由数毫米至数厘米不等，有的相互融合形成较大的结节（图 9-22C，

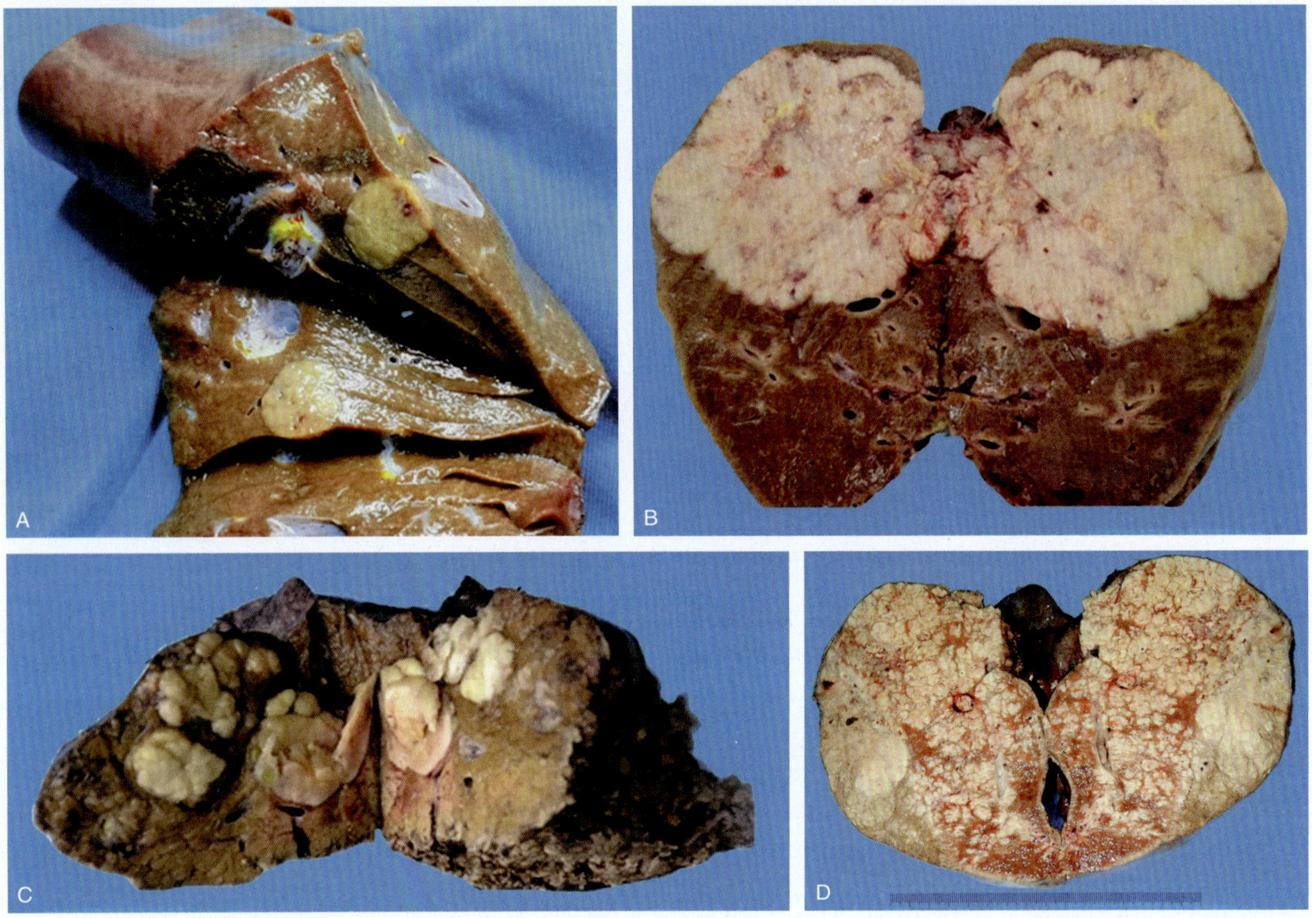

图 9-22 肝癌肉眼类型
A. 小肝癌；B. 巨块型肝癌；C. 多结节型肝癌；D. 弥漫型肝癌

9-A_{15})。③弥漫型：此型少见，癌组织在肝内弥漫分布，结节较小，与肝硬化结节大小、形状相似，常发生在肝硬化的基础上，故癌结节形态易与肝硬化结节混淆（图 9-22D）。

2. 组织学类型 可分为肝细胞癌（hepatocellular carcinoma，HCC）、肝内胆管癌（intrahepatic cholangiocarcinoma）和混合性肝癌（combined hepatocellular and cholangiocarcinoma）三种组织学类型。

(1) 肝细胞癌 是指由肝细胞发生的原发性肝癌，为最常见的肝癌组织学类型，ICD 编码为 8170/3。肿瘤分化差异程度较大，分化好者癌细胞类似肝细胞，多排列成梁索状结构，梁索间为血窦丰富（图 9-23A）；分化差者，癌细胞异型性明显，常有巨核及多核瘤细胞。大多数肝细胞癌间质很少，血窦丰富，质地较软；少数癌组织中有大量纤维组织分隔。根据癌细胞的分化程度进行组织学分级，现行的分级标准以 Edmonson 的四级分级法最为常用，其中Ⅰ、Ⅱ级分化较好，Ⅲ、Ⅳ级分化差；而 WHO（2002 年）则将其分为高、中、低分化及未分化四级。

(2) 肝内胆管癌 较为少见，是指由肝内胆管上皮发生的原发性肝癌（9-S_{13}），ICD 编码 8160/3。其组织结构多为腺癌或单纯癌，纤维间质丰富（图 9-23B）。一般不合并肝硬化，可继发于华支睾吸虫病。

(3) 混合性肝癌 最少见，癌组织中具有肝细胞癌及胆管癌两种结构（图 9-23C），ICD 编码 8180/3。

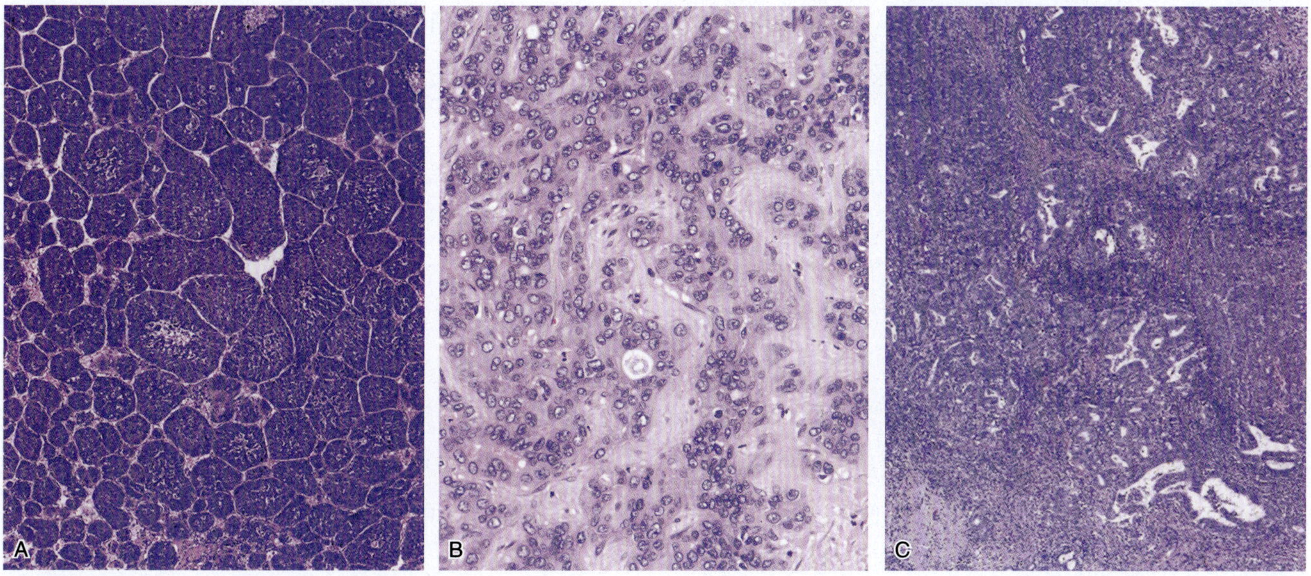

图 9-23　肝癌组织学类型
A. 肝细胞癌；B. 胆管癌；C. 混合性肝癌

【蔓延和转移】

肝癌首先在肝内直接蔓延，也可在肝内沿门静脉分支播散、转移，使肝内形成多发性转移性结节。癌组织也可逆行蔓延至肝外门静脉主干，形成较大的癌栓，甚至可阻塞门静脉管腔而形成门脉系统高压。通过肝外淋巴道转移至肝门淋巴结、上腹部淋巴结和腹膜后淋巴结；晚期可通过血道转移至肺、肾上腺、脑及肾等部位；此外，癌细胞可穿破肝被膜，向腹腔脱落，可形成腹腔种植性转移。

【临床病理联系】

患者多有肝炎病毒感染史或肝硬化病史，临床上可表现为进行性消瘦、肝区疼痛、肝脏迅速增大、黄疸及腹水等表现。当肝表面癌结节自发性破裂或侵蚀大血管时，可引起腹腔内大出血。肝癌的死亡原因主要包括肝性脑病、消化道或腹腔内大出血、合并感染等。

六、肝其他肿瘤和瘤样病变

第四节　胆道疾病

一、胆石症

二、胆管炎及胆囊炎

三、胆囊及肝外胆管肿瘤

第五节　胰腺疾病

一、胰腺炎

胰腺炎（pancreatitis）是指各种原因引起的胰腺酶异常激活、导致胰腺自身消化而出现的胰腺炎性疾病。主要病因及发病机制包括：胆汁反流、暴饮暴食、酒精刺激等导致胰液分泌亢进；病毒感染、机体创伤或药物毒性作用等导致腺泡细胞直接受损。这些因素致使胰液内无活性的胰蛋白酶原被激活成为有活性的胰蛋白酶，进而激活脂肪酶、磷脂酶 A、弹力蛋白酶等其他消化酶，并对胰腺产生自身消化作用。临床上，可分为急性胰腺炎和慢性胰腺炎两种类型,急性胰腺炎可进一步分为急性水肿型(间质性)胰腺炎和急性出血性胰腺炎。其中急性水肿型胰腺炎较为多见,为早期、轻型急性炎症,病变好发于胰腺尾部,以胰腺肿大、质地变硬、间质充血水肿、中性粒细胞及单核细胞浸润为主要病理特征,有时可见局限性脂肪坏死,但无胰腺出血,腺泡及导管也基本正常,预后较好。急性出血性胰腺炎较少见,起病急、病情重,病变以胰腺广泛出血及坏死为主要病理特征,本型预后较差,如能度过危急关头,或可纤维化痊愈或转为慢性。慢性胰腺炎的病理改变主要包括:腺泡组织萎缩消失而使胰腺呈结节状;间质纤维组织增生、质地变硬,其内可有淋巴细胞及浆细胞浸润;胰腺导管扩张、偶见结石形成。

二、胰腺囊肿

三、胰腺癌

胰腺癌(carcinoma of pancreas)为胰腺外分泌腺体发生的恶性肿瘤,发病率较低,但近年有逐步升高趋势。患者年龄多在 40~70 岁之间,男性多于女性。

【病因和发病机制】

研究发现,胰腺癌的发生与如下因素相关:①慢性胰腺炎、吸烟、联苯等化学物质等均可导致胰腺癌的发生;②*K-ras* 基因点突变、*c-myc* 过度表达、*P53* 基因突变等与胰腺癌的发生发展有密切关系。

【病理变化】

胰腺癌好发于胰头部,占 60%~70%。其余依次为胰腺体部和尾部,也可累及整个胰腺。

肉眼观,肿瘤呈圆形或卵圆形,大小不一,边界可清晰,也可因弥漫性浸润而与邻近胰腺组织分界不清(9-S_{14})。

镜下,胰腺癌组织学类型包括:腺癌、未分化癌、鳞状细胞癌、腺鳞癌等,以导管腺癌最为常见。

【扩散及转移】

胰腺癌可直接蔓延至胆管及十二指肠等邻近组织器官;胰头癌可经淋巴道转移至胰头旁、胆总管旁及幽门下淋巴结等,胰体、尾部癌则多转移至胰、脾淋巴结群。此外,癌组织可经门静脉转移至肝,尤其以体尾部癌为甚;也可转移至肺、骨等处。

【临床病理联系】

胰头癌的主要症状是无痛性和逐渐加重的黄疸,是由于肿物压迫或侵犯胆总管造成胆汁引流障碍和胆汁淤积所致。胰体及胰尾部癌主要临床表现包括:癌组织侵入腹腔神经丛而发生深部疼痛;侵入门静脉而产生腹水,压迫脾静脉发生脾大。此外,可见贫血、呕吐、便秘等症状,但常无黄疸,可有广泛血栓形成。如不能早期发现与治疗,则预后不佳,多在一年内死亡。

(龙喜带)

数字课程学习……

学习目标　教学 PPT　临床病理病例讨论　自测习题

扩展知识　自学知识　微视频　动画

第十章

淋巴造血系统疾病

淋巴造血系统包括造血组织(haematopoietic tissue)和淋巴组织(lymphoid tissue)两个部分。造血组织主要由骨髓和血液组成,包括骨髓和血液中的各种细胞(如髓系细胞、红系细胞、巨核系细胞、淋巴系细胞和单核系细胞等);淋巴组织包括胸腺、脾、淋巴结等淋巴器官,以及在人体广泛分布的结外淋巴组织(如扁桃体、咽淋巴环、胃肠道淋巴组织等)。

造血组织和淋巴组织分布广泛,在正常人体中发挥极其重要的造血及机体防御功能;而机体内外环境中的各种刺激因素都能引起淋巴造血系统的反应,产生良性或肿瘤性病变。本章将简要介绍淋巴结的非肿瘤性增生,重点讲解淋巴造血组织的肿瘤性疾病。

第一节　淋巴结非肿瘤性增生

淋巴结是机体重要的免疫器官,多种因素包括各类病原微生物感染、化学药物、外来的毒物、异物、机体自身免疫反应等刺激均可引起淋巴结内的细胞成分增生,主要是淋巴细胞、组织细胞和树状突细胞增生,从而引起淋巴结肿大。此时的淋巴结增生是机体抗损伤免疫反应的具体体现。根据病因、组织病理学改变及临床表现,可将淋巴结非肿瘤性增生分为3类:一是非特异性的淋巴结反应性增生;二是淋巴结内特殊病原体感染所致的病变;三是原因不明的淋巴组织增生性疾病,如血管滤泡性淋巴结增生[又称卡斯尔曼病(Castleman disease)]等。

一、淋巴结非特异性反应性增生

淋巴结反应性增生(reactive hyperplasia of lymph node)是淋巴结最常见的良性增生性疾病,可由多种因素所致。

【病理变化】

淋巴结反应性增生的病理变化缺乏特异性,故又称非特异性淋巴结炎(nonspecific lymphadenitis)。根据起病急缓和临床病理表现的不同,又可分为急性和慢性非特异性淋巴结炎。

1. 慢性非特异性淋巴结炎　根据病因的不同,淋巴结的慢性免疫反应可表现为以下几种形态学改变:淋巴滤泡增生、副皮质区淋巴组织增生和窦组织细胞增生。

(1) 淋巴滤泡增生　常由体液免疫反应的刺激而引起B淋巴细胞增生。淋巴结结构基本保存,淋巴滤泡数量增多,形状不规则,部分生发中心扩大,周围有小淋巴细胞围绕形成套区结构(图10-1);生发中心内可见转化的B淋巴细胞,并可见胞质含有核碎片的巨噬细胞散在分布。在副皮质区还可见浆细胞、组织细

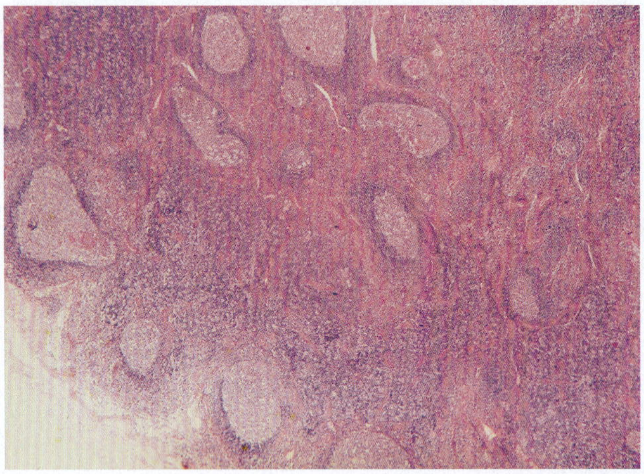

图 10-1 慢性非特异性淋巴结炎
淋巴结淋巴滤泡增生

胞、巨噬细胞，偶见中性粒细胞和嗜酸性粒细胞。

（2）副皮质区淋巴组织增生 由各种刺激所引起的滤泡间区、副皮质区和/或髓质区淋巴细胞增生，以及淋巴窦组织细胞和血管内皮细胞增生（图 10-2）。

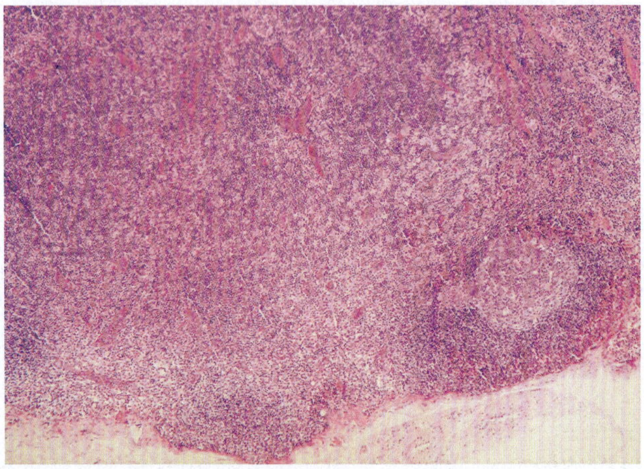

图 10-2 慢性非特异性淋巴结炎
淋巴结副皮质区淋巴组织增生

（3）窦组织细胞增生 表现为窦腔扩张，窦组织细胞明显肥大，数量明显增加（图 10-3）。

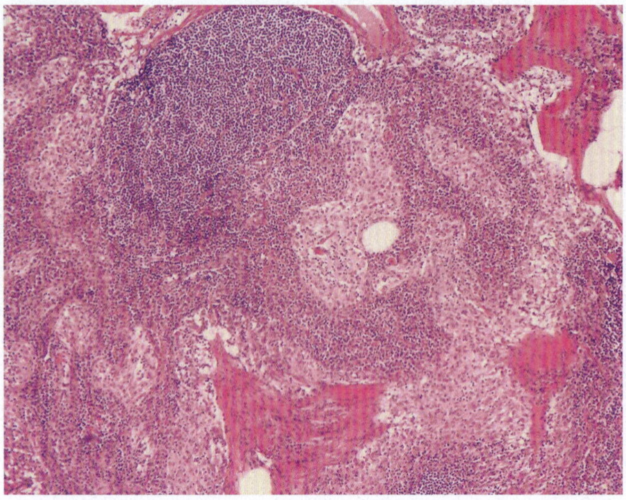

图 10-3 慢性非特异性淋巴结炎
淋巴结窦组织细胞增生

【临床病理联系】

淋巴结的慢性炎症反应常无明显自觉症状。由于淋巴组织增生，淋巴窦扩张，还可伴有纤维组织增生和血管增生，故淋巴结肿大，边界清，可活动。临床上常常需要与淋巴结的肿瘤或某些淋巴结的特殊感染相鉴别。

2. 急性非特异性淋巴结炎

二、淋巴结特异性炎

由于病原体感染所引起淋巴结发生特异性炎，各种病毒如 EB 病毒、巨细胞病毒等，各种细菌如化脓菌、分枝杆菌等，以及真菌、寄生虫如弓形体等感染均可引起淋巴结特异性炎改变，每种病原体所引起的淋巴结病变可有不同的形态特点。

三、淋巴结病

各类原因不明或免疫异常相关的淋巴结肿大，如 Castleman 病，药物超敏反应相关淋巴结病等。

第二节 淋巴组织肿瘤

一、概述

淋巴组织肿瘤(lymphoid neoplasm)即恶性淋巴瘤(malignant lymphoma,ML),简称为淋巴瘤(lymphoma),指来源于前体淋巴细胞及成熟淋巴细胞的恶性肿瘤。淋巴瘤最常发生于淋巴结和结外淋巴组织,也可发生于骨髓、脾、胸腺、皮肤、软组织、脑等全身各个器官和组织。淋巴瘤在我国占所有恶性肿瘤的 3%~4%,近年来国内外淋巴瘤的发病率均呈逐渐上升趋势。

【病因和发病机制】

免疫系统内淋巴细胞包括 B 淋巴细胞(简称 B 细胞)、T 淋巴细胞(简称 T 细胞)和自然杀伤(NK)细胞,在正常分化过程中,发生抗原受体基因重排,这一机制确保每一个分化成熟的淋巴细胞具有特定的抗原受体。在多数的淋巴组织肿瘤中,瘤细胞呈单克隆性增生,发生机制可理解为 B 细胞或 T/NK 细胞分化过程被阻断,停滞在某一阶段的淋巴样细胞发生单克隆性增生,从而形成肿瘤(图 10-4)。B 细胞样或 T/NK 细胞样肿瘤细胞在形态学改变、免疫表型和基因表型上,与其相对应分化阶段的正常淋巴细胞相类似,因此可以从这几个方面判断肿瘤细胞的来源及分化程

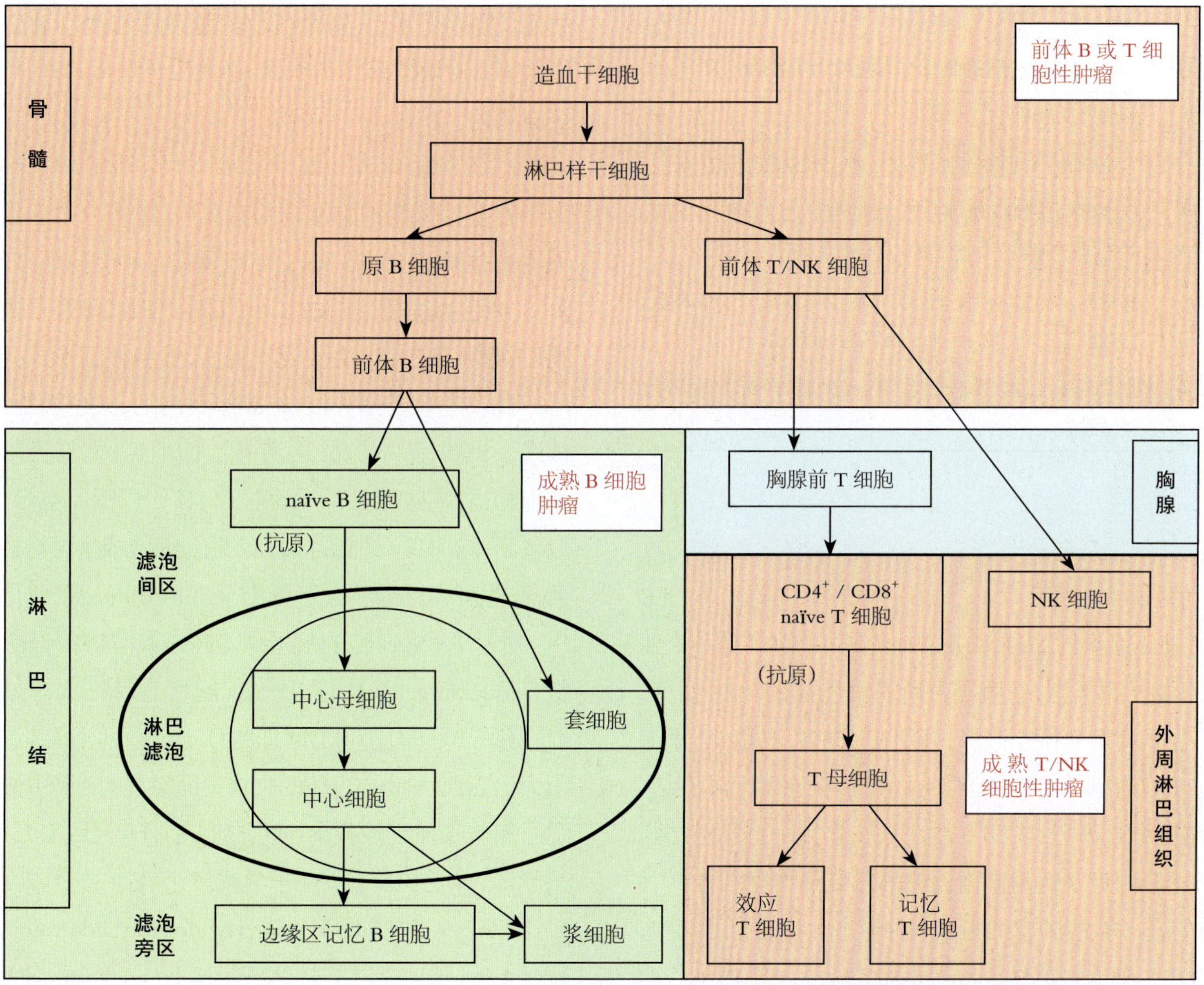

图 10-4 B 淋巴细胞、T/NK 淋巴细胞分化发育及相应的淋巴组织肿瘤发生示意图

度，辅助淋巴组织肿瘤的诊断。此外，某些类型的淋巴瘤与病毒感染相关。

【病理变化及分类】

WHO 关于淋巴造血系统肿瘤的分类包括肿瘤的临床表现、组织形态学、免疫表型、细胞遗传学和分子遗传学等特征。简言之，WHO 将淋巴组织肿瘤分为霍奇金淋巴瘤和非霍奇金淋巴瘤。下面将分述常见的重要类型。

【临床分期】

关于淋巴组织肿瘤的临床分期见表 10-1。目前使用的是 1971 年在 Ann Arbor 召开的关于霍奇金淋巴瘤的临床治疗工作会议上制定、经 Costwolds (1989) 修改的临床分期，称 Ann Arbor 分期。本分期系统也适用于非霍奇金淋巴瘤。

表 10-1 淋巴组织肿瘤的临床分期（Ann Arbor 1971）

分期	肿瘤累及范围
Ⅰ期	病变局限于一组淋巴结（Ⅰ）或一个结外器官或部位（ⅠE）
Ⅱ期	病变局限于膈肌同侧的两组或两组以上的淋巴结（Ⅱ）或直接蔓延至一个结外器官或部位（ⅡE）
Ⅲ期	病变累及膈肌两侧的淋巴结（Ⅲ）或再累及一个结外器官或部位（ⅢE）或脾（ⅢS）或两者（ⅢSE）
Ⅳ期	弥漫或播散性累及一个或多个结外器官（如骨髓和胃肠道等）

二、霍奇金淋巴瘤

霍奇金淋巴瘤（Hodgkin lymphoma，HL）是一个独特的淋巴瘤类型，在我国占所有淋巴瘤的 10%~20%。HL 发病年龄有两个高峰，分别在 15~27 岁和 50 岁前后。HL 有以下特点：①约 90% 的病例原发于淋巴结，尤其是颈部淋巴结；病变往往从一个或一组淋巴结开始，逐渐由近及远地向附近的淋巴结或淋巴结外器官扩散。②HL 的肿瘤细胞是一种形态独特的瘤巨细胞，即 HRS 细胞（Hodgkin/Reed-Sternberg cell），瘤细胞数量在病变组织中所占的比例小，且不同病例的肿瘤组织或同一病例不同病变时期的 R-S 细胞所占的数量和比例各异。③HL 病变组织含大量非肿瘤性炎细胞，并常有不同程度的纤维化，肿瘤细胞散在分布其中。

【病因和发病机制】

1. R-S 细胞的属性尚未肯定。结节性淋巴细胞为主型（非经典型）HL 的肿瘤细胞表达 LCA 和 B 细胞标志物；而经典型 HL 的瘤细胞不表达淋巴细胞分化抗原或仅限于少数瘤细胞表达 B 细胞表面抗原，但基因重排证明经典型 HL 中肿瘤细胞几乎全部起源于淋巴滤泡生发中心 B 细胞。

2. R-S 细胞中可检测到 EB 病毒 DNA，同一病例的所有肿瘤细胞有相同的 EBV-DNA 构型，提示 EB 病毒感染与 HL 的发生相关。

【病理变化】

1. 大体特点　HL 多发生于颈部和锁骨上淋巴结，其次是腋下、纵隔、腹股沟、腹膜后和主动脉旁淋巴结等。肿块常呈结节状，切面灰白色呈鱼肉样，可有灶性坏死。

2. 组织学特点　HL 的组织学特征是在淋巴细胞为主的多种炎性细胞混合的背景中，散在分布着数量不等的肿瘤细胞，即 R-S 细胞及其各种变异型细胞。R-S 细胞为直径 15~45 μm 的瘤巨细胞，呈圆形或椭圆形，胞质丰富，略嗜酸或嗜碱性，细胞核圆形或椭圆形，双核、多核或分叶核；核膜厚而清晰；染色质粗，沿核膜下聚集呈块状，核内有一大而醒目的、直径与红细胞相当的、嗜酸性的中位核仁，核仁周围有空晕，形似包涵体。有些双核的 R-S 细胞，细胞核呈面对面排列，彼此对称，称为“镜影细胞”（mirror image cell）（图 10-5A）。R-S 细胞的变异体包括：①单核霍奇金细胞（Hodgkin cell），具有 R-S 细胞形态特征的单核瘤细胞（图 10-5B）。②陷窝细胞（lacunar cell）：瘤细胞体积大，直径为 40~50 μm，胞质宽而空亮（由于甲醛固定后胞质收缩至核膜周边所致），核呈分叶状，有皱褶，核膜薄，染色质稀疏，有一个或多个较小的嗜碱性核仁（图 10-5C）。③L&H 细胞（lyphocytic and histiocytic variant RS cell）：又称“爆米花”细胞（popcorn cell），多见于结节性淋巴细胞为主型霍奇金淋巴瘤，瘤细胞体积大，胞质丰富淡染，细胞核呈分叶状或多核，染色质

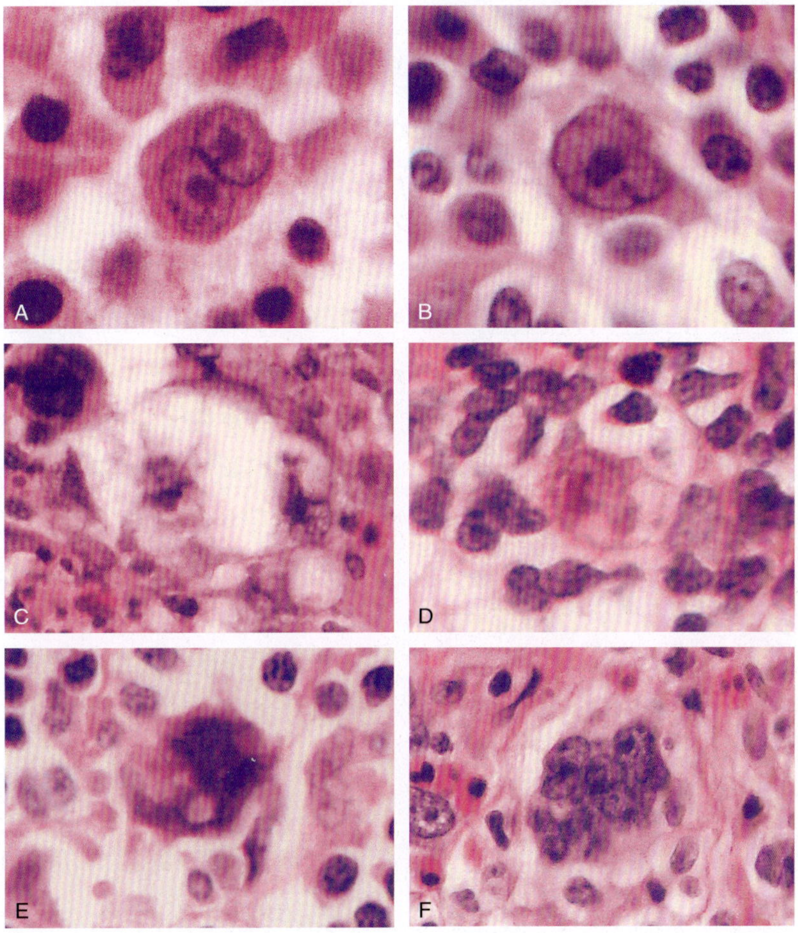

图 10-5 霍奇金淋巴瘤中的几种瘤细胞
A. 镜影细胞;B. 霍奇金细胞;C. 陷窝细胞;D. L & H 细胞;E. 木乃伊细胞;F. 多核 R-S 细胞

细腻,有多个小的嗜碱性核仁,(图 10-5D)。④木乃伊细胞(mummy cell):是凋亡的 R-S 细胞,瘤细胞胞质浓缩,红染,核固缩,染色深,核结构不清(图 10-5E)。⑤多核型 R-S 细胞(图 10-5F)。

瘤组织内的背景细胞以淋巴细胞为主,还有浆细胞、嗜酸性粒细胞、少量中性粒细胞和组织细胞等,这在一定程度上反映了机体抗肿瘤的免疫状态,与 HL 的组织学分型和预后关系密切。炎性细胞成分的数量随病程的进展逐渐减少,而肿瘤细胞则逐渐增多。

3. 免疫表型和遗传学 经典型 HL 中肿瘤性 HRS 细胞及其变异体不表达白细胞共同抗原 LCA,B 细胞标志物 CD20 和 CD79a 多为阴性,特征性表达 CD30 和 CD15。

结节性淋巴细胞为主型 HL 中,肿瘤性 L&H 细胞表达 LCA 和 B 细胞标志物 CD20、CD79a,不表达 CD15 及 CD30。L&H 细胞有相同的 *IgH* 基因重排和 *VH* 片段,表明为 B 细胞的单克隆性增生。

【组织学分型】

WHO 肿瘤分类将 HL 分为两大类五个亚型,分述如下。

1. 结节性淋巴细胞为主型霍奇金淋巴瘤(nodular lymphocyte predominant Hodgkin lymphoma,NLPHL)(ICD 编码 9659/3)不常见,约占所有 HL 的 5%。患者多为男性,年龄 30~35 岁,主要表现为颈部和腋下肿块,纵隔和骨髓受累者罕见;有 3%~5% 的病例可转化为弥漫大B细胞淋巴瘤；不伴EB病毒感染；预后是HL所有类型中最好的，10年生存率>80%。

(1) 病理变化 镜下病变淋巴结多呈深染、模糊不清的结节状，结节由大量小B细胞、一些组织细胞和散在分布的多核或分叶核的L&H细胞（即“爆米花”细胞）构成；结节边缘可见组织细胞及浆细胞，但嗜酸性粒细胞常常缺乏，坏死和纤维化改变少见。

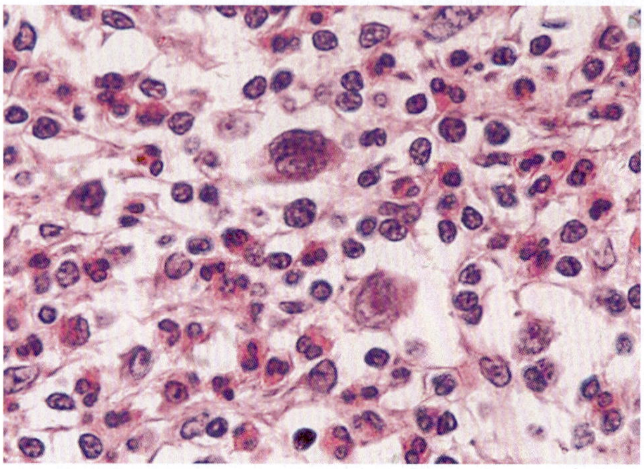

图10-6 霍奇金淋巴瘤
淋巴结结构破坏，可见多种炎细胞背景及散在分布R-S细胞

(2) 免疫表型和遗传学 L&H细胞表达LCA和B细胞标志物CD20、CD79a以及生发中心特异性转录因子BCL-6，不表达CD15及CD30。遗传学表型证明L&H细胞起源于滤泡生发中心，中心母细胞阶段的B细胞。

2. 经典型霍奇金淋巴瘤(classic Hodgkin lymphoma，CHL)(ICD编码9650/3)占所有HL的95%以上，分为四个亚型。

(1) 结节硬化型CHL(nodular sclerosis classic Hodgkin lymphoma，NSCHL) 为常见的组织学类型，约占所有HL的30%。多见于年轻女性，好发生于颈部、锁骨上，特别是纵隔淋巴结。镜下(10-M_1)：①病变的淋巴结内粗大的胶原纤维束将肿瘤组织分隔为大小不等的结节；②结节内可见由小T淋巴细胞、浆细胞、嗜酸性粒细胞和组织细胞构成的炎性细胞背景，肿瘤细胞散在分布其中；③肿瘤细胞为多种形态的R-S细胞，常可见陷窝细胞。肿瘤细胞免疫表型是：CD15+、CD30+、LCA-，不表达B或T细胞分化抗原。

(2) 混合细胞型CHL(mixed cellularity classic Hodgkin lymphoma，MCCHL) 为常见的组织学类型，约占所有CHL的30%。主要特点为：①病变淋巴结结构破坏，多种炎症细胞包括小淋巴细胞、嗜酸性粒细胞、组织细胞和浆细胞等构成肿瘤的炎性背景。②肿瘤细胞与各种炎细胞混杂存在(图10-6)。③诊断性HRS细胞及其多种变异型瘤细胞均多见。④免疫表型与NSCHL相同，背景中的小淋巴细胞主要是T细胞。⑤以男性多见，常伴EB病毒感染，约70%病例之HRS细胞含EB病毒基因组。⑥此型更多见于年长者，有系统性症状，临床分期高，但预后尚可。

(3) 富于淋巴细胞型CHL(lymphocyte-rich classic Hodgkin lymphoma，LRCHL) 少见，约占所有CHL的5%，多数处于临床Ⅰ期或Ⅱ期。病变淋巴结结构破坏，小淋巴细胞增生常形成结节状，少数情况下弥漫分布，大的肿瘤性HRS细胞多位于结节内，缺乏嗜酸性粒细胞(10-M_2)；该型与NLPHL的主要区别是常见单核或诊断性R-S细胞，表达CHL的免疫表型，与NLPHL不同。此型预后较好。

(4) 淋巴细胞消减型HL(lymphocyte-depleted classic Hodgkin lymphoma，LDCHL) 发病率小于2%；病变组织中有少量淋巴细胞和大量R-S细胞或其多形性变异型。肿瘤细胞的免疫表型与MCCHL一致。LDCHL好发于老年人，多数患者有系统症状，大多表现为周围淋巴结肿大，可累及肝、脾及骨髓，常为临床Ⅲ/Ⅳ期；该型是CHL中预后最差的类型。组织学上包括两种不同的形态。①弥漫纤维化型：淋巴结结构完全破坏，被大量杂乱分布的网状纤维和无定形蛋白物质所取代，反应性炎性细胞明显减少，典型的R-S细胞很少。②网状型：细胞丰富，有大量的多形性R-S细胞和少量典型R-S细胞，有时可见梭形肿瘤细胞，各种反应性炎性细胞少见。形态上常需要与大细胞性非霍奇金淋巴瘤鉴别。

【临床病理联系】

HL 首发症状是局部淋巴结的无痛性、进行性肿大，晚期可累及脾、肝和骨髓等器官，以脾受累最多见。受累淋巴结肿大，早期可活动，随着病程进展，相邻的肿大淋巴结彼此粘连、融合，直径可达到 10 cm 以上。若发生在颈淋巴结时，可形成包绕颈部的巨大肿块，随着纤维化程度的增加，肿块质地由软变硬。多数患者就诊时为临床Ⅰ或Ⅱ期，常无系统症状；临床Ⅲ、Ⅳ期者或 MCCHL 和 LDCHL 亚型者常有系统症状，如盗汗和体重减轻等。

【预后】

HL 临床Ⅰ和ⅡA 期患者的治愈率接近 90%，即使是进展性 HL 也有 60%~70% 的患者经合理治疗可获得 5 年的无病生存期，部分患者可达到治愈。

三、非霍奇金淋巴瘤

非霍奇金淋巴瘤（non-Hodgkin lymphoma，NHL）占所有淋巴瘤的 80%~90%，其中 2/3 原发于淋巴结（10-A_1），1/3 原发于淋巴结外器官或组织，如消化道和呼吸道、皮肤、涎腺、甲状腺和中枢神经系统等。与 HL 不同之处在于，NHL 原发部位广泛，几乎可原发于人体任何部位和器官，表现为肿瘤扩散的不连续性，以及组织学分类的复杂性和临床表现的多样性。发生于成人淋巴结的 NHL 以弥漫大 B 细胞淋巴瘤最多见，在儿童和青少年则以急性淋巴母细胞白血病 / 淋巴瘤和 Burkitt 淋巴瘤多见；淋巴结外淋巴瘤主要有结外 NK/T 细胞淋巴瘤和黏膜相关淋巴组织边缘区淋巴瘤等。

（一）前体淋巴细胞肿瘤

前体淋巴细胞肿瘤（precursor lymphoid neoplasm）主要包括 B 淋巴母细胞白血病 / 淋巴瘤（ICD 编码 9811/3）和 T 淋巴母细胞白血病 / 淋巴瘤（ICD 编码 9837/3）（B or T lymphoblastic leukaemia/lymphoma），是由不成熟的前体 B 或 T 淋巴样细胞，即淋巴母细胞来源的一类高侵袭性肿瘤。在肿瘤进展的不同时期，在临床上可表现为淋巴母细胞淋巴瘤（lymphoblastic lymphoma，LBL）或急性淋巴母细胞白血病（acute lymphoblastic leukemia ALL），或两者共存。因此，LBL 和 ALL 属于同一疾病不同的临床病理表现形式，或同一疾病不同的发展阶段，这是一个连续的谱系，淋巴瘤为一极，表现为局限性的肿瘤包块，而淋巴母细胞白血病为另一极，表现为骨髓内肿瘤性淋巴样细胞弥漫性增生，并常累及外周血。前体 B 细胞来源的患者多为儿童或青少年，常表现为白血病，有广泛的骨髓累及和外周血白细胞数量增加；前体 T 细胞来源的肿瘤多见于青少年男性，表现为局部包块（10-S_1），常累及胸腺，临床常表现为淋巴母细胞淋巴瘤。

【病因和发病机制】

ALL、LBL 存在抗原受体基因异常，几乎所有的 B-ALL 都有 *IgH* 基因的克隆性重排，70% 以上的 T-ALL 具有 T 细胞受体基因重排；还存在多种细胞遗传学异常，如 t(9;22)(q34;q11.2) 和 t(v;11q23.3) 等等，以及多种癌基因的表达。

【病理变化及免疫表型】

ALL 与 LBL 组织学表现相似，表现为肿瘤细胞浸润骨髓、淋巴结、肝、脾、胸腺等。淋巴结的正常结构被肿瘤组织所取代，肿瘤细胞浸润淋巴结被膜和淋巴结外软组织。瘤细胞体积中等大，比小淋巴细胞略大，胞质少；核圆形或有扭曲，呈脑回状，染色质细腻或呈点彩状，核仁无或有小核仁（图 10-7）；核分裂象多见。瘤细胞间可有数量不一的吞噬细胞。病变累及骨髓时，肿瘤细胞弥漫性浸润，取代原有骨髓组织。若病变累及脾，肿瘤细胞主要在脾红髓区浸润；若累及肝，瘤细胞在肝门管区及其周围肝窦内浸润。约 95% 的病例瘤细胞特异性地表达原始淋巴细胞标志物——末端脱氧核苷酸转移酶（terminal deoxynucleotidyl transferase，TdT）。多数瘤细胞表达 CD10，以及 B 细胞或 T 细胞分化抗原。

【临床病理联系及预后】

多数患者的年龄在 18 岁以下。B-ALL 的发病高峰在 6 岁以下，T-ALL 患者多为青少年，病情进展迅速；由于骨髓内肿瘤细胞的增生抑制了正常造血功能，患者可有贫血、粒细胞和血小板减少、出血

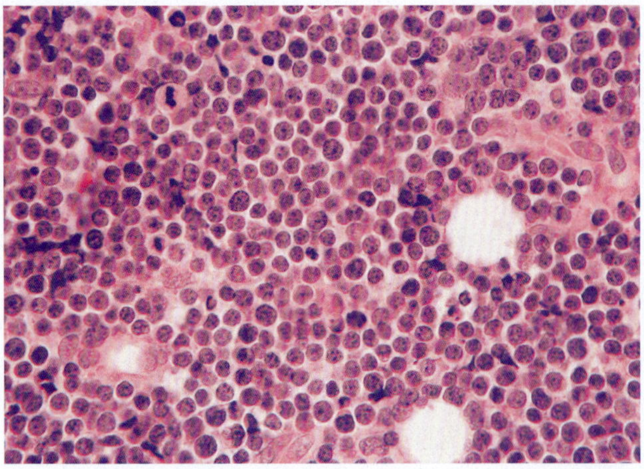

图 10-7 淋巴母细胞淋巴瘤
瘤细胞中等大小，胞质少；核圆形或有扭曲，染色质细腻，核仁不明显

和继发感染等；常有淋巴结肿大和脾大。在 T-ALL 50%~70% 的患者有纵隔肿块，可致纵隔内的大血管和气道受压。

（二）慢性淋巴细胞白血病 / 小淋巴细胞淋巴瘤

慢性淋巴细胞白血病 / 小淋巴细胞淋巴瘤（chronic lymphocytic leukemia/small lymphocytic lymphoma，CLL/SLL）（ICD 编码 9823/3）是成熟 B 细胞来源的惰性淋巴瘤，较常见。若主要为骨髓受累，外周血淋巴细胞数量增多，则称为 CLL；若受累部位仅为骨髓外部位如淋巴结，则称为 SLL。CLL/SLL 常见于 50 岁以上老年人，男性明显多于女性。

【病因和发病机制】

免疫球蛋白重链和轻链都出现克隆性重排。最常见的染色体异常是 13q12-14 缺失，11q 缺失，12q 三体和 17p 缺失。有 11q、17p 缺失和 12q 三体以及瘤细胞表达 CD38、ZAP70 者，其临床进展较快，预后不良。

【病理变化】

淋巴结结构破坏，异型小淋巴样细胞（6~12 μm）弥漫浸润；瘤细胞核为圆形或略不规则，染色质浓密，胞质少（图 10-8）；核分裂象少见。局部可见由小细胞、中等及大细胞形成的假滤泡（pseudofollicle）结构，并可见数量不等的 B 幼淋巴细胞（prolymphocyte）和副免疫母细胞。所有 CLL 和大多数 SLL 都有骨髓累及。肿瘤细胞常浸润脾的白髓和红髓、肝的门管区等处。CLL 患者外周血白细胞常明显增多，可达 $(30\sim100)\times10^9$/L，绝大多数为成熟的小淋巴细胞。SLL 患者外周血白细胞可正常。循环肿瘤细胞表达表面型 IgM/IgD，以及全 B 细胞抗原 CD19、CD20 和 CD22，同时表达 CD5 和 CD23。

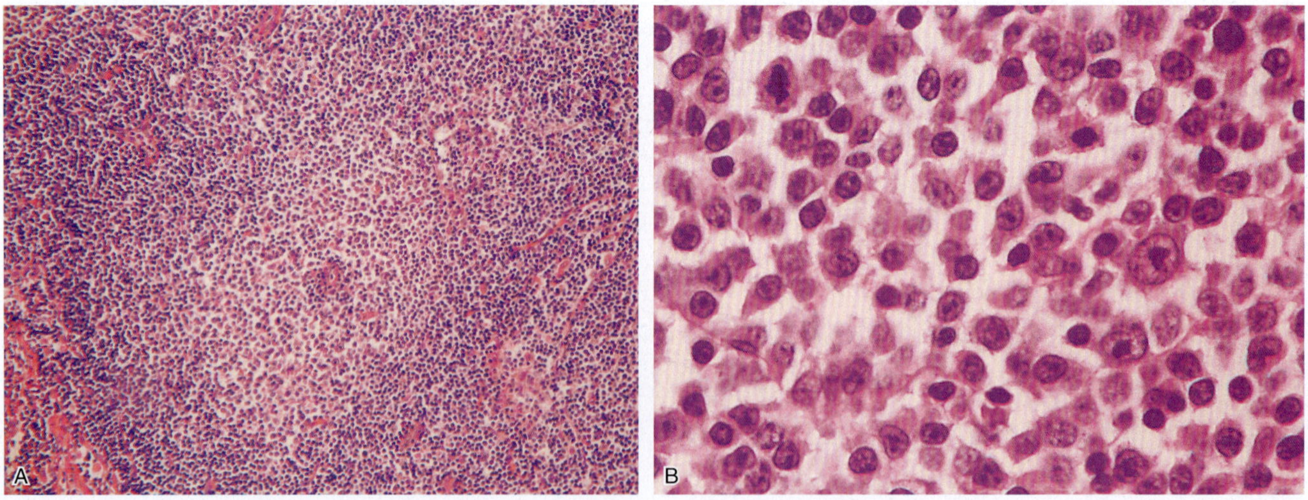

图 10-8 慢性淋巴细胞白血病 / 小淋巴细胞淋巴瘤
A. 淋巴结结构破坏，小淋巴细胞弥漫性浸润的背景上可见浅染的假滤泡；B. 假滤泡内见前淋巴细胞和副免疫母细胞，核呈圆形，空泡状，可见核仁

【临床病理联系及预后】

病情进展缓慢，一般无明显自觉症状，部分患者有乏力、自身免疫性溶血性贫血和感染等表现，50%~60% 的患者有全身淋巴结肿大和肝脾大。CLL/SLL 的病程和预后差异很大，主要与临床分期有关，平均生存期为 7 年；在低肿瘤负荷患者生存期可达 10 年或更长；约 10% 的患者可转化为弥漫大 B 细胞淋巴瘤，转化后患者的预后较差。

（三）**滤泡性淋巴瘤**

滤泡性淋巴瘤(follicular lymphoma，FL)（ICD 编码 9690/3）是淋巴滤泡生发中心细胞来源的惰性 B 细胞淋巴瘤，占 NHL 的 10%~20%。

【病因和发病机制】

t(14;18)(q32;q21)是 FL 的特征性细胞遗传学改变，并引起 *Bcl2* 基因重排和蛋白质表达；少数 FL 缺乏 t(14;18)，而出现 3q27 的异常和 *Bcl6* 基因重排。

【病理变化】

FL 肿瘤细胞呈滤泡样或结节状生长(图 10-9)，结节排列紧密或相互融合，结节间亦可见肿瘤细胞。肿瘤性滤泡主要由中心细胞(centrocyte)和中心母细胞(centroblast)以不同比例组成。中心细胞体积小，胞质稀少，核不规则、有核沟，核仁不明显；中心

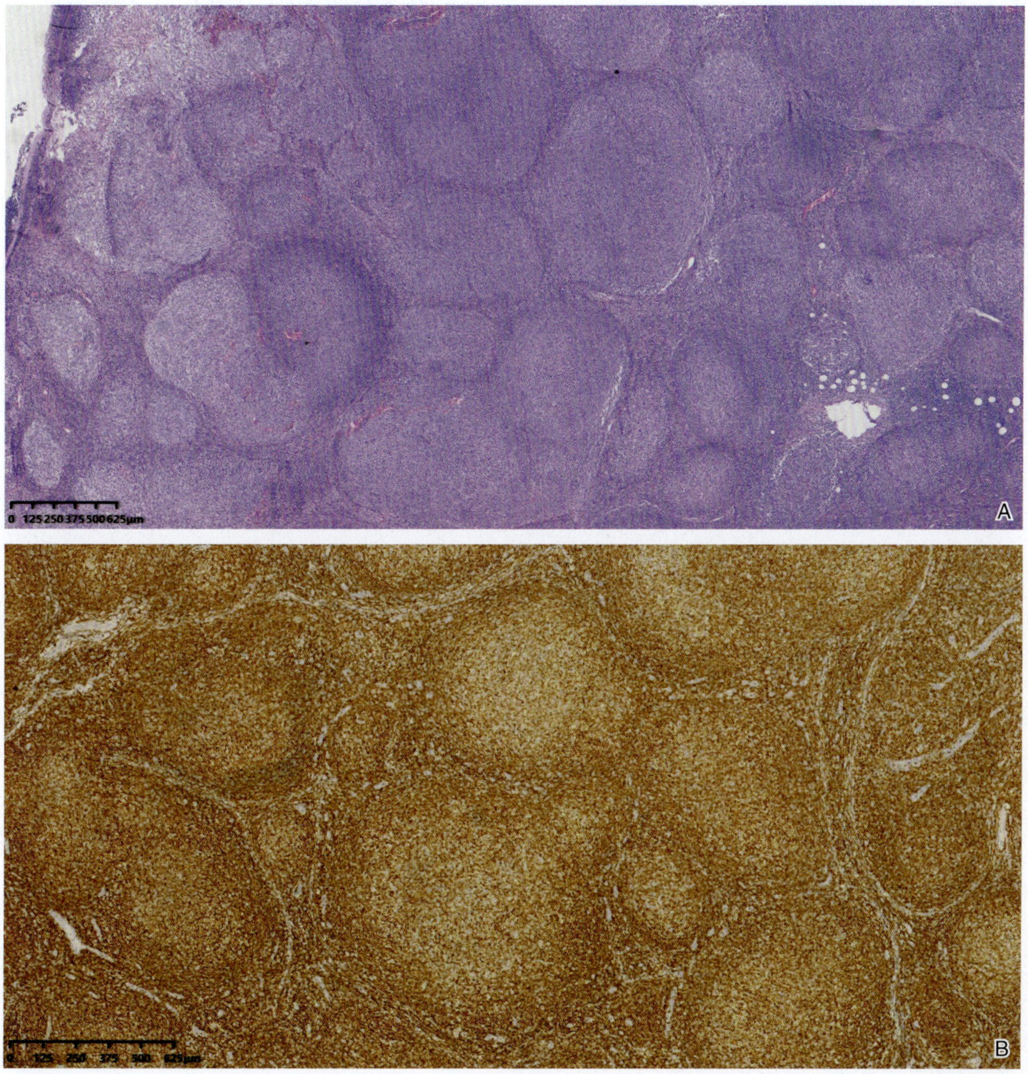

图 10-9 滤泡性淋巴瘤

A. 肿瘤细胞呈结节状分布；B. 免疫组化显示肿瘤性滤泡 Bcl2 阳性

母细胞的中等大，核圆形，染色质呈斑块状近核膜分布，有 1~3 个核仁，位于核膜下或居中。约 85% 的患者有骨髓累及，脾的白髓和肝的门管区也常有肿瘤细胞浸润。肿瘤细胞表达 CD19、CD20、CD10、BCL6 和单克隆性表面型 Ig。多数病例肿瘤细胞表达 BCL2 蛋白，而正常滤泡生发中心细胞 Bcl2 阴性（ 10−M_3）。

【临床病理联系及预后】

FL 常见于中老年人，发病高峰在 50~60 岁，20 岁以下少见；性别无明显差异。主要表现为局部或全身淋巴结无痛性肿大，常有脾大，部分患者有发热和乏力等。病情进展缓慢，预后较好，5 年生存率超过 70%；有 25%~35% 的患者可转化为弥漫大 B 细胞淋巴瘤。

（四）弥漫大 B 细胞淋巴瘤

弥漫大 B 细胞淋巴瘤（diffuse large B−cell lymphoma，DLBCL）（ICD 编码 9680/3）是在遗传学、免疫表型和临床表现等方面具有显著异质性的一大类 B 细胞淋巴瘤，约占所有 NHL 的 40%，是最常见的 NHL。

【病因和发病机制】

该组肿瘤常见的分子遗传学改变包括一些基因如 *CD79b*、*MYD88L265P*、*MYC*、*NOTCH*、*EZH2*、*TP53* 等基因突变，以及一些染色体的异常，如 3q27 的 *Bcl6* 基因突变和重排，另有 20%~30% 的病例可出现 t（14;18）所致的 *Bcl2* 基因易位。根据不同的基因表型，可将 DLBCL 分为生发中心 B 细胞来源（GCB 型）和生发中心外活化 B 细胞来源（ABC 型）两组。

【病理变化】

DLBCL 瘤细胞形态多样，体积较大的肿瘤性淋巴细胞弥漫浸润，可类似于中心细胞、中心母细胞、免疫母细胞、间变大细胞或浆母细胞。细胞质中等量，常嗜碱性，细胞核大小超过小淋巴细胞 2 倍或以上，呈圆形或卵圆形，染色质边集，有单个或多个核仁（图 10−10）；核分裂象多见；有时可见多核瘤巨细胞和 R−S 样细胞。肿瘤细胞表达 B 细胞分化抗原 CD19、CD20 和 CD79a 等，多数表达表面型 Ig。以往多根据 CD10、BCL−6、Mum−1 等指标的阳性情况，将 DLBCL 分为 GCB 型和 ABC 型，GCB 型的预后明显好于 ABC 型；2020 年提出将 DLBCL 细分为 MCD、EZB、BN2、A53 等 7 种分子亚型，各分子分型的临床预后和信号通路明确，有助于精准靶向治疗。

【临床病理联系及预后】

DLBCL 多见于中老年人，平均年龄约 60 岁，男性患者略多。常在短期内出现淋巴结迅速增大或结外肿块（ 10−S_2、10−A_2）。病情进展迅速，可累及肝、脾、骨髓等部位。该肿瘤除原发于淋巴结外，40% 可原

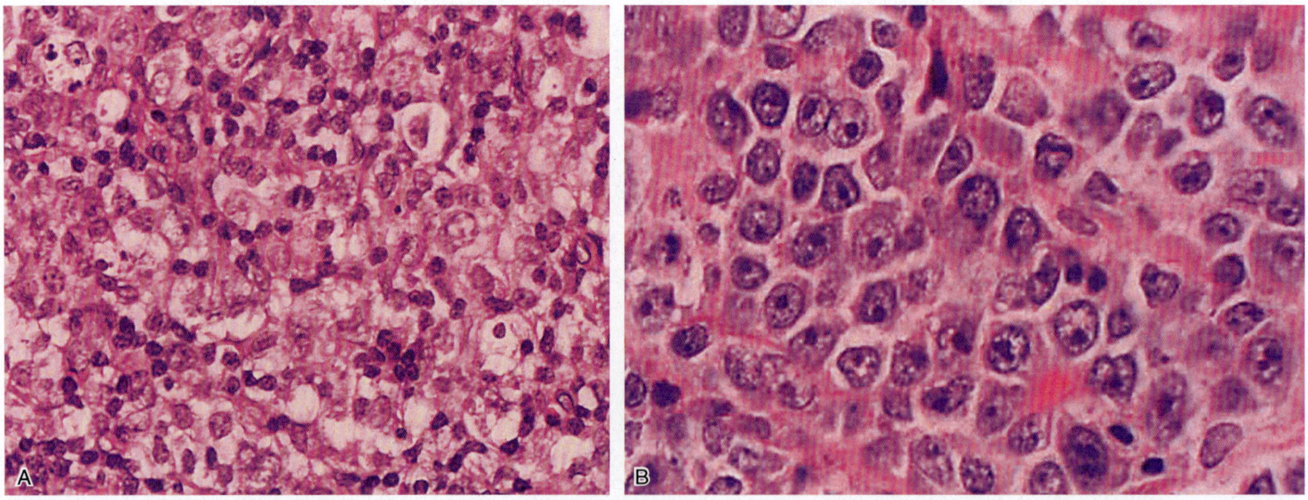

图 10−10 弥漫大 B 细胞淋巴瘤

A. 瘤细胞体积较大，胞质丰富，核大，不规则，可见小核仁；B. 瘤细胞体积较大，形态多样，核大，呈圆形或略不规则，核仁明显，居中，胞质呈嗜碱性

A. B.

发于纵隔、咽淋巴环、胃肠道、皮肤、骨和脑等结外组织或器官（10-S_3、10-S_4、10-S_5、10-A_3）。

（五）伯基特淋巴瘤

伯基特淋巴瘤（Burkitt lymphoma，BL）（ICD 编码 9687/3）是淋巴滤泡生发中心细胞来源的高侵袭性 B 细胞淋巴瘤。

【病因和发病机制】

EB 病毒潜伏感染与 BL 的发生发病密切相关；几乎所有的 BL 存在 8 号染色体上 *C-MYC* 基因的易位，最常见的是 t(8;14)，还可发生 t(2;8) 或 t(8;22)。

【病理变化】

受累器官结构被破坏，瘤细胞呈片状排列；瘤细胞中等大小，形态相对单一，细胞核圆形、卵圆形，与两个小淋巴细胞核大小相似，染色质粗而聚集成小块状，多个嗜碱性核仁；核分裂象和核碎片多见；高分裂指数和高凋亡率是 BL 特征性的表现。瘤细胞间散在分布多量胞质丰富，吞噬核碎片和凋亡细胞的巨噬细胞；胞质浅染的巨噬细胞与深染的肿瘤组织背景相衬，形成所谓“满天星（starry sky）”图像（图 10-11）。瘤细胞表达成熟 B 细胞分化抗原，如 CD19、CD20 和 CD79a 等，表达滤泡生发中心细胞标志物 BCL6 和 CD10 等；表达表面型 IgM 轻链限制性蛋白。免疫组织化学 c-MYC 蛋白多数阳性，BCL2 阴性，而 Ki-67 几乎全部瘤细胞阳性。EBER 原位杂交多数呈阳性。荧光原位杂交（FISH）可检测到 *MYC* 基因的断裂或重排。

【临床病理联系及预后】

BL 多见于儿童和青年人，肿瘤常发生于淋巴结外的器官和组织。地方性 BL 常发生于颌骨、颅骨和面骨，表现为颌面部巨大包块，以及腹腔脏器的受累，特别是胃肠道、肾、卵巢和肾上腺等。散发性 BL 常表现为腹腔内巨大占位，累及回盲部和腹膜。白血病征象少见。

（六）浆细胞肿瘤及其相关疾病

该组疾病的共同特征是终末分化 B 细胞的单克隆性增生，瘤细胞合成并分泌单一类型的 Ig 或其片段。这类疾病包括浆细胞性骨髓瘤（plasma cell myeloma，PCM）（ICD 编码 9732/3）、髓外浆细胞瘤、意义未明的单克隆性丙种球蛋白血症等病变。浆细胞性肿瘤，以骨髓和 / 或多发性骨骼受累为特征，同时可播散到淋巴结和结外器官或组织；多见于中老年人，平均年龄 70 岁。

【病因和发病机制】

浆细胞肿瘤存在 *Ig* 基因的克隆性重排，多数表达单一胞质型 Ig，而缺乏表面型 Ig。20%~60% 的 PCM 有染色体结构和数量的异常，最常见的是染色体的捕获（gain）或丢失，如染色体 3、5、7、9、11 和 15 捕获，以及 8、13、14 和 X 染色体丢失等。最常见的染色体结

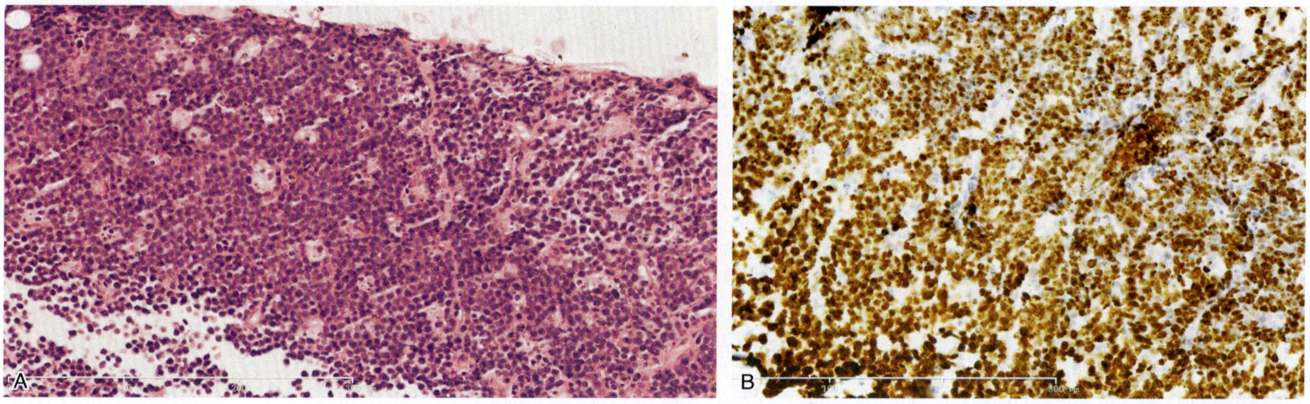

图 10-11 伯基特淋巴瘤
A. 肿瘤细胞中等大小，形态单一，瘤细胞间散在分布着胞质丰富的巨噬细胞，呈“满天星”图像；B. Ki-67 标记示细胞增殖指数几乎 100%

构异常发生在 4 及 11 和 14 号染色体易位。

【病理变化】

肉眼观，肿瘤呈红色胶冻样、质软；镜下，表现为成熟或不成熟的肿瘤性浆细胞弥漫性增生和浸润，取代了正常组织。分化好的肿瘤细胞形态与较为成熟的浆细胞相似，核偏位，有核旁空晕，核染色质凝集；核分裂象少(图 10-12)。分化差的具有浆母细胞的形态，细胞较大，核大、偏位或居中，有核仁，可见双核、多核及多叶核瘤巨细胞；核分裂象多。随着疾病的进展，在脾、肝、肾、肺、淋巴结和其他部位的软组织中可见浆细胞浸润。肿瘤细胞表达 B 细胞分化抗原 CD79a 以及浆细胞标志物 CD138 和 CD38 等。选择性表达 Ig 重链蛋白，以 IgG 和 IgA 多见；有 Ig 轻链单克隆性表达。

【临床病理联系及预后】

PCM 的特征性病理变化是全身骨骼系统的多发性溶骨性病变，常累及中线部位骨骼。溶解增加和骨质疏松常导致病理性骨折和骨痛，高钙血症可致神经系统表现，如精神错乱、昏睡、便秘和多尿等；广泛骨髓受累可致贫血、白细胞和血小板减少。实验室检查，99% 的 PCM 患者有外周血 Ig 水平升高和(或)尿本周蛋白阳性。

(七) 结外 NK/T 细胞淋巴瘤

结外 NK/T 细胞淋巴瘤(extranodal natural killer/T-cell lymphoma)(ICD 编码 9719/3)是一组绝大多数发生于淋巴结外的 NK 细胞或少数细胞毒 T 细胞来源的侵袭性肿瘤。好发于中线面部，主要发生于鼻腔、鼻咽、鼻旁窦及其邻近组织，也可发生于其他部位如皮肤、软组织、胃肠道和睾丸等。在亚洲地区较常见，与 EBV 感染密切相关。

【病因和发病机制】

结外 NK/T 细胞淋巴瘤与 EBV 感染密切相关，绝大多数病例瘤细胞核中可检出 EB 病毒 DNA 的克隆性整合和 EB 病毒编码小 RNA(EBER)。大多数病例中 T 细胞受体(TR)基因检测呈胚系构型，10%~40% 的病例出现 *TCR* 基因的单克隆性重排，提示某些病例起源于细胞毒性 T 淋巴细胞。NK/T 细胞淋巴瘤可出现多种染色体畸变，其中最常见的是 6q 的缺失。

【病理变化】

本病病理变化多样，其基本病变是在凝固性坏死和混合多种炎细胞浸润的背景上，肿瘤性淋巴细胞散在或呈弥漫性分布。瘤细胞大小不等、形态多样；大部分瘤细胞胞质淡染，核中等大，形态不规则，深染，

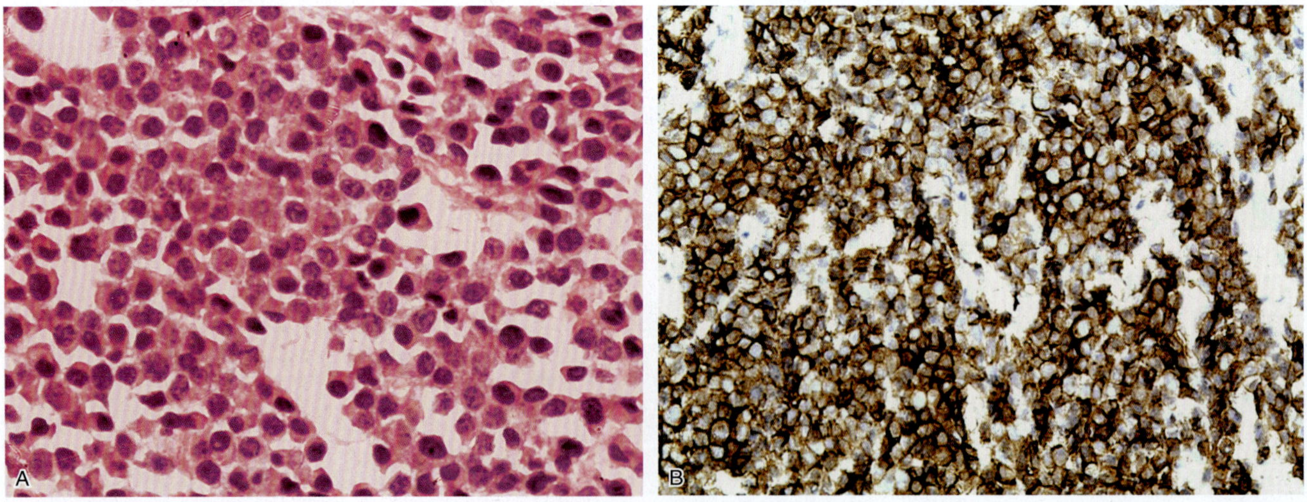

图 10-12 浆细胞瘤
A. 肿瘤细胞胞质丰富，呈略嗜碱性，核偏位，核染色质凝集，可见核旁空晕，核分裂象少见；B. 浆细胞免疫标志物 CD38 阳性

核仁不明显，核分裂象易见。瘤细胞常浸润血管壁，而致血管腔狭窄或闭塞(图 10-13)，形成片状凝固性坏死灶。肿瘤细胞表达部分 T 细胞分化抗原如 CD2、CD43、胞质型 CD3；尤其表达 NK 细胞相关抗原 CD56，以及细胞毒性颗粒相关抗原，如 T 细胞内抗原 1(T-cell intracellular antigen，TIA-1)、穿孔素(perforin)和颗粒酶 B(granzyme B)等。

【临床病理联系及预后】

本病发病的高峰年龄在 44~54 岁，男性、女性比为 4∶1。主要病变部位是鼻腔，其次是口腔，常累及鼻咽和鼻窦。主要症状有顽固性鼻塞、鼻出血、分泌物增加和鼻面部肿胀等，病变局部溃疡、肉芽样新生物及骨质破坏。由于肿物大多数表现为鼻腔及邻近部位的肉芽样肿物，以往称为“致死性中线肉芽肿”。肿瘤晚期可发生播散；也可原发于皮肤、胃肠道、颈部淋巴结、睾丸、脑和脾等部位，骨髓很少受累。

（八）非特殊性外周 T 细胞淋巴瘤

非特殊性外周 T 细胞淋巴瘤(peripheral T-cell lymphoma，not otherwise specified，PTCL-NOS)(ICD 编码 9702/3)是胸腺后成熟 T 细胞来源的肿瘤。在 WHO 分类中，除已单独列出的、有独特临床病理表现的 T 细胞淋巴瘤以外的所有外周(成熟)T 细胞淋巴瘤均归于此项下，因此 PTCL-NOS 是一组异质性很大的肿瘤，在我国约占所有外周 T 细胞淋巴瘤的 50%，约占非霍奇金淋巴瘤的 7.6%。老年男性患者相对多见，发病高峰年龄为 60~70 岁。部分患者有自身免疫病的病史。

【病因和发病机制】

大多数病例有 *TCR* 基因的克隆性重排。常可见染色体数量和结构的异常，但缺乏特征性的细胞遗传学改变。

【病理变化】

本病组织病理形态多样。淋巴结结构有不同程度的破坏，肿瘤细胞在副皮质区浸润或呈弥漫性浸润，瘤细胞为中到大细胞，形态各异，细胞核形态极不规则或多形性，可见深的核沟，扭曲或呈多分叶状，核染色质呈细颗粒状，部分瘤细胞有明显核仁；核分裂象多见(图 10-14，$10-M_4$)；细胞质可透明、淡染、嗜酸性、中性或嗜碱性，可见 R-S 样细胞。上皮样小静脉增生，内皮细胞肿胀，呈高柱状，瘤细胞弥漫浸润，常围绕小血管生长，并破坏血管壁。肿瘤间质可见嗜酸性粒细胞、浆细胞、组织细胞和上皮样细胞等，以及胶原纤维穿插分隔肿瘤组织。瘤细胞表达 T 细胞分化抗原，如 CD2、CD3、CD4、CD8 和 CD43 等，但约 80%

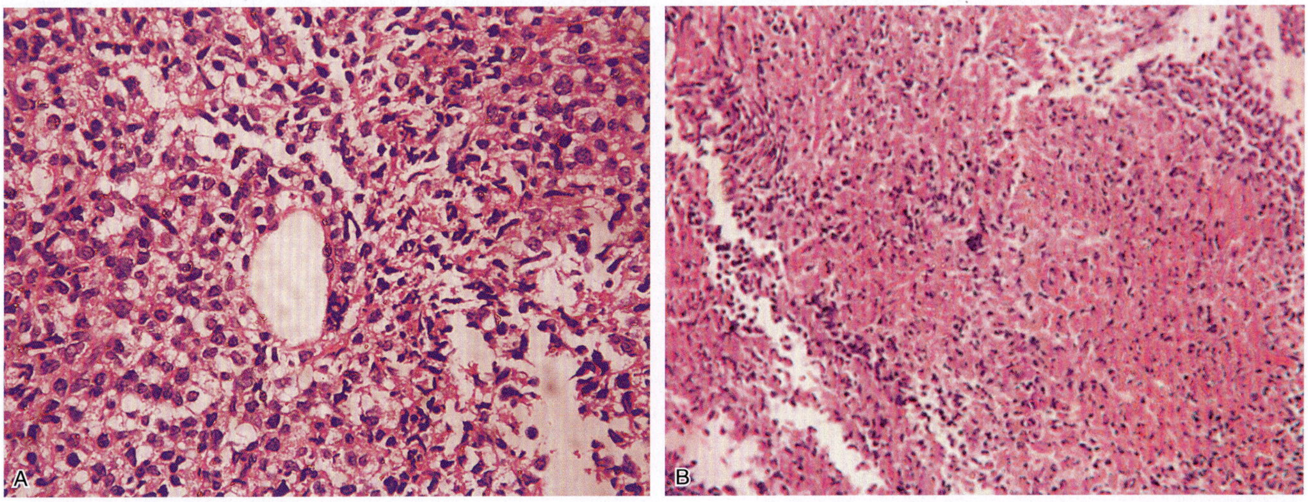

图 10-13 结外 NK/T 细胞淋巴瘤，鼻型
A. 瘤细胞形态各异，侵犯血管；B. 可见凝固性坏死灶

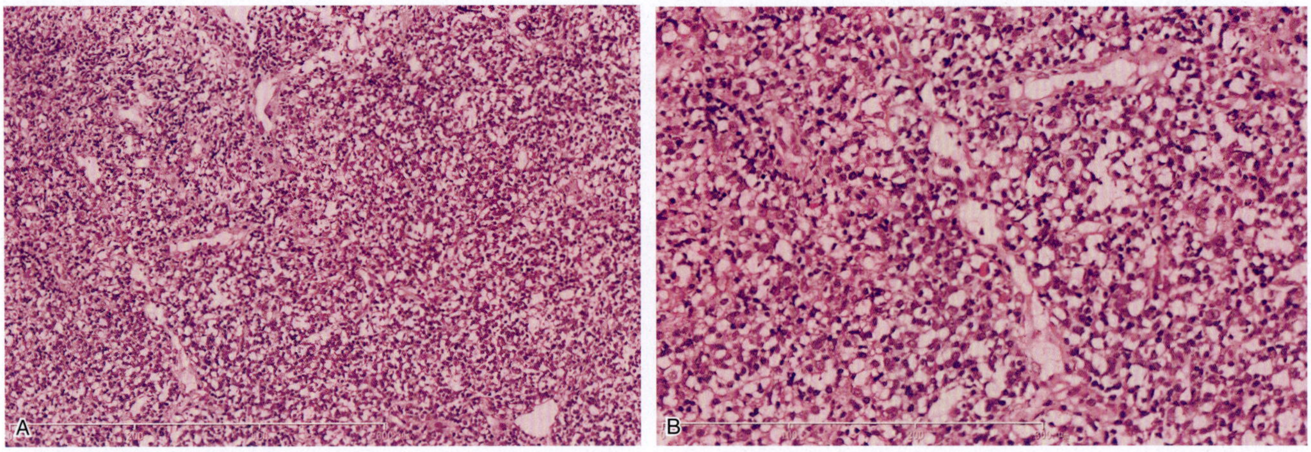

图 10-14 外周 T 细胞淋巴瘤，非特殊性
A. 瘤细胞弥漫分布；B. 胞质丰富，细胞核形态各异，核膜薄，染色质细致，可见瘤细胞侵犯血管壁

的病例有部分 T 细胞抗原丢失，如不表达 CD5 和 CD7。在病变组织中，$CD4^+$ 的肿瘤细胞多于 $CD8^+$ 细胞，但也可 $CD4^+/CD8^+$ 或 $CD4^-/CD8^-$。

【临床病理联系及预后】

本病临床表现复杂多样，多数患者伴有全身症状，多处淋巴结肿大，同时伴有或仅有结外病变，如皮肤、肺、肝、脾和骨髓受累等（10-S_6）。多数患者就诊时已处于临床Ⅲ期或Ⅳ期。

（九）套细胞淋巴瘤

（十）黏膜相关淋巴组织结外边缘区淋巴瘤

（十一）蕈样肉芽肿

（十二）间变性大细胞性淋巴瘤

第三节 白血病

白血病（leukemia）是骨髓造血组织的原发恶性肿瘤。肿瘤细胞称为白血病细胞（leukemic cell），为骨髓内异常增生的某个幼稚阶段的造血细胞。白血病细胞可由骨髓进入外周血，或多或少出现在外周血并浸润肝、脾、淋巴结等全身脏器，一般不形成实体性肿块。对白血病进行诊断和分类时必须了解患者骨髓增生的状况，以骨髓细胞增生程度（cellularity of the bone marrow）来表示，具体是指造血细胞和脂肪细胞的数量比例而言。白血病患者的骨髓增生程度一般为增生极度活跃或较活跃，但是也有一些低增生性白血病。分类详见。

一、急性白血病

全世界急性白血病的年发病率约为 4/10 万。急性粒细胞白血病多见于成人，急性淋巴细胞白血病多见于儿童。急性白血病多数起病急，病情进展迅速。常表现为发热、进行性贫血、出血倾向、肝脾大和淋巴结肿大等。

（一）急性粒细胞白血病

急性粒细胞白血病（acute myeloblastic leukemia，AML）（ICD 编码 9872/3 等）占急性白血病年发病例的 70%，主要发生于成人，中位发病年龄为 60 岁，60 岁及以上年龄发病率可达 10/10 万；男女比例约为 1∶1。目前 WHO 主要依据染色体的异常对 AML 进行分型，不同染色体核型的患者具有不同的预后，但总体预后较差。

【病理变化】

大多数情况下骨髓白血病细胞弥漫性增生，取代正常造血组织和脂肪组织。肉眼观，呈灰红色。镜下观，骨髓增生极度活跃或较活跃，主要为幼稚阶段[原始和（或）早幼阶段]髓系造血细胞弥漫性增生，成熟阶段造血细胞数量明显减少（图 10-15，10-M_5）。少数情况下表现为骨髓增生低下，但原始造血细胞的比例仍大于 20%。此外，白血病细胞侵犯全身各器官，但一般不形成实体性肿块。最常累及肝和脾，常表现为轻至中度增大，肝内白血病细胞主要沿肝窦浸润，脾内白血病细胞弥漫浸润红髓，并可压迫白髓，一般不破坏实质细胞。

目前，国内普遍使用的是法国、美国、英国血液学专家协作组提出的简化白血病分型方案，即 FAB 白血病分型，根据白血病细胞的分化程度和主要的细胞类型可将其分为 M0~M7 共 8 个类型，肿瘤细胞分别起源于粒细胞系、单核细胞系、红细胞系和巨核细胞系。

【临床病理联系及预后】

患者可出现发热、贫血和出血倾向，淋巴结肿大，肝、脾轻至中度增大。多数外周血白细胞计数升高，有诊断意义的是外周血及骨髓原始细胞计数≥20%；少数病例外周血白细胞计数减少，同时伴有贫血和血小板减少。淋巴结侵犯较急性淋巴母细胞白血病为少见。

少数病例白血病细胞浸润髓外组织，形成瘤样肿块，称为髓系肉瘤（myeloid sarcoma），又称粒细胞肉瘤（granulocytic sarcoma）或绿色瘤（chloroma）。髓系肉瘤可早于血象改变发生或与血象改变同时发生，多见于颅骨、鼻窦、胸骨、肋骨、椎骨之骨膜下，以及皮肤、淋巴结等部位。某些病例瘤组织在新鲜时切面呈绿色，暴露于空气中后，绿色迅速消退。

（二）急性淋巴母细胞白血病

急性淋巴母细胞白血病（acute lymphoblastic leukemia，ALL）（ICD 编码 9811/3 或 9837/3）是原发于骨髓的 B 或 T 细胞性淋巴母细胞失控性增殖的疾病，可累及外周血。多见于儿童和青少年。如果髓外器官为主要发病部位并出现瘤块，且骨髓内白血病细胞所占比例 <25%，则称为淋巴母细胞性淋巴瘤。急性淋巴母细胞性白血病绝大多数为 B 细胞来源。

二、慢性白血病

慢性白血病起病缓慢，病程长。早期常无自觉症状，有些患者出现疲乏、体重下降、食欲不振等症状。常表现为明显的肝脾和淋巴结肿大。多见于中老年人，通常在 50 岁以上，男性多见。

（一）慢性粒细胞白血病

慢性粒细胞白血病（chronic granulocytic leukemia，

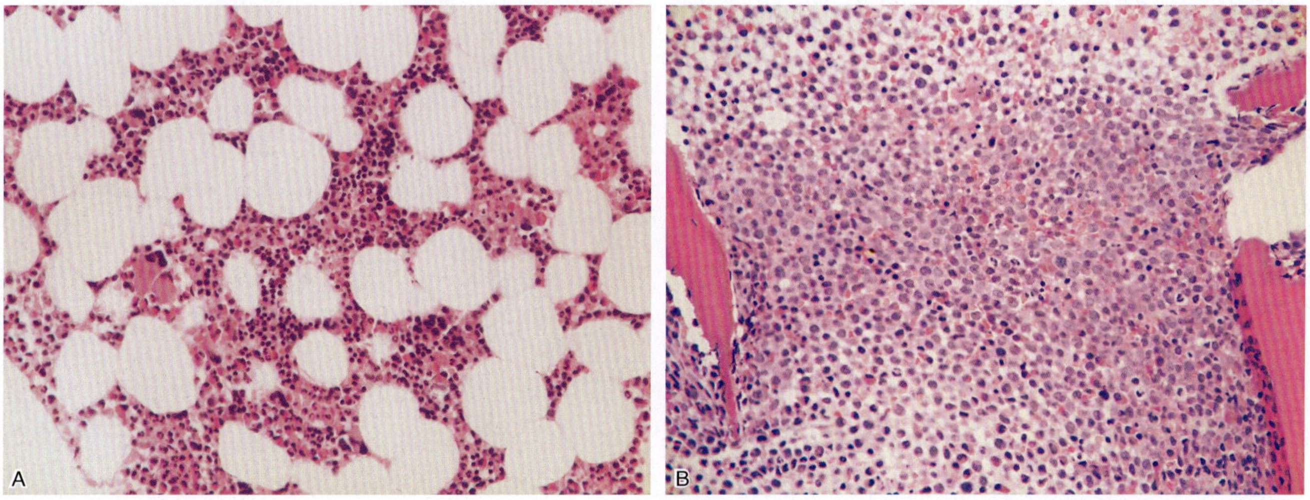

图 10-15 骨髓组织
A. 正常骨髓象，骨髓增生大致正常，可见三系造血细胞；B. 白血病骨髓象，骨髓增生极度活跃，幼稚阶段细胞弥漫均一性增生

CML)(ICD 编码 9875/3)是最常见的慢性骨髓增生性疾病,占所有白血病的 15%~20%。经常伴随出现 Ph1 染色体和(或)*BCR/ABL* 融合基因。

【病因和发病机制】

绝大多数 CML 有其独特的分子遗传学改变和标记染色体——Ph1 染色体[费城染色体(Philadelphia chromosome)]。CML 患者体内第 9 号染色体的长臂和第 22 号染色体的长臂易位[t(9;22)],该易位使得原来位于 22 号染色体的 *BCR* 基因和原来位于 9 号染色体的 *ABL* 基因拼接成新的融合基因——*BCR/ABL* 融合基因。新融合的 *BCR/ABL* 基因定位于变短了的 22 号染色体,截短后的 22 号染色体[der(22q)]称为 Ph1 染色体(图 10-16)。如染色体检查未见 Ph1 染色体,可通过 FISH、RT-PCR 或 DNA 印迹等分子生物学技术检测到 *BCR/ABL* 融合基因;*BCR/ABL* 基因编码的蛋白具有酪氨酸激酶活性,可能促进 CML 的发生。

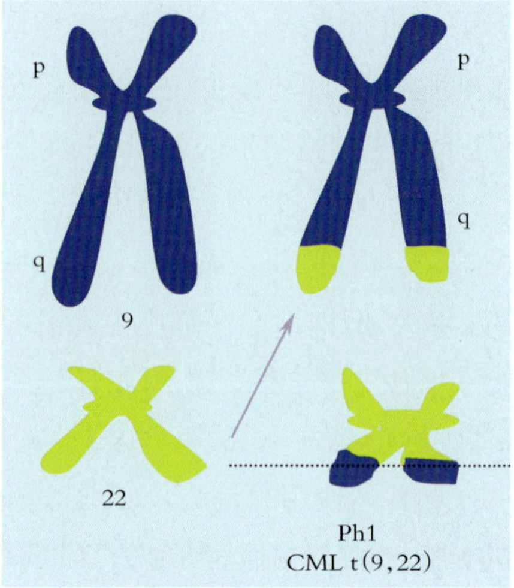

图 10-16 Ph1 染色体形成模式图
22 号染色体的长臂易位至 9 号染色体长臂,截短后的 22 号染色体为特征性的 Ph1 染色体

【病理变化】

CML 骨髓增生极度活跃,呈填塞性。骨髓内粒系细胞增生占绝对优势,其中主要以中幼和晚幼以下等较成熟阶段细胞增生突出,原始和早幼阶段细胞多靠近骨小梁分布,原始和早幼粒细胞 <5%,分叶核和杆状核细胞多位于骨小梁之间的中央部位。红系细胞很少,散在分布。巨核细胞呈中等大小,以体积偏小、细胞核分叶少的单圆核巨核细胞增生为主(图 10-17)。CML 中的白血病细胞为显著增生的各个阶段的粒系细胞,其形态学上并不具有显著的异型性,因此,对白血病细胞的理解应与其他异型性明显的恶性肿瘤细胞有所区别。常出现显著的脾肿大,肉眼观,增大的脾被膜增厚,质地较硬,切面呈暗红色,白髓不明显;镜下观,白血病细胞主要浸润红髓内的脾窦,可压迫或阻塞血管引起梗死。肝中度增大,表面光滑,镜下见白血病细胞主要浸润肝窦,肝细胞索无明显破坏。淋巴结肿大不甚明显。

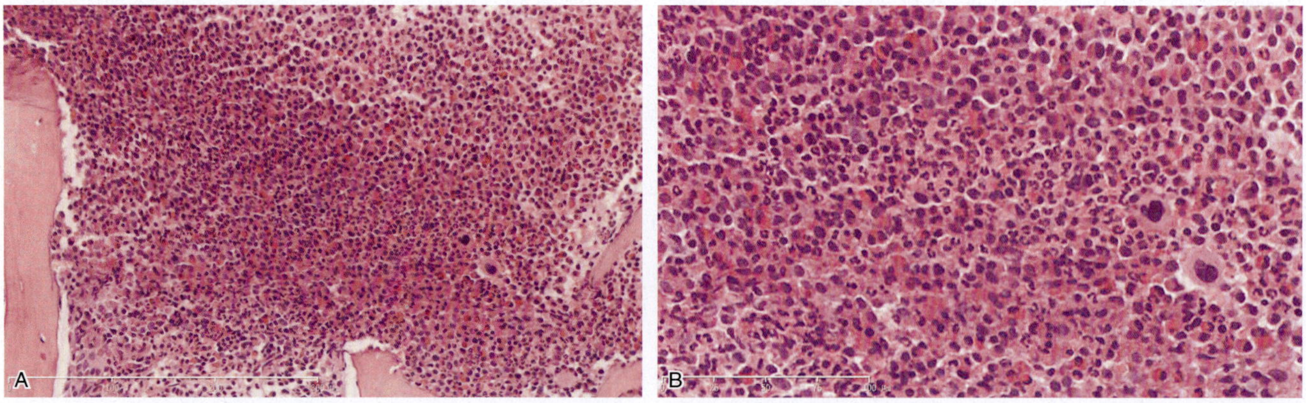

图 10-17 慢性粒细胞白血病
粒系细胞弥漫均一性增生,红系细胞少见;粒系以中晚幼粒细胞为主,细胞形态较成熟;细胞间可见特征性的单圆核巨核细胞

【临床病理联系及预后】

本病多见于中老年人，中位发病年龄为50~60岁，以男性居多。CML起病缓慢，整个病程常可分为慢性期、加速期和急变期。慢性期可持续1~3年，早期症状不明显，可逐步出现消瘦、体重减轻、盗汗和特征性的贫血及显著的脾大，病变可进一步发展由慢性期进入加速期，甚而进入类似于急性白血病的急变期，外周血白细胞计数可高达(10~100)×10^9/L，进入加速期后，患者对治疗反应不佳，贫血和血小板减少加重，骨髓和外周血中的原始细胞增加，加速期可维持几个月到数年；急变期为CML的终末期，类似于急性白血病的改变，外周血及骨髓中幼稚细胞的比例≥20%，病情常急转直下，预后很差，往往在数月内死亡。

（二）慢性淋巴细胞白血病

慢性淋巴细胞白血病(chronic lymphocytic leukemia，CLL)(ICD编码9875/3)是原发于骨髓较为成熟的淋巴细胞慢性增殖性疾病，外周血白细胞数量显著增高，成熟淋巴细胞数量≥60%。如果病变原发于骨髓外器官，则称为小淋巴细胞性淋巴瘤(SLL)。临床上多见于中老年人，男性多见。起病缓慢，症状轻，多数患者出现肝脾和淋巴结肿大。CLL的病理变化骨髓增生极度活跃或较活跃，白血病细胞主要是分化成熟的小淋巴细胞样细胞，可呈结节状或弥漫性分布于骨髓组织内。累及淋巴结时表现为全身浅表淋巴结肿大，切面呈灰白色鱼肉状；镜下可见较成熟的小淋巴细胞样细胞(白血病细胞)弥漫浸润，破坏了原有淋巴结结构。脾肿大，但不如CML时显著，镜下白血病细胞主要浸润白髓。肝脏中度增大，白血病细胞主要浸润门管区及其周围的肝窦。

第四节　朗格汉斯细胞组织细胞增生症

朗格汉斯细胞是一种骨髓造血干细胞起源的树突状细胞，属于特殊类型的组织细胞，起抗原提呈作用。朗格汉斯细胞一般散在分布于皮肤、口腔、阴道和食管黏膜，也存在于淋巴结、胸腺和脾等处。朗格汉斯细胞体积大，胞质丰富，伊红染，核肾形，有纵行沟纹，核仁小。在电镜下可见特征性的细胞器，称为Birbeck颗粒。免疫组织化学染色朗格汉斯细胞表达CD1a、Langerin和S-100蛋白。朗格汉斯细胞组织细胞增生症(Langerhans cell histiocytosis)(ICD编码9751/3)是一组肿瘤性朗格汉斯细胞增生性疾病，包括良性、低度恶性和高度恶性的肿瘤，是一个连续的疾病谱系。病变主要表现为朗格汉斯细胞增生，混杂或多或少的炎症细胞，包括嗜酸性粒细胞、淋巴细胞、多核巨噬细胞和泡沫细胞(图10-18)。朗格汉斯细胞组织细胞增

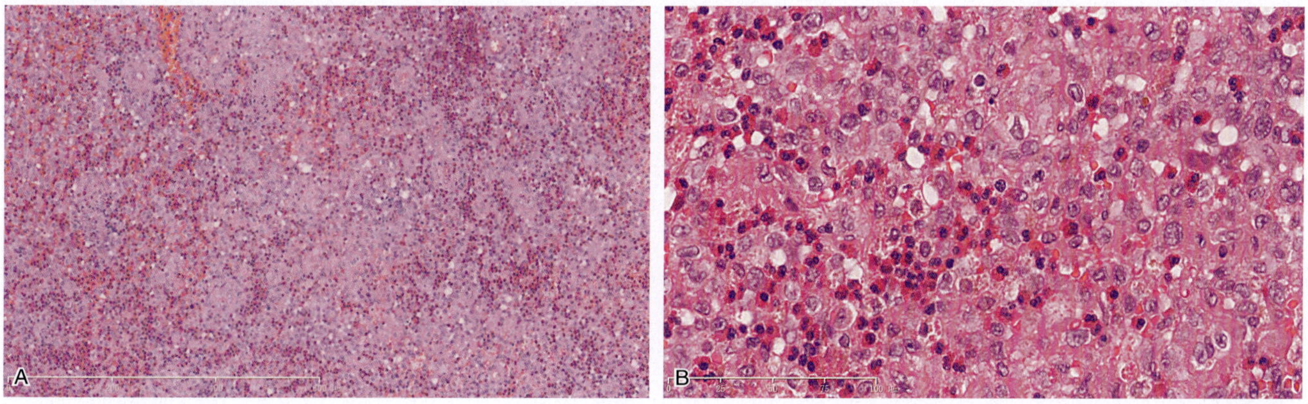

图10-18　朗格汉斯细胞组织细胞增生症
A. 细胞弥漫片状分布，伴多量嗜酸性粒细胞浸润；B. 瘤细胞胞质丰富，核不规则，核膜薄，可见核沟

生症在临床上表现为急性、慢性进行性和局灶性 3 种类型。

1. 播散性和(或)多系统性朗格汉斯细胞组织细胞增生症 即 Letterer-Siwe 病(莱特勒 – 西韦病)属于高度恶性肿瘤。多见于 2 岁以下婴幼儿,很少发生于成人。病变累及多系统多器官,常表现为皮肤、内脏及广泛骨损害。病变发展快,病程短。

2. 多灶性朗格汉斯细胞组织细胞增生症 即汉 – 许 – 克病(Hand-Schüller-Christian disease),属于低度恶性肿瘤。多见于 2~6 岁幼儿,也可见于青年人,多在 30 岁以下发病,临床过程缓慢。常累及骨、淋巴结、皮肤等器官,一般不累及内脏,多为单系统多灶性损害。

3. 孤立性朗格汉斯细胞组织细胞增生症 骨嗜酸细胞肉芽肿(Mignon eosinophilic granuloma)属于良性肿瘤。多见于儿童和青少年,男性多见。骨嗜酸细胞肉芽肿是良性的局灶病变,一般局限于骨骼,多为单发性,好发于颅骨、肋骨和股骨。X 线表现为孤立性溶骨性病变。

(彭挺生)

数字课程学习 ......

学习目标　教学 PPT　临床病理病例讨论　自测习题

扩展知识　自学知识　微视频　动画

第十一章

泌尿系统疾病

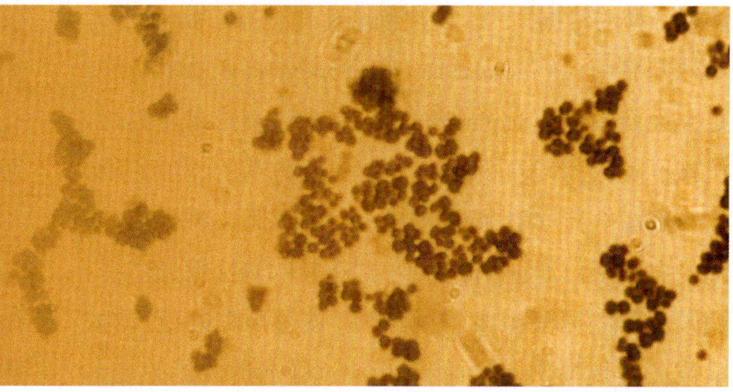

泌尿系统由产生尿液的肾及对尿液进行收集、输送、储存及排泄的泌尿道共同构成。作为人体排泄代谢废物的重要器官，肾的正常结构和功能对于维持人体环境的水、电解质平衡和内环境的稳态起非常重要的作用。肾脏容易受到免疫、代谢、感染等各种因素的影响，发生各种炎症性疾病，其中以肾小球肾炎最为多见。肾活检病理诊断对于这一类疾病的诊断、治疗及判断预后判断至关重要。泌尿系统的肿瘤是人体常见的肿瘤性疾病。本章主要讨论常见的炎症和肿瘤性疾病，前者包括各型原发性肾小球肾炎、肾盂肾炎及其他常见的小管间质性肾炎；后者包括肾细胞癌、肾母细胞瘤及尿路上皮肿瘤等。

第一节　原发性肾小球疾病

肾小球疾病是最常见的肾非感染性炎症性疾病，其病理类型繁多、发病机制复杂，分为原发性肾炎、继发性肾炎及遗传性肾炎。大部分的原发性肾小球肾炎原因不明。继发性肾小球肾炎指继发于系统性疾病的肾小球损伤，肾小球病变是全身系统性表现之一。继发性肾炎的病理改变与其相应病理类型的原发性肾小球肾炎有相似之处，但也有不同的特点，其治疗主要需控制其原发病。遗传性肾炎是指各种遗传基因的改变引起的肾小球损伤。肾小球肾炎常病程迁延，反复发作，有些病理类型经适当治疗后效果良好，可长期缓解；而有些病理类型治疗效果不佳，病变逐步进展后肾功能受损，严重时可进展至终末期肾病（end stage renal disease，ESRD），需要进行透析、肾移植等替代治疗方能维持生命。

一、肾的正常组织学结构

（一）肾单位

肾的结构和功能的基本单位是肾单位（nephron），每侧肾有 50 万 ~150 万个肾单位，根据肾单位在肾实质内的位置分为皮质肾单位和近髓肾单位。每个肾单位是由肾小球及其所属的肾小管共同构成。维持正常的肾功能需要足够数量的肾单位。

1. 肾小球（glomerulus）　成人的肾小球直径约 200 μm，由肾小囊包绕着入球动脉分支形成的蟠曲的毛细血管丛构成。肾小球内固有的细胞有 4 种，从外向内分别是：被覆于肾小囊内表面的单层扁平壁层上皮细胞（parietal epithelial cell）、附着于基底膜外侧的脏层上皮细胞即足细胞（podocyte）、位于系膜区的系膜细胞（mesangial cell）及位于毛细血管袢腔内的内皮细胞（endothelial cell）（图 11-1）。不同肾小球疾病时主要累及的固有细胞不同，这也是我们进行肾小球肾炎病理分型的依据之一。内皮细胞窗孔(fenestration)、肾小球基底膜(glomerular basement membrane,GBM)和足突裂孔膜(slit diaphragm,SD)构成肾小球滤过膜的机械屏障,三者表面所覆盖的携带负电荷的唾液酸糖蛋白形成电荷屏障,两种屏障机制可以阻止携带负电荷的血浆蛋白通过,维持肾小球正常的选择性通透作用及正常的尿液生成(图 11-2)。滤过屏障的任一构成成分出现损伤,都可能引起滤过膜通透性的改变,导致正常时不能通过滤过膜的蛋白质甚至血细胞进入尿液,从而出现血尿、蛋白尿等肾小球肾炎常见的临床表现。

内皮细胞:细胞核位于毛细血管的系膜侧,胞体覆盖于毛细血管基底膜内侧,为有孔型内皮,胞体有大量直径 70~100 nm 的窗孔,窗孔与基底膜之间含有带薄层负电荷的唾液酸糖蛋白,可阻止大分子物质通过。

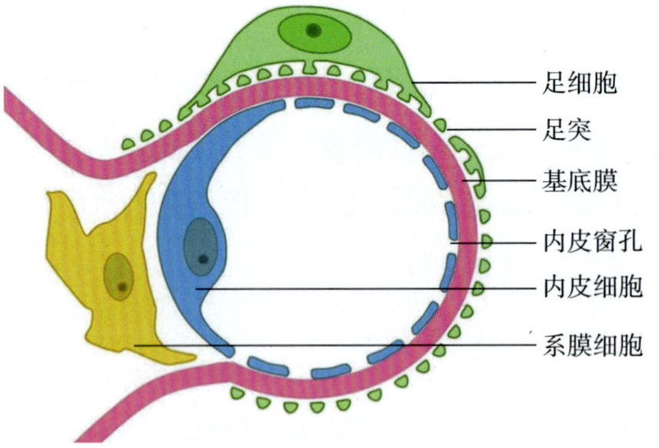

图 11-1 肾小球结构模式图

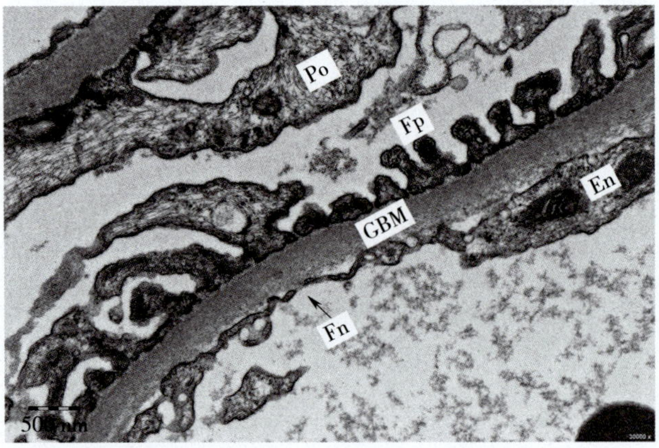

图 11-2 正常滤过膜结构
GBM,基底膜;En,内皮细胞;Fn,内皮细胞窗孔;Fp,足突;Po,足细胞

GBM:位于内皮细胞和足细胞之间的一层富含糖蛋白的半透膜,正常成人的 GBM 厚度约 350 nm。超微结构分成内皮侧的内疏松层、中间的致密层及足细胞侧的外疏松层,基底膜正常的三层结构及厚度对于其选择性通透非常重要。某些类型的肾小球疾病可以出现肾小球基底膜的增厚、变薄或失去正常的三层结构,引起通透性的改变,出现不同程度的蛋白尿、血尿。

足细胞:又称为肾小球毛细血管脏层上皮细胞(visceral epithelial cell),贴附于 GBM 的外侧及系膜区的周围。光镜下细胞体积较内皮细胞大,核染色质细腻。电镜下足细胞胞体有多量伪足状突起,从胞体直接分出的突起为初级突起,再依次分成次级突起、三级突起等,末级的突起膨大如足,称为足突(foot processes),互相交错镶嵌排列,贴附于 GBM 的外侧,相邻的足突之间为裂孔(slit pore),在接近 GBM 表面有一层裂孔膜,厚 4~6 μm,上有多种维持足细胞正常功能的关键分子,当这些关键分子发生改变时,会导致足突的结构和功能改变,产生大量蛋白尿。

系膜区和系膜细胞:系膜区是由系膜细胞及其所产生的基质所构成,位于肾小球毛细血管之间,从肾小球血管极处广泛联系着毛细血管,对毛细血管祥起支持、保护作用,使之形成稳定的球丛。系膜细胞具有吞噬和清除的功能,是肾小球内非常活跃的细胞,很多类型的肾小球疾病均可出现系膜区增宽、系膜细胞增生的改变。

肾小囊:由基底膜和壁层上皮细胞共同构成,壁层上皮细胞为衬覆于鲍曼氏囊壁内表面的单层扁平上皮细胞,在尿极处与近端肾小管上皮细胞移行,在血管极处移行为脏层上皮细胞即足细胞。肾小球肾炎时壁层上皮细胞可出现增生、层次增加。肾小囊基底膜是肾小球与周围间质的分界,在肾小球肾炎时可出现球囊壁的增厚、断裂等病理改变。

2. 肾小管（renal tubule） 肾小管由近端小管（分为直部和曲部）、髓袢及远端小管（分为直部和曲部）构成。近端肾小管是重吸收的主要场所，上皮细胞具有发达的刷状缘，在切片上管腔面起伏不规则损伤时可出现刷状缘脱落，细胞扁平。远端小管的微绒毛较少，细胞呈立方状，管腔面较为平整。肾小管起始于肾小球的尿极，原尿产生后经肾小囊流入肾小管，经过各段肾小管的重吸收及排泌后流入集合管、乳头管，形成终尿。

3. 集合管（collecting ducts） 位于髓放线内，皮质肾单位的远端小管各自注入集合管，髓旁肾单位的则数个共同合并注入。集合管上皮细胞有明细胞（主细胞）和暗细胞，最终注入较粗的乳头管。

（二）肾间质（renal interstitium）

肾小球和肾小管之间的薄层结缔组织为肾间质。皮质区的间质稀少，髓质区的间质相对较宽。间质内主要是少量的成纤维细胞、巨噬细胞、毛细血管及少量的胶原纤维和网状纤维。在疾病情况下，肾间质可出现不同程度的水肿、纤维化及炎症细胞浸润而增宽。

（三）肾血管

肾动脉进入肾门后，分为5支肾段动脉，行走于肾窦内，再分支形成叶间动脉，在皮髓质交界处形成弓状动脉，向肾皮质表面垂直分成小叶间动脉，一条小叶间动脉分出多个入球动脉进入肾小球而形成毛细血管丛。皮质肾单位的出球动脉形成小管周围的毛细血管网营养周围的肾小管，髓质肾单位的出球动脉则形成直小动脉与髓袢伴行。肾小球疾病时可出现不同程度的肾血管的改变，同时，肾血管的病变也会影响肾小球的血供从而影响小球的功能。

二、肾小球肾炎的病理检查技术

光镜下常规的HE染色难以准确区分系膜细胞、内皮细胞和足细胞，并且由于肾小球结构的高度精密，一些细微变化如足细胞足突的改变在光镜下不可见，所以肾病理检查的技术手段有别于常规病理。实际工作中需要运用光镜、免疫病理、超微病理（透射电镜）检查，再综合临床资料才能够做出正确的诊断。故肾脏病理具有较强的专科性，是病理学的独特分支。

（一）光镜

与常规病理的制片过程基本相同，但切片要求更薄（2~3 μm），并且需要运用特殊染色如PAS（periodic acid schiff）染色（图11-3）及六胺银（periodic acid-silver methenamine，PASM）染色法（图11-4）等，将肾小球基底膜清晰地显示出来，根据细胞与基底膜的位置关系来判断细胞的种类。

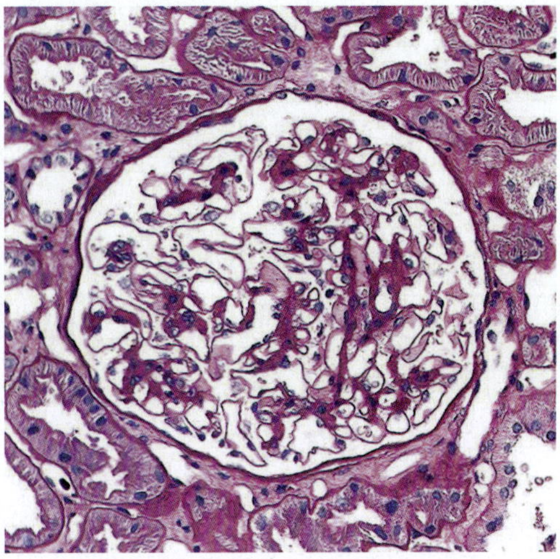

图11-3 正常肾小球PAS染色 ×400

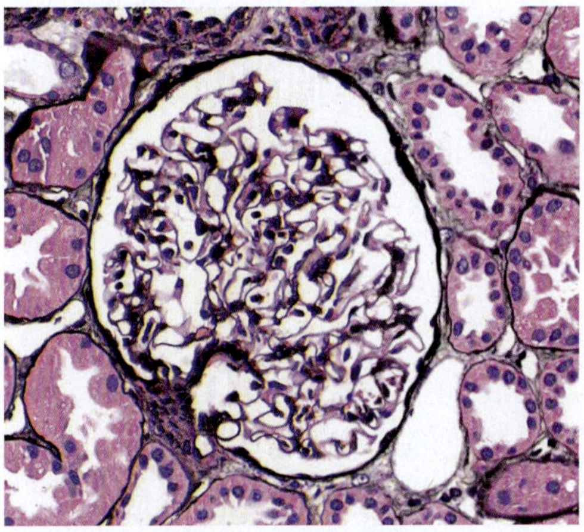

图11-4 正常肾小球PASM染色 ×400

（二）免疫病理

常用的检查技术是免疫荧光及免疫组化技术，少数情况下需要免疫电镜检查。免疫荧光技术是运用抗原抗体反应的原理，检查免疫球蛋白 IgG、IgM 及 IgA 和补体成分 C3、C1q 和 C4 等的沉积(图 11-5)，可以协助判断肾小球的炎症是否为免疫复合物介导，及是否存在补体激活，以明确肾小球损伤的机制。免疫荧光技术还可以检测肾小球内沉积的其他抗原，如乙肝表面抗原等，用于协助继发性肾小球肾炎的诊断。

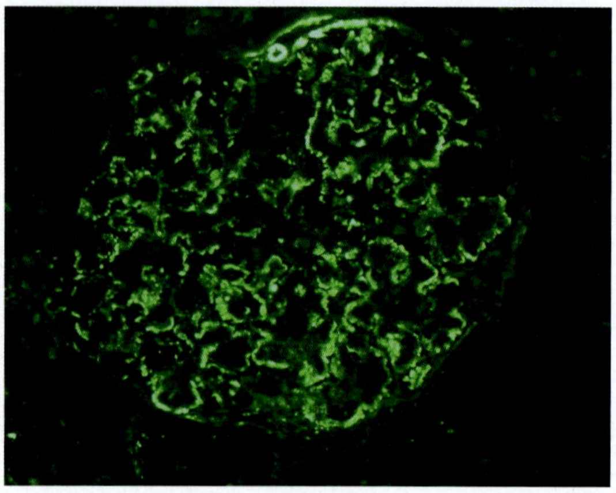

图 11-5 免疫荧光显示肾小球内免疫球蛋白沉积(IgG×400)

（三）透射电镜

透射电镜能够观察精细的亚细胞水平的超微结构改变，如足细胞的足突、细胞器的改变、基底膜的厚度及电子致密物(即免疫复合物)的沉积部位或有无特殊亚结构，可对光镜的病理改变及免疫荧光的结果互为补充和验证(图 11-6)，少数特殊类型的肾小球疾病只能通过电镜才能确诊。

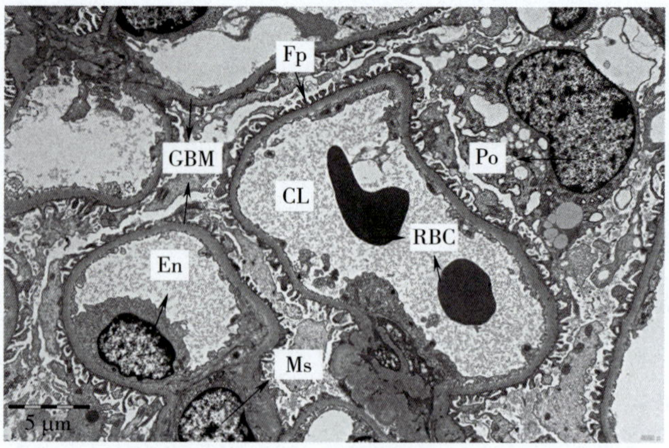

图 11-6 正常肾小球超微结构
Fp，足突；GBM，基底膜；CL，毛细血管腔；En，内皮细胞；Ms，系膜细胞；RBC，红细胞

三、肾小球肾炎的病因和发病机制

肾小球疾病的发病机制复杂，近些年的研究取得了较大进展，使肾小球肾炎的病理分型发生了一些变化。多数肾小球肾炎与免疫反应特别是体液免疫密切相关，此外，细胞免疫及补体的异常激活在发病机制中的作用也日益受到重视。

（一）体液免疫

抗原抗体反应在多数肾小球肾炎的发病机制中起重要作用。引起肾炎的抗原种类复杂，近些年运用更为先进的研究方法，一些新的抗原物质不断被发现。抗原可以是机体自身固有的即内源性抗原，也可以为外源性。如大部分的特发性膜性肾病的抗原是足细胞表面的磷脂酶 A_2 的受体(phospholipase A_2 receptor，PLA_2R)。外源性抗原可以通过病原体感染或人体主动摄入而进入人体。常见的外源性抗原有：①生物性抗原，各种病原体包括各种细菌、病毒、真菌、寄生虫的抗原成分或其产物；②药物，如青霉胺、卡托普利、利福平等；③异种血清或蛋白质等。内源性抗原有：①肾小球抗原：基底膜胶原成分、足突表面的膜蛋白、内皮细胞及系膜细胞膜上的抗原。②非肾小球性抗原：核抗原、免疫球蛋白、肿瘤抗原、甲状腺球蛋白、DNA 等。机体针对上述抗原产生相应的抗体，两者结合后形成的免疫复合物是损伤肾小球的主要原因。根据免疫复合物形成的过程，把免疫复合物介导的肾小球肾炎发病的机制分为以下两种。

1. 循环免疫复合物沉积(circulating immune complex deposition) 指非肾小球的内源性或外源性抗原与相应抗体在血液循环中结合形成免疫复合物，随血液循环到达肾脏，经过滤过膜时沉积于肾小球内的不同部位，进而激活补体引发肾小球损伤，属于Ⅲ型超敏反应。如系统性红斑狼疮时，机体产生多种自身抗体，形成循环免疫复合物后沉积在肾小球。受免疫复合物的分子量大小及其所带电荷等因素的影响，循环免疫复合物可沉积在肾小球的内皮下（内皮细胞与基底膜之间）、上皮下（上皮细胞与基底膜之间）、基底膜内或系膜区，免疫荧光呈颗粒状、团块状等不同沉积模式，电镜亦可在相应的部位发现电子致密物的沉积（图 11-7）。免疫复合物在肾小球沉积后，可被中性粒细胞、巨噬细胞或系膜细胞吞噬，也可被内源性的蛋白酶降解。如果抗原作用仅为一过性，炎症可以很快消退。但如果大量抗原物质持续存在，免疫复合物不断形成，持续激活补体，引起局部炎症细胞浸润，内皮细胞、系膜细胞等小球固有细胞增生，使炎症迁延。

2. 原位免疫复合物形成（original site immune complex formation）　各种定位于肾小球的抗原刺激机体产生自身抗体后，抗体经血液循环与定位于肾小球的抗原或植入肾小球的外来抗原结合，在肾小球内形成原位免疫复合物引起肾小球炎症。经典的例子是抗肾小球基底膜抗体引起的肾炎（anti-GBM antibody induced glomerulonephritis），人类抗 GBM 肾炎由针对 GBM 的Ⅳ型胶原的 α3 链的非胶原编码区 NC1 产生自身抗体引起，免疫荧光检查显示特征性的连续的线性荧光。GBM 抗体的形成可能是由于感染或其他因素使基底膜结构发生改变，也可能是由于病原微生物与 GBM 成分具有共同抗原性而引起交叉反应。原位免疫复合物形成的另一个经典的例子是研究人类原发性膜性肾病的经典的动物模型海曼肾炎（Heymann nephritis）。该模型以近曲小管刷状缘成分为抗原免疫大鼠，使大鼠产生抗体，并引起与人类膜性肾病相似的病变。小球病变由抗体与位于足细胞基底侧小凹外表面的抗原结合，形成典型的上皮下沉积物并激活补体引起，该抗体与肾小管刷状缘具有交叉反应性。免疫荧光检查显示弥漫颗粒状分布的免疫球蛋白及补体沉积。电镜检查显示毛细血管基底膜与足细胞之间有许多小块状电子致密沉积物。

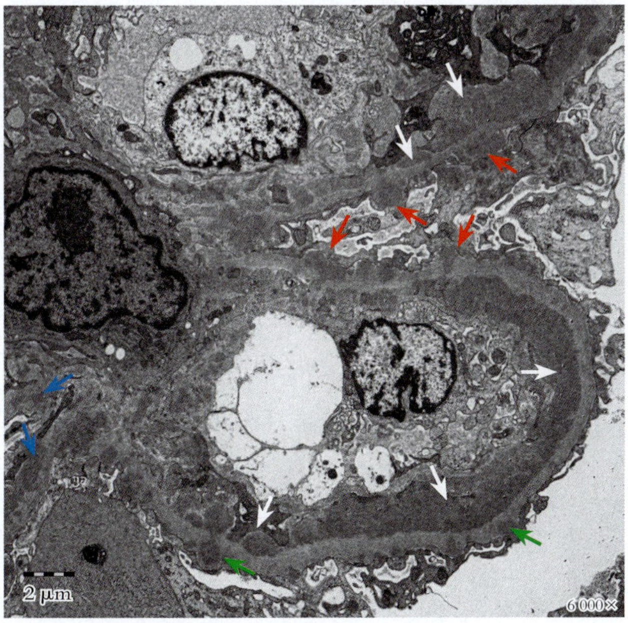

图 11-7　透射电镜下的电子致密物
透射电镜下的电子致密物（免疫复合物）沉积于系膜区（蓝色箭头）、内皮下（白色箭头）、上皮下（红色箭头）及基底膜内（绿色箭头）

（二）细胞免疫反应

细胞免疫产生的致敏 T 淋巴细胞可引起肾小球的损伤。在一些肾小球疾病中，肾组织内无免疫复合物沉积，但患者体内存在有与肾小球损伤相关的淋巴因子，在肾组织内亦可发现活化的巨噬细胞、效应性 $CD4^+$ 和 $CD8^+$ 细胞和细胞因子，提示细胞免疫在无免疫复合物沉积的肾小球肾炎的发病中具有重要作用。

（三）补体替代途径的异常激活

少数肾小球肾炎的肾组织内无明显的免疫球蛋白沉积，但却存在补体 C3 的高强度沉积。现在的研究发现，这部分患者的发病机制与补体旁路途径及末端通路的异常调节有关，患者体内存在补体系统的相关调节因子特别是 H 因子与 I 因子的基因异常或存在针对该因子的自身抗体，引起补体旁路途径持续异常激活。肾组织内免疫荧光显示免疫球蛋白阴性或仅微弱阳性，但补体 C3 强阳性，且一般缺乏补体经典途径激活的成分 C4 及 C1q 的沉积。

（四）引起肾小球损伤的介质

肾小球内出现免疫复合物、补体及致敏 T 淋巴细胞后需有各种介质的参与才能引起肾小球损伤，这些介质包括细胞和大分子可溶性生物活性物质。

细胞成分包括：①中性粒细胞和单核细胞：由于C5a等趋化因子的激活和Fc介导的黏附作用，使中性粒细胞和单核细胞浸润于肾小球内。中性粒细胞释放的蛋白酶引起GBM降解，氧自由基引起细胞损伤，花生四烯酸代谢产物使肾小球滤过率降低。②巨噬细胞、T淋巴细胞和NK细胞：上述细胞通过抗体或细胞介导的机制浸润至肾小球，被激活后释放大量生物活性物质，促进小球损伤。③血小板：聚集在肾小球内的血小板可释放二十烷类花生酸衍生物和生长因子等促进肾小球的病变。抗血小板制剂对人体和实验性肾小球肾炎的治疗有效。④肾小球固有细胞在肾炎时被激活，尤以系膜细胞最为活跃，释放多种炎性介质，包括活性氧、细胞因子、趋化因子、生长因子、花生酸衍生物、一氧化氮和内皮素等。

几乎所有的炎症介质都可引起肾小球损伤。其中可溶性介质包括：①补体成分：补体－白细胞依赖性损伤(complement-leukocyte-dependent injury)是引起肾小球改变的一个重要途径。②花生酸衍生物、一氧化氮、血管紧张素和内皮素与血流动力学改变有关。③细胞因子，特别是IL-1和TNF，具有细胞黏附和损伤内皮细胞等作用。④生长因子：血小板源性生长因子(platelet-derived growth factor，PDGF)可引起系膜细胞增生。TGF-β、结缔组织生长因子和成纤维细胞生长因子促进细胞外基质沉积和肾小球透明变。血管内皮生长因子VEGF参与调节毛细血管通透性。⑤凝血系统成分也是肾小球损伤的介质，如渗出的纤维素可刺激壁层上皮细胞的增生。血纤维蛋白溶解酶原活化抑制因子(plasminogen activator inhibitor-1)通过抑制对纤维素和细胞外基质蛋白降解而促进血栓形成和纤维化。

四、肾小球肾炎常见的病理改变

(一) 增生性病变

肾小球肾炎时肾小球内的各种固有细胞均可发生不同程度的增生。内皮细胞和系膜细胞增生可导致毛细血管袢内细胞数量显著增加，引起毛细血管腔显著狭窄。球囊壁层上皮增生，细胞层次显著增加形成新月体(crescent)，挤压毛细血管丛，严重时影响肾小球的滤过。足细胞的增生见于某些特殊类型的肾小球肾炎如局灶节段性肾小球硬化症，患者常出现大量的蛋白尿。

(二) 渗出性病变

渗出性病变指肾小球滤过膜损伤时毛细血管内的血浆蛋白、白细胞和血小板从滤过膜渗出。炎症细胞的渗出常见于小球的增生性改变显著时，血浆蛋白的渗出常见于节段毛细血管袢硬化、毛细血管壁通透性显著增加时。当毛细血管壁由于剧烈炎症反应而出现断裂时，还可以出现明显的纤维素渗出。

(三) 变质性病变

肾小球疾病时较少出现变质性病变，累及整个肾小球的坏死性病变通常见于血管病变显著导致的缺血性梗死。节段性毛细血管袢坏死、GBM断裂可以出现于炎症病变显著活动时，多种原发及继发性肾小球肾炎均可出现。严重的缺血或毒素可导致肾小管上皮细胞的凝固性坏死。

(四) 其他病理改变

肾小球肾炎时还可出现细胞外基质的异常，包括GBM增厚或变薄、系膜基质增多、出入球细动脉透明变性等病变。肾小球常见的超微结构病变有足突融合及微绒毛样变，电子致密物和其他特殊结构物质(如淀粉样纤维丝等)的沉积等。肾小管上皮变性、坏死，肾小管腔内可见不同类型管型(cast)物质堵塞。肾间质充血、水肿、炎细胞浸润。病变趋于慢性化时常见肾小管萎缩甚至消失，间质纤维化等。小动脉可出现血管壁增厚、玻璃样变性，甚至纤维素样坏死和血栓形成等。

五、肾小球肾炎的常见临床表现

肾小球疾病的常见临床表现包括肾脏疾病本身的表现及肾功能受损后引起各系统并发症的表现。前者包括尿色和尿量异常、泡沫尿、水肿、乏力、高血压等。继发性肾小球疾病还可见到原发病及其他器官受损表现。肾小球病变常以某种临床综合征或症候群的形式出现，各种临床综合征或症候群有其各自的特点，但相互之间可能有重叠。同一种临床综合征可发生于不同病理类型的肾小球肾炎，同一种病理类型肾小球肾炎也可以表现为不同的临床综合征，两者之间缺乏一一对应的关系，故难以从患者的临床表现和实验室检查推断其病理改变，临床实践工作中需要行肾活检病理检查以确定肾小球肾炎的病理类型。

（一）肾病综合征（nephrotic syndrome，NS）

肾小球疾病中最常见的一组临床表现症候群，表现为大量蛋白尿（>3.5 g/d）和低白蛋白血症（血清白蛋白 <30 g/L），常有水肿和（或）高脂血症。NS 按病因可分为原发性和继发性两大类，下文所述多种原发性肾小球肾炎均可表现为肾病综合征（如微小病变型肾病、局灶节段性肾小球硬化、膜性肾病等）；此外，继发性肾小球疾病，即系统性疾病导致的肾损害如狼疮性肾炎、糖尿病肾病及淀粉样变性等，也可表现为肾病综合征。

（二）肾炎综合征（nephritic syndrome）

以肾小球源性血尿为主要临床表现，常伴有蛋白尿，可有水肿、高血压和（或）肾功能损害。按照起病急缓和病情转归可分为以下三种类型。

1. 急性肾炎综合征（acute nephritic syndrome） 急性起病，以血尿、蛋白尿为主要表现，常伴有水肿和高血压，可伴有一过性肾功能不全，多见于儿童，常有前驱感染，临床上最典型的表现为急性肾炎综合征的肾小球肾炎为链球菌感染后肾炎。

2. 急进性肾炎综合征（rapidly progressive nephritic syndrome） 起病急骤，肾功能进行性减退，常伴有血尿、蛋白尿、水肿、高血压，早期出现少尿或无尿，可在数周至数月内发展为肾衰竭，患者可伴有不同程度的贫血，可见于新月体肾炎（详见下文）。

3. 慢性肾炎综合征（chronic nephritic syndrome） 起病缓慢、隐匿，病情迁延并呈缓慢进展，患者可有不同程度的血尿和蛋白尿、水肿、高血压和不同程度的肾功能损害，部分患者最终将发展至终末期肾衰竭。

4. 无症状性血尿和（或）蛋白尿（asymptomatic hematuria and/or proteinuria） 表现为肾小球源性血尿和（或）轻至中度蛋白尿，不伴水肿、高血压及肾功能损害，可见于多种原发性肾小球疾病（如 IgA 肾病等），特别是在病变早期。

六、肾小球肾炎的临床处理及预后

（一）一般治疗

注意休息，避免过度劳累，去除感染等诱因，避免接触肾毒性毒物或药物，采取健康的生活方式及合理的饮食。

（二）免疫抑制治疗

免疫介导的原发性和继发性肾小球疾病，其发病机制主要是异常的免疫反应，所以治疗常需糖皮质激素和（或）免疫抑制剂。不同类型的肾小球疾病和不同病理改变对激素反应各异，需根据相应的临床表现、病理类型等综合制定合理的治疗方案。有些病理类型口服糖皮质激素可达满意疗效，而有些病理类型则需要激素联合免疫抑制剂治疗。重症病例如急进性肾小球肾炎，因病情危重、进展迅速，常需激素冲击治疗，必要时联合血液净化治疗（如血浆置换、免疫吸附等）来有效清除体内自身抗体和抗原抗体复合物，达到治疗目的并及时挽救患者的肾功能。

（三）对症支持治疗

高血压、高脂血症、糖尿病、高尿酸血症、蛋白尿等在肾病的发生发展过程中起重要作用。针对这些因素积极干预治疗是保护肾功能的重要措施。

（四）肾脏替代治疗

严重的急性肾损伤或发展至终末期肾衰竭阶段，则必须依靠肾脏替代治疗来维持内环境的稳定，从而延长寿命、提高生活质量。目前肾脏替代治疗方式主要包括腹膜透析、血液透析和肾移植。

七、常见原发性肾小球肾炎的病理类型

（一）弥漫性毛细血管内增生性肾小球肾炎

1. 概述 急性弥漫性毛细血管内增生性肾小球肾炎（acute diffuse endocapillary proliferative glomerulonephritis，

ADPGN),又称为急性感染后肾炎(acute postinfectious glomerulonephritis),多数患者在某些细菌、病毒感染后发病,特别是与A组β溶血性链球菌感染密切相关,因此又称为急性链球菌感染后肾炎(acute post-streptococcal glomerulonephritis)。患者的前驱感染多为上呼吸道感染,少数为皮肤等部位的感染,经过一段潜伏期后出现急性肾炎综合征。

2. 病因和发病机制　近年来发现多种病原体如病毒、葡萄球菌、立克次体等均可引起急性毛细血管内增生性肾小球肾炎。特别是某些"致肾炎菌株"血清型的溶血性链球菌感染与本病关系密切,这些菌体细胞壁的某些蛋白成分刺激机体产生抗体,在循环中形成免疫复合物,短时间内形成的大量免疫复合物沉积于肾小球系膜区及上皮下,激活补体,释放炎症介质,导致毛细血管内增生性肾小球肾炎(Ⅲ型超敏反应)。

3. 病理变化　肉眼观,双侧肾脏弥漫、对称性肿大,色红,故称"大红肾",被膜光滑,表面可有出血点,状如"蚤咬",又称"蚤咬肾",切面实质增宽,皮髓分界清楚。

镜下,发病后1周病变最明显,病变呈弥漫性分布,最显著的病理变化是肾小球系膜细胞和内皮细胞弥漫性增生,严重时可致毛细血管腔受压或闭塞,球内有较多中性粒细胞浸润(图11-8A)。变态反应严重时,毛细血管可有纤维素样坏死或微血栓形成。肾小管上皮细胞不同程度水肿,腔内可见蛋白及红细胞管型。病变进入吸收消散期时以系膜细胞和基质增生为主。

免疫荧光,肾小球毛细血管壁和系膜区有高强度粗颗粒状IgG和C3沉积(图11-8C),少数病例可仅有C3沉积。

透射电镜,系膜细胞和内皮细胞增生肿胀,伴球内中性粒细胞浸润;在GMB和足细胞之间见较大的"驼峰状"(hump)电子致密物沉积(图11-8B),系膜区也可见不同程度的沉积物。

4. 临床病理联系　患者常表现为急性肾炎综合征。由于细胞增生、毛细血管狭窄缺血致肾小球滤过减少,肾小管病变轻微,重吸收功能基本正常,使球、管功能失衡而尿量减少。渗出的中性粒细胞释放蛋白溶解酶和激活的补体可损伤GBM使其通透性增大,出现血尿、蛋白尿和管型尿。尿量减少,水、钠潴留和全身毛细血管的通透性增加,均可引起水肿;水、钠潴留也可引起轻度的血压升高。本型好发于儿童,为自限性疾病,预后好,偶可见于成人患者。

(二)新月体性肾小球肾炎

1. 概述　新月体性肾小球肾炎(crescentic glomerulonephritis,CrGN),起病急骤,进展快,预后差,故又称急进性肾小球肾炎(rapidly progressive

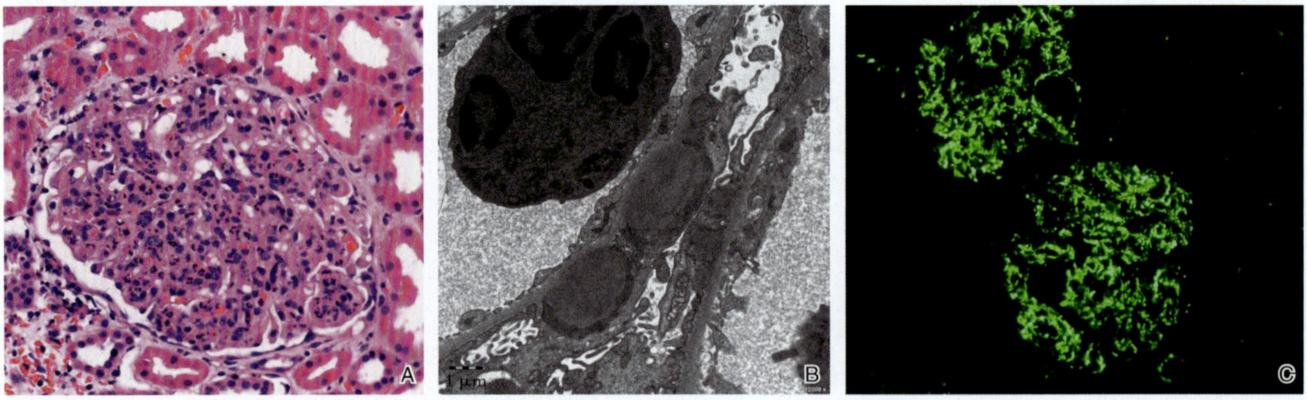

图11-8　急性弥漫性毛细血管内增生性肾小球肾炎
A. 肾小球内皮及系膜细胞增生伴球内大量中性粒细胞浸润(HE ×400);B. 透射电镜显示上皮下"驼峰";C. IgG粗颗粒状沉积(IgG×400)

glomerulonephritis，RPGN）。本型的特征性病理变化是双侧肾弥漫性（大于50%）肾小球新月体（crescent）形成。

2. 病因、发病机制及分型　新月体性肾小球肾炎的病因多样，发病机制复杂。可以为抗GBM抗体引起的原位免疫复合物形成，也可以由循环免疫复合物沉积所致。部分病例肾小球内无或仅有微量免疫复合物沉积，称为寡免疫复合物型。基于免疫病理结果及相关临床检查，将新月体性肾小球肾炎分为三型。

Ⅰ型：患者体内出现抗GBM抗体，抗原和抗体在GBM原位结合形成线状沉积（图11-9A），并激活补体系统，故称为抗GBM肾炎。一些患者的抗GBM抗体与肺泡毛细血管基膜可发生交叉反应，引起肺出血肾炎综合征，又称古德帕斯丘综合征（Goodpasture syndrome）。Ⅰ型新月体性肾小球肾炎的自身抗原定位于肾小球基底膜Ⅳ型胶原α3链的非胶原区（NC1）。

Ⅱ型：为免疫复合物沉积介导，免疫荧光检查可见肾小球不同部位有颗粒状IgG或IgA、IgM、C3及C1q的沉积。多由其他免疫复合物介导的肾小球肾炎病情加重后进展而来。多种继发性肾小球肾炎在疾病进展中也可演变为此型。

Ⅲ型：患者血中有抗中性粒细胞胞质抗体（anti-neutrophil cytoplasmic antibody，ANCA）存在，故此型新月体性肾小球肾炎亦称为ANCA相关性系统性小血管炎肾损伤。免疫荧光检查肾组织内无或仅见微弱免疫复合物和补体沉积。

3. 病理变化　肉眼观，双侧肾体积增大，表面和切面常见点、片状出血灶。

光镜下，双侧肾小球弥漫性增大，超过50%的肾小球有新月体形成。新月体是指肾小球壁层上皮细胞增生，在小球毛细血管周围呈多层排列，与其内渗出的单核巨噬细胞共同形成半月形结构。当新月体累及球囊周长未超过1/2时为小新月体；累及球囊周长超过1/2时，称为大新月体；严重时甚至可累及整个球囊，形成环状体。Ⅰ型新月体性肾小球肾炎由于血液内抗GBM抗体的存在，使得几乎所有的肾小球同时受累，新月体形成的比例非常高，甚至可达90%以上。新月体形成的初期主要为细胞成分，称为细胞性新月体（图11-9B）；约1周后逐渐出现纤维成分，此时新月体由细胞及纤维成分共同构成，称为细胞纤维性新月体（图11-9C）；晚期则细胞成分消失主要由纤维成分构成，称为纤维性新月体（图11-9D），甚至整个肾小球纤维化、硬化。系膜可有不同程度的增生，球丛内炎细胞浸润，毛细血管壁常见纤维素样坏死。伴有新月体形成的小球常见鲍曼氏囊壁的断裂（图11-9C），尤以Ⅲ型新月体肾炎更为显著，囊壁断裂处周围炎症细胞浸润，使小球与间质的分界不清。肾小管上皮细胞出现空泡变性，上皮细胞刷状缘脱落，甚至上皮细胞坏死导致肾小管基底膜裸露，管腔内红细胞管型。肾间质弥漫性水肿和较多炎细胞浸润。后期出现肾小管萎缩，间质纤维化。

免疫荧光的改变如前病理分型所述。透射电镜下各型新月体性肾小球肾炎GBM都有不同程度的损害，表现为断裂和缺损。Ⅱ型新月体性肾小球肾炎肾小球内有电子致密物沉积。

4. 临床病理联系　新月体性肾小球肾炎主要发生于青壮年，临床表现为急进性肾炎综合征。由于GBM严重损伤，患者出现明显血尿、蛋白尿和管型尿。大量新月体的形成使球囊腔内压升高和毛细血管受压缺血，迅速进展为少尿甚至无尿，代谢产物潴留，患者出现氮质血症和尿毒症，表现为急性肾衰竭。肾小球缺血，肾素分泌增多和水、钠潴留，使血压升高。肾组织被破坏，使促红细胞生成素减少，毒性代谢产物对骨髓造血功能造成影响而出现贫血。本病理类型预后差（预后与新月体形成的数量、比例、新旧程度相关），尤以Ⅰ型预后最差，短期内可出现急性肾功能不全或肾衰竭，如不及时进行肾脏替代治疗甚至可导致患者死亡。

（三）肾小球微小病变

1. 概述　微小病变性肾小球肾炎（minimal change glomerulonephritis）又称肾小球微病变（minimal change disease，MCD），多见于儿童患者，成人亦可发病，主要临床表现为肾病综合征。光镜下，肾小球病变轻微或无明显病变。透射电镜检查见足突弥漫性扁平、融合

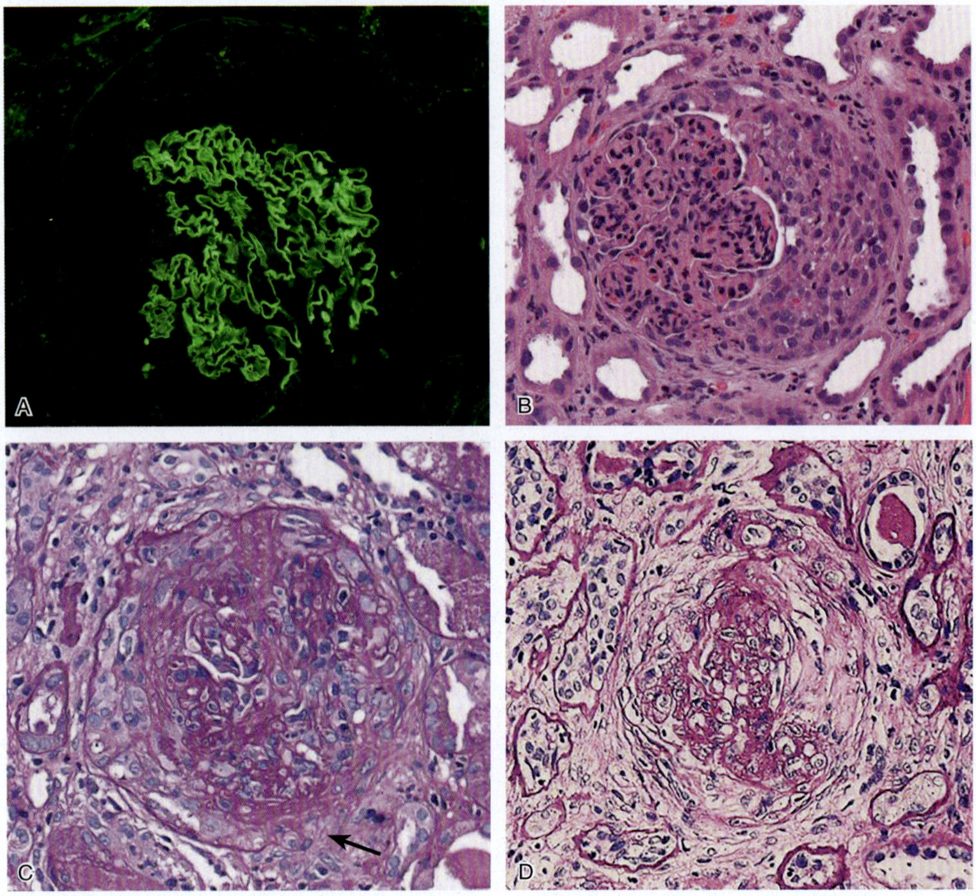

图 11-9 新月体性肾小球肾炎
A. 免疫荧光显示肾小球基底膜线样阳性（IgG×400）；B. 大细胞性新月体（HE×400）；C. 细胞纤维性新月体，箭头示球囊壁断裂（PAS×400）；D. 纤维性新月体形成（PAS×400）

或消失，故又称足细胞病（podocytopathy）。

2. 病因和发病机制　免疫病理和电镜检查显示肾小球中无免疫复合物沉积，目前认为本病与 T 淋巴细胞的功能异常有关，患者体内可有多种淋巴因子异常，如血管通透性因子和多种白细胞介素。这些大分子生物活性物质可能通过减少滤过膜表面的阴离子，或损伤足突裂隙膜蛋白，而损伤 GBM 电荷屏障功能，出现大量小分子蛋白尿（选择性蛋白尿）。

3. 病理变化　肉眼观，肾体积增大，色黄或苍白。肾实质可见黄色条纹改变，故本病旧称为脂性肾病（lipoid nephrosis）。光镜下，肾小球无明显病变，或仅有局灶节段性的系膜轻微增生（图 11-10A）。肾小管上皮细胞常有不同程度水样变性或脂肪变性。近端肾小管上皮细胞内见蛋白吸收小滴，使胞质呈颗粒状。肾间质可有水肿、增宽，血管一般无明显病变。电镜下，足突弥漫性融合消失、微绒毛样变（图 11-10B），可伴有足细胞的空泡变性。肾小球内无明显电子致密物沉积，基底膜厚度及结构基本正常。

4. 临床病理联系　本病主要为滤过膜电荷屏障损伤，患者出现选择性蛋白尿（以分子量较小的白蛋白、转铁蛋白为主，缺乏分子量大的免疫球蛋白），临床表现为肾病综合征。90% 以上的儿童患者对糖皮质激素治疗敏感，预后好。少数患者对激素治疗不敏感，呈激素依赖或激素抵抗，极少数患者可进展至局灶节段性肾小球硬化。

（四）局灶节段性肾小球硬化

1. 概述　局灶节段性肾小球硬化（focal segmental glomerulosclerosis，FSGS）是以部分肾小球（局灶）的部

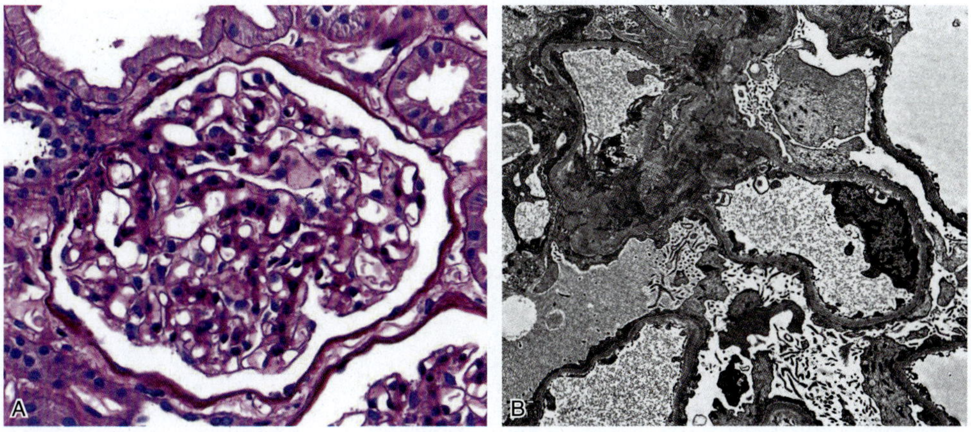

图 11-10 肾小球微小病变
A. 光镜下肾小球结构基本正常（PAS ×400）；B. 肾小球足细胞足突弥漫融合、微绒毛变

分毛细血管袢（节段）出现硬化性病变为特征。局灶是指病变小球总数少于小球总数的 50%，节段指病变小球受累的球袢面积不超过整个小球面积的 50%。需要注意的是，小球病变随着疾病的病程可出现进展，最终可导致整个肾小球出现球性硬化，故硬化及节段硬化性病变可进展至弥漫性分布。硬化节段毛细血管闭塞，系膜基质增多，HE 及 PAS 红染，常与球囊壁粘连。临床主要表现为大量非选择性蛋白尿和肾病综合征。根据发病机制，FSGS 分原发性、继发性及遗传性三大类，以下主要介绍原发性 FSGS。

2. 病因和发病机制　原发性 FSGS 的发病机制尚不十分清楚，可能有多种因素参与，如血流动力学改变、肾毒性免疫反应、感染、重度肥胖等。在这些致病因素的作用下，出现足细胞损伤、脱落，所以 FSGS 也是一种足细胞病。部分患者血清内可溶性尿激酶型纤溶酶原激活物受体（soluble urokinase-type plasminogen activator receptor，suPAR）升高，可能是其发病的重要因素之一。此外，也可能与某种循环因子相关，特别是在移植后复发的 FSGS 患者，血浆置换有一定疗效。足细胞损伤可促进局部毛细血管与球囊粘连，刺激局部产生的炎症因子增多，足细胞受刺激后可发生表型改变，分泌生长因子和纤维化因子 TGF-β。虽然足细胞是发育成熟的终末细胞，但受损伤后的足细胞可以出现退分化和转分化的现象而出现增生，此时增生的细胞丧失了足细胞的正常表型特征。

3. 病理变化　肉眼观，一般无特殊病变，晚期由于肾小球大量硬化可出现肾体积缩小、质地变硬，表面呈细颗粒状，呈颗粒性固缩肾。

光镜下，基本病变为局灶、节段性分布的肾小球硬化性病变。硬化区细胞减少，细胞外基质增多，毛细血管塌陷、闭塞（图 11-11A）。随着病变进展，可逐渐累及残留的相对正常的毛细血管丛，最终导致整个肾小球硬化。有些患者的节段硬化基质增多不明显，而表现为显著的足细胞的增生、肿胀，足细胞胞质内可有多量玻璃样小滴（图 11-11B）。肾小管灶性萎缩，间质局灶纤维化，小动脉玻璃样变性。免疫荧光多数情况下无明显免疫球蛋白和补体沉积，在肾小球硬化节段可见高强度、团块状 IgM 和 C3 的阳性，这是由于硬化节段的血浆蛋白渗出所致，并非特异性沉积。电镜显示足突广泛融合消失，与 MCD 类似，但 FSGS 时足细胞的损伤常更为严重，甚至可见足突或足细胞的剥脱，GBM 裸露（图 11-11C）。

4. 临床病理联系　由于足细胞的严重损伤甚至剥脱，使滤过膜屏障受损，产生大量非选择性蛋白尿，多数患者表现为肾病综合征，也可表现为肾炎综合征。本型与 MCD 的鉴别诊断非常重要，二者临床上

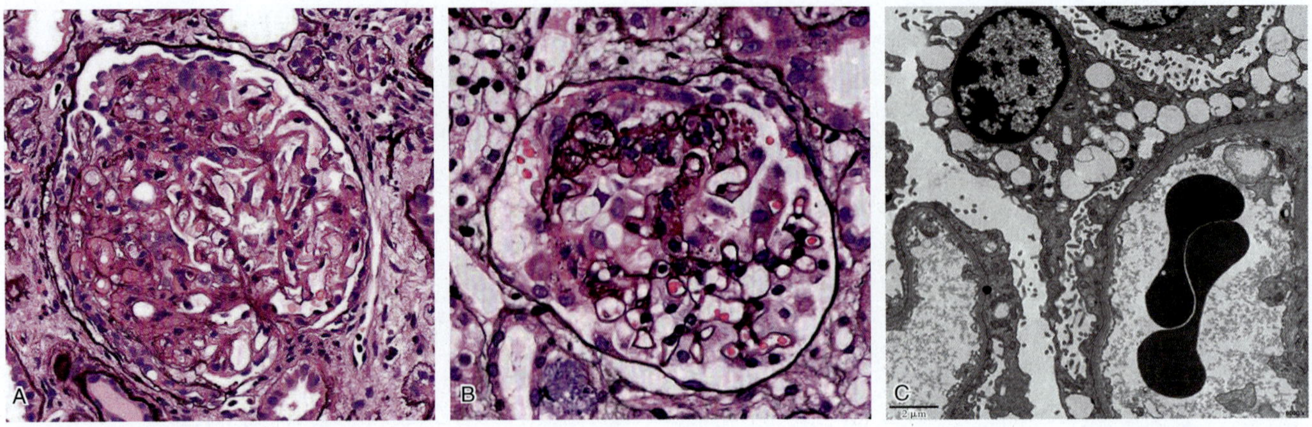

图 11-11 局灶节段性肾小球硬化
A. 节段毛细血管袢闭塞、基质增加，与球囊壁粘连（PASM×400）；B. 节段毛细血管袢扭曲、闭塞，周围足细胞增生、肿胀（PASM ×400）；C. 足细胞空泡变性，足突弥漫融合、微绒毛变

均可表现为肾病综合征，但与 MCD 不同的是 FSGS 多数患者对激素治疗不敏感，预后较差，约 50% 的患者在 10 年内进展为慢性硬化性肾小球肾炎。值得注意的是，部分 FSGS 患者行肾移植治疗后，移植肾很快出现 FSGS 的复发。

（五）膜性肾病

1. 概述 膜性肾病（membranous nephropathy，MN）的特征性病理变化是 GBM 弥漫性增厚，缺乏变质、渗出及增生性炎症三大基本病理表现，故目前多称之为膜性肾病，而较少称为膜性肾炎，临床主要表现为肾病综合征。本型是成人肾病综合征最常见的病理类型，儿童患者很少见。根据其发病机制可分为原发性膜性肾病及继发性膜性肾病，常见的病因为药物、肿瘤、自身免疫性疾病（如系统性红斑狼疮）及感染性疾病（如乙肝）等。

2. 病因和发病机制 原发性 MN 的发病机制系原位免疫复合物形成引发的自身免疫性损伤，是一种慢性免疫复合物引起的肾小球损伤。由于足细胞抗原和相应抗体在 GBM 上皮侧原位结合、脱落并刺激 GBM 增厚，激活补体并产生 C5b-9 膜攻击复合体，使增厚的 GBM 溶解和足细胞损伤，破坏了滤过屏障。大量血浆蛋白从尿中漏出丢失，患者表现为肾病综合征（非选择性蛋白尿）。目前已知 70%~80% 的特发性膜性肾病的自身抗原是位于足细胞足突表面的 PLA2R，且血液中抗体的滴度与蛋白质的活动度及转归密切相关。尚有约 5% 的患者是由于产生了 1 型血小板反应蛋白 7A 域（thrombospondin type-1 domain containing 7A，THSD7A）的自身抗体。

3. 病理变化 肉眼观，双肾体积可增大，颜色苍白，称大白肾，晚期可发展为颗粒性固缩肾。

光镜，早期肾小球结构基本正常，免疫荧光检查毛细血管上皮侧可见高强度细颗粒状 IgG、C3 沉积（图 11-12A），此时光镜下基底膜的增厚不明显，但电镜下 GBM 与足细胞之间有电子致密物沉积。随着沉积物的增多及病程进展，基底膜外侧相邻的沉积物之间的基底膜长出刺状突起，称为钉突（spike），PASM 染色可清晰显示（图 11-12B），此时毛细血管壁弥漫性增厚。钉突逐渐延长，相邻的钉突互相连接，使基底膜厚度进一步增加，沉积物完全陷入基底膜内（图 11-12C）。之后沉积物可持续存在或逐渐溶解吸收，基底膜内出现虫蚀状缺损。膜性肾病的发生发展过程中小球内一般无显著的炎症细胞浸润，细胞增生亦不明显，而主要表现为毛细血管壁逐渐增厚，管腔狭窄，严重病例可出现肾小球硬化、肾小管萎缩、间质纤维化和球外小动脉壁增厚等。

4. 临床病理联系 本型肾炎多见于中老年，由

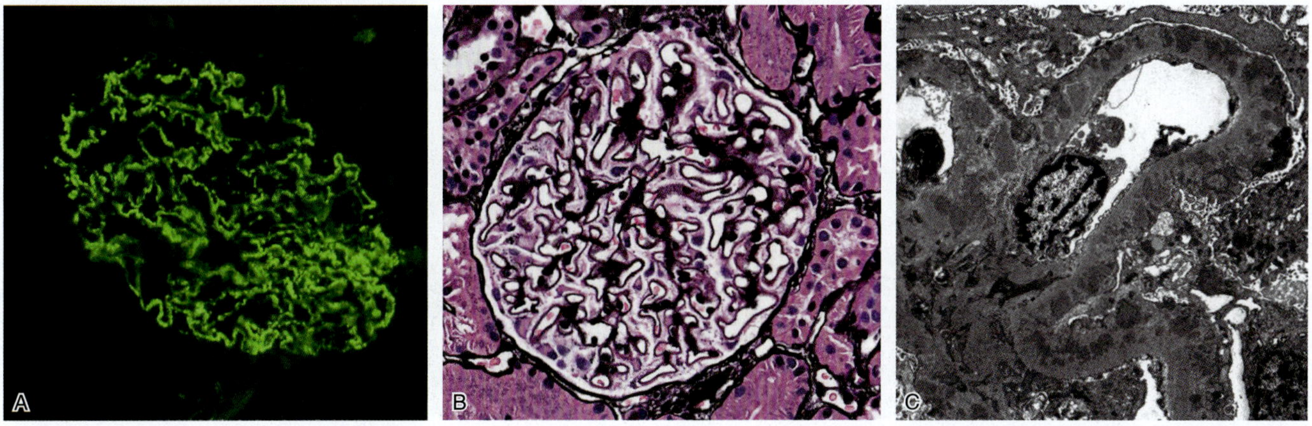

图 11-12　膜性肾病
A 免疫荧光沿 GBM 颗粒状阳性（IgG×400）；B 毛细血管基底膜弥漫性增厚（PASM×400）；C 毛细血管基底膜上皮下及基底膜内颗粒状沉积物，基底膜显著增厚

于 GBM 结构改变使滤过屏障严重受损，患者多表现为非选择性蛋白尿（含大分子的免疫球蛋白）和肾病综合征。如果免疫复合物经溶解吸收后不再形成，则 GBM 可重构并恢复至正常。如免疫复合物慢性持续形成，则病变可持续进展，10%~20% 的膜性肾病患者在 10 年内进展至终末期肾病。

（六）膜增生性肾小球肾炎

1. 概述　膜增生性肾小球肾炎（membranoproliferative glomerulonephritis，MPGN）又称为系膜毛细血管性肾小球肾炎（mesangiocapillary glomerulonephritis）及分叶状肾炎（lobular glomerulonephritis）。其病变特点是系膜区显著增生，增生的系膜细胞及基质沿着内皮下向毛细血管壁广泛插入，使 GBM 弥漫性增厚，双轨形成，毛细血管腔显著狭窄。本型以儿童及青壮年多见，多数患者临床表现为肾病综合征，少数表现为肾炎综合征。

2. 病因和发病机制　系膜细胞受到炎症刺激后过度增生并插入至内皮细胞与 GBM 之间，形成 MPGN 的形态改变，在 PASM 染色下呈典型的双轨征（double contour）。多数 MPGN 为循环免疫复合物沉积，抗原的种类较多，可以是非肾小球性内源性物质，如肿瘤抗原，也可以是外源生物性抗原，如 HBV 或 HCV 等肝炎病毒。免疫复合物在小球内多部位沉积，通过经典途径或旁路途径激活补体，患者常出现持续的低补体血症。近些年的研究已经证明 MPGN 的发病机制除了免疫复合物介导以外，少数病例是由于补体旁路途径相关的负性调节因子，特别是 H 因子与 I 因子的功能缺陷引起补体从旁路途径异常持续激活所致，这一部分病例已单独归入 C3 肾小球病（C3 glomerulopathy）。MPGN 的分型已经由既往基于超微病理的分型转变为基于发病机制的免疫病理分型。

3. 病理变化

肉眼观，早期双侧肾增大，中晚期可萎缩变小，甚至发展为颗粒性固缩肾。

光镜下，基本病变为肾小球体积增大，毛细血管丛呈分叶状，系膜重度增生，增生的系膜插入 GBM 和内皮之间导致 GBM 弥漫性增厚、分层，呈双轨状，甚至多轨状（图 11-13A）。内皮细胞亦可出现明显的增生，伴球内炎症细胞浸润。增生程度严重及有小球硬化的迁延病例，常有肾小管萎缩、间质纤维化和球外小血管病变。

免疫荧光，系膜区及毛细血管壁（内皮下）有颗粒状 IgG、C3 沉积，可伴有 IgM 和 IgA 的微弱沉积，典型病例免疫荧光常呈现“花瓣样”（图 11-13B）。电镜可见系膜区重度增宽，广泛系膜插入致外周袢基底膜双轨形成，毛细血管袢显著狭窄（图 11-13C）。既往

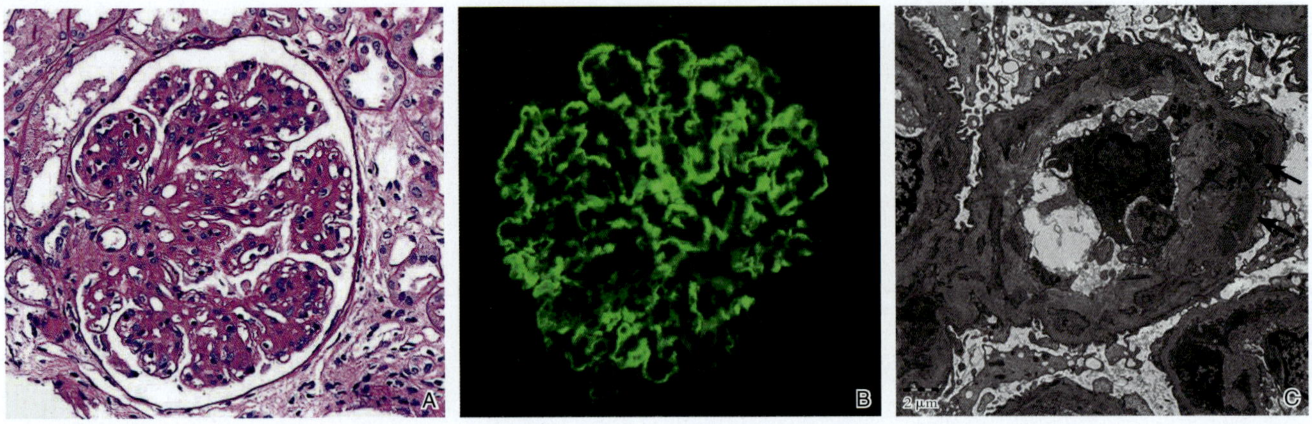

图 11-13 膜增生性肾小球肾炎
A. 肾小球系膜重度增宽，呈分叶状改变（PAS ×400）；B. 免疫荧光显示花瓣样沉积（IgG×400）；C. 基底膜双轨形成，内皮下电子致密物沉积（箭头所示）

传统的 MGPN 分型根据电子致密物沉积的部位，将其分为三型：Ⅰ型，电子致密物主要沉积于内皮下；Ⅲ型，在系膜区、内皮下和上皮下均有电子致密物沉积；Ⅱ型，特征性的表现为 GBM 致密层有带状分布的沉积物（免疫病理显示为 C3），故又称致密物沉积病（dense deposit disease，DDD），目前已经归入 C3 肾小球病的一个特殊亚型。

4. 临床病理联系 本病超过 50% 的患者表现为肾病综合征，或起病以肾炎综合征为表现，逐渐进展至肾病综合征。患者常有比较明显的血尿和高血压。本型对治疗的反应较差，10 年肾存活率约 50%，常逐渐进展至肾衰竭。需要注意的是，本类型的患者行肾移植治疗后 MPGN 可复发，且复发的病例治疗效果不佳，可逐渐导致移植肾失功。

（七）IgA 肾病

1. 概述 IgA 肾病（IgA nephropathy，IgAN）是以免疫球蛋白 A（IgA）在肾小球系膜区沉积为特征，可伴有或不伴有补体 C3 沉积，以系膜增生为基本病变的一种最常见的肾小球疾病。1968 年由法国医生 Berger 首先报道，故又称 Berger 病。IgAN 发病有明显的地域性特点，亚洲为高发区，北美发病最低。我国 IgAN 占肾活检肾小球疾病的 30%~40%，发病高峰年龄为 16~40 岁，男性多于女性。慢性肝疾病、过敏性紫癜等疾病时，肾组织也可出现高强度的 IgA 沉积，称为继发性 IgAN。本病为免疫病理诊断，确诊需依赖免疫荧光。

2. 病因和发病机制 IgAN 的发病与黏膜免疫反应密切相关，多数患者发病前有呼吸道或消化道感染病史，提示可能与黏膜免疫异常、IgA 合成增多有关。在肾组织内沉积的免疫球蛋白为 IgA_1，其存在铰链区 O- 糖链末端半乳糖缺失，使其易于形成 IgA_1 的多聚体，更易沉积在肾小球系膜区；同时，异常糖基化的 IgA_1 不能与肝细胞的唾液酸糖蛋白受体结合，使其清除减少。此外，本病的发病有明显的地域性和家族聚集，也表明本病与其他因素如遗传等有关。

3. 病理变化

肉眼观，无特殊改变。

光镜下，病变较轻时肾小球改变可不明显，仅免疫病理出现 IgA 沉积图（11-14A）。肾小球的基本病理变化为不同程度系膜增生（11-14B），也可在系膜增生的基础上出现内皮细胞增生及壁层上皮细胞增生形成新月体。此外，还可出现节段性硬化、球性硬化、肾小球毛细血管丛与球囊壁粘连（球囊粘连），以及节段毛细血管袢纤维素样坏死等，系膜增生严重时可出现系膜插入致外周袢双轨形成等多种病变。肾小管上皮细胞变性，血尿显著的患者可见肾小管腔内红细胞管型。随着病程的延长及小球的逐渐受损，小管也可

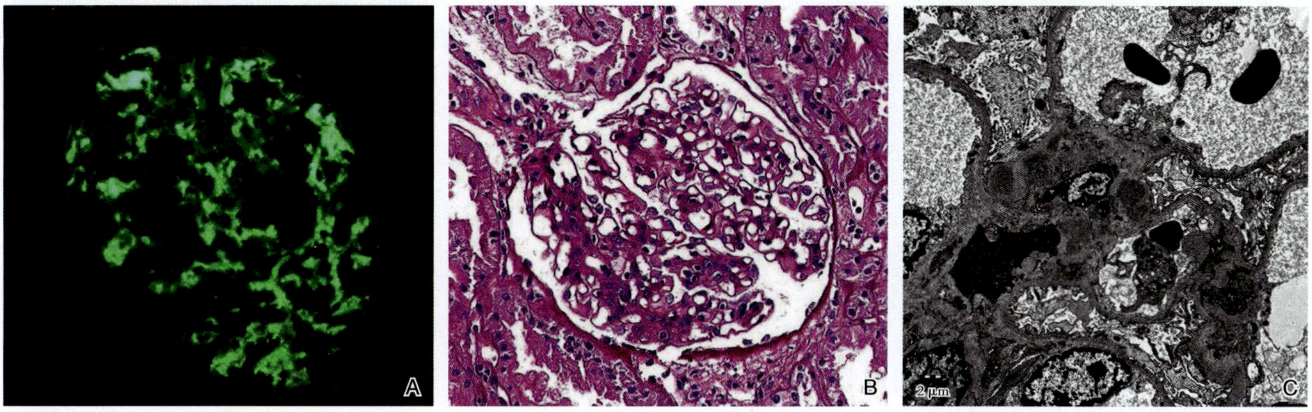

图 11-14 IgA 肾病
A. 免疫荧光见颗粒及块状 IgA 沉积（×400）；B. 肾小球系膜细胞增生，系膜基质增多（PAS×400）；C. 电镜下系膜区小块电子致密物沉积

出现不同程度萎缩，间质炎细胞浸润、纤维组织增生，肾小动脉增厚或透明变性。

免疫荧光，系膜区团块、颗粒状 IgA 沉积，常伴有补体 C3，也可伴有其他强度较弱的免疫球蛋白沉积。透射电镜，系膜细胞增生、基质增多，系膜区有电子致密物沉积（11-14C），可出现散在的内皮下或上皮下电子致密物沉积，足细胞足突可出现节段性融合。

4. 临床病理联系

由于病变具有多样性，故其临床表现不一。儿童患者多表现为发作性肉眼血尿；成人患者以无症状性血尿、蛋白尿较为多见，少数患者表现为肾病综合征；极少数青年男性患者可出现急性血压升高和肾功能损伤症状，预后较差。本病多迁延，呈慢性化过程，肾功能逐渐下降，10 年肾脏生存率 60%~75%。

（八）C3 肾小球病

1. 概述　C3 肾小球病（C3 glomerulopathy）是近年来新认识的一类肾小球疾病，由 Fakhouri 于 2010 年首次提出。其主要特征是补体 C3 在肾小球内的高强度沉积，无或仅极少量免疫球蛋白沉积，无补体经典途径活化成分 C4 和 C1q 的沉积。本病亦为免疫病理诊断，确诊依赖肾活检病理。

2. 病因和发病机制　C3 肾小球病与补体旁路途径调节异常有关，是一类补体调节异常性疾病。可由获得性和先天性缺陷所致，获得性是指体内存在针对补体活化成分的抗体，如 C3 肾炎因子（C3NeF）、抗 H 因子抗体等。先天性是指由于编码相关调节因子的基因突变，导致补体旁路途径活化过程中的调节因子功能的缺陷，比较常见的是编码补体 H 因子、I 因子、CD46 的基因的突变。

3. 病理特点及 C3 肾小球病的分类　C3 肾小球病的共同点是 C3 在肾小球的高强度沉积（11-15A），DDD 的免疫荧光主要表现为 C3 沿 GBM 呈绸带状沉积。光镜下病理表现有异质性，可呈系膜增生、毛细血管内增生性病变，甚至出现大量新月体，典型病例呈膜增生性肾小球肾炎（11-15B）。根据电镜下电子致密物沉积特点将 C3 肾小球病分为 DDD 和 C3 肾小球肾炎（C3 glomerulonephritis，C3GN）。DDD 如前述，特征性的病理改变是肾小球 GBM 致密层内出现质地均匀一致的电子致密物，有时小管基底膜也可有类似沉积。C3GN 电子致密物主要沉积在系膜区、内皮下和基膜内（11-15C），部分沉积于上皮侧，与 DDD 不同的是无 GBM 致密层电子致密物沉积。DDD 和 C3GN 下还可出现上皮下“驼峰”样沉积物。

4. 临床病理联系　C3 肾小球病一般中年起病，男女发病相似，DDD 患者发病年龄较 C3GN 早。临床主要表现蛋白尿、血尿，部分患者伴肾功能不全，发病期

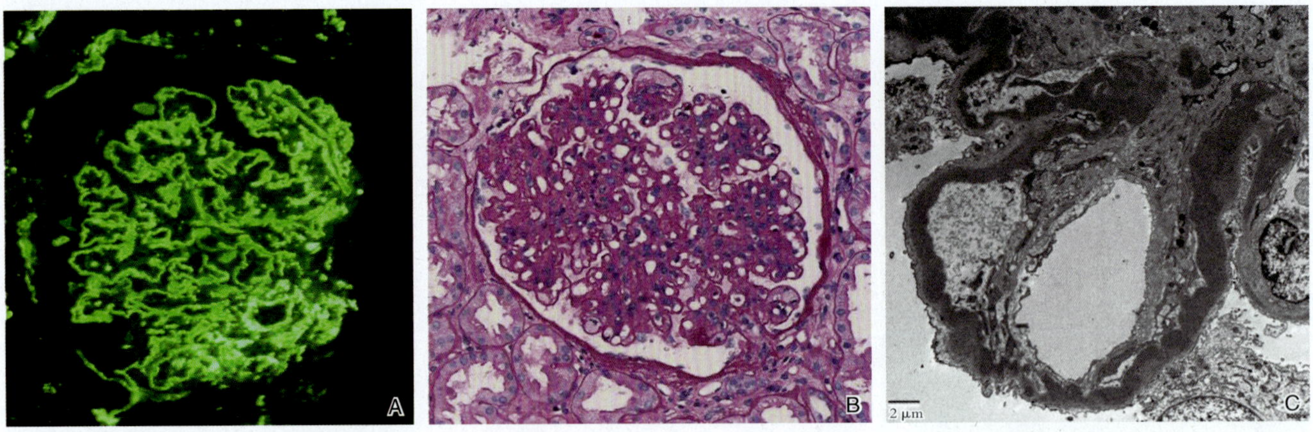

图 11-15 致密沉积物病
A. 免疫荧光显示 C3 条带状沿 GBM 及球囊壁沉积（×400）；B. 肾小球呈膜增生性肾炎样改变（PAS×400）；C. 电镜下 GBM 内高密度条带状电子致密物沉积

间持续低补体 C3 血症。DDD 患者预后较差，10 年后肾存活率为 60% 左右，C3GN 临床过程不一，部分病例可快速进展至 ESRD，但有些患者可长期保持相对稳定。

（九）弥漫硬化性肾小球肾炎

1. 概述 慢性硬化性肾小球肾炎（chronic sclerosing glomerulonephritis），又称终末肾（end stage kidney），系由各种不同病理类型的肾小球肾炎迁延进展而来。病变特点为大多数肾小球硬化（>75%），肾小管弥漫性萎缩，间质弥漫性纤维化和慢性炎症细胞浸润，肾小动脉硬化。

2. 病因和发病机制 肾小球肾炎长期存在，迁延发展，可引起肾小球的微环境改变、血流动力学改变、细胞因子增多和固有细胞活化，这些因素可使炎症反应持续放大，并可能通过两种机制引发小球硬化：①系膜增生过度，凋亡障碍，导致肾小球内细胞外基质增多引起硬化；②基质金属蛋白酶的活性被抑制，使细胞外基质降解不足、聚积，导致硬化。在肾小球硬化过程中，由于有继发性缺血、肾小管损伤或上皮表型转化和间质细胞免疫反应等多种因素参与，可引起肾小管萎缩和间质纤维化。前述病理类型中治疗效果较差的如新月体性肾小球肾炎、局灶节段性肾小球硬化及膜增生性肾炎等较易进展至本型。

3. 病理变化

肉眼观，双侧肾脏病变对称，体积缩小、质硬，被膜粘连，表面呈弥漫性细小颗粒状，故称颗粒性固缩肾（granular contractive kidney）。切面肾皮质变薄，皮髓质分界不清，可见小囊腔。肾盂周围和肾窦内的脂肪组织增生。

光镜下，可见残留的原病理类型的肾小球肾炎病理改变，如系膜增生，新月体形成或肾小球分叶状改变等。中晚期大部分肾小球纤维化或玻璃样变性，肾小管弥漫性萎缩，肾间质多量淋巴细胞和单核细胞浸润，纤维组织增生，肾小动脉壁增厚、细动脉玻璃样变性（图 11-16）。残留的非硬化肾单位可出现代偿，表

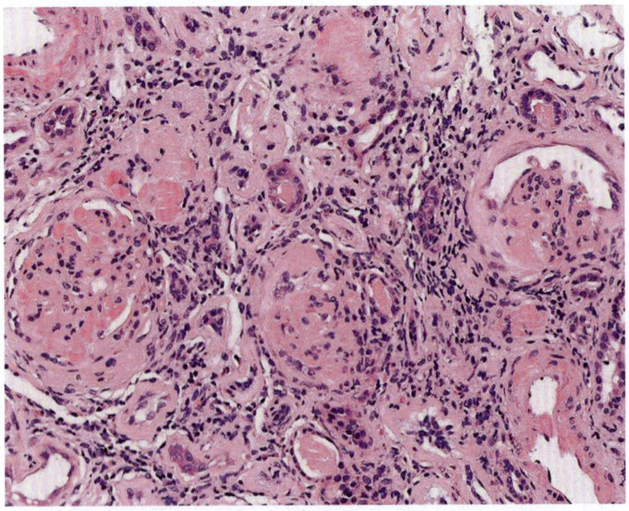

图 11-16 硬化性肾小球肾炎

表 11-1　常见原发性肾小球肾炎的病理特点

病理类型	常见临床表现	发病机制	光镜	免疫荧光	电镜
急性毛细血管内增生性肾炎	急性肾炎综合征	循环免疫复合物沉积	弥漫性内皮、系膜细胞增生	IgG、C3 系膜区及 GBM 粗颗粒状沉积	上皮下"驼峰"样沉积物
新月体性肾小球肾炎	急进性肾炎综合征	抗 GBM 抗体 免疫复合物介导 ANCA	>50% 的小球大新月体形成	IgG 线性 颗粒状 阴性或微弱	无沉积物 颗粒状沉积物 无 / 少沉积物
微小病变	肾病综合征	不明确，T 细胞免疫异常	无明显改变	阴性	足细胞足突弥漫融合
局灶节段性肾小球硬化	肾病综合征	不明确，循环通透因子等	局灶、节段分布的小球硬化性改变	阴性或 IgM、C3 渗出样阳性	足细胞足突广泛融合、甚至剥脱
膜性肾病	肾病综合征	原位免疫复合物形成	GBM 弥漫性增厚、钉突形成	IgG、C3 沿 GBM 细颗粒状	上皮下沉积物，GBM 增厚
膜增生性肾小球肾炎	肾病综合征	循环免疫复合物沉积	系膜增生、插入及双轨形成	IgG、C3 花瓣样，可伴有 C1q	系膜区及内皮下沉积物
IgA 肾病	多样，肾炎综合征及血尿、蛋白尿常见	IgA 分泌及清除异常	系膜增生，可伴随多种其他病变	IgA 系膜区沉积，可伴 C3 沉积	系膜区电子致密物沉积物为主
C3 肾小球病	血尿、蛋白尿、肾病综合征、 低补体血症	补体旁路途径异常激活	C3GN：系膜及内皮增生 DDD：多为膜增生	C3 高强度，无 C1q 及免疫球蛋白沉积 C3 缎带样沉积	系膜区颗粒状及"驼峰" GBM 内条带状及"驼峰"
弥漫硬化性肾小球肾炎	慢性肾炎综合征	取决于原发病病理类型	小球弥漫性硬化	取决于原发病病理类型	取决于原发病病理类型

现为肾小球肥大、相应的肾小管肥大、管腔扩张，扩张的肾小管和集合小管内可见蛋白管型。

4. 临床病理联系　临床主要表现为进行性慢性肾炎综合征。大部分肾单位结构破坏、功能丧失，仅余少数残存的肾单位代偿，肾小球滤过压升高、滤过速度加快和原尿在肾小管的流速加快，影响了肾小管的重吸收和肾的浓缩功能，出现夜尿增多和相对密度尿；肾缺血、肾素分泌增加等使入球小动脉透明变性和小动脉壁增厚、管腔变窄、阻力增加，导致肾性高血压；由于多量肾单位失去功能，肾组织破坏使促红细胞生成素减少，代谢产物潴留，骨髓的造血功能受抑制，患者可出现肾性贫血；大量肾单位受损致代谢产物潴留，电解质紊乱和酸碱平衡失调，最终导致氮质血症和尿毒症，如不及时进行透析或肾移植，患者最终多因尿毒症或高血压引起的心力衰竭或脑出血而死亡。

第二节　肾小管间质性肾炎

间质性肾炎是指肾间质的炎症细胞浸润，常伴有不同程度的水肿或纤维化，肾小管也可出现炎症细胞浸润及小管萎缩改变。因为肾小管和肾间质在结构及功能上密不可分，间质性肾炎经常伴有不同程度的小管受累，因此常常也被称为肾小管间质性肾炎（tubulointerstitial nephritis，TIN），是以肾小管和肾间质损伤为主的一大类炎症性疾病，根据病程和病理变化特点可分为急性和慢性两种类型。急性 TIN 一般起病急骤，常伴有肾功能受损，而慢性 TIN 则病程迁延，缓慢出现肾功能受损。常见的肾小管间质性肾炎的致病因素包括感染、药物过敏反应、代谢性、遗传性、免疫性因素等。本节将重点讨论感染相关的肾盂肾炎及药物相关的急性过敏性间质性肾炎。

一、急性肾盂肾炎

1. 概述 肾盂肾炎(pyelonephritis)是由细菌直接感染引起的肾盂和肾间质的化脓性炎症，有急性和慢性两种类型。本病以育龄期妇女最为常见，男性和女性发病约为1∶9。

2. 病因和发病机制 常见的致病菌为大肠埃希菌，其次为链球菌、葡萄球菌、铜绿假单胞菌、淋球菌等，细菌通常经两条途径到达肾。

(1) 上行性感染(ascending infection) 是细菌感染的主要途径。患者先有下尿路的感染，病原菌经尿道、膀胱、输尿管到达肾盂和肾间质，病原体多为革兰氏染色阴性的大肠埃希菌。上行性感染可为单侧肾发病，女性患者多见，这与女性尿道短、黏膜易受损伤及妊娠压迫等生理特点有关。此外，不洁的性行为、医疗操作(导尿、下尿路手术等)为常见的诱因。

(2) 血源性感染(hematogenous infection) 病原体常为致病性强的革兰氏阳性球菌如金黄色葡萄球菌、链球菌等，机体先有其他部位的化脓病灶，细菌经侵入血管，经血液循环到达肾脏，故常双侧同时受累，常见于败血症或感染性心内膜炎。

3. 病理变化 基本病变为肾盂和肾间质的急性化脓性炎症。以充血、水肿、大量中性粒细胞浸润和不同程度的组织坏死为特征。上行性感染可累及单侧或双侧肾脏，肾乳头和肾髓质病变明显；血源性感染则表现为双侧肾的皮质病变更为明显。

肉眼观，上行性感染时受累肾脏增大、充血，肾盂黏膜充血出血，严重者形成脓性渗出物覆盖(脓苔)和溃疡。切面肾髓质可见黄色条纹状化脓病灶，并向皮质蔓延。病变分布不均匀，接近肾盂的肾髓质病变最严重，肾乳头也可见化脓病变。双侧肾受累程度可不一致或仅单侧受累。血源性感染的肾盂肾炎病变呈双侧分布，肾的表面及肾实质内可见弥散分布的境界较为清楚的栓塞性小脓肿灶(图11-17A)。

镜下，呈典型的急性化脓性炎症。上行性感染时肾盂和肾髓质病变较皮质重，肾盂黏膜及肾间质充血、水肿，中性粒细胞浸润(图11-17B)，病变分布不规则，严重时肾间质可有脓肿形成。病灶局部肾小管上皮不同程度变性、坏死和液化，小管内充满了脓细胞或白细胞管型。血源性感染时双肾同时受累，病灶分布较为均匀，常形成局限性小脓肿。急性肾盂肾炎时肾小球常无明显受累。

4. 临床病理联系 临床上患者出现急性感染性炎症的全身症状，起病急，发热、寒战、外周血白细胞

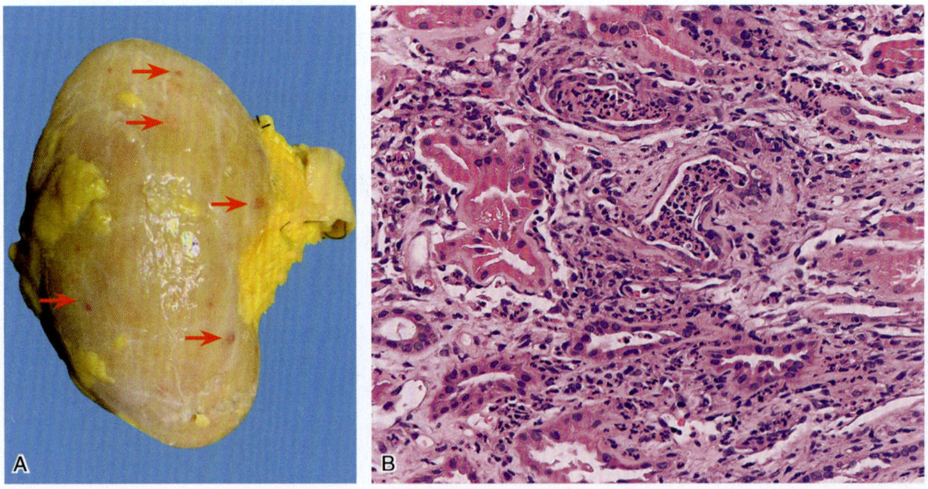

图11-17 急性肾盂肾炎
A. 肾表面多发小脓肿灶；B. 肾间质中性粒细胞浸润，小管内中性粒细胞管型(HE×400)

增多等。患者有泌尿系统感染症状包括尿频、尿急、尿痛等膀胱刺激症状和腰痛。尿常规检查可见菌尿、白细胞尿或脓尿，并可见白细胞管型，一般无明显肾功能受损。

绝大多数患者经抗生素治疗后可痊愈，病变严重者可出现并发症。如当供应肾乳头的小动脉形成血栓，可引起肾乳头坏死（梗死），常发生于糖尿病患者，因其本身已存在微血管病变。当病灶穿破肾被膜时，可引发肾周脓肿。如患者合并输尿管或下尿路梗阻，可引起肾盂积脓。

二、慢性肾盂肾炎

1. 病因和发病机制　急性肾盂肾炎反复发作，病程迁移，可转变为慢性肾盂肾炎。常发生于各种原因导致的下尿路梗阻如前列腺肥大、下尿路结石或畸形、尿液反流等持续存在时。

2. 病理变化　肉眼观，病变肾缩小、变形，表面有不规则凹陷性瘢痕灶。当双肾受累时，由于两侧肾的病变程度不一，可使双侧肾大小和形态不一致。切面见肾盂扩张或收缩变形，黏膜增厚、变硬，肾乳头萎缩（图 11-18A，11-S_1）。病灶部位肾皮质变薄，皮髓质分界不清，可见慢性脓肿或机化的瘢痕病灶。

镜下，肾盂壁及肾间质淋巴细胞、浆细胞浸润，肉芽组织及纤维组织增生。病灶内的肾小管萎缩、消失，部分萎缩的肾小管腔内有浓稠、红染的蛋白管型，管型数量多且呈灶性聚集时，形似甲状腺滤泡，称为“甲状腺滤泡样变”。肾小球周围纤维组织增生，形成球囊周围纤维化改变，晚期肾小球可缺血性硬化（图 11-18B，11-M_1），此时应与肾小球肾炎所致的肾小球硬化相鉴别。

3. 临床病理联系　慢性肾盂肾炎起病缓慢或隐匿，病程长，反复发作。肾组织不断被破坏和肾小管萎缩，间质纤维化及肾小球硬化逐渐加重，使肾功能进行性下降，最终导致慢性肾衰竭。临床出现高血压、氮质血症和尿毒症，类似慢性肾小球肾炎的临床表现，两者的区别有赖于免疫病理学检查和电镜检查，患者的病史和细菌学检查也可协助鉴别。

三、药物性急性间质性肾炎

1. 概述　多种原因通过变态反应可导致弥漫性间质性肾炎，称为过敏性间质性肾炎。因服用某些药物而导致的肾间质炎性病变称为药物性间质性肾炎（drug-induced interstitial nephritis）。常见的药物包括多种抗生素、非甾体抗炎药、中草药等均可以引起本病。

2. 病因和发病机制　主要为细胞免疫介导的Ⅳ型变态反应。免疫病理检查显示浸润的细胞以 T 淋

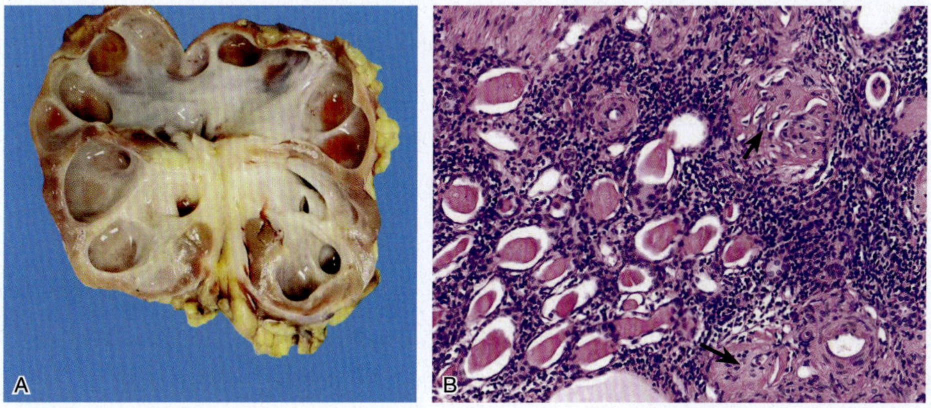

图 11-18　慢性肾盂肾炎
A. 切面肾盂肾盏扩张，肾皮质显著萎缩变薄；B. 肾小管弥漫性萎缩，间质纤维化伴慢性炎症细胞浸润，肾小球纤维化（箭头）（HE×400）

巴细胞为主，辅助性 T 淋巴细胞及毒性 T 淋巴细胞均有增多。根据病程和病理变化特点，本病分急性、慢性和亚急性 3 种类型。患者有不同程度的急性或慢性肾功能损伤，甚至肾衰竭的临床表现。

3. 病理变化　肉眼观，急性期表现为双侧肾体积弥漫性增大、充血；慢性期则出现双侧肾体积缩小，质韧硬，色苍白。

镜下，急性期可见肾间质弥漫性充血、水肿，单核细胞和淋巴细胞浸润，并有多少不等的嗜酸性粒细胞浸润(图 11-19)，典型病例嗜酸性粒细胞可达浸润细胞的 10% 以上。有些药物还可引起肾间质的炎性肉芽肿。肾小管上皮可有不同程度的变性和坏死，肾小球一般无明显病变。慢性期则见肾间质弥漫性纤维组织增生，灶状淋巴细胞和单核细胞浸润，肾小管萎缩或代偿性扩张，小动脉壁增厚，肾小球可有缺血性萎缩或硬化。

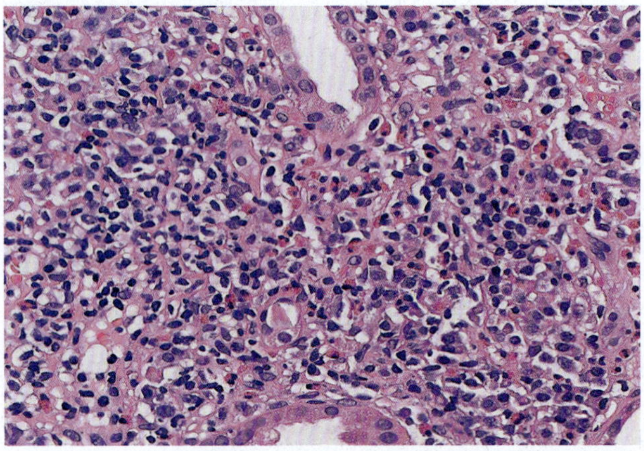

图 11-19　急性药物性过敏性间质性肾炎
间质浸润细胞内多量嗜酸性粒细胞(HE×400)

4. 临床病理联系　临床表现缺乏特异性，大部分患者在用药后 2~3 周出现肾损伤表现，可伴有发热、皮疹及外周血嗜酸性粒细胞增高等表现，少数病例可有关节痛及淋巴结肿大。治疗上首先需及时停用可疑药物，部分患者停药后病情可缓解，病变过重停药后未能改善的患者需早期进行糖皮质激素治疗，病情多可缓解或恢复，少数老年患者肾功能难以完全恢复。

四、急性肾小管坏死

第三节　肾肿瘤

一、肾细胞癌

肾细胞癌(renal cell carcinoma，RCC)是来源于肾小管上皮细胞的恶性肿瘤。在成人原发性肾肿瘤中最多见(约占 80%)，是最常见的肾恶性肿瘤。男性多于女性，约为 2∶1。肾细胞癌多发生于 40 岁以上成人，40~65 岁为高发年龄，罕见于儿童。病因和发病机制至今尚不完全清楚。有资料显示，肥胖及胰岛素抵抗、吸烟、高血压、获得性囊性肾病及一些职业暴露(三氯乙烯)是肾细胞癌发病的危险因素。绝大部分的肾癌为散发病例，2%~4% 的肾细胞癌发病具有家族性。例如，在一种常染色体显性遗传性疾病 von Hippel-Lindau(VHL)综合征中，一半以上的患者伴发肾细胞癌，其基因改变主要是 3 号染色体短臂(3p)上的 *VHL* 抑癌基因突变。在一些散发的肾细胞癌的病例中，也可见 *VHL* 抑癌基因突变。此外，在一些家族性乳头状肾细胞癌中，可见 *MET* 基因突变；还有其他一些少见的基因的改变，如琥珀酸脱氢酶基因、*TSC1*/*TSC2* 基因等，均可引起少见类型的肾细胞癌，表明遗传因素与肾细胞癌的发生密切相关。肾细胞癌的分类及分子机制复杂，2022 年第五版 WHO 肾脏肿瘤的分类中，依据分子病理的改变和组织学特点，对肾细胞癌的病理分型进行了进一步的修订和拓展，本节将仅介绍主要病理类型。

(一) 肾透明细胞癌

1. 概述　肾透明细胞癌(clear cell renal cell carcinoma，ccRCC)，(ICD 编码 8310/3)是最常见类型的肾细胞癌，占肾细胞癌的 65%~70%，多见于老年人，男性较女性更为多见。

2. 病因和发病机制　与 *VHL* 基因的体系突变(散发性)或胚系突变(遗传性)密切相关，少数病例是由

于 *VHL* 基因的启动子甲基化所致。正常情况下 VHL 蛋白与其他相关蛋白形成复合体，介导缺氧诱导因子 HIF-1α 和 HIF-2α 泛素化降解，当 *VHL* 基因突变时，VHL 复合体不能形成，使 HIF-1α 和 HIF-2α 在细胞内蓄积，从而使下游基因血管内皮细胞生长因子 VEGF、血小板源性生长因子 PDGF 的转录持续上调，在肾透明细胞癌的发病机制中起着关键作用。目前针对 VHL 通路的靶向药物，包括舒尼替尼（sunitinib）和帕唑帕尼（pazopanib）已被成功用于肾透明细胞癌的治疗中。

3. 病理变化　肉眼观，肿瘤常为单个，多呈球形，与周围肾组织分界较清，可见假包膜。切面通常为实性，部分病例可见不同程度的囊性变。肿瘤细胞内含有丰富的脂质，肉眼常呈黄色。由于肿瘤组织常有出血、坏死、囊性变和钙化，因此，切面呈红色、灰黄色、灰白色和棕色并存的多彩状（图 11-20A， 11-A_1、11-S_2）。

镜下，肿瘤细胞常呈实性巢状或腺泡状排列（图 11-20B），腺泡也可扩张形成大小不等的囊。肿瘤间质纤维成分少，富含薄壁毛细血管。肿瘤细胞胞质内含有丰富的脂质和糖原，这些物质在 HE 制片过程中被溶解，染色胞质透明，故称透明细胞癌。肿瘤细胞核一般圆而小，大小和形态较为一致，异型性可不明显。部分病例可出现数量不等的胞质含有嗜伊红染色颗粒的肿瘤细胞，当以嗜酸性肿瘤细胞为主时，可能造成诊断困难。肾透明细胞癌的分级取决于癌细胞核的大小及是否出现核多形性，WHO/ 国际泌尿外科病理学会 ISUP 分级系统把肾细胞癌分为 4 级，其中 1~3 级取决于细胞核的大小及是否有核仁，具体标准如下：1 级的肿瘤细胞核小而致密，圆形，无核仁，即使在 400 倍高倍镜下核仁仍不可见（图 11-21A）；2 级的肿瘤细胞核较 1 级略增大，在 400 倍下，肿瘤细胞可见清晰的核仁（图 11-21B），但其核仁在 100 倍下不明显或不清晰；3 级肿瘤细胞核更大，核不规则，100 倍下即可见清晰的核仁（图 11-21C）。4 级则主要取决于细胞核是否出现多形性、瘤巨细胞、横纹肌 / 肉瘤样分化等特点（图 11-21D）。核级越低，预后越好；核级越高的，预后越差。

免疫组化，肿瘤细胞表达肾源性标记 PAX8，广谱角蛋白（cytokeratin，CK）和波形蛋白（vimentin）常为双阳性；多数病例肿瘤细胞 CD10 和碳酸酐酶 CA Ⅸ 弥漫性细胞膜阳性。

扩散和转移，肿瘤可累及肾实质深部达肾盂、肾盏和输尿管，并可穿破肾被膜累及邻近器官（如肾上

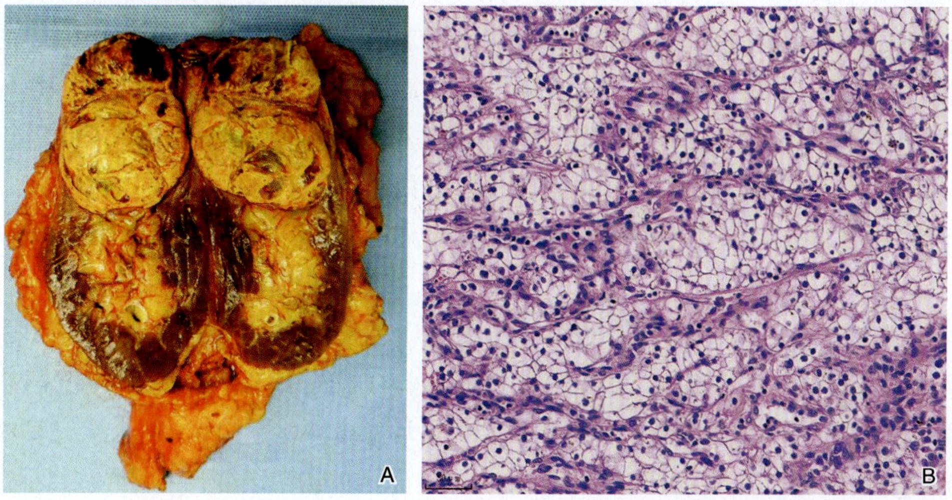

图 11-20　肾透明细胞癌（中山大学罗俊航提供）
A. 切面呈多彩状；B. 肿瘤细胞排列呈团巢状，胞质透明，间质富于薄壁血管（HE×200）

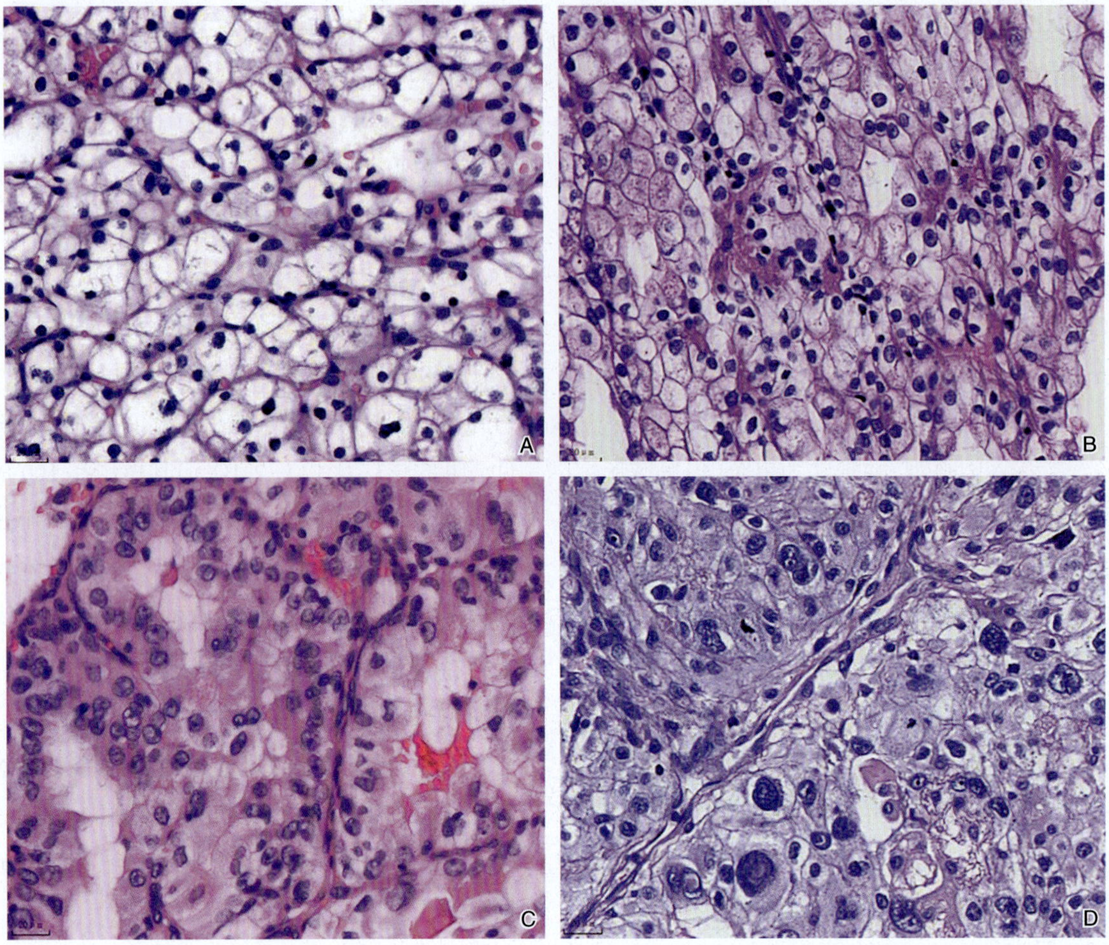

图 11-21 肾透明细胞癌核级
A. 1 级；B. 2 级；C. 3 级；D. 4 级（HE×400）

腺）和肾周脂肪组织及筋膜。通过淋巴道，可转移到肾门周围主动脉旁淋巴结。肾细胞癌具有侵犯肾静脉的倾向，部分病例在肿瘤早期即可侵犯肾静脉，形成癌栓，甚至可经过下腔静脉延续到右心；并可通过血道转移到远隔器官，其中肺、骨为最常见转移部位。

4. 临床病理联系 本病临床表现多样。血尿、腰痛和肿块三联征为主要临床表现，无痛性、间歇性、肉眼全程血尿常为首发症状。因部分肿瘤细胞可产生异位激素和激素样物质，故部分患者可出现高血钙（肿瘤细胞产生甲状旁腺激素样物质）、红细胞增多症（肿瘤细胞产生促红细胞生成素样物质）、高血压（肿瘤细胞产生肾素）、男性乳房发育（肿瘤细胞产生促性腺激素和胎盘催乳素）、库欣综合征（肿瘤细胞产生 ACTH）等副肿瘤综合征的表现。本病的预后与肿瘤大小、核级及肾被膜、肾盂、肾静脉有无侵犯等相关，核级为 1 级的透明细胞癌 5 年生存率超过 90%，而 4 级的肾细胞癌的 5 年生存率显著下降至仅约 20%。

（二）乳头状肾细胞癌

乳头状肾细胞癌（papillary renal cell carcinoma，PRCC），（ICD 编码 8260/3），约占肾细胞癌的 15%。平均发病年龄为 59~63 岁，与肾透明细胞癌相似。乳头状肾细胞癌无特异性病因，少数患者与终末期肾脏病相关。部分乳头状肾细胞癌存在 *c-MET* 基因突变，并呈现家族性发病的现象，肿瘤可累及双侧肾。细胞遗传学研究显示乳头状肾细胞癌常出现 7、17 染色体的三倍体或四倍体及Y染色体丢失。肉眼所见亦为境界清楚的肾皮质内肿块，可形成假包膜。切面灰黄至深褐色，质脆易碎，体积较大的肿瘤易有坏死与囊性变。镜下可见癌细胞排列成乳头状结构，肿瘤细胞呈立方状或柱状，有丰富的胞质，乳头的轴心间质内常见泡沫细胞聚集(图11-22)，前述WHO/ISUP分级亦适用于乳头状肾细胞癌。2016年WHO分类中将乳头状肾细胞癌分成Ⅰ型和Ⅱ型，后续研究发现Ⅱ型乳头状癌为分子机制不同的多种异质性肿瘤，故2022版的分类中取消了Ⅱ型。免疫组织化学染色癌细胞显示CK7和P504s阳性。乳头状肾细胞癌预后较透明细胞癌好。

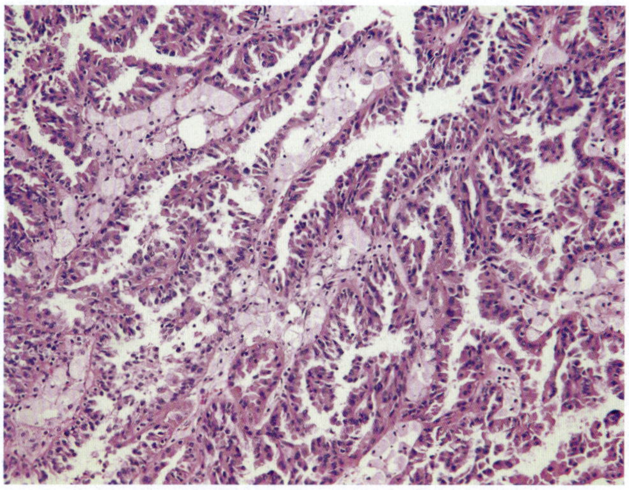

图11-22 乳头状肾细胞癌
肿瘤细胞排列成乳头状结构，间质灶性泡沫细胞(HE×200)

(三) 肾嫌色细胞癌

肾嫌色细胞癌(chromophobe renal cell carcinoma，ChRCC)(ICD编码8317/3)，占肾细胞癌的5%~7%。细胞遗传学分析显示，多数肿瘤呈亚二倍体，有多个不同的染色体缺失。肉眼见肿瘤呈实性，与周围组织分界清楚，多局限于肾实质内。切面浅黄至深棕褐色(取决于肿瘤组织内嗜酸性细胞的数量)，质地均匀，出血和坏死相对少见，部分肿瘤可见中央瘢痕。镜下，肿瘤细胞排列呈实性片状。部分细胞呈多边形，胞质丰富浅染，胞界清晰，胞膜较厚呈植物细胞样；部分细胞为体积较小，胞质呈嗜酸性的颗粒状。两种细胞混合存在，大而浅染的细胞多位于巢片的外周，小而红染的细胞多位于巢片的中央(图11-23A)。肿瘤细胞核膜不规则，有明显的皱褶，使细胞核呈葡萄干样外观，伴有明显的核周空晕，是嫌色细胞癌的主要特点(图11-23B)。由于嫌色细胞癌的细胞核具有不典型性，前述WHO/ISUP分级系统不适用于本型。免疫组织化学染色，肿瘤细胞表达CK，但波形蛋白(vimentin)呈阴性，CK7及CD117弥漫阳性。肾嫌色细胞癌预后较肾透明细胞癌和乳头状肾细胞癌好。

(四) 透明细胞乳头状肾细胞癌

透明细胞乳头状肾细胞癌(ICD编码8223/1)，本型作为一个单独的类型直到2006年才被确认，并发现它与透明细胞癌不同。随着对本型认识的不断深入，目前认为该类型占成人肾细胞癌的3%~4%，为第四常见的肾细胞癌亚型，发生率接近于嫌色性肾细胞癌。大体上肿瘤几乎都是体积较小(主要是pT1a期)和低核级(1~2级)的。显微镜下虽然细胞形态类似于透明细胞RCC，但大体观通常并没有明显的金黄色或橙色。肿瘤细胞主要排列呈分支状的腺体结构，与透明细胞RCC的实性巢状或腺泡状结构不同。细胞核常整齐排列于远离基底的腔侧缘，类似于分泌早期子宫内膜的核下空泡或呈“钢琴键样”(图11-24)。免疫组化碳酸酐酶IX弥漫膜染色，类似透明细胞RCC，有时呈“杯状”模式(细胞的侧膜与基底部阳性，顶膜阳性)，CK7呈弥漫一致的阳性而CD10阴性，此特点与透明细胞RCC相反；AMACR阴性或轻度弱阳性，这可与乳头状RCC鉴别。

准确识别透明细胞乳头状RCC的重要性在于它具有非常好的生物学行为，几乎不会发生转移，且绝大多数病例为pT1a期(<4 cm)。故2022年WHO肾脏肿瘤分类中已修订其名称为透明细胞乳头状肾肿瘤(clear cell papillary renal cell tumor)。诊断时需注意本型与透明细胞癌的鉴别诊断以避免过度治疗。

(五) 低度恶性潜能的多房性囊性肾肿瘤

低度恶性潜能的多房性囊性肾肿瘤(multilocular cystic renal neoplasm of low malignant potential)(ICD

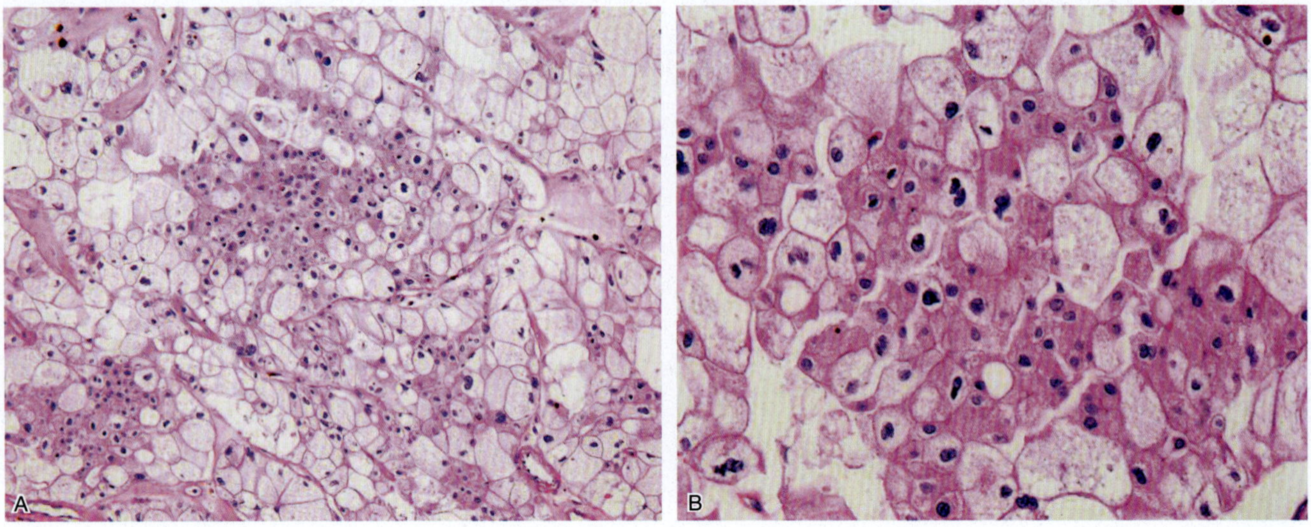

图 11-23 肾嫌色细胞癌
A. 肿瘤细胞排列成巢片状（HE×200）；B. 癌细胞核周空晕及“葡萄干”样核（HE×400）

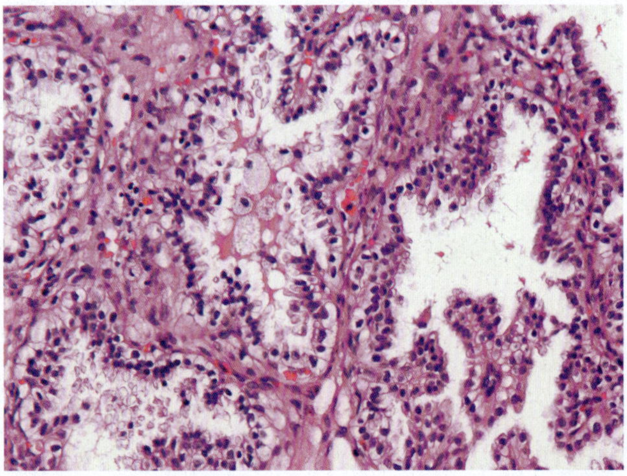

图 11-24 透明细胞乳头状肾细胞癌（HE×400）

编码 8316/1），曾经被称为多房囊性肾细胞癌，长期的随访证据表明这种以囊性病变为主的肿瘤具有高度良性的行为，缺乏转移的证据。故在 2016 年 WHO 分类中被更名为低度恶性潜能的肿瘤。本型相对少见，占肾细胞癌的比例不到 1%。主要见于成人，男性多于女性。肉眼观，肿瘤呈多房性、囊性，无明显实性成分，肿瘤与周围组织分界清楚，囊内为浆液或血性液体。镜下见囊壁为纤细的纤维结缔组织，其内衬覆胞质浅染或透明的肿瘤细胞，低核级（图 11-25），免疫组化表型同透明细胞癌。本型预后较好，一般无复发和转移。诊断时需注意本型与透明细胞癌伴广泛囊性变的区别。

二、肾母细胞瘤

（一）概述

肾母细胞瘤（nephroblastoma），（ICD 编码 8960/3），是起源于肾内残留的后肾胚基细胞的恶性胚胎性肿瘤。1899 年 Wilms 首先对它进行了详细的描述，故又称维尔姆斯瘤（Wilms tumor），是儿童最常见的肾原发性恶性肿瘤。98% 的肾母细胞瘤发生于 10 岁以下的儿童，以 1~3 岁为高发年龄，成人偶见，无明显性别差异。

（二）病理变化

肉眼观，肿瘤体积一般较大，多为单个，少数可为多个，单侧多见，偶见累及双侧肾。肿瘤与周围组织分界清楚，可见假包膜。切面灰白、质嫩，呈鱼肉状

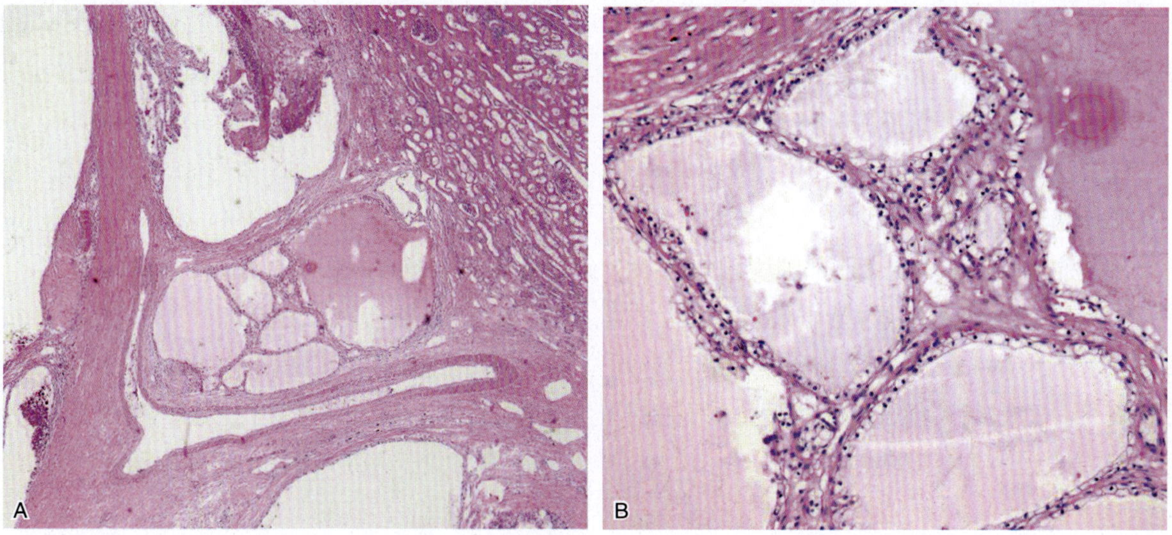

图 11-25 低度恶性潜能的多房性囊性肾肿瘤
A. 多房囊性结构（HE × 100）；B. 囊壁衬覆单层透明细胞（HE × 400）

（ 11-S_3），可见坏死、钙化、出血和囊性变，有时可见骨和软骨。

镜下，肿瘤呈“三相”模式，即由未分化的肾母细胞、上皮成分和间叶成分共同组成。未分化的肾母细胞胞质少，细胞小，呈圆形或卵圆形，细胞核深染（图 11-26A）。上皮细胞呈圆形、多边形或立方形，细胞小，呈片状排列，可见菊形团结构。上皮细胞常可形成胚胎发育过程中不同阶段的幼稚的肾小球或肾小管样结构，这是肾母细胞瘤的重要病理形态学特征（图 11-26B）。间叶成分呈梭形细胞，偶尔呈星形，细胞小，胞质少，细胞核深染，可向横纹肌、骨、软骨、纤维和脂肪组织分化。免疫组织化学染色肾母细胞表达神经元

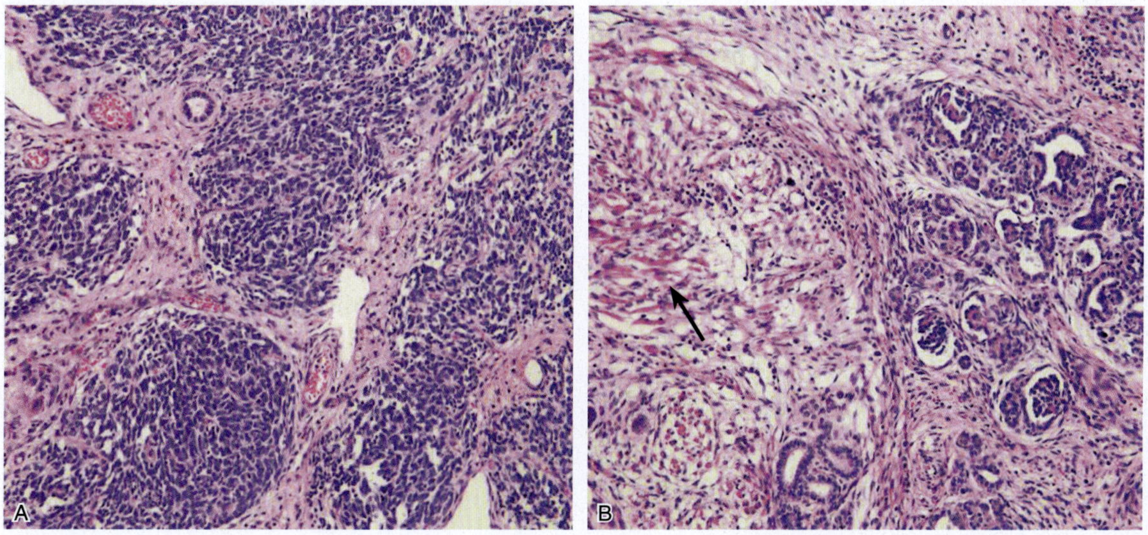

图 11-26 肾母细胞瘤
A. 胚基细胞（HE × 400）；B. 原始肾小球及肾小管结构，伴横纹肌样分化（箭头）（HE × 200）

特异性烯醇化酶(neuron specific enolase,NSE)、角蛋白和Desmin,部分细胞表达WT-1。肾母细胞瘤多为局部生长,可向被膜及肾周脂肪组织侵犯,部分也可发生淋巴道和血道转移,淋巴道转移多在局部淋巴结,血道转移以肺、肝为常见部位。

(三) 临床病理联系

肾母细胞瘤临床主要表现为腹部肿块,肿块巨大时可达盆腔。部分患儿可出现腰痛、血尿、高血压。本病预后与患者年龄、肿瘤大小、有无转移等有关。年龄大、肿瘤体积大、已有转移者预后较差。肾母细胞瘤对手术、放射和化学治疗的效果良好。

三、肾腺瘤

四、嗜酸细胞癌

五、后肾腺瘤

六、肾血管平滑肌脂肪瘤

七、肾横纹肌样瘤

第四节 集合系统疾病

一、尿路结石

二、膀胱炎

三、尿路上皮肿瘤

泌尿道的表面被覆的复层上皮称为尿路上皮(urothelium),也称为移行上皮(transitional epithelium)。肾盂、输尿管、膀胱等的组织学结构大同小异,以膀胱为例,正常的膀胱壁的结构包括了三层:上皮层(也就是黏膜层),固有层和肌层。泌尿道肿瘤绝大部分是来源于尿路(移行)上皮,也可发生鳞状细胞癌、腺癌和间叶组织来源的肿瘤。泌尿道上皮肿瘤在膀胱最为常见,也可发生在肾盂及输尿管,病理改变相同,分为非浸润性尿路上皮肿瘤(non-invasive urothelial tumor)和浸润性尿路上皮癌(infiltrating urothelial carcinoma)。前者又分为尿路上皮乳头状瘤(urothelial papilloma,ICD 编码8120/0)、内翻性尿路上皮乳头状瘤(inverted urothelial papilloma,ICD 编码 8121/0)、低度恶性潜能的乳头状尿路上皮肿瘤(papillary urothelial neoplasm of low malignant potential,PUNLMP,ICD 编码 8130/1)、低级别非浸润性乳头状尿路上皮癌(non-invasive papillary urothelial carcinoma,low grade,ICD 编码 8130/2)和高级别非浸润性乳头状尿路上皮癌(non-invasive papillary urothelial carcinoma,high grade,ICD 编码 8130/3)。

(一) 尿路上皮乳头状瘤

尿路上皮乳头状瘤(urothelial papilloma)是泌尿道最常见的良性肿瘤,好发于青壮年,男性多于女性。本病发生好发于膀胱后壁、侧壁及输尿管开口处等部位。肉眼见肿瘤表面呈细乳头状。镜下,黏膜尿路(移行)上皮增生,呈乳头状向腔内突出。乳头中心为纤维结缔组织和毛细血管构成的轴心,表面被覆尿路上皮,一般5~6层(不超过7层),似正常尿路(移行)上皮,细胞核无明显异型性,可见核沟,无核分裂象(图11-27A)。由于肿瘤乳头纤细易折断,患者常见无痛性肉眼或镜下血尿。尿路上皮乳头状瘤预后较好,经手术切除后很少复发。

(二) 低度恶性潜能乳头状尿路上皮肿瘤

如果乳头表面被覆的上皮层次增多,但排列具有正常尿路上皮的极向,细胞仅有轻度异型性(表现为核增大),核分裂象偶见,位于基底层细胞,则称为低恶性潜能乳头状尿路上皮肿瘤(papillary urothelial neoplasm of low malignant potential,PUNLMP)(图11-27B)。低恶性潜能乳头状尿路上皮肿瘤切除后可复发,但复发率显著低于尿路上皮癌。

(三) 尿路上皮癌

1. 概述 尿路上皮癌(urothelial carcinoma)是来源于尿路上皮的恶性肿瘤,在膀胱原发性恶性肿瘤中居首位(约占90%)。膀胱尿路上皮癌多发生于50岁以上,男性多于女性。发病原因尚不完全清楚。有研究表明,芳香胺类化学性物质(如苯胺、β-氨基萘、联苯胺)、尿内的色氨酸代谢产物与尿路上皮癌的发生关系密切。吸烟、膀胱慢性炎症刺激、印度血吸虫、非那西丁、环磷酰胺等都被认为与膀胱尿路上皮癌的发生有关。

2. 病理变化 膀胱的尿路上皮癌可发生于膀胱

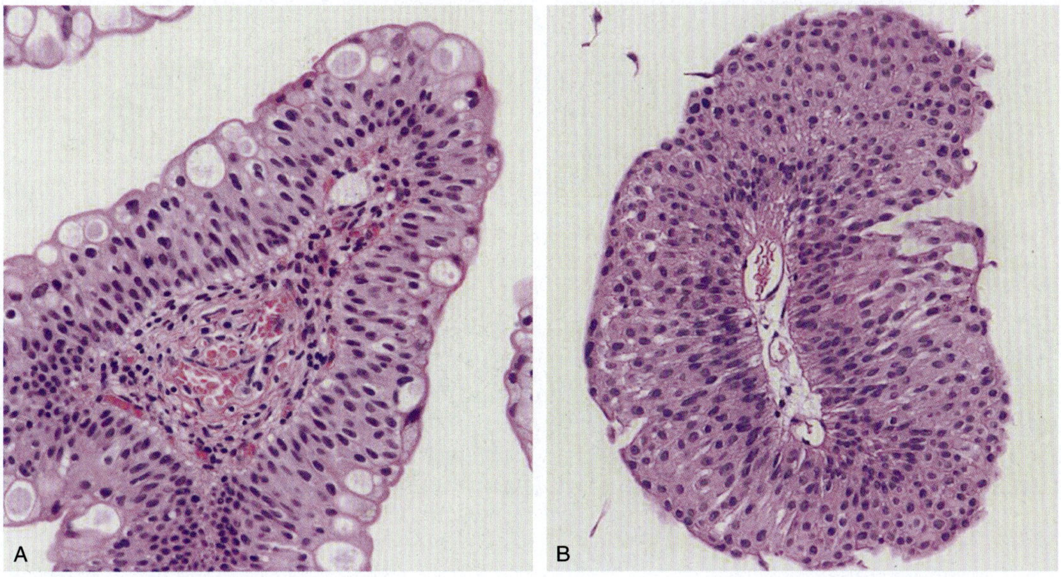

图 11-27　尿路上皮乳头状肿瘤
A. 尿路上皮乳头状瘤（HE × 400）；B. 低恶性潜能乳头状尿路上皮肿瘤（HE × 400）

的任何部位，但以膀胱侧壁、后壁、膀胱三角区、输尿管开口处为多见。

肉眼观，肿瘤可单发或者多发，体积大小不等，外观多呈乳头状、菜花状或息肉状（11-S_4、11-S_5），有蒂与黏膜相连。肿瘤分化程度低时，常呈斑块状或实性结节状，此时无明显的蒂形成。表面亦可形成溃疡，切面灰白，可见坏死。

光镜下，尿路上皮癌组织学分级与其预后密切相关。根据有无肿瘤的浸润，尿路上皮癌分为浸润性癌和非浸润性癌两种。根据分化程度，分成低级别乳头状尿路上皮癌和高级别乳头状尿路上皮癌。低级别乳头状尿路上皮癌的肿瘤细胞形成乳头结构，细胞异型性小，排列较规则，核增大深染、核沟缺失、细胞核分裂象少，且多见于基底部细胞（图 11-28A）；而高级别乳头状尿路上皮癌的乳头粗大、部分融合，细胞排列紊乱，核异型性明显，核分裂象多见，并可见病理性核分裂（图 11-28B）。非浸润性尿路上皮癌主要为外生性生长或同时伴有内翻性生长，无明显固有层和肌层浸润。浸润性尿路上皮癌则在外生性生长的同时，向固有层浸润生长，可侵及膀胱壁各层。免疫组织化学染色肿瘤细胞 CK7、CK20 和 GATA3 阳性。

3. 临床病理联系　尿路上皮癌最常见的临床表现为无痛性肉眼血尿，因肿瘤乳头断裂、肿瘤坏死和溃疡所致。如膀胱黏膜受到刺激或并发感染，则可出现膀胱刺激症状（尿频、尿急和尿痛）。肿瘤侵犯输尿管开口，引起输尿管阻塞，可引起肾盂积水、肾盂积脓等。肿瘤侵及膀胱颈或广泛累及膀胱壁时，则可出现排尿困难。尿路上皮癌的预后与肿瘤的分级、浸润深度、有无淋巴结转移、有无远隔器官转移有关。膀胱尿路上皮癌若侵及深肌层，5 年生存率仅为 45%~55%；而肿瘤只侵及固有层或浅肌层者，5 年生存率可达 90% 以上。伴淋巴结转移者或肿瘤发生于膀胱颈者预后差。

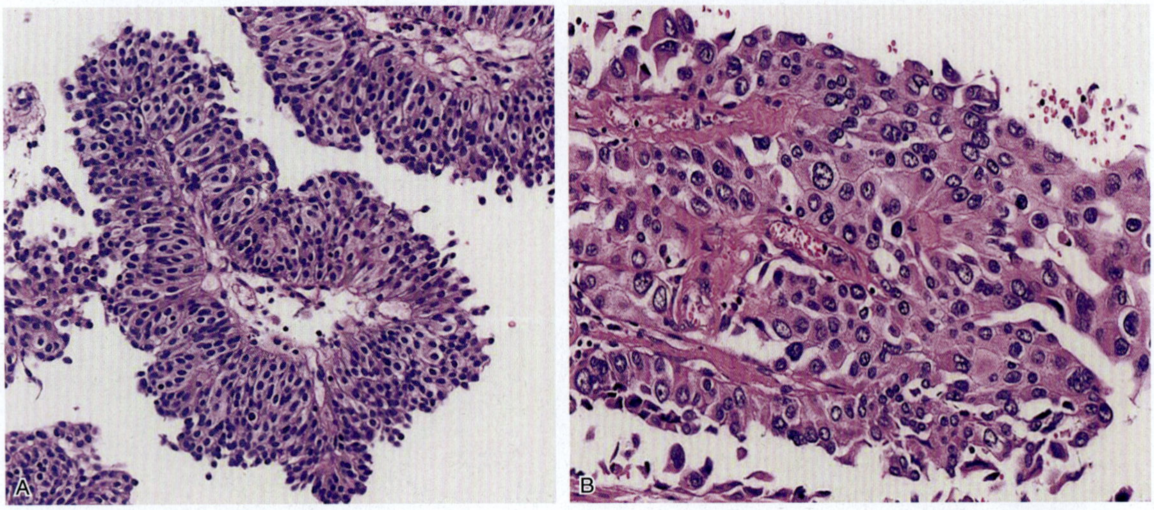

图 11-28 尿路上皮乳头状癌

A. 低级别（HE×400）；B. 高级别（HE×400）

A. B.

（陈文芳）

数字课程学习……

学习目标　教学 PPT　临床病理病例讨论　自测习题

扩展知识　自学知识　微视频　动画

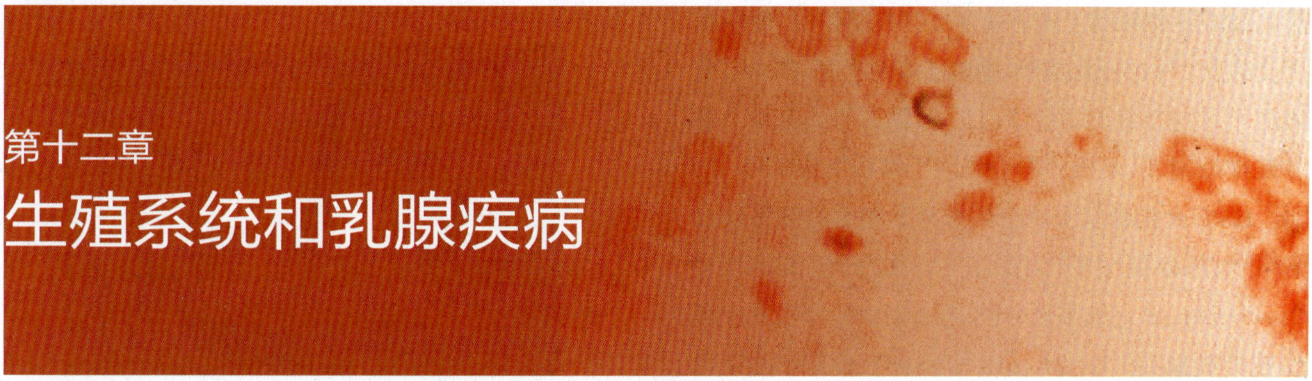

第十二章

生殖系统和乳腺疾病

第一节　子宫颈疾病

一、良性和反应性宫颈病变

二、子宫颈鳞状上皮内病变和宫颈癌

宫颈癌是女性常见的恶性肿瘤之一，发病年龄为40~60岁，近年来有年轻化的趋势。宫颈癌曾经是女性因肿瘤死亡的首要原因。随着近几十年国内外广泛开展子宫颈脱落细胞学的普查及防癌工作，使宫颈癌得以早期发现、早期诊断和早期治疗，其5年生存率明显提高，且病死率明显下降。自从发现高危型人乳头瘤病毒（high risk human papilloma virus，HR-HPV）几乎是所有宫颈癌的致病因素以后，在宫颈癌筛查、子宫颈非典型细胞的分类及预后和治疗评价等方面，都广泛采用HR-HPV检测作为辅助检查手段。另一方面，多种HPV疫苗，包括两价、四价和九价疫苗目前已在国内外上市，用于预防HPV相关宫颈癌以及癌前病变。随着HPV疫苗接种的逐渐普及，宫颈癌的发病率有望进一步降低。

【病因和发病机制】

研究表明，HPV感染，尤其是HPV16、18、31、33、45、52和58等高危亚型的感染，是导致宫颈癌的关键因素及必要条件，其中HPV16和18型与约70%的宫颈癌相关。宫颈癌的风险因素还包括早婚、早育、多产、多性伴侣和吸烟等，是多因素作用的结果。生殖道HPV感染十分常见，绝大多数为一过性感染，大部分患者没有症状，在一段时间内机体将通过免疫系统将其清除。但是持续性HPV感染会增加宫颈癌前病变及随后发展成癌的风险。

子宫颈鳞状上皮内病变（squamous intraepithelial lesion，SIL）是指子宫颈鳞状上皮细胞增生并出现不同程度的异型性（dysplasia），表现为细胞极向紊乱，细胞大小不一，形状不规则，核大、深染，核质比增大，染色质增粗，核分裂象增多，出现病理性核分裂象等。根据病变程度不同，分为低级别鳞状上皮内病变（low grade squamous intraepithelial lesion，LSIL）和高级别鳞状上皮内病变（high grade squamous intraepithelial lesion，HSIL）。以往SIL仅仅在宫颈细胞学报告中使用，在组织病理中，采用子宫颈上皮内瘤变（cervical intraepithelial neoplasia，CIN）来描述，根据病变严重程度分为三级（CIN 1~CIN 3）。新版WHO女性生殖系统肿瘤分类系统将LSIL和HSIL两级分类应用于组织病理学中。CIN和SIL大致的对应关系是：CIN 1相当于新分类中的LSIL，而CIN 2和CIN 3相当于HSIL。目前认为，LSIL不属于癌前病变，而HSIL则属于癌前病变。

组织学上，SIL病变从基底层开始，逐渐向表层发展。LSIL 是指鳞状上皮下 1/3 层存在异型性，但鳞状上皮的上 2/3 层分化成熟，胞质中等或丰富，中间层或表层可见挖空细胞（图 12-1）。异型增生的基底 / 副基底样细胞，以及核分裂也局限于鳞状上皮的下 1/3 层。HSIL 是指鳞状上皮全层被异型增生的基底样细胞取代，核分裂增多并出现在中表层细胞，细胞核增大、不规则，缺乏细胞质分化，核质比增大，可见病理性核分裂象（图 12-2）。p16 和 Ki-67 免疫组化染色有助于鉴别诊断 LSIL 和 HSIL。

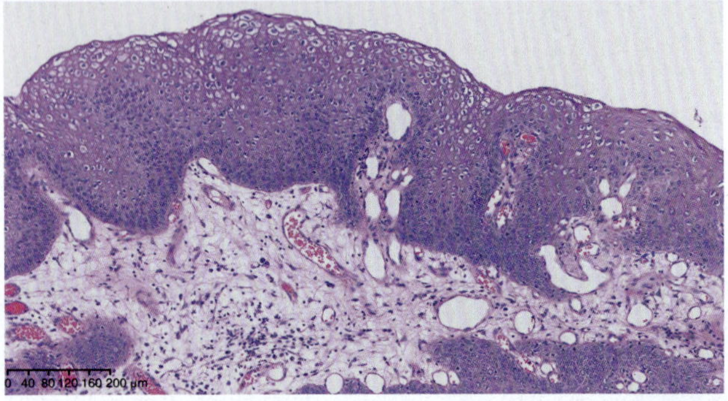

图 12-1 子宫颈低级别鳞状上皮内病变
鳞状上皮副基底细胞异型增生，表层可见挖空细胞，细胞核不规则，可见核周空晕

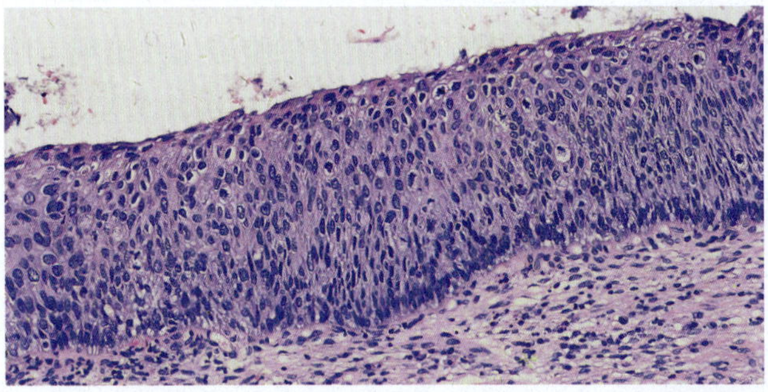

图 12-2 子宫颈高级别鳞状上皮内病变（CIN 3）
异型增生的细胞累及鳞状上皮全层，核分裂象易见

【病理变化】

肉眼观，SIL 外观大致正常，在涂抹醋酸溶液后，宫颈黏膜呈现白色，称为醋酸白试验阳性。宫颈癌呈现红色、质脆、外生或溃疡性病变（图 12-3，12-A_1）。肿瘤主要为外生性、乳头状或息肉样，少数为内生性。触诊时，子宫颈质硬或呈结节状，可浸润周围组

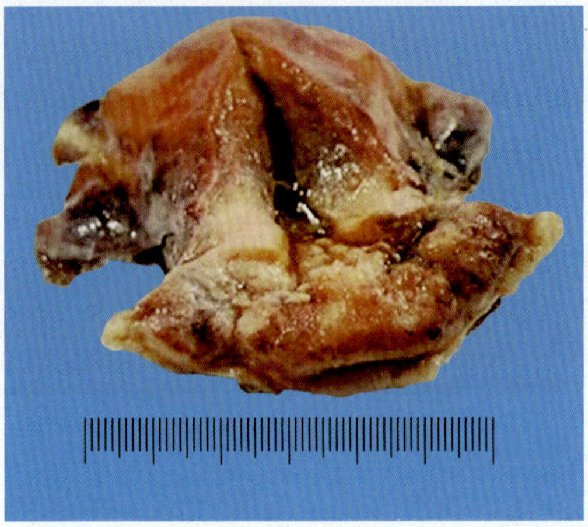

图 12-3 宫颈癌
子宫颈管内可见溃疡型肿物，底部凹凸不平

织，甚至使得子宫颈及阴道与盆壁固定。

镜下，宫颈癌以鳞状细胞癌（squamous cell carcinoma）为主，约占 80%；其次为腺癌（adenocarcinoma），约占 15%；其余 5% 为腺鳞癌和神经内分泌癌等。

1. 宫颈鳞状细胞癌　简称宫颈鳞癌（ICD 编码 8070/3），根据肿瘤的进展，可分为早期浸润癌和浸润癌。

（1）早期浸润癌　又称微小浸润癌（microinvasive carcinoma），是指癌组织突破基膜向固有层内浸润，浸润深度不超过基膜下 5 mm 且浸润宽度不超过 7 mm。癌巢在固有层中可形成“出芽”状浸润，条索状或小团块状（图 12-4）。早期浸润癌一般肉眼不能判断，只能

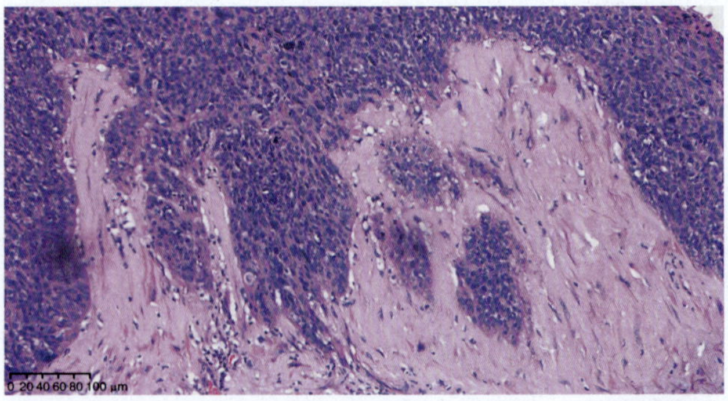

图 12-4 宫颈微小浸润鳞状细胞癌

在显微镜下才能确诊。

(2) 浸润癌(invasive carcinoma)　是指癌组织向间质内发生明显浸润,浸润深度超过基膜下 5 mm 或浸润宽度超过 7 mm。按其分化程度可分为两型:①角化型:较为少见,癌巢内含有角化珠(图 12-5)。②非角化型:此型较多见,肿瘤细胞由多角形鳞状上皮细胞构成,缺乏角化现象(图 12-6)。

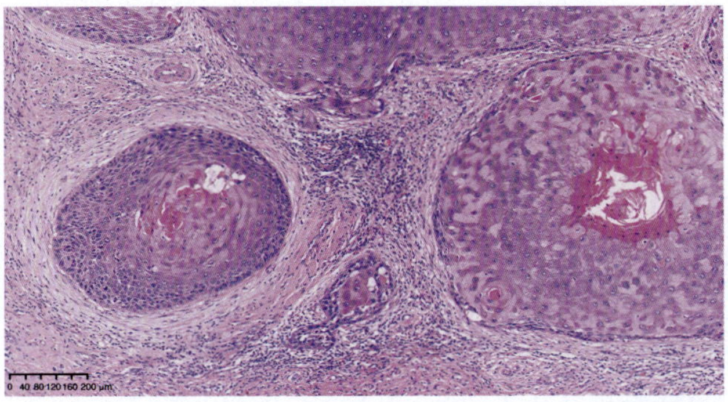

图 12-5　宫颈角化型鳞状细胞癌

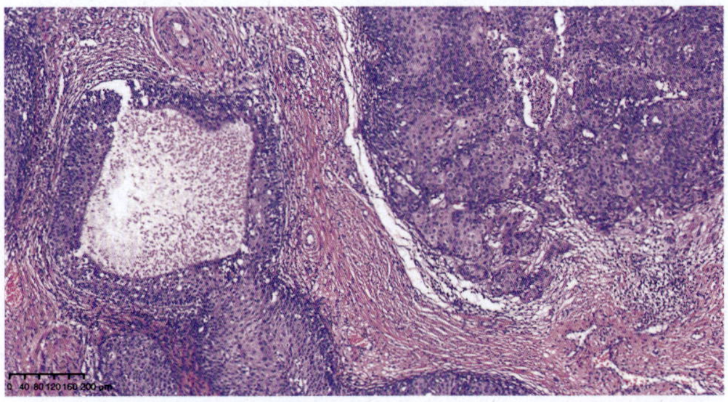

图 12-6　宫颈非角化型鳞状细胞癌

2. 宫颈腺癌(ICD 编码 8140/3)　较鳞癌少见,肉眼观与鳞癌无明显区别,HPV 相关的宫颈腺癌通常与 HPV 18 型感染关系更密切。镜下,呈典型腺癌形态学改变(图 12-7)。与宫颈鳞癌不同的是,宫颈腺癌对放射治疗和化学药物治疗均不敏感,易早期发生转移,预后较宫颈鳞癌差。

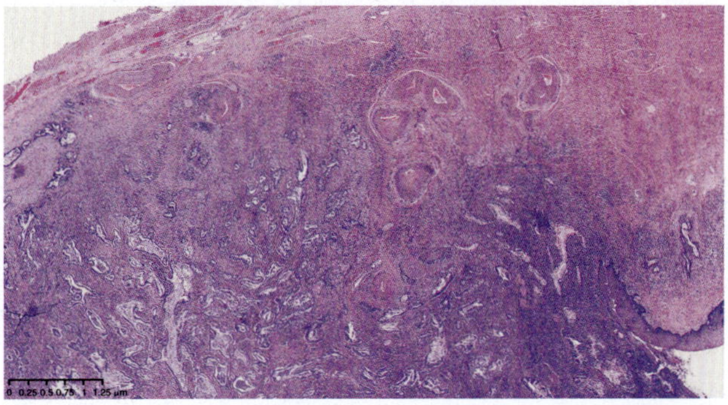

图 12-7　宫颈腺癌

【肿瘤的扩散】

宫颈癌的主要扩散途径为直接蔓延和淋巴道转移,少数也发生血道转移。

1. 直接蔓延　肿瘤通过浸润性生长直接累及邻近组织:向下侵犯阴道穹隆,沿阴道黏膜蔓延;向上侵犯破坏整个子宫颈和颈管,很少侵犯子宫体;向两侧侵犯子宫旁及盆壁组织,晚期还可以侵犯和压迫输尿管,导致输尿管阻塞;向前、后可分别侵犯膀胱、直肠,晚期可形成膀胱阴道瘘或直肠阴道瘘。

2. 淋巴道转移　最重要和最常见的转移途径,并且发生较早。其转移途径主要为:宫颈癌灶基底淋巴管→子宫旁淋巴结→闭孔淋巴结→髂内、外淋巴结→髂总淋巴结→腹股沟及骶前淋巴结→腹主动脉旁淋巴结→锁骨上淋巴结。宫颈癌手术切除时淋巴结清扫的顺序即根据淋巴结转移的途径来确定。

3. 血道转移　晚期可经血道转移至肺、骨、肝、脑及皮肤等远隔器官。

【临床病理联系】

早期常无明显症状,随着病变进展,在临床上可出现一系列症状。

1. 阴道不规则流血或接触性出血　可表现为不同程度的出血,从少量血性白带到接触性阴道出血,晚期因肿瘤破溃和血管破裂可导致大量阴道流血。

2. 阴道分泌物性状改变　早期可出现分泌物增多,黏液样白带,当病变进展,癌组织坏死并继发感染，白带增多，呈脓性或带血丝，伴有臭味。

3. 疼痛 肿瘤晚期浸润或压迫盆腔神经，可出现下腹部及腰骶部疼痛。

4. 其他症状 侵犯膀胱时，可出现尿频、尿痛或血尿，或出现膀胱阴道瘘。如两侧输尿管受压阻塞，可引起输尿管或肾盂积水，甚至肾衰竭。侵犯直肠时可有便血，或形成直肠阴道瘘。

第二节 外阴和阴道疾病

第三节 子宫体疾病

一、子宫内膜异位症

(一) 子宫内膜异位症

子宫内膜异位症(endometriosis)指子宫内膜的腺体以及间质出现在子宫体以外的脏器，包括宫颈。以卵巢子宫内膜异位最常见，约占 80%，其次为子宫阔韧带、子宫浆膜层、直肠阴道陷凹、盆腔腹膜、腹部手术瘢痕，少见部位为外阴、阴道、脐等处。子宫内膜异位症是一种较常见的妇科疾病，多发生于生育年龄女性，以 30~40 岁居多，偶有恶变。

【病因和发病机制】

子宫内膜异位症确切的发病机制尚未完全阐明，目前主要的学说有：

1. 子宫内膜种植学说 假说认为子宫内膜碎片随经血逆流，通过输卵管进入盆腔，从而种植于卵巢或盆腔其他部位。

2. 淋巴及静脉播散学说 在子宫内膜异位患者手术切除标本中，偶可见到脉管内子宫内膜成分(图 12-8)。有学说认为子宫内膜组织可以像恶性肿瘤一样，先侵入子宫肌层或肌束间的淋巴管及血管，随后向邻近器官、盆腔淋巴结以及远处“转移”。

3. 体腔上皮化生学说 认为卵巢及盆腔子宫内

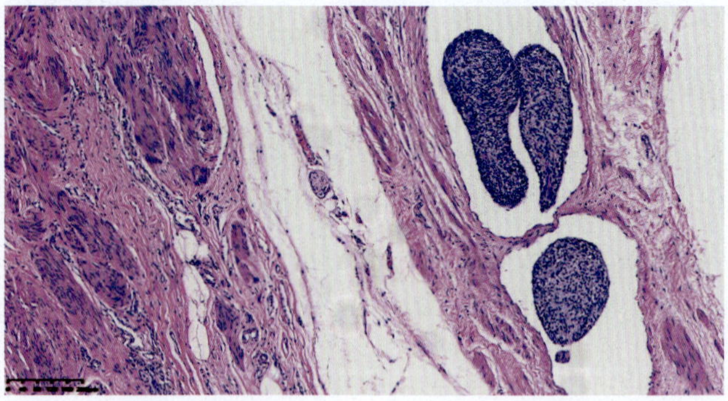

图 12-8 脉管内子宫内膜异位

膜异位症系由腹膜间皮细胞，即所谓的第二苗勒系统化生而来。

4. 免疫学说 研究显示，细胞免疫缺陷的女性易发生子宫内膜移位、种植，进而发生子宫内膜异位症。

【病理变化】

异位的子宫内膜与正常子宫内膜一样，受激素水平影响出现周期性的增殖、分泌和月经期样改变。大体上，反复周期性出血可导致病灶纤维化并与周围组织发生粘连，形成结节或包块，切开可见陈旧性出血及瘢痕。在卵巢，异位的子宫内膜因反复出血可导致卵巢体积增大，形成囊腔，切开后可见棕褐色陈旧性血液流出，故称为“巧克力囊肿”。发生于子宫肌层(距子宫内膜基底层 2 mm 以上)，则称为子宫腺肌病(图 12-9)。在其他脏器或腹膜表面则形成蓝色、棕色或红色的斑块及结节。镜下，异位的子宫内膜组织结构与

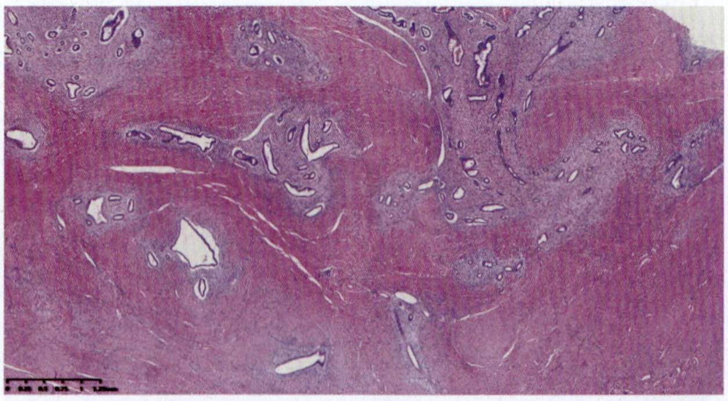

图 12-9 子宫腺肌病
在正常的子宫肌层内可见多灶子宫内膜成分

正常内膜基本相同，病灶内含有子宫内膜的腺体、间质、红细胞及含铁血黄素细胞。

【临床病理联系】

本病常因发生部位不同而出现不同的临床症状。

1. 痛经 子宫内膜异位症的典型症状。异位的子宫内膜在经期时有充血、水肿和出血，刺激周围的腹膜组织而导致疼痛，常于经前 2~3 天开始，经后疼痛缓解。疼痛多位于下腹部及腰骶部，可放射至阴道、会阴、肛门或大腿部。

2. 月经失调 少数患者出现经量增多、经期延长或月经紊乱。可能由于病变对排卵和卵巢间质存在生理性影响所致。

3. 不孕 子宫内膜异位症的常见并发症。

4. 恶变 子宫内膜异位偶可发生恶性转化，通常为子宫内膜样癌或者透明细胞癌。

二、子宫内膜增生症

子宫内膜增生症（endometrial hyperplasia）是指子宫内膜腺体或间质的增生性病变，多发生于青春期和围绝经期，常与雌激素长期持续作用有关，临床表现为功能性子宫出血。临床病理和流行病学研究表明，子宫内膜增生、非典型增生和子宫内膜癌，无论是形态学还是生物学都是序贯性的演变过程，病因和发病机制也极为相似。

【病理变化】

基于细胞形态学及腺体结构增生和分化程度不同，本病可分为两型：

1. 子宫内膜不伴不典型增生（endometrial hyperplasia without atypia） 指子宫内膜腺体过度增生，但没有明显的细胞非典型性。腺体和间质比例多少不一。腺体可出现分支及囊状扩张，腺上皮呈柱状或假复层排列，未见明显异型性（图 12-10）。有 1%~3% 的患者可进展为高分化子宫内膜腺癌。

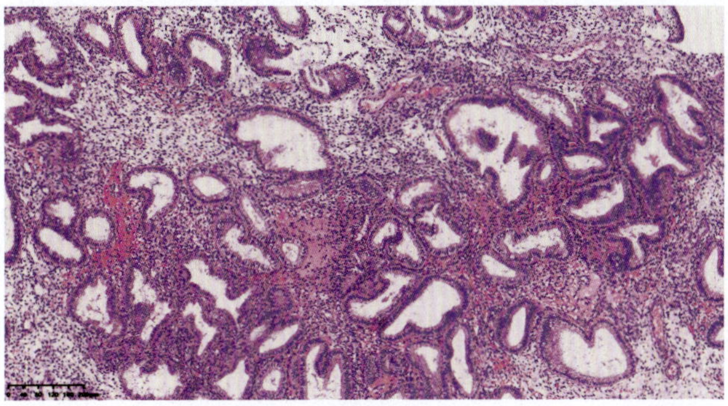

图 12-10 子宫内膜增生，不伴不典型性
腺体呈囊状扩张，上皮细胞呈假复层排列

2. 子宫内膜不典型增生 / 子宫内膜样上皮内瘤变（endometrial atypical hyperplasia/endometrioid intraepithelial neoplasia） 指在子宫内膜增生症的基础上，出现腺上皮细胞核增大、变圆或出现多形性，细胞核极性消失，染色质粗糙，核仁明显等异型增生的特征。1/4~1/3 的患者在诊断时就伴有癌，或在 1 年后发展成为腺癌。

三、子宫肿瘤

（一）子宫内膜癌

子宫内膜癌（endometrial carcinoma）（ICD 编码 8380/3），是子宫内膜腺上皮发生的恶性肿瘤，又称子宫体癌（carcinoma of uterine corpus），是女性生殖道常见的恶性肿瘤之一，近年来其发病率有显著上升趋势。本病多发生在 50 岁以上绝经期或绝经后女性，主要临床表现为不规则阴道流血。

【病因和发病机制】

病因包括遗传和环境因素。一般认为本病与雌激素长期持续作用有关，主要表现为：①子宫内膜癌常与无排卵型功能失调性子宫出血、多囊卵巢综合征和功能性（分泌激素的）卵巢肿瘤合并存在，故子宫内膜癌的发生与子宫内膜增生症密切相关。②外源性雌激素增多，如围绝经期女性使用高剂量雌激素作为替代治疗，而缺乏孕激素平衡，或者乳腺癌患者使用三苯氧胺（他莫昔芬）治疗，其发生子宫内膜癌的相对危险性增加。③其他，子宫内膜癌是与肥胖关系最密切的癌症。此外，遗传因素也与子宫内膜样癌发生密切相关，如 DNA 修复基因胚系突变的患者，往往有家族性肿瘤聚集或多系统恶性肿瘤的情况，例如子宫内膜癌、卵巢癌或结直肠癌等，称为林奇综合征（Lynch syndrome）或称为遗传性非息肉病性结直肠癌（hereditary nonpolyposis colorectal cancer，HNPCC）。

【病理变化】

肉眼观，本病主要表现为局限型和弥漫型两种。

1. 局限型 多见于早期癌，较少见。病变范围局限，多位于子宫后壁和子宫底部，呈乳头状、菜花状或息肉状，隆起于内膜面。癌组织也可浸润肌层，深浅不一。

2. 弥漫型 癌组织沿宫腔弥漫性生长或多中心发展使子宫内膜广泛受累。病变内膜弥漫增厚，质脆、坏死，易出血（图 12-11， 12-A_2）。癌组织侵犯子宫肌层甚至浆膜层，持续进展，可累及膀胱、直肠、双侧附件以及盆腔。

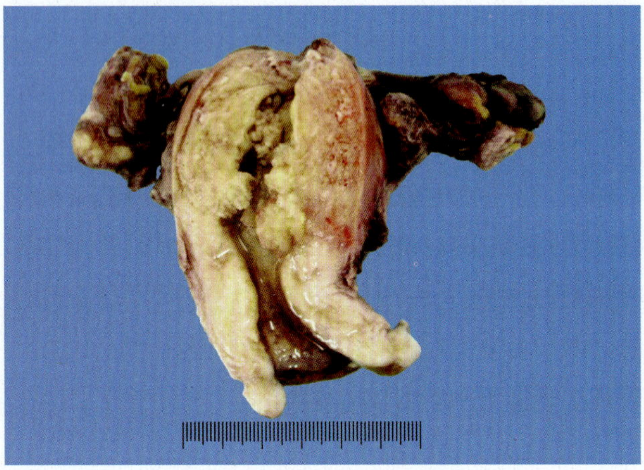

图 12-11 子宫内膜癌
子宫内膜弥漫增厚，向腔内突出

镜下，多为分化较好的腺癌，90% 以上的亚型为子宫内膜样腺癌。癌组织呈腺管状，形似子宫内膜腺体，排列拥挤，极向紊乱，可见腺体融合和筛状结构，子宫内膜间质消失；癌细胞表现出不同程度的异型性（图 12-12）。此外，还有其他特殊类型癌，如浆液性癌、透明细胞癌，与高雌激素状态无关，但具有更高的侵袭性。新版 WHO 女性生殖系统肿瘤中，按照分子特征

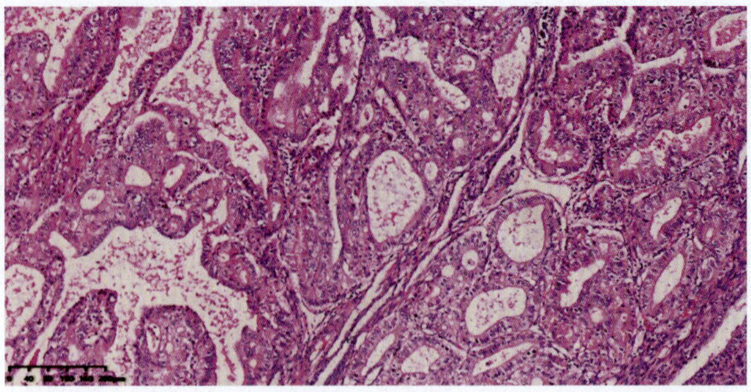

图 12-12 子宫内膜样腺癌
腺体排列密集，呈背靠背改变

将子宫内膜癌分为 4 个不同的亚型（TCGA/ProMisE 分型），分别为①POLE 位点超突变型；②MSI 对应高突变型（MSI-H）；③低拷贝数变异型（no specific molecular profile，NSMP）④TP53 突变型。这 4 个分子亚型很好地传达了子宫体癌的预后，其中 POLE 位点超突变型预后最好，其次为低拷贝数变异型和 MSI-H 型，TP53 突变型预后最差。

【肿瘤的扩散】

本病一般生长缓慢，局限于子宫内膜的时间较长。扩散途径主要是直接蔓延和淋巴道转移，晚期可发生血道转移。

1. 直接蔓延 癌组织沿子宫内膜播散，向上播散至输卵管；下至子宫颈管，并可累及阴道；经肌层向外浸润至子宫浆膜面，进而累及附件（输卵管和卵巢），并可蔓延至腹膜、直肠子宫陷凹及大网膜等。

2. 淋巴道转移 主要的转移方式。转移途径与肿瘤所在部位有关：子宫底部的癌多转移至腹主动脉旁淋巴结；宫角部的癌沿圆韧带转移至腹股沟淋巴结；位于子宫下段或扩散到子宫颈管时，则与宫颈癌的转移途径相同；子宫后壁的癌可沿宫骶韧带扩散到直肠淋巴结。

3. 血道转移 较少见。晚期经血道转移至肺、肝、骨等处。

【临床病理联系】

早期无明显症状。病变进展时，可出现表现为阴

道不规则出血。当癌组织坏死、脱落时，阴道排出物可呈米汤样，脓性或混有血液，伴有腥臭味。晚期由于肿瘤压迫神经，可出现腰骶部、下腹部疼痛。

（二）子宫平滑肌瘤

子宫平滑肌瘤（leiomyoma of uterus）（ICD 编码 8890/0），常称为子宫肌瘤，是由子宫平滑肌细胞增生形成的一种良性肿瘤，在女性生殖器官中最为常见，多见于 30~50 岁女性，绝经后肌瘤可逐渐萎缩。临床上多数患者无症状，也可表现为月经过多及局部肿块等。其病因尚未完全明确，少数患者具有遗传倾向，雌激素可促进肿瘤的生长。

【病理改变】

大体上，肿瘤可发生于在子宫任何部位，常在子宫肌壁间，也可位于浆膜下或黏膜下。肌瘤常为多发，数目不等，大小不一。肿瘤多呈类圆形或融合成不规则形、质韧、界限清楚的肿物，与其他良性肿瘤不同，子宫平滑肌瘤缺乏纤维包膜。切面灰白、灰红，编织状或漩涡状（图 12-13，12-A_3）。当肌瘤生长较快或血供不足时，可发生各种继发性改变，如透明变性、黏液样变性、囊性变、水肿、红色变性及出血、坏死等。

镜下，肿瘤与周围正常平滑肌界限清楚。瘤细胞与正常子宫平滑肌细胞相似，交织排列，呈束状、编织状或漩涡状，界限较清。瘤细胞呈梭形，大小较一致，胞质丰富、红染或淡染，胞核呈“雪茄烟”样，两端钝圆；胞质丰富，核圆形，位于中央。瘤细胞间质包括纤维组织和血管（图 12-14）。

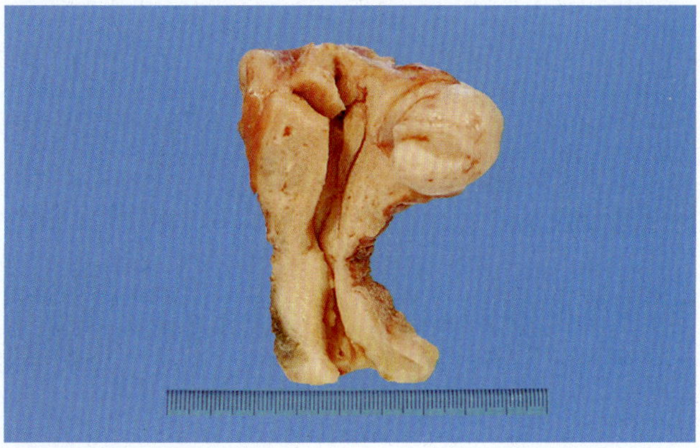

图 12-13　子宫平滑肌瘤
单发，界限清楚，灰白色

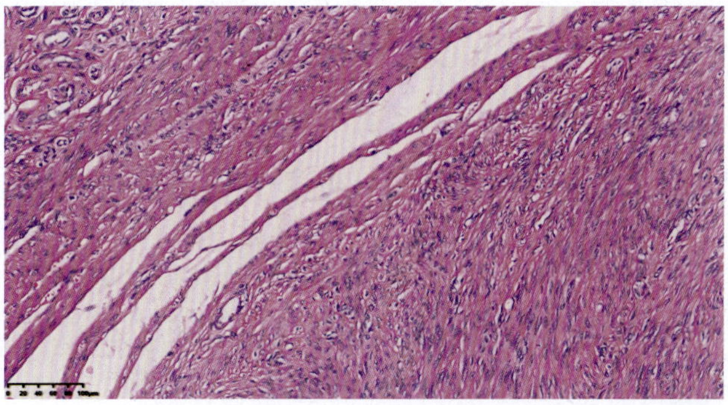

图 12-14　子宫平滑肌瘤
瘤细胞呈束状或编织状，瘤细胞胞质丰富、红染，细胞核两端钝圆

【临床病理联系】

临床症状与肌瘤所处部位以及肿瘤体积有关。

1. 经量改变　黏膜下子宫肌瘤可导致月经过多、经期延长或不规则阴道流血。

2. 压迫症状　位于浆膜面子宫肌瘤较大时可出现压迫症状，前壁肌瘤压迫膀胱，引起尿频、尿急、排尿困难，后壁肌瘤压迫直肠可引起便秘。

3. 疼痛　由于肿瘤过大而出现下腹及腰骶部疼痛。当浆膜下肌瘤扭转或肌瘤发生红色变性时出现急性腹痛。

4. 腹胀、腹部肿块　由于子宫增大、变硬，或肌瘤过大所致。

5. 不育　子宫肌瘤可改变子宫腔形态及妨碍孕卵着床，子宫角部肌瘤影响孕卵或精子运送。

（三）子宫平滑肌肉瘤

（四）子宫内膜间质肉瘤

（五）腺肉瘤和癌肉瘤

第四节　妊娠滋养细胞疾病

妊娠滋养细胞疾病（gestational trophoblastic disease，

GTD)是胎盘绒毛滋养层细胞异常增生的一组疾病。根据滋养层细胞的类型、增生程度、侵袭性以及是否具备绒毛结构等特点,将其分为葡萄胎、侵蚀性葡萄胎、绒毛膜癌、胎盘部位滋养细胞肿瘤、上皮样滋养细胞肿瘤和混合性滋养细胞肿瘤等。

一、葡萄胎

葡萄胎(hydatidiform mole),也称为水泡状胎块,是指妊娠后绒毛滋养层细胞增生的一种良性疾病,多发生于20岁以下和40岁以上的女性。欧美国家比较少见,而东南亚国家的发病率约为欧美国家的10倍。根据水肿绒毛范围及其分子学特征,分为完全性葡萄胎和部分性葡萄胎。若所有绒毛均呈葡萄状,称为完全性葡萄胎(ICD 编码 9100/0);若部分绒毛呈葡萄状,仍保留部分正常绒毛,伴或不伴有胎儿成分,称为不完全性葡萄胎或部分性葡萄胎(ICD 编码 9103/0)。大多数葡萄胎在清宫后就能治愈;15%~30%病例(大多为完全性葡萄胎)将会发展为持续性病变,甚至发生转移。

【病因和发病机制】

本病危险因素包括年龄(>40岁或<20岁)、人种以及既往葡萄胎病史等。葡萄胎与细胞遗传异常特别是与染色体的变异有一定关系。完全性葡萄胎的染色体基因组染色体核型为二倍体,均为父系来源(双雄二倍体),缺乏母系功能性DNA,其中90%为46,XX,少数为46,XY。部分性葡萄胎核型常是三倍体(双雄三倍体),其内两条染色体来源于父系,一条为母系,80%为69,XXY,其余是69,XXX或69,XYY。

【病理变化】

大体上,完全性葡萄胎表现为子宫增大,常常大于正常孕周,子宫腔内充满了水泡样绒毛,直径从数毫米至3.0 cm不等,水泡外观圆形,半透明,表面光滑,外壁菲薄、透亮,内含清液,水泡间有细蒂相连,形似葡萄,故称葡萄胎(图12-15)。水泡间隙充满血液。部分性葡萄胎仅累及部分胎盘组织,其余绒毛组织发育正常,两者分界明显,伴或不伴有胎儿成分。镜下,

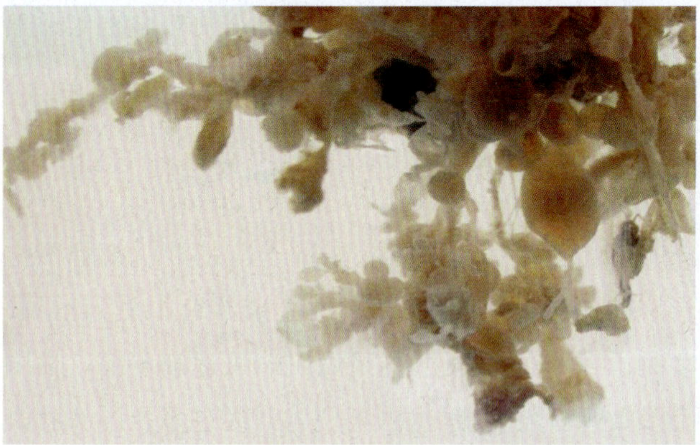

图 12-15 葡萄胎
可见大小不等的水泡,水泡间有细蒂相连

葡萄胎有三个组织学特点:①绒毛间质高度疏松水肿,体积增大,其内可见扩张的空腔,即中央水池;②间质血管消失或少量无功能的毛细血管,腔内无红细胞;③不同程度滋养层细胞增生,伴异型性,增生的滋养层细胞多为合体滋养层细胞和细胞滋养层细胞(图12-16)。滋养层细胞增生是上述形态学特征中最重要的一种,完全性葡萄胎往往增生明显,可环绕水肿绒毛增生。部分性葡萄胎中滋养层细胞增生程度通常较轻,可含胎儿成分,血管腔内可见有核红细胞。

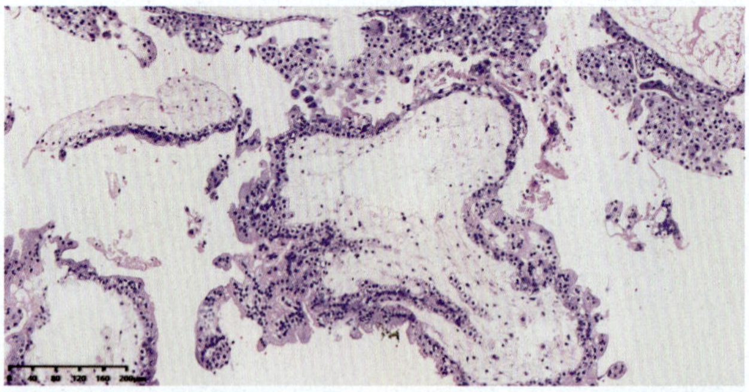

图 12-16 葡萄胎
绒毛间质高度疏松水肿,体积增大,不同程度滋养层细胞增生

【临床病理联系】

1. 阴道流血 患者有停经史,停经2~3个月或更长时间后出现反复阴道流血,有时可排出水泡状物。

2. 子宫异常增大 常大于正常孕周。

3. 妊娠高血压综合征 约半数患者在妊娠早期出现严重呕吐，少数在妊娠晚期出现高血压、蛋白尿等变化。这是由于增生的滋养层细胞产生大量的人绒毛膜促性腺激素（human chorionic gonadotropin，hCG），以及子宫增大迅速、子宫内张力高等原因所致。

4. 血 hCG 异常 增生的滋养层细胞产生大量的 hCG 释放入血，患者血清 hCG 水平常明显增高。

二、侵蚀性葡萄胎

侵蚀性葡萄胎（invasive mole）（ICD 编码 9100/1）又称恶性葡萄胎，见于 5%-10% 完全性葡萄胎病例中，目前认为是介于葡萄胎和绒毛膜癌之间的交界性肿瘤。本病与葡萄胎的主要区别在于水泡状绒毛能侵入子宫肌层破坏组织，当病变穿破肌壁可引起大出血，并可扩散至阴道、外阴或阔韧带，甚至肺部。此外，滋养层细胞增生及异型性较葡萄胎显著，但仍保留绒毛结构，这是本病和绒毛膜癌的主要区别。

临床上，部分患者有葡萄胎清宫病史。患者血或尿 hCG 持续阳性（妊娠试验阳性）；阴道持续或间断不规则流血。有时胸片提示肺内病灶；阴道可出现紫蓝色结节，结节破溃时可出现反复大出血。侵蚀性葡萄胎具有恶性肿瘤的一些生物学特点，对化学治疗敏感，预后较绒毛膜癌好。

三、绒毛膜癌

绒毛膜癌（choriocarcinoma）（ICD 编码 9100/3）简称绒癌，是细胞滋养层细胞、中间滋养层细胞以及合体滋养层细胞混合增生的高度恶性肿瘤。约 50% 继发于葡萄胎，25% 继发于自然流产，20% 发生于正常妊娠，5% 发生于早产或异位妊娠等。

【病理变化】

肉眼观，原发灶多位于子宫体，最常见于胎盘着床部位，也可位于子宫颈、阴道、输卵管或阔韧带内。子宫不规则增大，柔软，可见一个或多个紫蓝色结节，肿瘤切面呈暗红色，常伴有明显的出血、坏死。不形成绒毛和水泡状结构，这是绒癌与侵蚀性葡萄胎的主要区别。

镜下，癌组织不形成绒毛结构，主要由异型性明显的细胞滋养层细胞、中间滋养层细胞以及合体滋养层细胞组成，不同病例中细胞占比不同，核分裂象易见。肿瘤中央缺乏血管，出血坏死常见（图 12-17）。

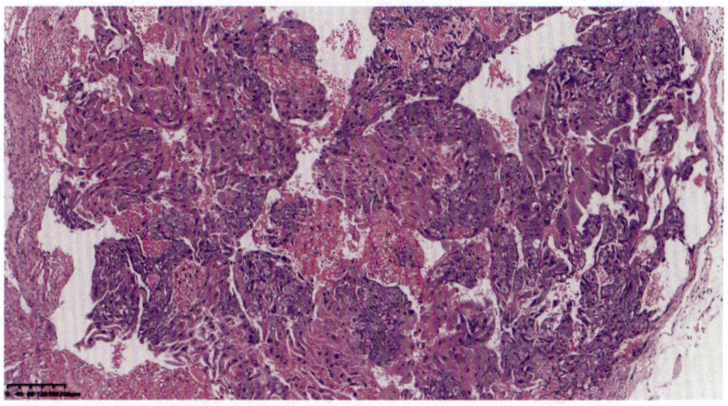

图 12-17 绒毛膜癌
肿瘤细胞异型性明显，缺乏间质，可见异型的合体滋养叶样细胞，以及细胞滋养叶样细胞

【肿瘤的扩散】

绒癌极易侵犯破坏血管，故主要发生血道转移，最多见转移部位是肺，其次为阴道、脑、肝、脾、肾、肠等器官。

【临床病理联系】

大部分绒毛膜癌发生于妊娠后数月，但已有报道在妊娠后数年发生。绒癌主要临床表现之一为不规则子宫出血，血和尿中 hCG 浓度显著升高，如发生转移，则出现转移部位相关症状。

1. 阴道流血 在流产或足月妊娠分娩后，特别在葡萄胎清宫后又出现持续性或不规则阴道流血。

2. 转移的症状 绒癌早期即可发生血道转移，出现相应转移灶的症状。肺转移时可有咳嗽、咯血等症状，胸腔转移时可出现多量血性胸腔积液；脑转移时可引起头痛、恶心呕吐、偏瘫、抽搐及昏迷，甚至引发呼吸停止而死亡。

自应用化学治疗后，妊娠绒癌的缓解率已接近 100%，即使发生转移的病例治愈率也可达 70%。

四、胎盘部位滋养细胞肿瘤

五、上皮样滋养细胞肿瘤

第五节 输卵管疾病

一、输卵管炎症

二、输卵管妊娠

受精卵在子宫内膜以外的部位着床和发育称为异位妊娠(ectopic pregnancy)。其中 95% 以上发生于输卵管,称为输卵管妊娠(tubal pregnancy),常引起管壁的破裂、出血。异位妊娠也可发生于卵巢、腹腔、阔韧带等处。

【病理变化】

输卵管妊娠多见于输卵管外 2/3 的壶腹部,输卵管不规则增粗,表面暗红色、粗糙,常可发生粘连,甚至破裂。切开管腔后可见新鲜或陈旧血块,可见胎盘绒毛,甚至含有胚胎的胚囊(图 12-18)。

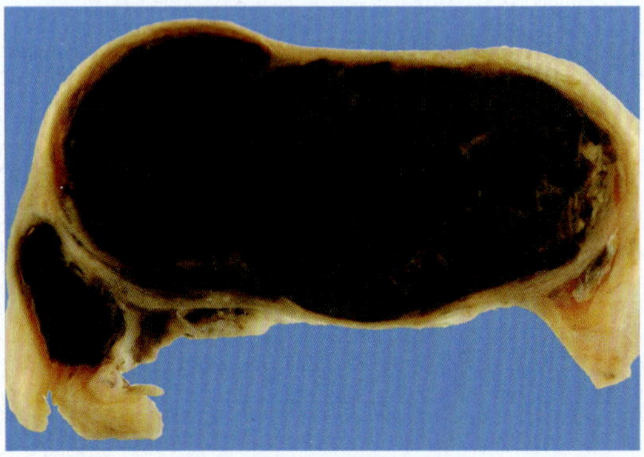

图 12-18 输卵管异位妊娠
输卵管扩张,切面见腔内含有血块

镜下,输卵管黏膜出现不规则的片状蜕膜改变,间质细胞胞质丰富、红染。在输卵管壁或腔内血块中检出绒毛或滋养层细胞,是诊断输卵管妊娠最直接的证据。受激素影响,子宫内膜也呈现蜕膜反应,但不见胎盘绒毛或胚胎成分。

【结局】

1. 输卵管妊娠流产(tubal abortion) 常发生在妊娠 6~12 周。

2. 输卵管妊娠破裂(rupture of tubal pregnancy) 孕卵种植于输卵管黏膜皱襞间,由于输卵管壁肌层较薄,胚囊生长时侵向肌层及浆膜,引起输卵管妊娠破裂。由于输卵管肌层的血管丰富而粗大,出血量多,易引发失血性休克,甚至危及生命。

三、输卵管癌

第六节 卵巢疾病

一、非肿瘤性病变

二、卵巢肿瘤的分类

卵巢组织表面被覆间皮成分,卵巢皮质富含不同发育阶段的卵泡、梭形间质细胞及网状纤维,髓质区富含疏松结缔组织,因其组成复杂,故可以出现多种不同起源的原发性肿瘤,以及远隔器官引起的转移性肿瘤。根据 2020 年 WHO 女性生殖系统肿瘤分类及其组织来源,大致把卵巢肿瘤分为以下类型:

1. 上皮性肿瘤 包括浆液性肿瘤、黏液性肿瘤、子宫内膜样肿瘤、透明细胞肿瘤、卵巢布伦纳(ovarian Brenner tumor)、浆黏液性肿瘤和未分化癌。

2. 间叶源性肿瘤 包括子宫内膜样间质肉瘤,纤维瘤,黏液瘤。

3. 上皮和间叶混合性肿瘤 包括腺肉瘤、癌肉瘤。

4. 性索 – 间质肿瘤 包括颗粒细胞 – 间质细胞肿瘤、支持 – 间质细胞肿瘤、混合性或未分类的性索 – 间质肿瘤、类固醇细胞肿瘤。

5. 生殖细胞肿瘤 包括单胚层畸胎瘤和伴皮样囊肿的体细胞肿瘤、两胚层或三胚层畸胎瘤,以及原始生殖细胞肿瘤。

6. 生殖细胞 – 性索 – 间质肿瘤 包括性腺母细胞瘤、不能分类的混合性生殖细胞 – 性索 – 间质肿瘤。

7. 淋巴造血系统肿瘤　包括淋巴瘤、白血病、浆细胞瘤。

8. 转移性肿瘤　例如库肯勃瘤(Krukenberg tumor)。

三、卵巢上皮性肿瘤

卵巢上皮性肿瘤(ovarian epithelial tumor)是最常见的卵巢肿瘤,约占所有卵巢肿瘤的90%。风险因素包括遗传因素和环境因素。遗传因素是指基因突变可引起癌症的遗传性倾向,如遗传性乳腺癌和卵巢癌(hereditary breast and ovarian cancer,HBOC)综合征与肿瘤抑制基因(*BRCA1*、*BRCA2*)和DNA错配修复基因有关。环境因素则可能和避孕药物和肥胖有关。

(一) 浆液性肿瘤

浆液性肿瘤是卵巢最常见的肿瘤,目前认为可能来源于脱落的输卵管上皮,其肿瘤细胞形态类似输卵管上皮,可见纤毛细胞及分泌细胞。浆液性肿瘤占所有卵巢肿瘤的30%,约占卵巢上皮性肿瘤的50%,其中浆液性癌约占全部卵巢癌的40%。根据形态学改变,分为良性浆液性肿瘤、浆液性交界性肿瘤和浆液性癌。良性和交界性浆液性肿瘤好发于20~45岁的女性,约占浆液性肿瘤的70%。良性浆液性肿瘤包括浆液性囊腺瘤、腺纤维瘤和表面乳头状瘤。浆液性癌发病年龄偏大,家族性病例则发病年龄较轻。浆液性癌的发生可能与不育、家族史和遗传因素相关。研究表明,肿瘤抑制基因*BRCA1*和*BRCA2*的突变与高级别浆液性癌的发生关系密切。

1. 浆液性囊腺瘤(serous cystadenoma)(ICD编码8441/0)是浆液性肿瘤中最常见的一种,一般为单侧发生。

大体上,肿瘤为囊性,大小不一,表面光滑,多为单房,少数为多房,囊内充满黄色澄清的浆液。囊内壁光滑,部分伴有乳头状突起(图12-19),后者称为浆液性乳头状囊腺瘤。

镜下,囊壁或乳头表面被覆单层立方或低柱状上皮,部分可见纤毛,类似输卵管上皮,无病理性核分裂象(图12-20)。囊壁和乳头的间质由梭形细胞组成,类似卵巢间质,有时在间质内可见圆形钙化小体,称为砂粒体(psammoma body)。

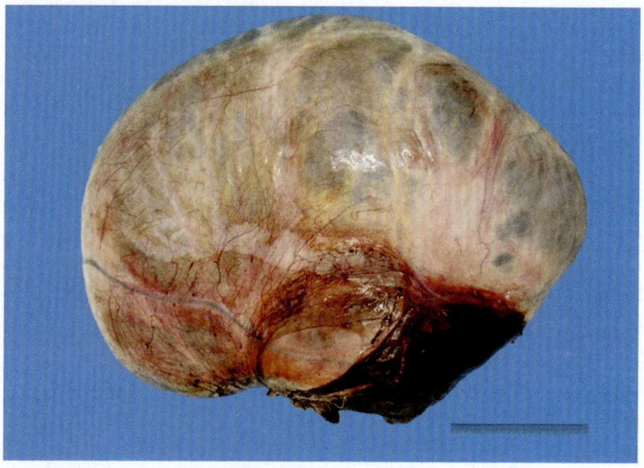

图12-19　卵巢浆液性囊腺瘤
肿瘤外观光滑

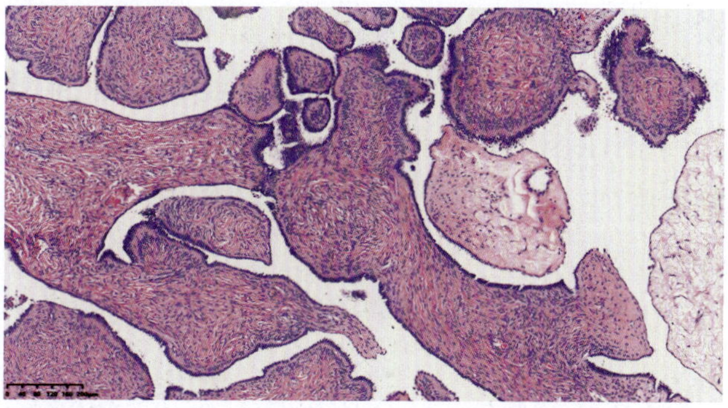

图12-20　卵巢表面浆液性乳头状瘤
肿瘤表面被覆输卵管型上皮,部分细胞可见纤毛

2. 浆液性交界性肿瘤　(ICD编码8442/1)为潜在低度恶性的浆液性肿瘤,介于良性和恶性肿瘤之间。可见较多的复杂的分支乳头状结构,可出现纤细的乳头状结构,其长宽比例大于5∶1,形成"海蛇头"样外观,即所谓的"微乳头"结构。披覆上皮呈复层排列,细胞具有轻度异型性,可见小核仁(图12-21)。交界性浆液性肿瘤可以发生盆腹腔的腹膜种植,预后比浸润癌好。

3. 浆液性癌(serous carcinoma)　分为两大类:低级别浆液性癌(low-grade serous carcinoma,LGSC)(ICD

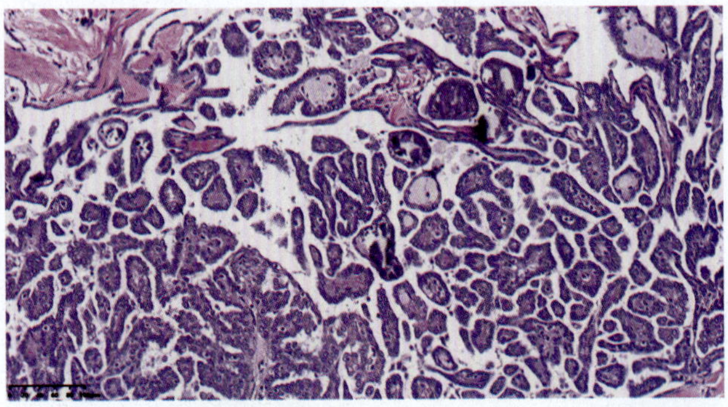

图 12-21 卵巢交界性浆液性囊腺瘤
肿瘤细胞呈多个小乳头状排列，细胞呈立方状，细胞核具有异型性，可见砂粒体形成

编码 8460/3）和高级别浆液性癌（high-grade serous carcinoma，HGSC）（ICD 编码 8461/3）。LGSC 是指与浆液性交界性肿瘤相关的肿瘤，以及组织学上分类为 1 级的浆液性癌，其分子学特征更接近于交界性浆液性肿瘤；HGSC 多指女性生殖系统中非子宫源性的浆液性癌（来源于输卵管伞端上皮或是卵巢浆液性包涵囊肿）。

大体上，浆液性癌多为囊实性，囊腔内或肿瘤表面有乳头状突起，常伴出血坏死。

镜下，LGSC 可见肿瘤细胞呈单个或小巢状在间质中浸润，细胞周围可见空隙，肿瘤细胞具有异型性，但低于高级别浆液性癌。肿瘤组织呈微乳头状，或具有纤维血管轴心的乳头状结构。LGSC 中常常可见到交界性肿瘤的区域。HGSC 肿瘤细胞排列成乳头状、腺样（常为裂隙状）和实性结构，具有高级别核，异型性明显，细胞核增大、染色质粗，呈明显多形性，可见瘤巨细胞，核分裂象及病理性核分裂象易见。

浆液性肿瘤的生物学行为取决于肿瘤的级别和分布范围。低级别浆液性癌发展缓慢，可有相对较长的生存期。高级别浆液性癌常常在腹腔内广泛转移。几乎所有的高级别浆液性癌患者都需要接受细胞毒性化学治疗，而低级别浆液性癌常常对化学治疗不敏感。

（二）黏液性肿瘤

卵巢黏液性肿瘤占卵巢肿瘤的 20%~25%，主要发生于成年女性，较少发生于青春期前和绝经后。多为良性或交界性，卵巢原发黏液腺癌罕见。良性肿瘤包括黏液性囊腺瘤 / 腺纤维瘤。

1. 黏液性囊腺瘤（mucinous cystadenoma）（ICD 编码 8470/0） 是卵巢较常见的一种上皮性肿瘤，约占卵巢黏液性肿瘤的 80%。主要由子宫颈型（苗勒型）或胃肠型黏液上皮构成。肉眼观，肿瘤多呈囊性，圆形或卵圆形，体积较大，平均直径 10 cm，切面常为多房性，腔面光滑，内含浓稠黏液，很少有乳头（图 12-22）。

镜下，囊腔和腺体内衬黏液柱状上皮，类似胃小凹上皮和肠上皮，局灶可见乳头状结构。瘤细胞多呈单层排列，核位于基底部，大小形状较一致，无核分裂象。间质为纤维结缔组织或卵巢间质（图 12-23）。

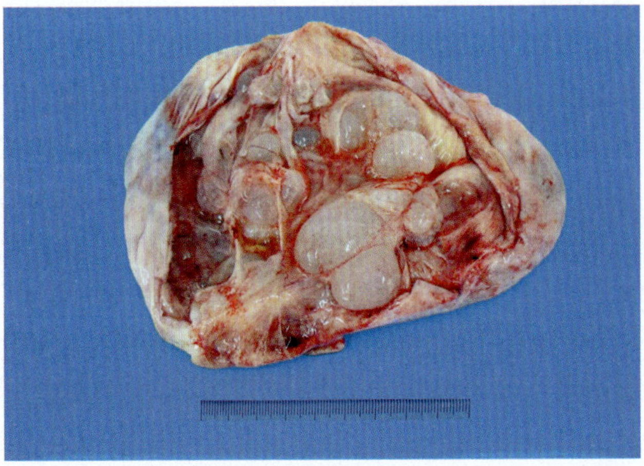

图 12-22 卵巢黏液性囊腺瘤
肿瘤呈多房囊性，囊壁光滑，内含黏液

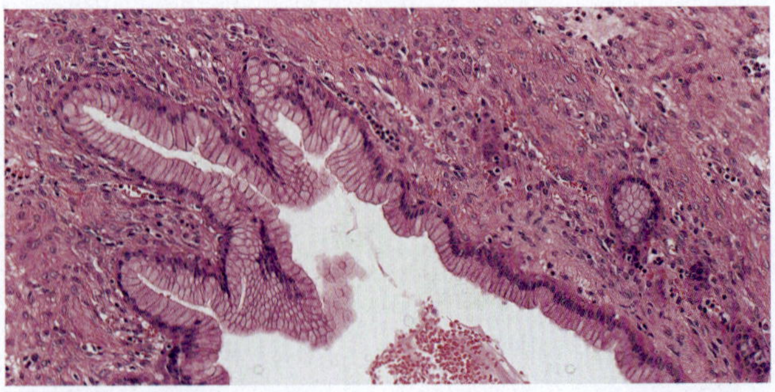

图 12-23 卵巢黏液性囊腺瘤
囊壁衬覆单层柱状上皮，核位于基底膜，细胞质内充满黏液

2. 黏液性交界性肿瘤/不典型增生性黏液性肿瘤(mucinous borderline tumor/atypical proliferative mucinous tumor)(ICD 编码 8472/1) 为潜在低度恶性的上皮性肿瘤，界于良性和黏液腺癌之间。肿瘤组织含有增生的黏液上皮，上皮细胞呈复层排列，具有轻-中度非典型性，细胞核增大，可见小核仁，但无明显的间质浸润(图 12-24)。交界性肿瘤与囊腺瘤的主要鉴别点在于肿瘤细胞呈复层排列，簇状或乳头状向腺腔内生长，类似于消化道的管状或绒毛状腺瘤。患者 5 年生存率为 95%~98%。

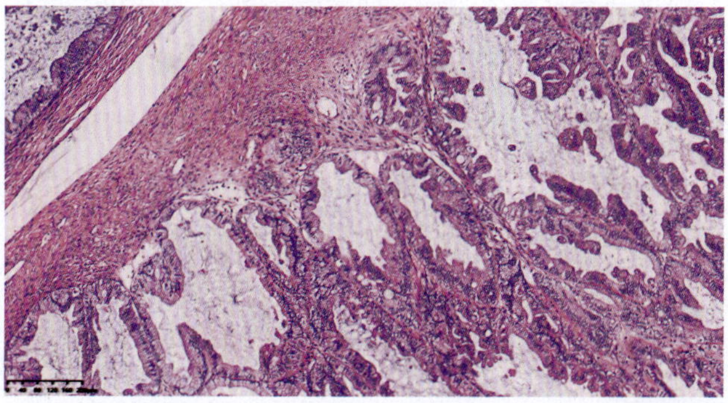

图 12-24　卵巢交界性黏液肿瘤
囊壁黏液上皮排列拥挤，呈假复层，或乳头状，细胞核具有异型性，核仁明显

交界性黏液性肿瘤偶尔可自发破裂，瘤组织播散并种植在盆腹腔的腹膜上，继续生长并分泌黏液，形成腹膜假黏液瘤(pseudomyxoma peritonei)(12-M_1)。

3. 黏液性腺癌(mucinous adenocarcinoma) (ICD 编码 8480/3) 是卵巢的恶性上皮性肿瘤。癌细胞主要有胃肠型黏液上皮构成，含有胞质内黏液。本病的好发年龄在 40~60 岁。

大体观察，肿瘤体积较大，囊性或囊实性，表面光滑或粗糙，常为多房囊性伴有实性区域，囊内含有黏液血性混浊液体(12-S_1)。实性区为灰白色或质松脆的乳头状物，常伴出血坏死。镜下，肿瘤腺体密集，形状不规则，呈融合性生长，腺上皮多超过 3 层，细胞异型性明显，病理核分裂象易见。肿瘤间质较少，可见包膜及间质浸润。有明显的卵巢间质浸润是黏液腺癌与交界性黏液性肿瘤的区别(12-M_2)。

四、子宫内膜样腺癌

五、卵巢透明细胞癌

六、性索-间质肿瘤

性索-间质肿瘤(sex cord-stromal tumor)来源于原始性腺中的性索组织和间叶组织。在胚胎发育过程中，性索组织在女性演化为卵巢的颗粒细胞(granulosa cell)，在男性演化为睾丸支持细胞(Sertoli cell)；间叶组织在女性演化为卵巢的卵泡膜细胞(theca cell)，在男性演化为睾丸间质细胞(Leydig cell)。性索-间质肿瘤占卵巢肿瘤的 8%，这类肿瘤多数具有内分泌功能，颗粒细胞瘤、卵泡膜细胞瘤主要产生雌激素，支持-间质细胞瘤主要产生雄激素。

(一) 颗粒细胞瘤

颗粒细胞瘤(granulosa cell tumor)(成人型 ICD 编码 8620/3，幼年型 ICD 编码 8622/1)又称粒层细胞瘤，好发于绝经后女性，也可发生于育龄期或青春期前。临床上主要表现为盆腔肿块、下腹痛及雌激素水平过高的症状。颗粒细胞瘤具有恶性潜能，属于低度恶性的肿瘤。

大体上，肿瘤多为单侧发生，呈圆形或卵圆形，分叶状，表面光滑。切面囊实性，灰红或灰黄，有时伴出血、坏死。镜下，瘤细胞，大小较一致，体积较小，呈圆形或多角形；胞质少，细胞之间界限不清；细胞核圆形或卵圆形，可见纵行核沟，呈咖啡豆样外观(图 12-25)，核分裂象少见。瘤细胞排列成多种结构，如滤泡

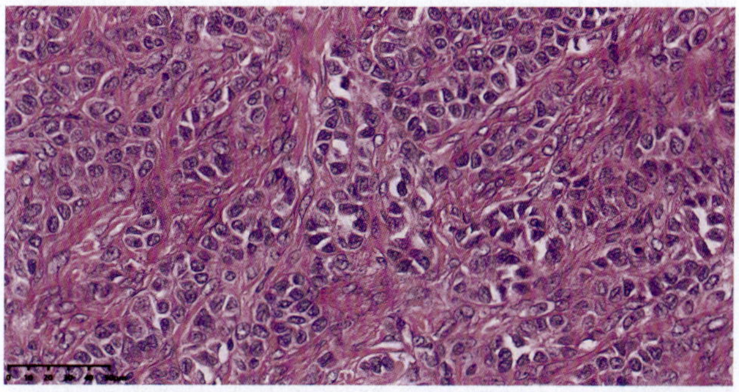

图 12-25　卵巢颗粒细胞瘤
瘤细胞大小较一致，可见核沟

状、岛状、弥漫片状或小梁状。分化好的颗粒细胞瘤，瘤细胞常环绕成一囊腔，腔内为固缩的核及粉染的蛋白样物质，称为 Call-Exner 小体。Call-Exner 小体以及肿瘤细胞核核沟，是颗粒细胞瘤有用的诊断线索。免疫组织化学显示 α- 抑制素阳性。

（二）卵泡膜细胞瘤

（三）支持 - 间质细胞瘤

七、生殖细胞肿瘤

生殖细胞肿瘤（germ cell tumor）大部分起源于卵巢不同发育阶段的生殖细胞，是由原始生殖细胞向多个方向分化的一组异质性肿瘤。本病占卵巢原发性肿瘤的 30%，95% 为成熟性囊性畸胎瘤，其余肿瘤均为恶性。

（一）畸胎瘤

畸胎瘤（teratoma）是由 2~3 个原始胚层（外胚层、中胚层、内胚层）衍生成分构成的肿瘤，根据肿瘤构成组分的成熟程度，将其分为成熟型和未成熟型两大类。

1. 成熟型畸胎瘤（mature teratoma）（ICD 编码 9080/0） 由成熟的各胚层组织构成，多呈囊性，故又称为成熟型囊性畸胎瘤。成熟型畸胎瘤是最常见的良性生殖细胞肿瘤，占卵巢所有肿瘤的 22%~44%，多发生于育龄期女性，往往双侧发生。

肉眼观，肿瘤为囊性或囊实性，单房，表面光滑，内含脂质和毛发。囊壁内侧常有一突起的结节，称为头节，头节内常有毛发、牙齿或骨质。镜下，肿瘤由来源于两胚层或三胚层的不同类型的成熟组织组成，其中以表皮、皮脂腺、汗腺、毛囊及脂肪最多见，其次为软骨、神经胶质、神经细胞、骨及呼吸道上皮。此外还可见到如甲状腺组织、消化道等结构（图 12-26）。

成熟型畸胎瘤预后好，恶变率为 1%，恶变常发生在囊壁内头节附近，形成体细胞恶性肿瘤。

2. 未成熟型畸胎瘤（immature teratoma）（ICD 编码 9080/3） 含有数量不等的未成熟的胚胎性成分。此型较少见，仅占所有畸胎瘤的 3%，多见于 20 岁以下的患者。

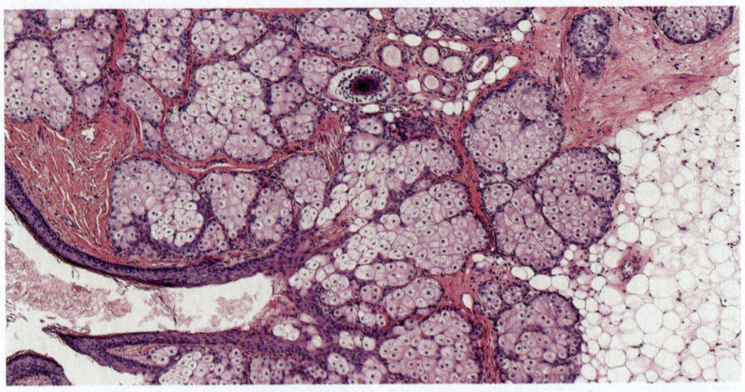

图 12-26 成熟型畸胎瘤
肿瘤含有多种成熟的外胚层组织（皮肤及皮肤附属器）

肿瘤多为单侧发生，切面多为实性，灰褐色，可伴有继发性改变，如出血、坏死、囊性变（ 12-S_2，12-S_3）。镜下，肿瘤由未成熟胚胎组织构成，混以不同比例的成熟组织。未成熟胚胎组织多为原始神经外胚层形成菊形团或原始神经管（图 12-27）。未成熟型畸胎瘤的恶性程度与未成熟组织及胚胎性组织的含量有关：未成熟组织含量越多，其恶性度越高，预后亦越差。

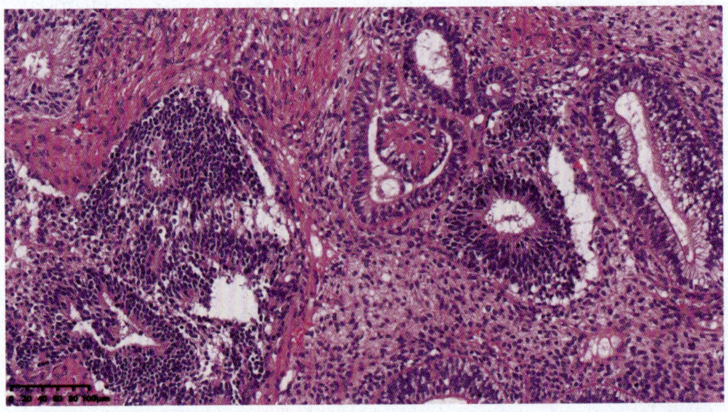

图 12-27 未成熟型畸胎瘤
含有不成熟的原始神经外胚层组织

（二）无性细胞瘤

（三）胚胎性癌

（四）卵黄囊瘤

八、转移性肿瘤

卵巢的转移癌最常来源于乳腺、下生殖道和胃肠道来。发现双侧卵巢癌，或受累卵巢呈多结节状改变时要考虑转移癌的可能。消化道低分化腺癌，例如胃的印戒细胞癌，常发生腹腔种植转移，肿瘤细胞累及双侧卵巢，形成库肯勃瘤，肿瘤呈实性，镜下可见多量呈印戒样的低分化腺癌细胞。

第七节 阴茎和阴囊疾病

第八节 前列腺疾病

一、前列腺炎症

二、前列腺增生

【流行病学】

良性前列腺增生(benign prostatic hyperplasia)又称结节状增生(nodular hyperplasia)，是50岁以上男性的常见病，前列腺上皮和间质均可出现增生。

【病因和发病机制】

本病病因至今不清，一般认为与体内雄激素及雌激素的平衡失调有关。应用雄激素可建立前列腺增生的动物模型。睾酮是男性主要的雄激素，在酶的作用下，可变为双氢睾酮，双氢睾酮刺激前列腺增生。此外，雌激素对前列腺增生亦有一定影响。

【病理变化】

前列腺增生好发于前列腺移行区和尿道周围区。肉眼观，增生的前列腺为灰白色结节状，正常外观消失。增生的结节直径为0.5~2 cm，质量为60~100 g。切面形态与增生的成分有关：以纤维或平滑肌组织增生为主时，质地较韧，切面可见编织状条纹；以腺体增生为主时，呈白色、灰黄色蜂窝状或囊性，按压后可有白色混浊液体溢出。

镜下，前列腺增生由增生的腺体、平滑肌和纤维组织构成，三种成分所占比例各不相同。腺体数量增多，体积扩大。增生的腺体由两层细胞组成，内层腺上皮细胞，呈柱状，可突入腺泡腔形成乳头状，核位于基底部；外层为基底细胞，呈立方或扁平状。腺泡腔内有脱落的上皮细胞及分泌物，并可见淀粉样小体。增生的腺体之间由纤维及平滑肌细胞围绕，形成宽窄不一的间隔。间质中常有淋巴细胞浸润(图12-28)。

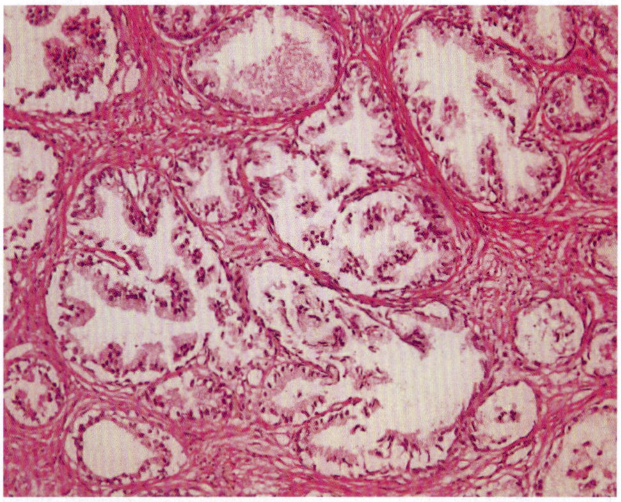

图12-28 前列腺增生
腺体数量增加，腺腔扩张，上皮细胞呈双层排列

【临床病理联系】

尿频是前列腺增生患者最初出现的症状，是由于前列腺充血刺激所致，夜间较显著。进一步发展出现进行性排尿困难，此为前列腺增生最重要的症状。轻度梗阻时，患者排尿迟缓、断续。梗阻加重后排尿费力，射程缩短，终呈滴沥状，部分患者因长期腹压增加，可出现斜疝。梗阻达一定程度时，膀胱残余尿增加，收缩能力消失，出现尿潴留甚至尿失禁。尿液潴留可进一步诱发尿路感染、输尿管积水或肾盂积水，严重者可导致肾功能不全。一般认为，前列腺增生极少发生恶变。

三、前列腺癌

前列腺癌多发生于前列腺外周区，以后叶多见，尤其多见于后叶的被膜下区，其次是两侧及前叶的被膜下，而发生于中叶者较少见。

【病因和发病机制】

本病发病原因尚不清楚，年龄、种族、家族史、激素水平、环境因素和生活方式等均被认为与前列腺癌发生相关。去势手术（睾丸切除）或服用雌激素可以抑制肿瘤的生长，说明雄激素与前列腺癌的发生相关。

【病理变化】

肉眼观，肿瘤常为单个结节状，与周围正常组织界限不清，切面实性、质硬，可为灰白或灰黄色，后者提示肿瘤细胞胞质富含脂质（图 12-29）。

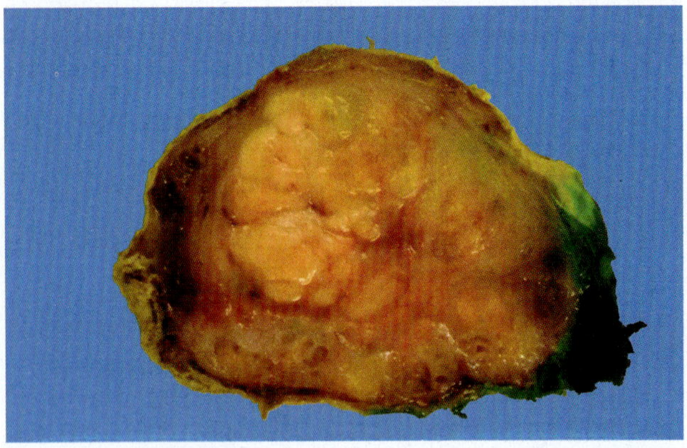

图 12-29 前列腺癌
切面呈淡黄色，结节状

镜下，90% 以上前列腺癌为腺癌，包括腺泡细胞癌与导管腺癌，少数为尿路上皮细胞癌和鳞状细胞癌等。组织病理分级系统较多，目前应用最为普遍的是 Gleason 分级系统，此系统仅适用于腺泡细胞腺癌和导管腺癌，不适用于其他类型。Gleason 分级系统根据腺体的结构进行分级，而不考虑细胞的非典型性，该系统将前列腺癌分为 5 级。①Gleason 1 级：由紧密排列、单一圆形腺体形成境界清楚的结节，结节内的腺体不融合。②Gleason 2 级：单一圆形腺体松散排列，结节边缘腺体分散。③Gleason 3 级：肿瘤性腺体大小及形状不规则，不形成筛状改变，无坏死，边缘浸润不明显（图 12-30）。④Gleason 4 级：肿瘤性腺体形成不良，腺体融合或形成筛状，多形性明显，边缘浸润明显（图 12-31）。⑤Gleason 5 级：肿瘤组织失去腺体分化，呈实性团块状或单个细胞浸润，癌巢中央坏死（12-M_3），或具有特殊组织学形态如印戒样细胞或导管腺癌。前列腺癌组织可向间质浸润，包括神经侵犯。由于在前列腺腺癌中，同一肿瘤中常见一种以上的组织结构形式，根据其主要生长方式与次要生长方式相加得到 Gleason 评分。最终的 Gleason 评分将按照 Epstein 提出的标准分成 5 组。随着分级分组的提高，肿瘤的临床预后更差。Gleason 分级与前列腺癌的病死率间呈很好的线性关系，可较准确地预测患者的预后。

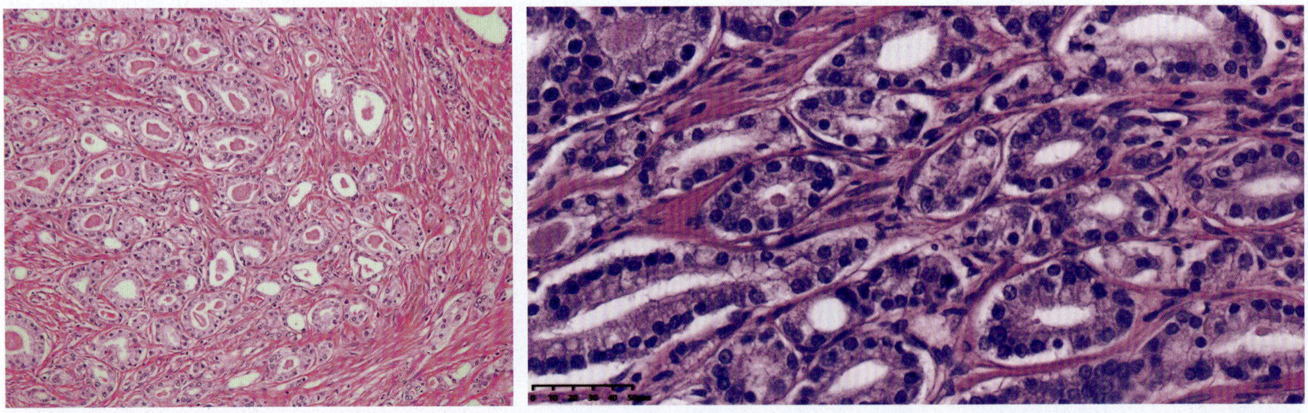

图 12-30 前列腺癌
中等大小，腺体形成良好，单层上皮

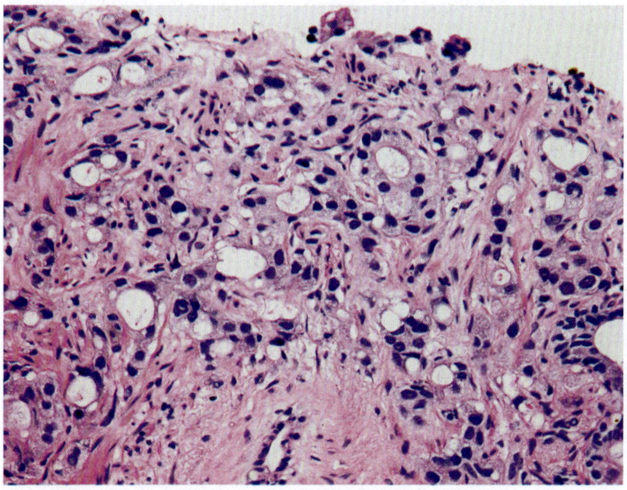

图 12-31 前列腺癌
腺体形成不良，具有异型性

【侵袭和转移途径】

1. 直接蔓延 肿瘤向外侵入前列腺周围软组织，晚期侵犯周围器官，如膀胱底、精囊腺、尿道等，但很少累及直肠。

2. 淋巴道转移 较常见，首先转移至闭孔及下腹淋巴结，其次是髂外、髂总、骶前及坐骨前淋巴结，最后侵入胸导管、锁骨下淋巴结等处。

3. 血道转移 可转移至骨、肺、肝等处，其中骨转移最常见，特别是腰椎、骨盆及肋骨的转移较常见。

【临床病理联系】

前列腺癌的肿瘤标志物为前列腺特异性抗原（prostate specific antigen，PSA），可通过检查血清PSA水平，早期筛查隐匿性前列腺癌，监测肿瘤的复发和远处转移，也可协助确定转移性肿瘤的原发部位。

前列腺癌早期可无任何表现。进展期主要表现为膀胱颈部梗阻症状，这是由于癌组织浸润尿道或膀胱颈部引起，表现为尿频、尿流变细、排尿困难及尿潴留等。当肿瘤穿透包膜，或侵犯周围神经时，可出现会阴部疼痛。局部病变广泛浸润尿道外括约肌时，可出现尿失禁。晚期可出现转移灶症状。

第九节 睾丸疾病

第十节 乳腺疾病

一、炎症性病变

乳腺的炎性疾病相对少见，主要原因包括感染、自身免疫性疾病以及对溢出的角化物或分泌物出现反应性改变。

二、乳腺纤维囊性改变

乳腺纤维囊性改变（fibrocystic change of the breast）是一组非肿瘤性病变，是最常见的乳腺疾病。本病多发于25~45岁女性，绝经前达发病高峰，绝经后一般不再进展，极少在青春期前发病。以末梢导管和腺泡扩张、间质纤维组织增生和不同程度的导管上皮增生为病理特征。

【病因和发病机制】

该病涵盖了可引起各种乳腺疾病的所有因素。本病多与卵巢激素分泌失调有关，例如，孕激素减少而雌激素分泌过多时，对此病的发生起一定的作用，但确切的发病机制仍不明确。

【病理变化】

病变多发生于双侧乳腺，呈多灶性分布，病灶呈多发小结节状，触诊有砂砾感，界限不清，切面呈乳白或灰白色，质韧，可伴囊肿形成，故又称为纤维囊性乳腺病（图12-32）。囊肿大小不一，大的囊肿在光线折射作用下呈蓝色，称蓝顶囊肿（blue domed cyst），切开后囊内为白色半透明液体。

镜下，囊肿被覆的上皮可为单层柱状或扁平上皮，局灶可出现大汗腺化生（细胞体积较大，含有丰富的红染胞质，细胞顶部可见典型的顶浆分泌现象，细胞核位于基底部）。有时，囊壁中上皮成分可完全缺如，腔内偶见钙化。如囊肿破裂，内容物外溢进入周围的

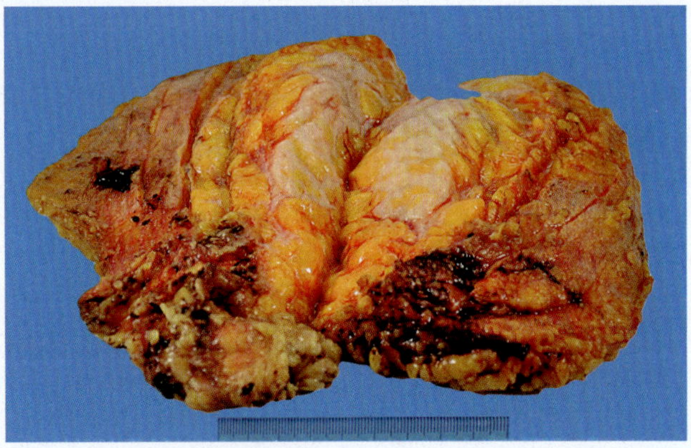

图 12-32 纤维囊性乳腺病
乳腺切面灰白色，质韧，可见小囊

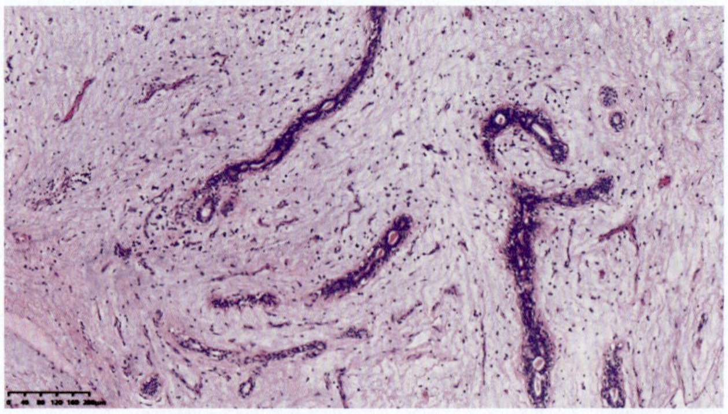

图 12-33 乳腺纤维腺瘤
肿瘤由增生的腺体和间质构成，腺管呈裂隙状

间质，可致炎症性反应和间质纤维组织增生，纤维化的间质进一步发生玻璃样变性。根据导管上皮增生与否，可进一步分为增生型和非增生型。

三、良性肿瘤

（一）乳腺纤维腺瘤

纤维腺瘤（fibroadenoma）（ICD 编码 9010/0），是女性最常见的良性乳腺肿瘤。大多发生于 20~30 岁的女性，常常为多发性，可双侧乳腺同时发生。本病与雌激素的升高有关。

【病理变化】

肿瘤大体呈圆形或卵圆形，表面光滑，包膜完整，与周围组织界限清楚。肿瘤质韧，切面灰白或白色，可见裂隙状区域，常有小灶黏液样外观。

镜下，肿瘤由增生的纤维组织和良性腺管构成。腺管为圆形或卵圆形，有时被增生的纤维组织挤压呈裂隙状改变。间质常常黏液样变或玻璃样变性（图 12-33）。

（二）乳腺导管内乳头状瘤（intraductal papilloma）

（三）叶状肿瘤（phyllodes tumor）

（四）导管内增生性病变（intraductal proliferative lesion）

（五）男性乳腺发育（gynecomastia）

四、乳腺癌

乳腺癌（breast carcinoma）是来自乳腺终末导管小叶单位（terminal duct lobular unit，TDLU）上皮的恶性肿瘤。是女性最常见的非皮肤源性的恶性肿瘤，病死率仅次于肺癌。乳腺癌常发生于 40~60 岁的女性。半数以上发生于乳腺外上象限，其次为中央区和其他象限。

【病因和发病机制】

本病的病因尚未完全明显，遗传因素、雌激素长期作用与乳腺癌的发生密切相关，还包括放射治疗史、环境与生活方式等其他因素。

1. 遗传因素　大约 10% 的乳腺癌患者具有家族遗传倾向。有家族史的女性乳腺癌发病率比无家族史者高 2~3 倍。研究发现，*BRCA1* 和 *BRCA2* 基因与多数遗传性乳腺癌和卵巢癌有关。

2. 激素作用　流行病学显示，性激素在乳腺癌的发生发展过程中发挥重要作用。如女性月经初潮早、闭经晚、生育晚或不生育均为乳腺癌的高危因素。此外，使用口服避孕药和激素替代疗法对乳腺癌的发生风险尚有争议。

3. 环境因素　肥胖、吸烟、高膳食脂肪、较少的体育锻炼等都与乳腺癌相关。

【病理变化】

乳腺癌的组织形态十分复杂，类型较多，大致分为非浸润性癌和浸润癌两大类。

1. 非浸润性癌(non-invasive carcinoma)　根据肿瘤起源,又分为导管原位癌和小叶原位癌。两者均来自终末导管－小叶单位上皮细胞。肿瘤细胞局限于基底膜内,未发生间质浸润或淋巴管及血管侵犯。

(1) 导管原位癌(ductal carcinoma in situ,DCIS)(ICD编码 8500/2)　也称导管内癌(intraductal carcinoma),来源于小叶外终末导管、小叶间导管和叶间导管。可位于乳腺任何部位。临床上部分患者表现为乳头溢液,局部可扪及大小不等的肿块或境界不清的肥厚组织,肿块与皮肤无粘连。

大体上,肿物无包膜,但边界尚清楚,切面灰白色或灰黄色,按压切面有时可挤出黄色粉刺样物。

镜下,癌细胞位于扩张的导管内,导管基底膜完整,肌上皮存在。癌细胞增生显著,异型性从轻度到重度不等,细胞排列成乳头状、筛状、实心团块、小管状,有些病例癌细胞团中央可发生大片坏死,称粉刺性导管原位癌(comedo carcinoma),切开后见膏状坏死物流出。癌细胞大小形状不一,分化程度各异。分化较高者,核分裂象少见;分化低者,细胞异型性明显,核分裂象多见(图 12-34)。普通导管增生(usual ductal hyperplasia,UDH)、非典型导管增生(atypical ductal hyperplasia,ADH)以及 DCIS 是一系列导管上皮的增生性病变,构成了一个由良性到恶性的病变谱系,进一步可演变为浸润性导管癌。

(2) 小叶原位癌(lobular carcinoma in situ)(ICD 编码 8520/2)　扩张的乳腺小叶末梢导管和腺泡内充满了黏附性较差的癌细胞,癌细胞体积较导管原位癌的小,大小形状较为一致,核圆形或卵圆形,核分裂象罕见。增生的癌细胞同样未突破基底膜(图 12-35)。

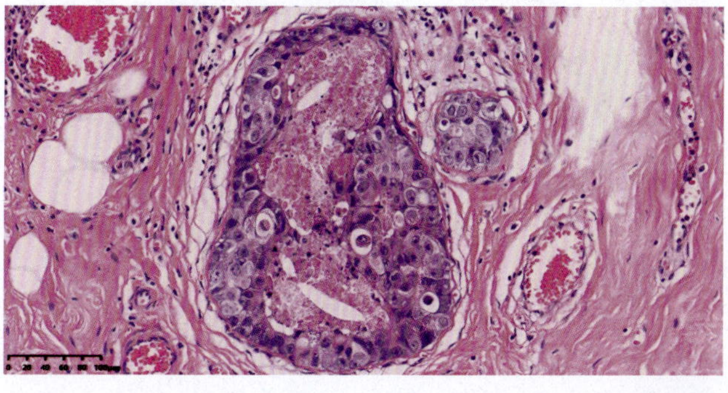

图 12-34　乳腺导管原位癌
肿瘤细胞排列紧密,局灶呈筛状,胞质丰富,腔内可见坏死

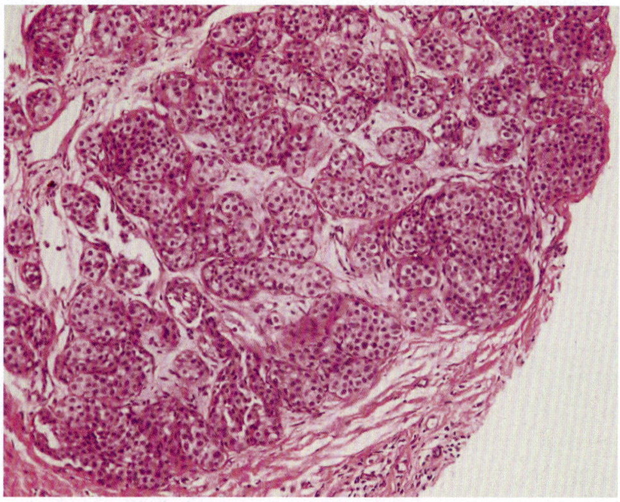

图 12-35　乳腺小叶原位癌
末梢导管充满大小一致的,实性排列的癌细胞

2. 浸润性癌(invasive carcinoma)

(1) 浸润性导管癌(invasive ductal carcinoma)(ICD 编码 8500/3),即非特殊型浸润性乳腺癌(invasive breast carcinoma of no special type)。通常认为是由导管原位癌发展而来,是乳腺癌中最常见的类型,占乳腺癌的 50%~80%,以 40~60 岁女性最多见。

肉眼观,肿瘤大小不等,形状不规则,灰白色,质硬,与周围组织界限不清,呈星芒状侵入邻近组织(图 12-36),切面有砂粒感。当肿瘤侵犯皮肤,癌细胞团阻塞真皮淋巴管,导致淋巴回流障碍和皮肤水肿,皮肤出现不规则浅表微小凹陷,则称为橘皮样外观;当肿瘤侵及乳头下方,伴有纤维组织增生时,由于癌周纤维组织收缩,可导致乳头下陷;晚期癌组织累及周围组织,形成卫星结节。

镜下,不同病例组织学形态表现不一,复杂多样,癌细胞可排列成巢片状、条索状或弥漫浸润,胞质丰富、嗜酸性(图 12-37)。高分化者形成明显的腺样结

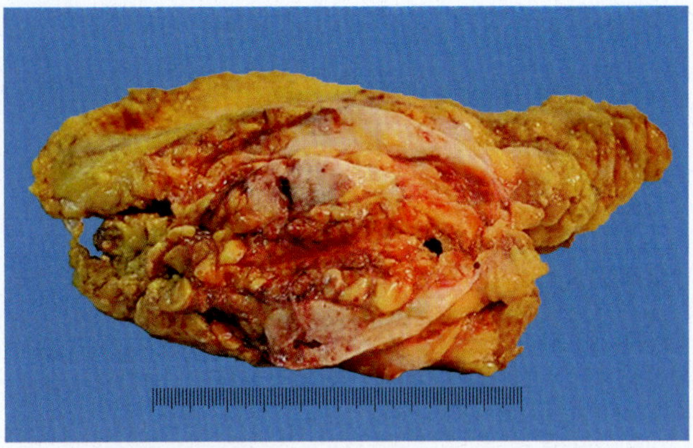

图 12-36 乳腺癌
肿瘤灰白色，质硬，与周围组织分界不清

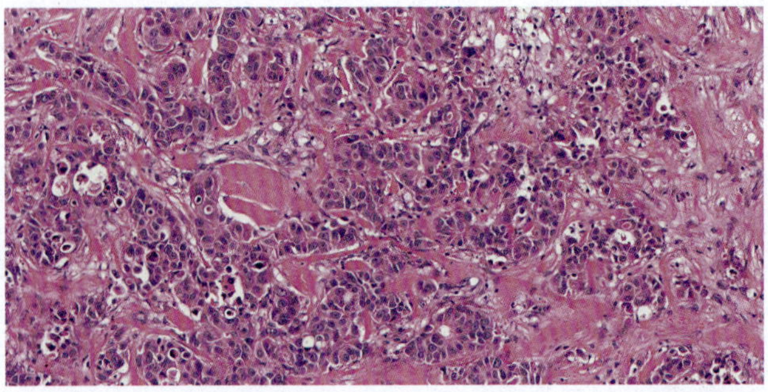

图 12-37 乳腺浸润性导管癌
癌组织呈条索状分布，在间质内呈浸润性生长

构，细胞形态较一致，核分裂象少见；低分化癌的肿瘤细胞呈巢状或条索状，多形性明显，核分裂象多见，局部可见肿瘤性坏死。肿瘤间质可见纤维组织增生。

(2) 浸润性小叶癌（invasive lobular carcinoma）（ICD 编码 8520/3） 占乳腺浸润癌的 5%~15%。平均发病年龄为 57~65 岁。

大体上，浸润性小叶癌可双侧同时发生，早期常未扪及肿物，随后可形成与周围组织边界不清的肿块。

镜下，癌细胞黏附性差，在纤维间质间呈单行或单个散在分布，有时癌细胞条索呈靶环样环绕正常导管生长，形成向心性排列。癌细胞体积小或中等大，多呈圆形、卵圆形或多角形；细胞大小及染色较一致，核异型性不明显（图 12-38）。本病由小叶原位癌突破基

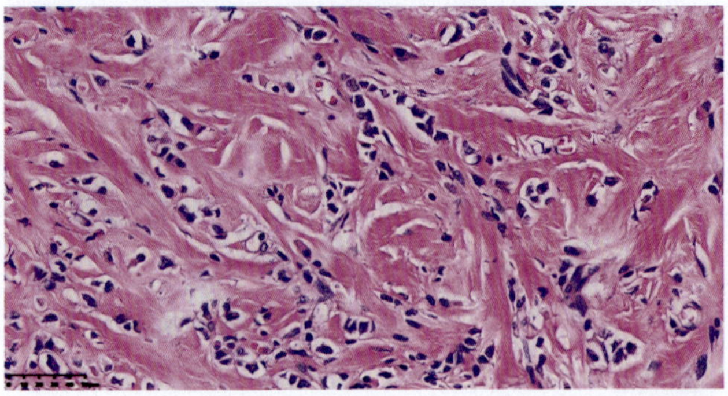

图 12-38 乳腺浸润性小叶癌
癌细胞小而一致，细胞黏附性差，呈单行状排列或靶环状围绕正常导管

膜向间质浸润发展而来。

(3) 其他特殊亚型癌 主要包括伴有髓样特征的癌、小管癌、黏液癌等。

伴有髓样特征的癌（carcinoma with medullary features）（ICD 编码 8510/3）较少见。肿瘤界限清楚，质软、灰红灰白。组织学上癌实质多，间质少，肿瘤由异型性明显的大细胞组成，细胞境界不清，相互融合成片，呈推进式生长，肿瘤周围可见明显的淋巴细胞浸润。

【肿瘤的扩散】

1. 直接蔓延 癌细胞早期沿乳腺导管蔓延生长，并侵犯表皮组织，常常累及乳头及乳晕皮肤，局部出现痂皮或湿疹样改变。镜下可见胞质丰富，淡染的腺癌细胞呈单个或小簇状浸润表皮，称为乳腺 Paget 病。进一步发展则突破腺上皮的基膜，沿筋膜间隙浸润扩展，侵犯胸大肌、胸小肌或肋骨等。

2. 淋巴道转移 是乳腺癌最常见的转移方式。最多见的转移部位是同侧腋窝淋巴结（也称为前哨淋巴结），其次是同侧内乳区淋巴结，晚期可累及同侧锁骨上淋巴结，甚至对侧锁骨上淋巴结。

3. 血道转移 乳腺癌晚期沿血道转移至肺、脑、肝、骨等器官或组织。

【临床病理联系】

除了手术、放射治疗和化学治疗外，乳腺癌患者还可从激素治疗和分子靶向治疗中获益。进行激素治疗和分子靶向治疗前，常常需要在病理切片上进

行辅助检查。通常采用免疫组织化学法检查肿瘤细胞中雌激素受体(estrogen receptor,ER)、孕激素受体(progesterone receptor,PR)以及人表皮生长因子受体2(human epidermal growth factor receptor 2,HER2)蛋白的表达水平,评估患者是否激素治疗的适应证。其中HER2蛋白表达除了采用免疫组化检查以外,部分患者还需使用HER2原位杂交方法,检测*HER2*基因有无扩增以开展后续的分子靶向治疗。

(丁贵鹏)

数字课程学习……

学习目标　教学PPT　临床病理病例讨论　自测习题

扩展知识　自学知识　微视频　动画

第十三章

内分泌系统及代谢性疾病

内分泌系统(endocrine system)包括内分泌腺、内分泌组织和散布于身体各处的内分泌细胞。内分泌腺是由内分泌细胞独立组成的内分泌器官,如垂体、甲状腺、甲状旁腺、肾上腺、松果体、胸腺等;内分泌组织包括胰腺的胰岛、卵巢的黄体和睾丸的间质细胞等;散布于身体各处的内分泌细胞主要为散布于消化管黏膜、肾、心、肺、下丘脑、皮肤等器官或组织中的内分泌细胞。内分泌细胞分泌的激素,不经导管排出,而是直接进入血液或组织液来发挥作用。内分泌系统分泌的激素与神经系统共同调节机体的生长发育和代谢,维持内环境稳态等。大多数激素经血液运输至远离合成部位的靶细胞发挥作用,这种方式称为远距分泌(telecrine);某些激素则经由组织液直接扩散而作用于邻近细胞,这种方式称为旁分泌(paracrine);有些激素在局部扩散同时返回作用于分泌该激素的细胞,这种方式称自分泌(autocrine)。激素分泌的增多或减少,均可导致相应之靶器官或组织功能的异常。

第一节　垂体疾病

垂体包含两个形态学与功能不同的部分:前叶(腺垂体的远侧部)和后叶(神经垂体的神经部和腺垂体的中间部)。腺垂体来自胚胎口凹的外胚层上皮,占垂体的80%,包含了不同形态及功能的内分泌细胞,分泌不同的激素(表13-1)。神经垂体是由特化神经胶质

表13-1　垂体的正常结构和功能

垂体部位	细胞染色特性	细胞种类	分泌激素
腺垂体	嗜酸性细胞	生长激素细胞	生长激素(GH)
		催乳素细胞	催乳素(PRL)
	嗜碱性细胞	促甲状腺激素细胞	促甲状腺素(TSH)
		促性腺激素细胞	促卵泡激素(FSH)
			促黄体素(LH)
		促肾上腺皮质激素细胞	促肾上腺皮质激素(ACTH)
			促脂解激素(LPH)
	嫌色细胞	有少量分泌功能,分泌上述激素;或无分泌功能	
神经垂体		血管升压素,即抗利尿激素(ADH)	
		催产素(OT)	

细胞的轴突聚集而成，储存了两种激素：抗利尿激素（antidiuretic hormone，ADH）和催产素（oxytocin，OT）。

一、垂体功能亢进

垂体功能亢进（hyperpituitarism）是腺垂体的某一种或多种激素分泌异常增加。引起垂体功能亢进最常见的原因是垂体腺瘤，也可由下丘脑疾病或其靶器官的反馈抑制作用消失所致。分泌过量的激素种类不同，其临床表现不同，常见的包括垂体性巨人症及肢端肥大症、高催乳素血症和垂体性库欣综合征（Cushing syndrome）。

（一）垂体性巨人症及肢端肥大症

垂体性巨人症（pituitary gigantism）及肢端肥大症（acromegaly）多由垂体生长激素细胞腺瘤分泌过多的生长激素（growth hormone，GH）所致。若发生在骨骺未闭合的青春期前，GH 分泌过多，长骨不断生长，导致患者身材异常高大，称为垂体性巨人症；若发生在骨骺已闭合的青春期后，GH 分泌过多，长骨不再生长，但会促进骨骼增厚、软组织和皮肤继续生长，导致患者头颅骨增厚，下颌骨及颧骨弓等增大突出，鼻、唇及舌肥大，手足宽而粗厚、指（趾）粗短，称为肢端肥大症。

（二）高催乳素血症

高催乳素血症（hyperprolactinemia）可由下丘脑、垂体疾病或药物等多种原因引起，其中以垂体催乳素细胞腺瘤分泌过多的催乳素（prolactin，PRL）所致最常见。女性患者表现为闭经泌乳综合征（amenorrhea galactorrhea syndrome）：闭经、不孕、溢乳等。男性患者则可引起性功能减退及男子乳腺发育。

二、垂体功能减退

垂体功能减退大多由各种造成垂体实质破坏的疾病所致，包括肿瘤、外伤、蛛网膜下腔出血、手术、缺血性坏死等，少数可由下丘脑病变引起。常见临床表现有希恩综合征和垂体性侏儒症等。

（一）希恩综合征

希恩综合征（Sheehan syndrome）是垂体缺血性萎缩、坏死，导致腺垂体各种激素分泌减少的一种综合征。希恩综合征多由于分娩时大出血或休克所致，其症状与缺乏的激素种类相关。

（二）垂体性侏儒症

垂体性侏儒症（pituitary dwarfism）是指由于腺垂体生长激素分泌减少或完全缺乏导致儿童期生长发育障碍的一种疾病。表现为骨骼、躯体生长发育迟缓、身材矮小、第二性征发育迟缓，但智力发育正常。

三、下丘脑及神经垂体疾病

四、垂体肿瘤

垂体部位发生的肿瘤包括垂体神经内分泌肿瘤（旧称垂体腺瘤）、垂体腺癌、颅咽管瘤、垂体母细胞瘤、神经元肿瘤、脑膜瘤、纤维和血管肿瘤、生殖细胞瘤、畸胎瘤、脊索瘤等，最常见的是垂体神经内分泌肿瘤。

（一）垂体神经内分泌肿瘤

垂体神经内分泌肿瘤（pituitary neuroendocrine tumor，PitNET）（ICD 编码 8272/0），是来源于腺垂体上皮细胞的良性肿瘤，是鞍内最常见的肿瘤。多见于成人，发生率无性别差异。该肿瘤生长缓慢，肿瘤大小不一，直径数毫米至 10 cm。按肿瘤大小，分为直径 <1 cm 的微腺瘤（小腺瘤）、直径≥1 cm 且≤4 cm 的大腺瘤和直径 >4 cm 的巨腺瘤。肉眼观，多数肿瘤呈膨胀性生长，境界清楚，可见包膜；部分肿瘤无包膜，可侵入脑组织。肿瘤质地柔软，依血管含量不同，呈灰白、粉红或黄褐色。有时可见出血、坏死或囊性变。镜下，腺瘤细胞呈圆形或多角形，核圆或卵圆形，可见小核仁；瘤细胞可有一定的异型性，核分裂象罕见。瘤细胞排列呈片状、条索状、巢状、腺样或乳头状。瘤细胞巢之间具有丰富血管的纤细间质（图 13-1）。

根据有无分泌激素的功能，分为功能性和无功能性。在 HE 染色切片中，依据瘤细胞着色的差异，可将其分为嗜酸性细胞、嗜碱性细胞和嫌色细胞。结合组织学、免疫组织化学染色、电镜技术、内分泌检测技术等，形成将形态和功能特点相结合的分类法（表 13-2）。

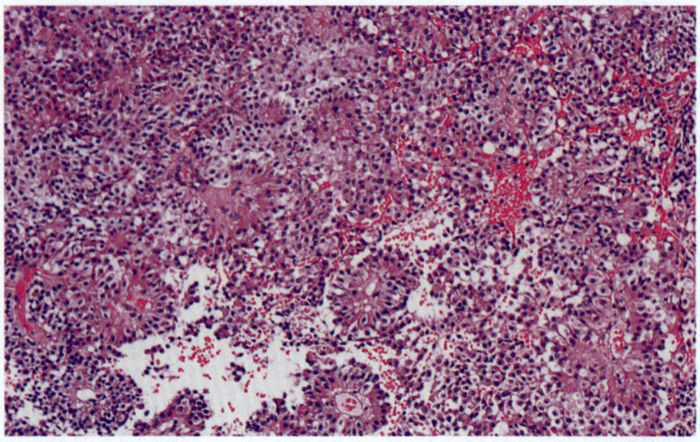

图 13-1 垂体神经内分泌肿瘤
瘤细胞排列呈片状、条索状、巢状、腺样或乳头状。瘤细胞巢之间具有丰富血管的纤细间质

功能性腺瘤约占 65%，临床表现与腺瘤类别及肿瘤对周围组织的影响有关：分泌某种激素过多，则有相应的功能亢进；肿瘤压迫、浸润、破坏垂体，导致激素分泌障碍，则有相应的功能减退；肿瘤压迫视神经可致视野缺失、视力下降或失明等。

(二) 垂体腺癌

垂体腺癌(pituitary carcinoma)(ICD 编码 8272/3)少见，目前尚无统一的诊断标准，单纯从瘤细胞形态难以区别腺瘤和腺癌。有学者认为，明显侵犯脑组织或蛛网膜下隙，或发生颅外远处转移者，可考虑诊断恶性。部分垂体腺癌可能由侵袭性腺瘤转变而来。

第二节 甲状腺及甲状旁腺疾病

甲状腺位于颈部前方，分为左、右两个侧叶，中间以峡部相连。成人甲状腺重约 20 g，腺实质内的甲状腺滤泡由单层立方的滤泡上皮细胞围成，滤泡腔充满胶质，合成和分泌甲状腺激素。甲状腺激素具有调节新陈代谢、提高神经系统兴奋性和促进生长发育(尤其是骨骼和中枢神经系统)的作用。滤泡之间和滤泡上皮细胞之间散在滤泡旁细胞(parafollicular cell 或 C cell)，能分泌降钙素(calcitonin)，主要功能是维持血中 Ca^{2+} 平衡。

一、甲状腺功能亢进症

甲状腺功能亢进症(简称“甲亢”)是因为甲状腺激素过多分泌至血液中，作用于全身各组织引起的临床综合征。引起甲亢的常见原因：毒性弥漫性甲状腺肿、毒性结节性甲状腺肿和甲状腺腺瘤，以毒性弥漫性甲状腺肿最常见。

(一) 毒性弥漫性甲状腺肿

毒性弥漫性甲状腺肿，又称格雷夫斯病(Graves disease)或突眼性甲状腺肿(exophthalmic goiter)。本病多见于女性，以 20~40 岁最多见。临床上主要表现为甲状腺肿大、甲状腺功能亢进和突眼症。甲状腺功能亢进表现：多汗、多食、消瘦；交感神经功能亢进，如

表 13-2 垂体神经内分泌肿瘤分类及临床表现

类别	分泌激素	瘤细胞形态	免疫组织化学染色	临床表现
催乳素细胞腺瘤(占 30%)	催乳素(PRL)	多为嫌色细胞	PRL 阳性	血中 PRL 水平增高，可出现闭经泌乳综合征
生长激素细胞腺瘤(占 25%)	生长激素(GH)	嗜酸性和嫌色细胞	GH 阳性	血中 GH 水平增高，可出现肢端肥大症或巨人症
促肾上腺皮质激素细胞腺瘤(占 15%)	促肾上腺皮质激素(ACTH)	嗜碱性细胞	ACTH 阳性，LPH 阳性	部分患者出现库欣综合征
促甲状腺素细胞腺瘤(占 1%)	促甲状腺素(TSH)	嫌色和嗜碱性细胞	TSH 阳性	多为甲状腺功能减退症，少数患者伴甲状腺功能亢进症
促性腺激素细胞腺瘤(占 5%~15%)	黄体生成素(LH)，促卵泡激素(FSH)	嫌色或嗜碱性细胞	LH 阳性和(或)FSH 阳性	性功能减退或无症状
多种激素细胞腺瘤(占 10%)	多为 GH 与 PRL	瘤细胞染色呈多样性	GH 阳性，PRL 阳性	产生相应激素增高的症状
无功能性细胞腺瘤	无	嫌色细胞	—	—

心悸、脉搏快、手震颤。1/3 患者有突眼表现，又称为突眼性甲状腺肿。突眼是毒性弥漫性甲状腺肿重要而特异性体征。此外，尚有皮肤病变等。

【病因和发病机制】

1. 本病属于自身免疫病，血中出现抗促甲状腺激素受体抗体（anti-TSH receptor），该抗体会与滤泡上皮细胞的促甲状腺激素（TSH）受体结合，具有类似 TSH 的作用。

2. 本病可能与遗传有关，某些患者有家族史或其他自身免疫病。

【病理变化】

肉眼观：甲状腺呈弥漫性对称性增大，为正常的 2~4 倍（60~100 g）；表面光滑，血管充血；切面呈分叶状，胶质少，质地软，如牛肉色泽与质地。镜下：①滤泡上皮细胞呈高柱状，部分滤泡上皮呈乳头状增生，小滤泡形成；②滤泡腔胶质稀薄，滤泡周边胶质可见大量上皮细胞吸收空泡（图 13-2）；③间质血管增生，血管充血，淋巴组织增生形成淋巴滤泡。电镜下所见：滤泡上皮细胞的核糖体增多，内质网丰富、扩张，高尔基复合体肥大且分泌活跃。

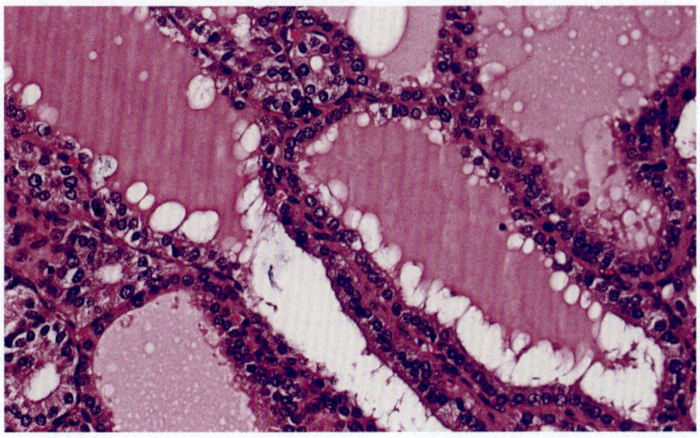

图 13-2　毒性弥漫性甲状腺肿
滤泡腔胶质稀薄，滤泡周边胶质可见大量上皮细胞吸收空泡

眼球外突的原因：眼球外肌水肿、球后结缔组织增生、淋巴细胞浸润和黏液性水肿。皮肤病变主要表现为胫前黏液性水肿（pretibial myxedema）。

（二）毒性结节性甲状腺肿

毒性结节性甲状腺肿，又称普卢默甲亢（Plummer hyperthyroidism）即结节性甲状腺肿伴甲亢。本病发病机制不明。患者的典型表现为心房颤动及心搏加速。镜下变化如非毒性甲状腺肿伴滤泡上皮乳头状增生且有吸收空泡。

二、非毒性甲状腺肿

非毒性甲状腺肿（nontoxic goiter）常由于缺碘等因素使甲状腺激素合成和分泌不足，促甲状腺激素（TSH）分泌增多，甲状腺滤泡上皮增生以及滤泡腔胶质贮积而造成甲状腺肿大。非毒性甲状腺肿一般不伴有甲状腺功能亢进，故称为单纯性甲状腺肿（simple goiter）。常呈地方性分布，又称地方性甲状腺肿（endemic goiter）。也可呈散发性。本病主要表现为甲状腺肿大，一般无临床症状，部分患者后期因巨大甲状腺肿可引起压迫症状，如吞咽和呼吸困难，甚至窒息。

【病因和发病机制】

1. 缺碘　地方性水质、土壤、食物中缺碘，以及机体青春期、妊娠期、哺乳期对碘的需求量增加而相对缺碘，导致甲状腺激素合成减少，可通过反馈刺激腺垂体分泌 TSH 增多，引起甲状腺滤泡上皮增生和摄碘功能增强。如果长期持续缺碘，一方面滤泡上皮增生，另一方面所合成的甲状腺球蛋白中存在碘化和非碘化两种状态，而非碘化的甲状腺球蛋白不能被滤泡上皮细胞吸收、利用，则滤泡腔内胶质贮积，可致甲状腺肿大。碘化食盐或其他富含碘的食品可治疗和预防本病。

2. 致甲状腺肿因子　水中含大量的钙和氟可引起甲状腺肿，因其可影响肠道吸收碘，且使滤泡上皮细胞质内 Ca^{2+} 增多，从而抑制甲状腺激素分泌；某些食物（木薯、卷心菜、大头菜、菜花等）可致甲状腺肿，如木薯可抑制碘化物在甲状腺内转运；药物如硫脲类药、磺胺类药，锂、钴及高氯酸盐等，可抑制碘浓集或有机化。

3. 高碘　常年饮用含高碘的水或食物，使碘摄入过多，导致过氧化物酶的功能基团过多地被占用，影响了酪氨酸氧化，阻碍碘的有机化，使甲状腺呈代偿性肿大。

4. 遗传与免疫 家族性甲状腺肿的原因是遗传性缺乏甲状腺激素合成中的有关酶类，如过氧化物酶缺乏和碘酪氨酸耦联缺陷等。

【病理变化】

甲状腺激素分泌减少，通过反馈机制使垂体促甲状腺激素（TSH）释放过多，引起甲状腺滤泡上皮反复且持续性增生，导致甲状腺肿大。根据非毒性甲状腺肿的发生、发展过程和病变特点，一般分为 3 个时期。

1. 增生期 肉眼观，甲状腺弥漫性对称性肿大，表面光滑、无结节。镜下，滤泡上皮增生，滤泡上皮细胞呈立方形或低柱状，滤泡腔小、胶质稀少，间质充血。此期称为弥漫性增生性甲状腺肿（diffuse hyperplastic goiter）。

2. 胶质贮积期 因长期持续缺碘，出现大量非碘化的甲状腺球蛋白。肉眼观，甲状腺弥漫性对称性显著增大，表面光滑、无结节，切面呈褐色、半透明胶冻状。镜下，大部分滤泡上皮呈扁平，滤泡腔大量胶质贮积而高度扩大（图 13-3）。此期称为弥漫性胶样甲状腺肿（diffuse colloid goiter）。

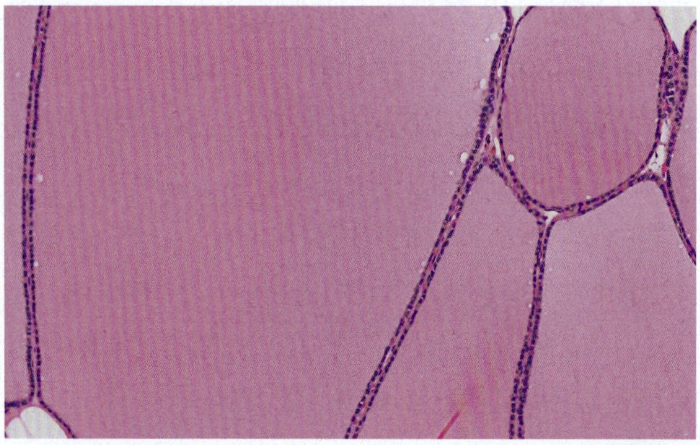

图 13-3 非毒性甲状腺肿（胶质贮积期）
大部分滤泡上皮呈扁平，滤泡腔大量胶质贮积而高度扩大

3. 结节期 如本病反复发生，导致甲状腺呈不对称性结节状增大，结节大小不一（13-S_1、13-S_2、13-A_1），切面灰白致密或淡褐色、胶冻状（图 13-4），常继发出血、坏死、囊性变、钙化和纤维化。此期称为结节性甲状腺肿（nodular goiter）。镜下，部分滤泡上皮呈乳头状增生及小滤泡形成，滤泡上皮细胞呈柱状；间质纤维组织增生（图 13-5）。

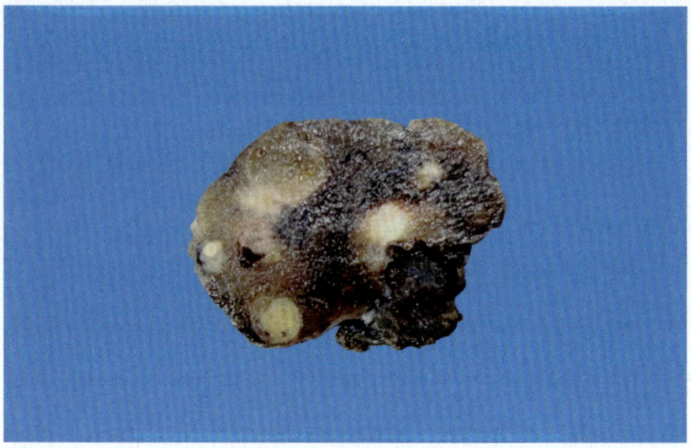

图 13-4 非毒性甲状腺肿（结节期）
甲状腺呈不对称性结节状增大，结节大小不一，切面灰白致密或淡褐色、胶冻状

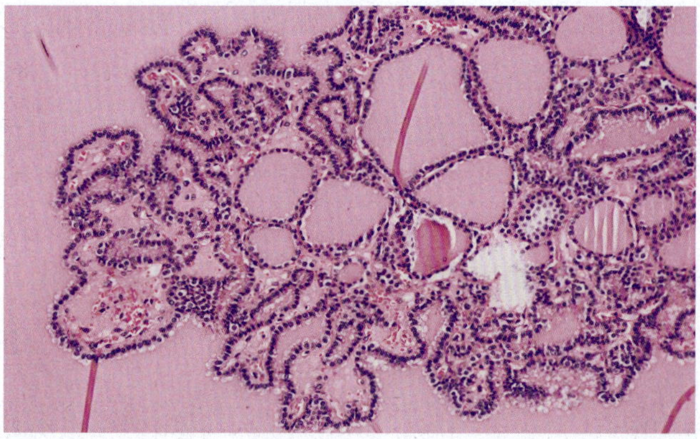

图 13-5 非毒性甲状腺肿（结节期）
部分滤泡上皮呈乳头状增生及小滤泡形成，滤泡上皮细胞呈柱状；间质纤维组织增生

三、甲状腺功能减退症

四、甲状腺炎

按病程和临床病理特点，将甲状腺炎（thyroiditis）分为急性、亚急性和慢性三种。急性甲状腺炎是一种多由细菌感染引起的化脓性炎，较少见；亚急性甲状腺炎一般认为与病毒感染有关的肉芽肿性炎；慢性甲

状腺炎包括慢性淋巴细胞性甲状腺炎和慢性纤维性甲状腺炎，前者是一种自身免疫疾病，后者病因不明。

（一）桥本甲状腺炎

桥本甲状腺炎（Hashimoto thyroiditis）属于慢性淋巴细胞性甲状腺炎（chronic lymphocytic thyroiditis）的一种，是一种自身免疫病，可与许多其他自身免疫病同时存在。多见于中年女性，患者血清可检测出自身抗体，大多数为抗甲状腺球蛋白抗体和抗甲状腺过氧化物酶抗体。临床上常表现为甲状腺无痛性弥漫性肿大，甲状腺功能渐进式减退，TSH 较高，T_3、T_4 低。

【病理变化】

肉眼观，甲状腺弥漫性对称性肿大，表面光滑或细结节状，质韧如橡皮样，与周围组织无粘连（ 13−S_3）。切面呈分叶状，灰白、灰黄。

镜下：①甲状腺滤泡广泛破坏、萎缩，胶质少，滤泡上皮嗜酸性变，这种嗜酸性变的滤泡上皮细胞称为何氏细胞（Hürthle cell）；②间质中有大量淋巴细胞浸润并淋巴滤泡形成，伴不等量的浆细胞浸润，纤维组织不同程度增生（图 13−6）。

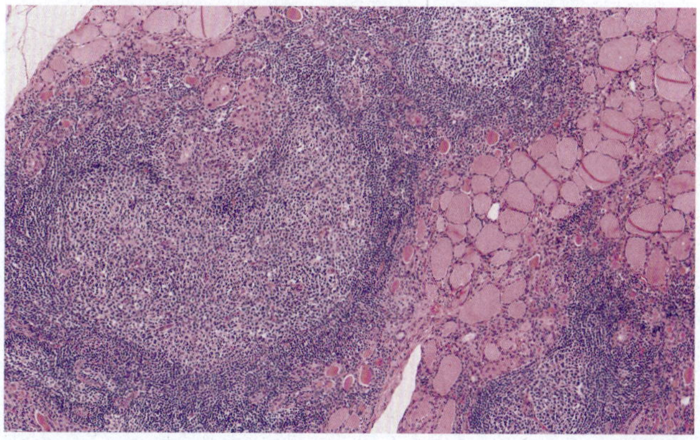

图 13−6　桥本甲状腺炎
间质中有大量淋巴细胞浸润并淋巴滤泡形成，伴不等量的浆细胞浸润，纤维组织不同程度增生

（二）亚急性甲状腺炎

亚急性甲状腺炎（subacute thyroiditis）是一种与病毒感染有关的肉芽肿性炎，又称为肉芽肿性甲状腺炎（granulomatous thyroiditis）或 De Quervain 甲状腺炎。多见于中青年女性。临床上起病急，发热，颈部肿痛，可有暂时性甲状腺功能亢进。病程短，常在数月内恢复正常。

【病理变化】

肉眼观，甲状腺呈不均匀轻至中度结节状增大，质地较实，常与周围组织有轻度粘连。切面病变区呈灰白或淡黄色，可见坏死或瘢痕。

镜下，病变呈灶性分布，病灶大小及病变程度不一致，部分甲状腺滤泡被破坏、胶质外溢，引起类似结核结节的肉芽肿形成。早期有多量的中性粒细胞以及不等量的嗜酸性粒细胞、淋巴细胞和浆细胞浸润，可形成微小脓肿，伴异物巨细胞反应，该肉芽肿内有胶样物质，但无干酪样坏死（图 13−7）。愈复期滤泡上皮细胞增生，间质纤维化，瘢痕形成。

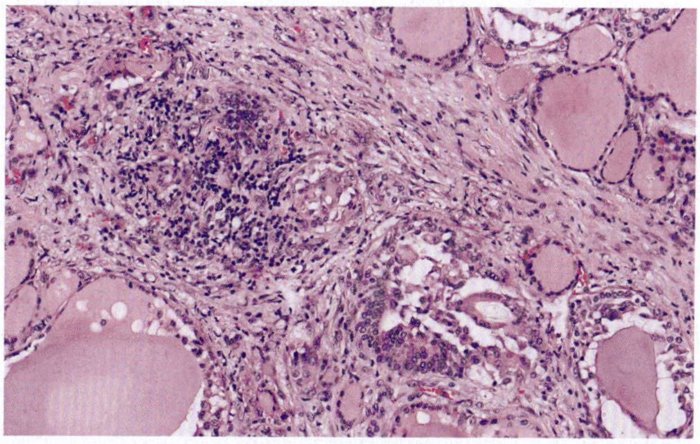

图 13−7　亚急性甲状腺炎
早期有多量的中性粒细胞以及不等量的嗜酸性粒细胞、淋巴细胞和浆细胞浸润，可形成微小脓肿，伴异物巨细胞反应，肉芽肿内有胶样物质

（三）慢性纤维性甲状腺炎

慢性纤维性甲状腺炎（chronic fibrous thyroiditis）又称木样甲状腺炎（woody thyroiditis，Riedel thyroiditis），原因不明，罕见。临床上早期症状不明显，甲状腺功能正常。晚期甲状腺功能减退，增生的纤维组织伴瘢痕形成的压迫可造成声音嘶哑、呼吸及吞咽困难等。

【病理变化】

肉眼观，甲状腺肿大，病变呈结节状，范围和程度不一，质硬似木样，与周围组织有明显粘连。切面灰白。镜下，甲状腺滤泡明显萎缩，大量的纤维组织增生并玻璃样变性，有淋巴细胞浸润，但一般不形成淋巴滤泡。

五、异位甲状腺组织

六、甲状腺肿瘤

（一）甲状腺腺瘤

甲状腺腺瘤（thyroid adenoma）（ICD 编码 8330/0）是甲状腺滤泡上皮发生的良性肿瘤，其多呈滤泡分化的特征，亦称为滤泡腺瘤（follicular adenoma）。滤泡腺瘤常常在无意中发现，肿瘤生长缓慢，随吞咽活动而上下移动。肉眼观，多为单发结节，圆形或类圆形，直径通常为 3~5 cm，有完整的纤维包膜。切面多呈实性，暗红或棕黄色（ 13-A_2），可伴出血、囊性变、钙化和纤维化，肿瘤常可压迫周围甲状腺组织。根据肿瘤组织的形态学特点分为单纯型、胶样型、胚胎型、胎儿型、嗜酸细胞型和非典型腺瘤等亚型。

结节性甲状腺肿和甲状腺腺瘤的诊断及鉴别要点主要为：①前者常为多发性结节，无完整包膜；后者多为单发性结节，有完整包膜。②前者滤泡大小不一致，一般比正常滤泡大；后者滤泡大小较一致，通常较正常滤泡小。③前者周围甲状腺组织无压迫现象，邻近的甲状腺组织内有与结节内相似的病变；后者周围甲状腺组织有压迫现象，周围和邻近的甲状腺组织均正常。

（二）甲状腺癌

甲状腺癌（thyroid carcinoma）是一种较常见的恶性肿瘤，其病因可能与接受 X 线检查或放射线治疗、曾罹患桥本甲状腺炎及遗传因素有关等。男女之比约为 2∶3，任何年龄均可发生，但以 40~50 岁多见。不同类型的甲状腺癌其生长规律差异性大：有的生长缓慢似腺瘤；有的原发灶很小，而转移灶较大，临床上首先表现为颈部淋巴结肿大而就诊；有的短期内生长迅速，浸润周围组织而引起临床症状。多数甲状腺癌患者甲状腺功能正常，仅少数有甲状腺功能亢进或减退。甲状腺癌常见的组织学类型如下。

1. 乳头状癌（papillary carcinoma）（ICD 编码 8260/3） 是甲状腺癌中最常见的组织学类型，约占甲状腺癌的 85 %。女性多见，女性∶男性≈3∶1。肿瘤生长缓慢，恶性程度较低，预后较好，10 年存活率达 95% 以上，肿瘤大小以及是否有远处转移与预后有关。乳头状癌易发生局部淋巴结转移，但不影响其预后。肉眼观，肿瘤切面灰白，质地较硬，无包膜，直径大小不一，可伴纤维化和钙化。镜下，乳头纤细且分支复杂，乳头中心有纤维血管间质；乳头上皮呈单层或多层，癌细胞分化程度不一，核染色质少，常呈透明状或毛玻璃样，可有核沟和（或）核内假包涵体，核仁无或不明显。乳头间质可见呈同心圆状的钙化小体，即砂粒体（psammoma body），有助于诊断（图 13-8）。直径 < 1 cm 的乳头状癌，称为微小癌（microcarcinoma），临床又称之为隐匿性癌（occult carcinoma），近年由于医疗检测手段提高，发现率明显增加。微小癌预后较好，远处转移少见。

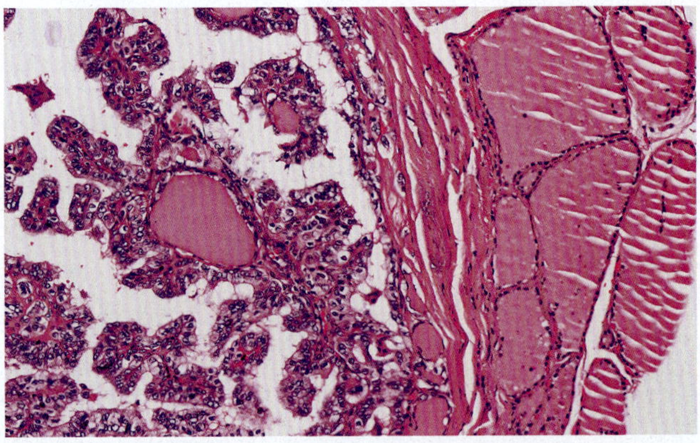

图 13-8 甲状腺乳头状癌
乳头纤细且分支复杂，乳头中心有纤维血管间质；乳头上皮呈单层或多层，癌细胞分化程度不一，核染色质少，常呈透明状或毛玻璃样，可有核沟和（或）核内假包涵体，核仁无或不明显

2. 滤泡癌（follicular carcinoma）（ICD 编码 8330/3） 较常见，发病率仅次于甲状腺乳头状癌，占甲状腺癌的 5%~15%。多见于 40 岁以上女性，女性∶男性≈3∶1。一般而言，恶性程度较乳头状癌高，预后差。早期易发生血道转移。滤泡癌侵犯周围组织或器官时可引起相

应的症状。肉眼观,肿瘤呈结节状,边界较清楚,包膜不完整;切面灰白、质地软。镜下,可见不同分化程度的滤泡,有时分化好的滤泡癌不易与滤泡腺瘤区别,因此在标本取材时,必须仔细检查包膜且在包膜处多处取材,注意是否有肿瘤滤泡穿透包膜和侵犯包膜内或包膜外的血管壁进行鉴别(图 13-9)。分化差的滤泡癌呈实性巢片状,癌细胞异型性明显,滤泡少而不完整。

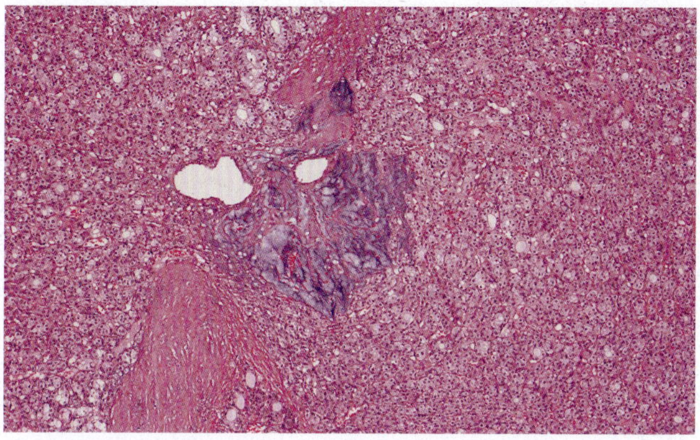

图 13-9 甲状腺滤泡癌
不同分化程度的滤泡,肿瘤滤泡穿透包膜和侵犯包膜内或包膜外的血管壁

3. 髓样癌(medullary carcinoma)(ICD 编码 8345/3) 约占甲状腺癌的 5%,是由滤泡旁细胞(即 C 细胞)发生的恶性肿瘤,又称 C 细胞癌(C-cell carcinoma),属于神经内分泌肿瘤(neuroendocrine neoplasm)。发病年龄高峰期为 40~60 岁,部分病例为家族性常染色体显性遗传。90% 的髓样癌分泌降钙素,引起严重腹泻和低钙血症,

有时还同时分泌其他多种激素和物质。肉眼观,肿瘤呈单发或多发,可有假包膜,直径为 1~11 cm;切面黄褐色或灰白色,质实或质软。镜下,瘤细胞呈实体巢片状或乳头状、滤泡状排列;瘤细胞呈圆形、多角形或梭形,核圆形或卵圆形,核仁不明显;间质内常有淀粉样物质(amyloid)沉积(可能与降钙素分泌有关)(图 13-10)。淀粉样物质在刚果红染色时呈阳性。电镜下,癌细胞胞质内有大小较一致的神经内分泌颗粒。免疫组织化学染色:降钙素(Calcitonin,CT)阳性,甲状腺球蛋白(thyroglobulin,TG)阴性。乳头状癌、滤

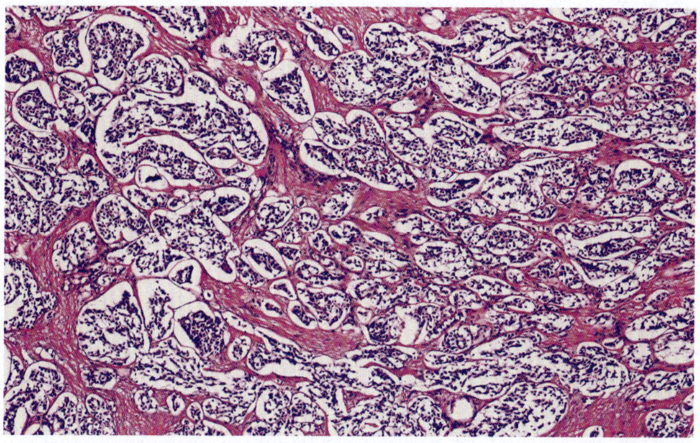

图 13-10 甲状腺髓样癌
瘤细胞呈实体巢片状或乳头状、滤泡状排列;瘤细胞呈圆形、多角形或梭形,核圆形或卵圆形,核仁不明显;间质内常有淀粉样物质沉积

泡癌和未分化癌则 TG 均可阳性,而 CT 均为阴性。

4. 未分化癌(undifferentiated carcinoma)(ICD 编码 8020/3) 较少见,又称间变性癌(anaplastic carcinoma)或肉瘤样癌(sarcomatoid carcinoma)。发病的平均年龄约 65 岁,女性较多见。肿瘤生长快,早期可发生浸润和转移。恶性程度高,预后差,多数病例在 1 年内死亡。肉眼观,肿瘤体积较大,形状不规则,无包膜,广泛浸润、破坏周围组织;切面灰白,常有出血、坏死(👁 13-S_4)。镜下,癌细胞多形性明显,核分裂象多见(图 13-11)。组织学上可分为巨细胞型、梭形细胞型和混合细胞型。可用抗角蛋白(Keratin)、癌胚抗原

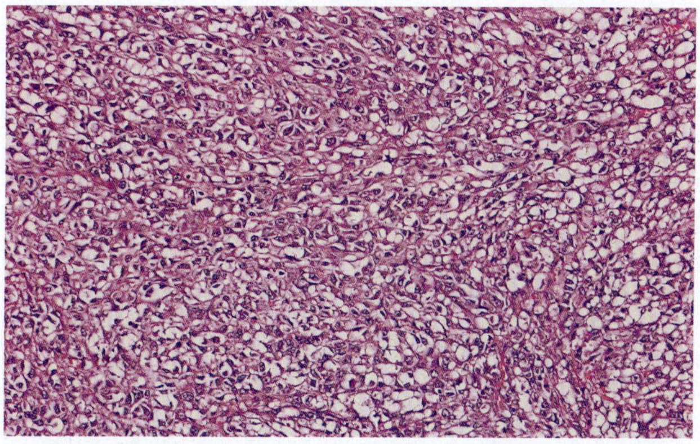

图 13-11 甲状腺未分化癌
癌细胞多形性明显,核分裂象多见

(CEA)和 TG 等抗体行免疫组织化学染色，证实其来自甲状腺滤泡上皮。

七、甲状旁腺疾病

第三节 肾上腺疾病

一、肾上腺皮质功能亢进

二、肾上腺皮质功能减退

三、肾上腺皮质肿瘤

（一）肾上腺皮质腺瘤

肾上腺皮质腺瘤（adrenal cortical adenoma）（ICD 编码 8370/0）是肾上腺皮质细胞发生的良性肿瘤，分为无功能性和功能性两种。女性多于男性，儿童多见。肉眼观，肿瘤直径 1~5 cm，有薄层包膜；切面呈黄色或棕褐色，质地实，可见出血或小囊性变区，偶见钙化（图 13-12）。镜下，肿瘤主要由富含类脂质的透明细胞（亮细胞）和胞质粉染的暗细胞构成，胞核较小。瘤细胞排列成团块、片块或条索状，由内含丰富的毛细血管的少量间质分隔（图 13-13）。大多数肾上腺皮质腺瘤属于无功能性；少数为功能性，可表现为醛固酮增多症或库欣综合征。

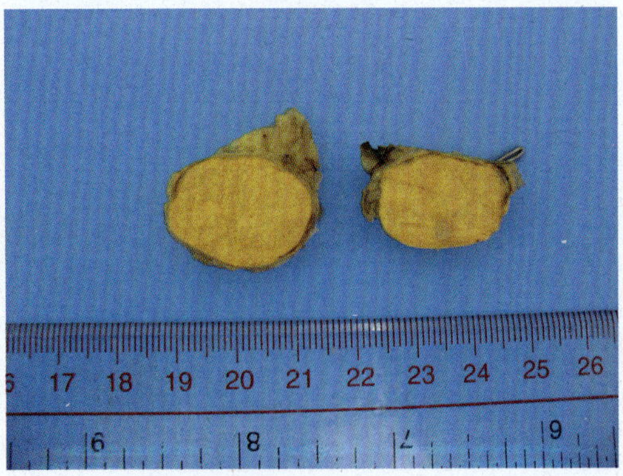

图 13-12 肾上腺皮质腺瘤
肿瘤界限清楚，切面呈金黄色

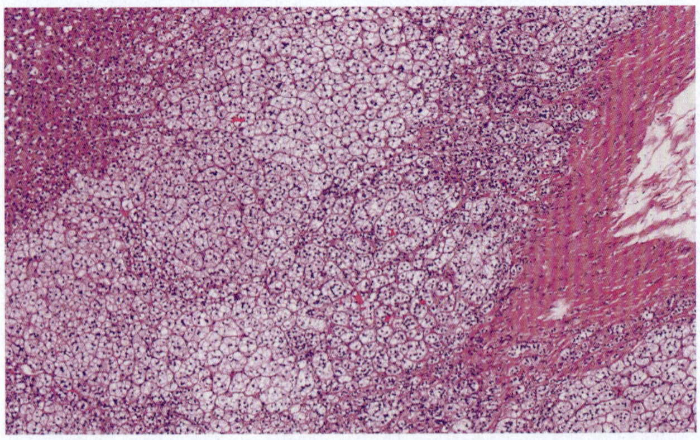

图 13-13 肾上腺皮质腺瘤
肿瘤主要由富含类脂质的透明细胞（亮细胞）和胞质粉染的暗细胞构成，胞核较小。瘤细胞排列成团块、片块或条索状，由内含丰富的毛细血管的少量间质分隔

肾上腺皮质腺瘤与灶性结节状皮质增生的诊断及鉴别要点：前者常为单侧、单发，有包膜，对周围肾上腺组织有压迫现象；后者常呈双侧、多发，直径多小于 1 cm。有时二者难以区别，有学者将直径超过 1 cm 以上者归入腺瘤。

（二）肾上腺皮质癌

肾上腺皮质癌（adrenocortical carcinoma）（ICD 编码 8370/3）较少见。肿瘤体积大，质量 >100 g，呈浸润性生长，边界不清，常见出血、坏死等继发改变。切面呈棕黄色或多彩性。镜下，瘤细胞大小不等，异型性明显，核分裂象多见，间质血管丰富。肿瘤组织呈浸润性生长，晚期可转移到腹主动脉淋巴结或血道转移到肺、肝等器官。肾上腺皮质癌多为功能性，临床常表现为女性男性化和肾上腺皮质功能亢进，其中半数以上患者有库欣综合征的表现。若出现淋巴道和血道转移，患者一般平均存活期为 2 年。

四、肾上腺髓质功能亢进

五、肾上腺髓质肿瘤

肾上腺髓质来自神经嵴，可发生的肿瘤主要有嗜铬细胞瘤（成人多见）、神经母细胞瘤（儿童多见）、神经节细胞瘤和肾上腺髓质脂肪瘤等。

(一) 嗜铬细胞瘤

嗜铬细胞瘤(pheochromocytoma)(ICD 编码 8700/0)是由肾上腺髓质的嗜铬细胞(chromaffin cell)或副神经节所发生,又称为肾上腺内副神经节瘤(intra-adrenal paraganglioma)。嗜铬细胞瘤多见于 20~50 岁。肉眼观,肿瘤常为单侧、单发,直径一般为 2~6 cm,有完整包膜。切面灰白或粉红色,常常伴有出血、坏死、囊性变和钙化($13-A_3$、$13-S_6$)。镜下,瘤细胞排列成索状、团块状;瘤细胞体积大,多角形,胞质呈嗜碱性,可见嗜铬颗粒。少数瘤细胞呈为梭形或柱状,具有一定程度的多形性,可见瘤巨细胞。肿瘤间质为血窦(图 13-14)。

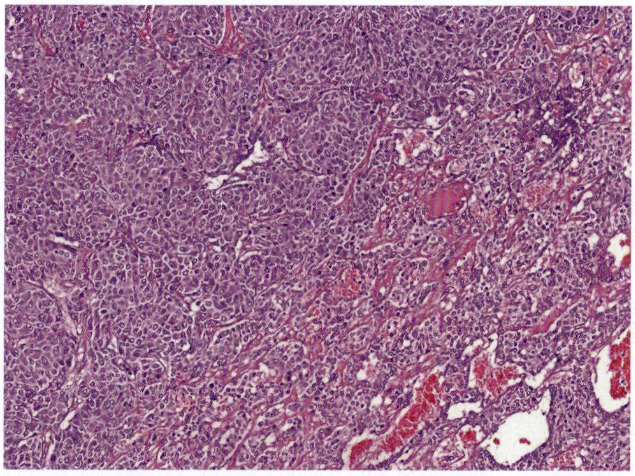

图 13-14 嗜铬细胞瘤
肿瘤细胞呈多角形,胞质丰富,呈嗜碱性,间质可见丰富的薄壁血管

电镜下见瘤细胞胞质内含有被界膜包被的高电子密度的神经内分泌颗粒。嗜铬细胞瘤可伴儿茶酚胺的异常分泌,临床上主要表现为持续性或者阵发性高血压、头痛、心悸、基础代谢率升高和高血糖等。良、恶性嗜铬细胞瘤在细胞形态学方面无截然界限,纵使有包膜被侵犯或肿瘤侵犯血管也不能作为恶性的肯定证据,只有广泛浸润周围组织或出现转移方可诊断为恶性嗜铬细胞瘤。免疫组织化学染色标记对嗜铬细胞瘤具有一定的诊断价值,嗜铬粒蛋白 A(chromogranin A,CgA)和神经丝蛋白(neurofilament protein)呈阳性表达。

(二) 神经母细胞瘤

神经母细胞瘤(neuroblastoma)(ICD 编码 9500/3)属 PNET(peripheral neuroendocrine tumor),分泌儿茶酚胺致尿中香草扁桃酸(VMA)、高香草酸(HVA)及多巴胺升高。临床表现:儿童好发,多见于 5 岁以下儿童,其中小于 4 岁者占 70%(大多数 <3 岁,绝大多数 <1 岁),平均发病年龄 18 个月。神经母细胞瘤主要侵犯肾上腺髓质,常为单侧性,偶见于后纵隔。遗传学改变:可见 *N-MYC* 癌基因扩增(预后差,3 年存活率为 10%),或第 1 号染色体短臂缺失。易发生血道转移,多数转移至大脑皮质及骨(颅骨),亦可转移至肝、眼等,也可发生淋巴道转移。镜下,瘤细胞排列成玫瑰花环形(Homer-Wright rosette),细胞小而圆,核分裂象多见。若出现成熟神经节细胞,则称为神经节神经母细胞瘤(ganglioneuroblastoma)。电镜下瘤细胞胞质可见神经内分泌颗粒。

第四节 胰岛疾病

成人胰岛主要有 4 种内分泌细胞:①A 细胞:分泌胰高血糖素,占胰岛细胞的 15%~20%。②B 细胞:分泌胰岛素,占胰岛细胞的 60%~70%。③D 细胞:分泌生长抑素,占胰岛细胞的 5%~10%。④PP 细胞:分泌胰多肽,占胰岛细胞的 1%~2%。在胚胎和新生儿胰腺内和胰腺导管上皮内还有分泌促胃泌素的 G 细胞。两种次要内分泌细胞:①D1 细胞:分泌血管活性肠肽(vasoactive intestine peptide,VIP),促使肝糖原分解和引起高血糖。因刺激肠液分泌而导致腹泻。②肠嗜铬细胞(enterochromaffin cell):合成血清素(serotonin),引起类癌综合征(carcinoid syndrome)。

胰岛内各种内分泌细胞可以增生或发生肿瘤,引起有关激素的分泌过多或功能亢进;也可因变性、萎缩,导致有关激素(如胰岛素)的分泌不足或功能低下。主要疾病:①糖尿病,②胰岛细胞瘤(islet cell tumor)。

一、糖尿病

糖尿病(diabetes mellitus,DM)是一种体内胰岛素绝对(1 型)或相对(2 型)不足,或者靶细胞对胰岛素的敏感性降低,或者因胰岛素自身结构的缺陷而引起的糖类、脂肪和蛋白质代谢紊乱的一种慢性疾病。糖尿病主要临床特征是高血糖、糖尿,表现为多饮、多食、多尿和体重减少(即"三多一少"),常常伴有动脉粥样硬化、心脑血管疾病、糖尿病肾病、视网膜病变以及神经系统疾病;并发症主要有酮症酸中毒、肢体坏疽、多发性神经炎、失明和肾衰竭等。

【病理变化】

1. 胰岛病变　肉眼观,胰腺的病变一般不甚明显。镜下,不同类型、不同时期的胰岛病变不同。早期呈非特异性炎的改变或病变不明显,后期胰岛 B 细胞数目减少、胰岛变小。

2. 血管病变　DM 患者从毛细血管至大、中动脉均可呈不同程度的病变,其血管病变的发病率较一般人群高,发病年龄早、病变严重。大、中动脉可继发动脉粥样硬化或有中膜钙化,还有细小动脉硬化、微小血管病变等。镜下,毛细血管和细小动脉内皮细胞增生,基底膜明显增厚,血管壁增厚并透明变性;有的血管壁发生纤维素样坏死,或合并血栓形成。

3. 肾病变　肉眼观,肾体积增大。由于 DM 早期肾血流量增加,肾小球滤过率增高,肾脏体积稍增大。镜下,早期仅出现肾小球的体积增大,毛细血管基底膜均质性增厚,随疾病进展,肾小球系膜溶解,毛细血管基底膜呈瘤样扩张,伴基质堆积,后期形成 Kimmelstiel-wilson 结节(K-W 结节),肾小球毛细血管袢可见帽状透明滴,晚期系膜硬化甚至球性硬化。肾小管上皮细胞肿胀,基底膜也因基质堆积而增厚,随着肾单位损伤出现肾小管萎缩以及肾间质纤维化,伴非特异性慢性炎症细胞,如淋巴细胞或浆细胞等浸润。糖尿病肾病以出入球细动脉受累为主,表现为广泛的血管壁玻璃样变性,主要由于内皮细胞损伤,血浆蛋白质沉积于受损的内皮细胞下方所致。

4. 视网膜病变　基本上为血管病变。早期表现为视网膜微小动脉瘤和小静脉扩张,继而有渗出、水肿、出血、微血栓形成等非增生性视网膜病变;还可因为血管病变引起缺氧后,刺激纤维组织增生、新生血管形成等增生性视网膜性病变。可致白内障、失明。

5. 神经系统病变　主要表现:①周围神经病变:表现为远端、对称性感觉丧失。周围神经可因血管病变而发生缺血性损伤,出现肢体疼痛、麻木、感觉丧失和肌肉麻痹等症状,脑组织也可发生弥漫变性。②运动神经病变:表现为垂足、垂腕。③自主神经病变。

6. 其他组织或器官病变　可出现皮肤黄色瘤、肝脂肪变和糖原沉积症,易继发感染等。

二、胰岛细胞瘤

第五节　弥散性神经内分泌肿瘤

第六节　代谢性疾病

一、痛风

痛风(gout)是一种由于嘌呤代谢障碍,尿酸产生过多或尿酸排泄不良致血中尿酸升高,尿酸盐结晶沉积在关节滑膜、滑囊、软骨和脏器引起的反复发作性炎性疾病。痛风可原发于先天性嘌呤代谢紊乱,也可继发于其他疾病,如肿瘤、慢性肾病和某些药物等。

1. 病因及发病机制　原发性痛风,40 岁以上的中老年人多见,男性占 95%,有家族倾向,嘌呤代谢相关的酶缺陷而导致代谢障碍,血液中尿酸增高,当尿酸超过饱和浓度,尿酸盐与血浆蛋白结合减少,形成尿酸钠微小结晶,沉积于关节和脏器,特别是肾脏,导致关节炎、痛风石、肾尿酸结石和痛风性肾病。

2. 病理变化　急性期滑膜充血、绒毛状增生,滑膜细胞肥大和增生,滑膜下层可见大量的中性粒细胞、少量巨噬细胞和淋巴细胞浸润,反复炎症可致退行性关节病。因尿酸钠溶解于水,故常规的 HE 切片无法观察到尿酸钠结晶，100% 酒精固定组织，在偏光显微镜下，关节液和痛风石中可找到双折光针状尿酸钠结晶。当病变组织内有微小的痛风石形成，则可有特征性肉芽肿样表现，称为痛风结节。痛风结节中央为无定型、无细胞的淡嗜伊红物质，外周围绕巨噬细胞、多核巨细胞、散在淋巴细胞和成纤维细胞（图 13-15）。对无痛风结节的病例，可抽取关节液沉淀涂片查尿酸盐结晶。

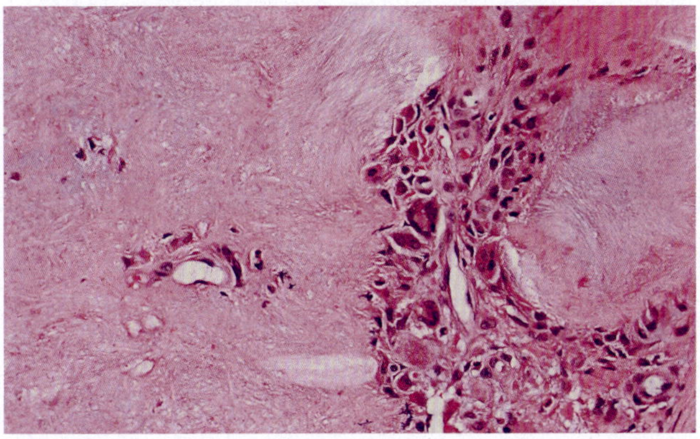

图 13-15 痛风
痛风结节中央为无定型、无细胞的淡嗜伊红物质，外周围绕巨噬细胞、多核巨细胞、散在淋巴细胞和成纤维细胞

3. X 线表现 早期为急性关节炎表现。病情进一步发展，与痛风石邻近的骨质可出现不规则或分叶状的缺损，关节软骨缘、关节软骨下骨质破坏，关节间隙狭窄和边缘性骨质增生，有时可见到痛风结石产生的钙化影。

4. 临床表现 痛风性关节炎常突然发病，最初发作时，绝大多数侵犯单个关节，特别是第一跖趾关节，其他关节依次为足弓，踝、足跟、膝、腕、指和肘等。表现为受累关节午夜突然剧痛，伴关节红、肿、热、痛和活动受限。初次发作常呈自限性，约 1 周可自然缓解。之后可反复发作，尿酸盐沉积在关节软骨，滑膜液，肌腱和软组织等处，形成痛风石，关节畸形和活动受限。

二、酒精性肝病

酒精性肝病（alcoholic liver disease）是长期酗酒引起慢性酒精中毒的主要表现，初期通常表现为脂肪肝，进而可发展成酒精性肝炎、肝纤维化和肝硬化，是我国常见的肝脏疾病之一。

1. 病因与发病机制 肝脏是酒精代谢降解的主要场所，饮酒对机体的危害与饮酒的量、年限、品种、饮用方式等有关。目前认为酒精对肝有直接损伤作用。酒精及其中间代谢产物乙醛可破坏细胞骨架和膜的功能。研究表明，乙醇和乙醛可引起的肝细胞膜蛋白质的改变，使肝细胞产生新的抗原，由此激发针对肝细胞的免疫反应而引起肝细胞的损伤，另外，酗酒者常有营养不良，尤其是蛋白质和维生素缺乏。

2. 病理变化 慢性酒精中毒主要可导致肝脏的三种损伤：脂肪肝、酒精性肝炎和酒精性肝硬化。三者可单独出现，也可以先后移行或三种损伤同时存在。

（1）脂肪肝 最常见的肝病变，肝大，包膜紧张，质软，呈淡黄色。显微镜下，脂肪变性的肝细胞体积变大，胞质内出现大小不等的脂滴。通常小叶中央区最先受累，严重时可累及整个肝小叶。单纯的脂肪肝无症状，此时戒酒可使脂肪肝恢复正常，如果继续酗酒，进一步发展可致末梢肝静脉的周围可出现纤维组织增生并蔓延到邻近的肝窦。

（2）酒精性肝炎 在有临床症状表现的病例，病变特点是肝细胞脂肪变性，酒精性透明小体（mallory 小体）形成和肝细胞灶状坏死伴有中性粒细胞浸润。

（3）酒精性肝硬化 由脂肪肝和酒精性肝炎进展所致，是酒精性肝病最严重的病变。典型病变可见大小比较一致的小结节，结节直径常小于 3 mm，一般不超过 1 cm，其内不含汇管区和中央静脉。

三、非酒精性脂肪肝病

非酒精性脂肪肝病是指非酗酒者出现的类似酒精性肝病的临床病理表现，最常见的脂类代谢性疾病，与肥胖、高脂血症、糖尿病有关。发病机制倾向多次打击学说，其中包括肝细胞脂肪变性、氧自由基、炎性因子等引起肝细胞损伤。组织学上的改变与酒精性肝病相近，可表现为单纯性肝脂肪变性，脂肪性肝炎和脂肪性纤维化，最终可以发展为肝硬化。

四、营养缺乏引起的神经系统的病变

1. 维生素B或者硫胺缺乏　引起多发性周围神经病和Wernicke脑病。多发性周围神经病的主要病变是周围神经轴索变性，神经症状为主的脚气病称为干性脚气病。伴有水肿的脚气病称为湿性脚气病，病变特点是多发性神经病伴有充血性心力衰竭和全身水肿。韦尼克脑病（Wernicke encephalopathy）主要神经病变是第三、第四脑室和中脑导水管周围灰质内聚集有点状出血，乳头体的病变尤其明显，还可见非出血性小软化灶。

2. 烟酸缺乏　其主要的神经病变的特点是病变比较广泛，大脑皮质、脑干和脊髓内神经元有中央性尼氏体溶解，胶质细胞反应差，脊髓后索和侧索有沃勒变性（Wallerian degeneration）。轻的病例出现神经症，如情绪抑郁、激动，严重者可出现痴呆。

3. 维生素B_{12}缺乏　表现为贫血（恶性贫血或巨细胞贫血）和亚急性脊髓联合变性。亚急性脊髓联合变性临床上主要症状为下肢共济失调和痉挛性截瘫，其病变经髓鞘染色可见后索严重脱髓鞘，并可波及侧索，脊髓的颈节和胸上节部位最严重。镜下由于髓鞘和轴索破坏，出现了格子细胞，局部结构疏松。

（罗泊涛　姚运红）

数字课程学习……

学习目标　教学PPT　临床病理病例讨论　自测习题

扩展知识　自学知识　微视频　动画

第十四章

神经系统疾病

第一节　神经系统对损伤的基本反应

神经系统分为中枢神经系统和周围神经系统，中枢神经系统主要由神经元、胶质细胞、小胶质细胞及神经胶质构成，周围神经系统主要包括神经鞘膜细胞和神经纤维。

一、神经元

神经元由胞体和突起（轴突、树突）两部分组成。胞体大小及形态差异很大。绝大多数神经元有一个大而圆的核，位于细胞体中央，呈空泡状，核仁明显。某些大型神经元的胞质内含有尼氏体（Nissl body，又称虎斑）。当神经元损伤、缺氧或中毒时，能引起尼氏体数量减少，甚至消失。树突和轴突是神经元的突起，能在神经元之间传递冲动。突起的大小和形态各不相同，用常规光镜难以鉴别，但可以用银染或免疫组织化学方法显示。

神经元的基本病变包括下列几种。

1. 尼氏体溶解（chromatolysis）　包括：①周围型尼氏体溶解（peripheral chromatolysis）：尼氏体消失是从细胞膜周边开始逐渐向中央发展，常见于急性病变，如感染、缺氧、中毒等。②中央型尼氏体溶解（central chromatolysis）：尼氏体消失是从核周围开始逐渐向外扩散，主要见于运动神经元的轴索受损伤时。病变早期是可逆的，如病因长期存在也可致神经元死亡。

2. 红色神经元（red neuron）　由急性缺血、中毒和感染等引起的神经元最早期形态学改变，一般见于损伤后 12~24 h。受损神经元核固缩、深染，胞体缩小变形，尼氏体消失，胞膜与周围组织分界清楚，HE 染色胞质呈深伊红色，故称红色神经元。随后即发生核溶解、消失，形成血影细胞（ghost cell）。

3. 单纯性神经元萎缩（simple neuronal atrophy）　多见于慢性变性疾病，如多系统萎缩、肌萎缩侧索硬化等。表现为神经元胞体缩小，核固缩、消失，但无炎症反应。

4. 包涵体形成　为某些病毒感染所致，包涵体可位于胞质内或胞核内。如单纯疱疹病毒性脑炎可见核内包涵体（cowdry A 型包涵体），狂犬病常见神经元胞质内包涵体[内氏（Negri）小体]，巨细胞病毒感染可在胞核、胞质内同时出现包涵体。

5. 细胞结构蛋白异常　细胞结构蛋白可在神经元胞质内形成异常的聚集，如阿尔茨海默病神经元胞质内的神经原纤维缠结，帕金森病胞质内的路易小体（Lewy body）等。

6. 轴突损伤反应　轴突损伤时可出现一系列变化，称为沃勒变性（Wallerian degeneration）。病变包括：①轴索变性：损伤远端和部分近端轴索断裂、崩解。②脱髓鞘：髓鞘崩解脱失，游离出脂质和中性脂肪等。③再生：近端轴突再生并向远端延伸，施万细胞或少突胶质细胞增生包绕再生的轴索，重新形成髓鞘结构。

二、神经胶质细胞

神经胶质细胞（neuroglia cell）广泛分布于中枢和周围神经系统，包括星形细胞、少突胶质细胞、室管膜细胞和施万细胞（Schwann cell）等。神经胶质细胞具有支持、营养、保护、髓鞘形成及绝缘等功能，并有分裂增殖与再生修复等作用。

（一）中枢神经系统的神经胶质细胞

1. 星形细胞（astrocyte） 是胶质细胞中体积最大的一种，胞体呈星形，核大，圆形或椭圆形，染色质疏松，无核仁，由胞体伸出许多放射状的突起。基本病变包括：①细胞核及胞质肿胀、淡染：损伤后最早期的形态变化，常见于缺氧、中毒及低血糖等。②反应性胶质增生（gliosis）：是脑组织损伤后的修复反应，多见于局部缺氧、水肿、出血、梗死及肿瘤病灶周围。③胞质内包涵体形成：见于各种变性疾病，可用银染色显现；④淀粉样小体：为圆形嗜碱性小体，平均直径 15 μm，为无定形的或向心性层状排列的嗜碱性小体，为星形胶质细胞突起的聚集，常见于脑和脊髓的近脑脊膜处和血管周围，老年人数量较多。

2. 少突胶质细胞（oligodendrocyte） 胞体较小，突起少，核呈圆形或椭圆形，染色稍深。主要功能是形成中枢神经系统髓鞘，对神经元有营养和保护作用。如果 1 个神经元由 5 个或 5 个以上少突胶质细胞围绕称为卫星现象（satellitosis）。少突胶质细胞的病变表现为脱髓鞘及髓鞘形成不良。

3. 室管膜细胞（ependymal cell） 为覆盖在脑室和脊髓中央管腔面的一层立方或柱状细胞。各种致病因素均可造成局部室管膜细胞丢失，由室管膜下方的星形胶质细胞增生替代，形成许多向脑室面突起的小颗粒，称为颗粒状室管膜炎（ependymitis granulation）。

（二）周围神经系统的神经胶质细胞

1. 施万细胞（Schwann cell） 又称神经膜细胞（neurolemmal cell），包裹在神经纤维轴索的周围，形成髓鞘和神经膜。它在神经纤维的再生中起重要作用。当施万细胞变性或髓鞘损伤时，可出现脱髓鞘病变。

2. 卫星细胞（satellite cell） 又称被囊细胞（capsular cell），是神经节内包裹神经元胞体的一层扁平或立方形细胞，核圆形，染色较深，具有营养和保护神经节细胞的功能。

3. 小胶质细胞（microglia） 分布于灰质及白质内，胞体细长或椭圆形，胞核小，呈扁平或三角形，染色较深。具有变形运动和吞噬功能，属于单核吞噬细胞系统的细胞。损伤部位小胶质细胞的反应有：①噬神经细胞现象（neuronophagia）：神经细胞死亡后被小胶质细胞或血源性巨噬细胞包围吞噬的现象。②格子细胞形成：小胶质细胞在吞噬髓鞘成分后，细胞质中出现小脂滴，HE 染色呈空泡状，称为泡沫细胞（foamy cell）或格子细胞（gitter cell），苏丹Ⅲ染色呈阳性反应。③小胶质小结（microglial nodule）是小胶质细胞的局灶性增生，聚集成团，并围绕小坏死灶，见于病毒或其他感染。

第二节 神经系统感染性疾病

中枢神经系统感染性疾病是指由细菌、病毒、立克次体、螺旋体、真菌和寄生虫等感染引起的中枢神经系统炎症性疾病。病原体感染途径主要有：①血源性感染：病原体通过皮肤黏膜或昆虫叮咬等途径进入人体，随血流进入中枢神经系统。②直接感染：如颅骨开放性骨折、中耳炎、鼻窦炎和医源性感染等。③经神经感染：某些病毒（如狂犬病病毒）进入体内后沿周围神经侵入中枢神经系统，单纯疱疹病毒可沿嗅神经、三叉神经侵入中枢神经系统引起感染。

中枢神经系统感染一般分为两大类：病变累及脑（脊）膜时称为脑（脊）膜炎，病变累及脑（脊髓）实质时称为脑（脊髓）炎，如两者均严重受累则称为脑膜脑炎。

一、脑膜炎

脑膜炎(meningitis)主要指发生于软脑膜(leptomeninges，包括软膜 pia mater 和蛛网膜 arachnoid mater)的炎症性病变，主要位于蛛网膜下腔(subarachnoid spare)。硬脑膜炎多继发于颅骨感染，因此脑膜炎一般指软脑膜的炎症，包括软脑膜、蛛网膜和脊膜的感染。可由细菌、真菌、寄生虫等感染引起。又以化脓性脑膜炎、结核性脑膜炎最为常见，本节仅讨论化脓性脑膜炎，结核性脑膜炎将在第十六章第二节中介绍。

化脓性脑膜炎(suppurative meningitis)是指软膜和蛛网膜的化脓性炎症。致病菌类型因患者年龄不同而异。新生儿常见的致病菌是大肠埃希菌、B 组链球菌等；婴幼儿多由流感嗜血杆菌、肺炎链球菌引起；青少年以脑膜炎奈瑟菌为主，金黄色葡萄球菌引起的脑脊髓膜炎常是败血症的并发症。下面以流行性脑脊髓膜炎为例讨论急性化脓性脑膜炎。

流行性脑脊髓膜炎(epidemic meningitis)简称流脑，是由脑膜炎奈瑟菌引起的急性化脓性脑膜炎。常在冬、春季节流行，多见于儿童和青少年。临床表现为高热、头痛、呕吐，皮肤黏膜瘀点、瘀斑和脑膜刺激症状，严重者可出现中毒性休克及脑实质的损害。

【病因和发病机制】

存在于患者及带菌者的鼻咽部的脑膜炎奈瑟菌，由飞沫经呼吸道传染。该菌进入上呼吸道后，大多数不发病或仅在局部引起轻度炎症，而成为健康带菌者。少数人当机体抵抗力下降时，细菌经上呼吸道黏膜侵入血流，并在血中繁殖，引起菌血症和败血症，随血流到达脑脊髓膜后在蛛网膜下隙的脑脊液中迅速繁殖、播散，引起脑脊髓膜的弥漫性化脓性炎症。

【病理变化】

肉眼观，脑脊髓膜血管高度扩张充血，蛛网膜下隙可见灰黄色脓性渗出物，并见脓性渗出物沿血管分布。病变较重时，脓性渗出物可覆盖于脑沟、脑回表面，以致脑表面结构模糊不清。病变往往在大脑凸面以及脑底部的脚间池和视交叉池处最为严重。同时，炎性渗出物的阻塞还可引起脑脊液循环障碍、脑室扩张。

镜下，蛛网膜血管扩张充血，蛛网膜下隙见大量中性粒细胞、纤维素渗出及少量淋巴细胞和巨噬细胞浸润(图 14-1、图 14-2)。革兰氏染色时，在细胞内外均可查见致病菌。脑实质一般不受累，病变严重者，邻近脑膜的脑实质可出现不同程度的炎症反应、血管炎和血栓形成，以致脑实质缺血和梗死。

【临床病理联系】

1. 脑膜刺激征　为脑膜炎的特征性表现，包括颈

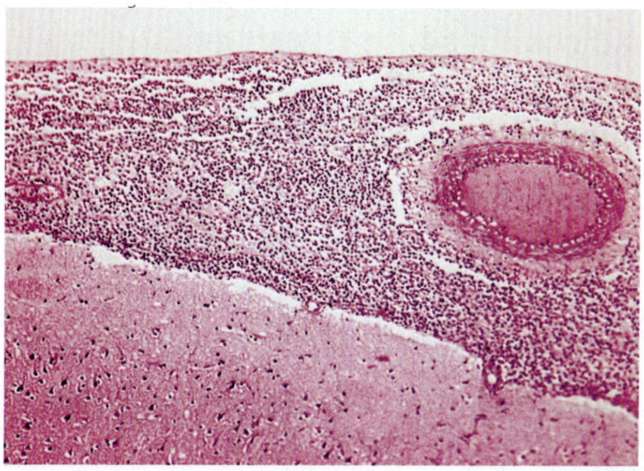

图 14-1　化脓性脑膜炎蛛网膜下隙内
脑实质表面血管扩张、充血，可见脓性渗出物

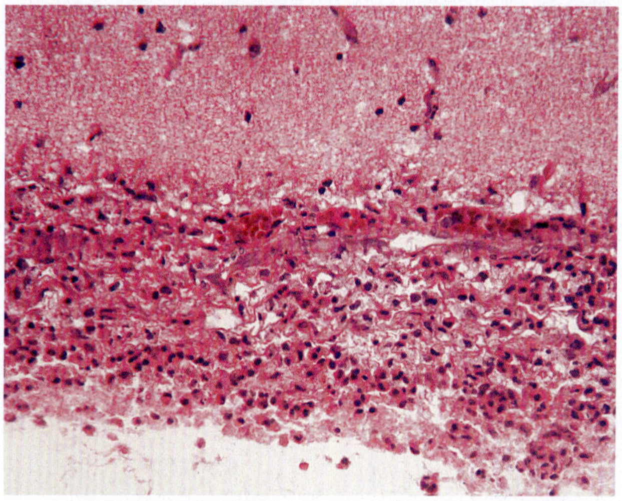

图 14-2　化脓性脑膜炎
蛛网膜下隙内可见大量中性粒细胞、纤维素渗出及少量淋巴细胞和巨噬细胞浸润

项强直和屈髋伸膝征(Kernig 征)阳性。颈项强直是炎症累及脊髓神经根周围的蛛网膜、软脑膜和软脊膜时,神经根通过椎间孔可受压,颈背部肌肉活动牵引受压的神经根就会引起疼痛,此时颈部肌肉发生保护性痉挛呈僵硬紧张状态。婴幼儿可因腰背肌肉发生保护性痉挛而形成角弓反张的体征。Kernig 征阳性是由于腰骶节段神经后根为炎症累及而受压,当屈髋伸膝时,坐骨神经受到牵引而发生疼痛,出现阳性体征。

2. 颅内压增高症状 主要是由于脑膜血管充血,蛛网膜下隙脓性渗出物积聚,蛛网膜颗粒因脓性渗出物阻塞而影响脑脊液吸收和回流所致。

3. 脑脊液变化 脑脊液压力升高,混浊,含大量脓细胞,蛋白质含量增多,糖含量减少,脑脊液涂片和培养检查可查见病原体。

4. 脑神经麻痹 基底部脑膜炎症可累及Ⅱ、Ⅲ、Ⅳ、Ⅵ、Ⅶ和Ⅷ对脑神经,而出现相应的神经麻痹症状。

5. 败血症表现 出现寒战、高热及皮肤出血点和瘀斑等。瘀斑主要是由于细菌侵入血流,皮肤细动脉、毛细血管发生细菌栓塞以及内毒素对血管壁的损伤所致。

6. 暴发性脑膜炎 少数病例起病急骤,病情凶险,称为暴发性脑膜炎,主要见于儿童。根据临床特点分为两类。

(1) 暴发性脑膜炎球菌败血症 主要表现为周围循环衰竭、休克和皮肤黏膜的瘀点或瘀斑,脑膜炎症状轻微或不典型。两侧肾上腺广泛出血,肾上腺皮质功能衰竭,称为沃-弗综合征(Waterhouse-Friderichsen syndrome),主要是因为内毒素引起的中毒性休克和弥散性血管内凝血。

(2) 暴发性脑膜脑炎 主要由于脑微循环障碍,脑组织淤血,导致严重的脑水肿,造成颅内压急剧增高。临床上,患者表现为突然高热,剧烈的头痛,昏迷及脑疝形成。

【结局和并发症】

由于及时治疗和有效抗生素的应用,大多数患者都能痊愈。少数患者因治疗不及时,病变可由急性转为慢性,并可出现脑积水、脑神经麻痹、脑缺血和脑梗死等后遗症。

二、脑实质感染

(一) 流行性乙型脑炎

流行性乙型脑炎(epidemic encephalitis B)简称乙脑,是由嗜神经乙型脑炎病毒引起的中枢神经系统急性传染病。由蚊虫传播,流行于夏、秋季,多发生于10岁以下儿童,尤以2~7岁儿童发病率最高。该病起病急,病情重,病死率高。临床表现为高热、头痛、嗜睡、抽搐、昏迷等,部分患者可遗留有严重的后遗症。

【病因及传染途径】

乙脑病毒为RNA病毒。人和动物特别是家畜(如猪、马、牛等)、家禽(如鸡、鸭等),都可以成为传染源,传播媒介为蚊。当带病毒的蚊叮咬人时,病毒可进入血液循环中,病毒先在局部血管内皮细胞及单核巨噬细胞系统中繁殖,然后再次入血引起短暂性病毒血症。发病与否,取决于病毒的毒力与数量和机体的免疫反应,以及血-脑屏障的功能状态。当感染病毒数量大、毒力强,而人体免疫功能低下,血-脑屏障不健全时,病毒可以侵入中枢神经系统,并在神经细胞内复制增殖,引起病变。

【病理变化】

病变广泛累及中枢神经系统灰质,主要位于大脑,以大脑皮质、基底核、视丘等处最为严重;小脑皮质、延髓次之,脊髓病变最轻,且仅限于颈段脊髓。肉眼观,脑膜血管高度扩张充血、脑回变宽、脑沟变浅;切面上灰质与白质中的血管充血、脑组织水肿,有时可见粟粒或针尖大小的软化灶,弥散或聚集分布。

镜下:①脑血管改变和炎症反应:脑实质血管扩张充血,小血管内皮细胞肿胀、坏死,血管周围间隙增宽。脑组织水肿,淋巴细胞围绕血管周围间隙形成淋巴袖套状浸润(perivascular cuffs of lymphocyte)(图14-3,14-M_1),浸润的炎细胞以淋巴细胞、单核细胞为主,早期可有少数中性粒细胞。②神经细胞变性坏死:神经细胞肿胀,尼氏体消失,胞质内空泡形成及核偏位等;严重者神经细胞核固缩、溶解、消失。在变性、

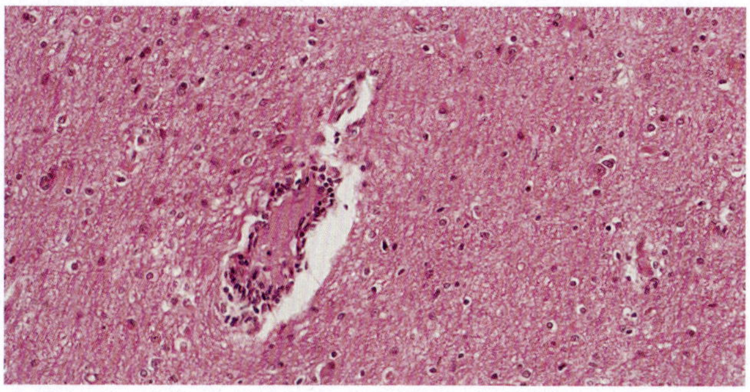

图 14-3 淋巴细胞血管套
脑组织血管周围见淋巴细胞及巨噬细胞渗出，环绕血管呈袖套状外观

坏死的神经元周围常见卫星现象（stellite phenomenon）和嗜神经细胞现象（neuronophagia）（图 14-4，14-M_2、14-M_3）。③筛状软化灶形成：病变严重时，局灶性神经组织坏死、液化，形成筛网状病灶，称为软化灶。病变呈圆形或卵圆形，边界清楚（图 14-5）。④胶质细胞增生：小胶质细胞增生，形成胶质小结。多位于小血管旁或坏死的神经细胞附近。少突胶质细胞和星形胶质细胞也可增生。

【临床病理联系】

典型病例可出现乙脑急性期的三联症——高热、抽搐及呼吸衰竭。神经细胞受累，患者常出现昏迷、嗜睡以及脑神经受损所致的脑神经麻痹症状。还可出现脑水肿、颅内压增高等表现，严重者可出现脑疝。因脑

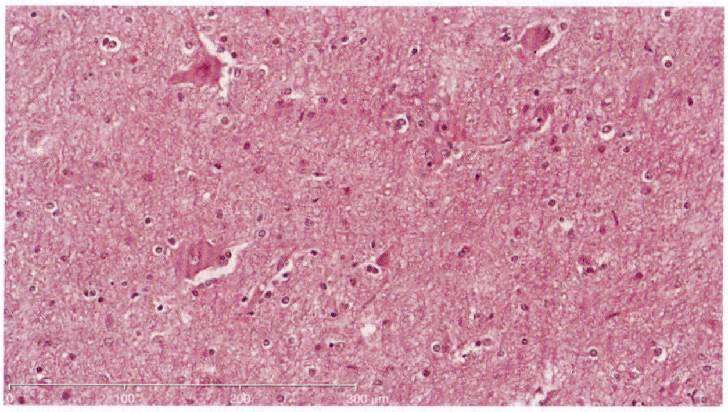

图 14-4 嗜神经细胞现象
坏死的神经元细胞周围可见小胶质细胞增生

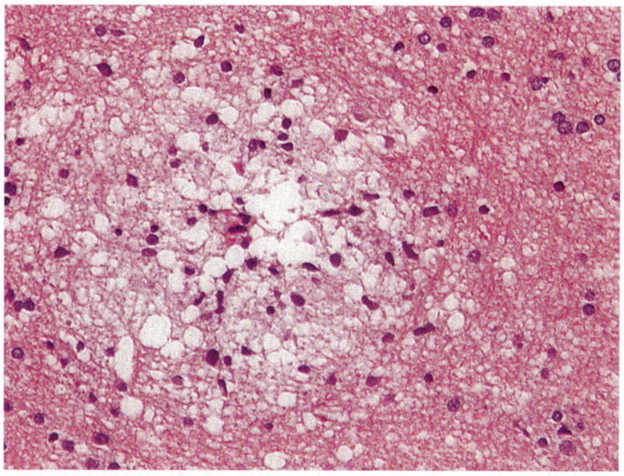

图 14-5 筛状软化灶
脑组织坏死液化呈筛状软化灶

膜有不同程度的炎症反应，可出现脑膜刺激症状。实验室检查：脑脊液压力轻度增高，细胞数量增多，早期以中性粒细胞为主，其后以淋巴细胞为主，蛋白质含量轻度升高，糖含量正常。

本病经治疗，多数患者在急性期后痊愈，脑部病变逐渐消失。病变较重者，可出现痴呆、语言障碍、肢体瘫痪、脑神经麻痹和精神异常等，但数月后多能恢复正常。仅少数病例不能完全恢复而留下后遗症。

（二）脊髓灰质炎

（三）海绵状脑病

第三节 变性疾病

神经系统变性疾病是一组原因未明的以神经元变性为主的中枢神经系统疾病。主要病理表现是进行性和选择性的神经元变性死亡，伴有特征性蛋白质的异常聚积和包涵体形成，星形胶质细胞增生，但炎症反应不明显。

病变特点为选择性地累及一个或几个功能系统的神经细胞，引起特定受累部位相应的临床症状。该病起病隐匿，没有任何明确的致病因素，病变呈进行

性发展，患者常常由于其他疾病死亡。

神经系统变性疾病的种类很多，范围很广（表 14-1）。本节仅讨论常见的两个变性疾病阿尔茨海默病和帕金森病。

表 14-1 神经系统变性疾病

病变部位	疾病
大脑皮质	阿尔茨海默病（老年前期痴呆）
	皮克病（Pick's disease）
基底核及脑干	帕金森病（震颤麻痹）
	亨廷顿病（慢性进行性舞蹈病）
	进行性核上性麻痹
	多系统萎缩，包括
	纹状体黑质变性
	夏—德综合征（Shy-Drager syndrome）
	橄榄体脑桥小脑萎缩（OPCA）
脊髓与小脑	弗里德赖希共济失调（Friedreich ataxia）
	共济失调性毛细血管扩张症
运动神经元	肌萎缩侧索硬化
	脊髓性肌萎缩

一、阿尔茨海默病

阿尔茨海默病（Alzheimer disease，AD）亦称老年前期痴呆，是一种原因未明的以进行性痴呆为主要临床表现的大脑变性疾病。临床上以渐进性记忆障碍、认知功能障碍、人格改变和语言障碍等神经精神症状为特征。

AD 起病多在 50 岁以后，随着年龄的增长，患病率逐渐增加，病程可长达数年至数十年。多数患者在发病 2~8 年后死于营养不良、继发感染及全身衰竭等。

【病因和发病机制】

AD 的病因和发病机制尚不明确，可能与下列因素有关。①遗传因素：约有 10% 的 AD 患者有明确的家族史。②神经细胞代谢改变：21 号染色体上的淀粉前体蛋白基因编码的 APP 是 β 淀粉蛋白（Amyloid β protein ，Aβ）的前体，β 淀粉蛋白可诱导神经细胞凋亡。③载脂蛋白 E4 型（ApoE ε 4）等位基因过度表达：过量的 ApoE ε 4 可积聚于老年斑和神经原纤维缠结中，使 β 淀粉蛋白含量异常增高，导致细胞骨架瓦解。④神经递质的改变：主要为乙酰胆碱减少，AD 患者新皮质和海马等区域乙酰胆碱能纤维显著减少。

【病理变化】

肉眼观，不同程度的脑萎缩，病变以颞叶、额叶和顶叶最显著；脑冠状切面示脑皮质变薄，侧脑室及第三脑室扩大，小脑及脊髓结构正常。

镜下，皮质内神经细胞不同程度地减少，星形胶质细胞增生及肥大，有时可见皮质下白质的继发性脱髓鞘改变。主要病变包括：①老年斑（Senile plaque）：为位于细胞外直径 20~200 μm 的球形结构。典型的斑块以淀粉样物质（βA4）为中心，其周围可有空晕环绕，外围为银染色阳性的细颗粒及丝状物质（退变的神经轴索和树突），周围有增生的星形胶质细胞。电镜下，老年斑是由多个异常扩张变性的轴突细丝构成。老年斑散在于病变皮质区内，多见于内嗅区和海马，其次为额叶和颞叶。老年斑的数目与患者痴呆的程度成正比。②神经原纤维缠结（Neurofibrillary tangles）：神经细胞胞质中的神经原纤维增粗，扭曲形成缠结；在 HE 染色中，为嗜碱性纤维结构，银染色阳性。电镜下，神经原纤维缠结由双螺旋缠绕的细丝构成。多见于较大的神经元，尤以海马、杏仁核、颞叶内侧的皮质锥体细胞最为多见。③脑淀粉样血管病变：淀粉样物质在小血管壁上沉积。④颗粒空泡变性：神经细胞胞质中出现少数直径约 5 um 的小空泡，内含嗜银颗粒，多见于海马区和嗅球的锥体细胞。⑤平野小体（Hirano body）：为神经细胞树突近端的棒状粉红色玻璃样小体。生化分析证实大多为肌动蛋白，最常见于海马的锥体细胞。

二、帕金森病

帕金森病（Parkinson disease，PD）又称震颤麻痹，是一种发生于中老年人的慢性中枢神经系统变性疾病。由于黑质神经细胞变性和脱失，多巴胺合成减少，致使多巴胺与乙酰胆碱的平衡失调。临床表现为静止性震颤、肌肉僵直、运动迟缓、姿势及步态不稳，假面具样面容等。病理特征是黑质致密带多巴胺能神经元变性，神经元胞质内出现特征性的嗜酸性包涵体即路易小体(Lewy body)。

【病因与和病机制】

尽管 PD 的临床表现及病理改变较为明确，但其确切病因仍未完全阐明。目前认为 PD 的发病与下述因素有关。①环境因素：接触杀虫剂、除草剂、某些金属(铅、铁、汞、铝等)和溶剂的人群 PD 患病率明显增高。②遗传因素：10%~15% 的 PD 患者有家族史，PD 的发生与多种基因突变有关。现已发现 6 种基因与 PD 有关。③氧化应激：内源性和外源性毒物引起氧化应激反应异常，多巴胺与其他单胺自身氧化生成过多的过氧化氢和自由基，如不能及时清除，就会影响单胺神经元功能。

【病理变化】

肉眼观，大脑和小脑外形无改变，特征性病变为中脑的黑质和蓝斑色素减少。

镜下，黑质内含有黑色素的神经细胞丧失，残留的神经细胞变性，胶质细胞增生，有些细胞质内有路易小体。该小体为圆形或梭形，中心嗜酸性着色，边缘着色浅，多有空晕。电镜下，该小体由细丝组成，中心细丝较致密，周围较松散。免疫组织化学染色，路易小体抗 α- 突触素(α-synapsin)标记阳性。

第四节 神经系统肿瘤

一、原发性中枢神经系统肿瘤

原发性中枢神经系统肿瘤的发生率为(2~5)/10 万，可发生于任何年龄，以 20~50 岁较多见。成年患者多为胶质瘤、脑膜瘤和神经鞘瘤。儿童颅内肿瘤发病率较高，仅次于白血病，占儿童恶性肿瘤的第 2 位。儿童颅内肿瘤除胶质瘤外，以胚胎性肿瘤(如髓母细胞瘤)最为多见，脑膜瘤和神经鞘瘤罕见。儿童脑肿瘤 70% 位于小脑幕下，而成人 70% 位于小脑幕上。

原发性脑肿瘤与体内其他部位肿瘤有所不同，表现为：①良恶性的相对性，组织学上为良性的脑肿瘤，如生长在不能切除的部位(如第三脑室的毛细胞型星形细胞瘤)，同样也可导致患者死亡。②肿瘤普遍呈浸润性生长特点，如低级别星形细胞瘤，肿瘤呈弥漫浸润性生长，与周围脑组织的分界不清楚，以致手术难以完全切除干净。③脑内原发的肿瘤，如胶质瘤，可沿血管周围腔隙、神经纤维束、软膜、室管膜等脑内特有结构浸润性生长。④相似的临床表现，颅内肿瘤，无论良性还是恶性，无论起源于何种细胞，均有相似临床表现，如颅内高压、局部神经症状。⑤颅内恶性肿瘤可通过脑脊液转移，如髓母细胞瘤或胶质母细胞瘤，但极少发生颅外转移。⑥脑肿瘤常有特定的好发部位和发生年龄。例如，髓母细胞瘤多发生于小脑蚓部，多见于 10 岁以内儿童；星形细胞瘤(WHO 3-4 级)和胶质母细胞瘤多发生于大脑半球，见于中年或中年以上患者。WHO(2021)中枢神经系统肿瘤分类(新版分类)在 WHO(2016)版基础上，通过在分类中引入更多分子基因特征参数，对之前纯基于形态学的分类做了重要补充，使得这一完整的病理诊断与肿瘤的治疗和预后的判断更加密切。新分类原则是由组织病理学诊断和基因特征两部分构成，基因特征用逗号隔开或作为形容词。常见的神经系统肿瘤见表 14-2。

(一) 胶质瘤

胶质瘤泛指起源于神经胶质细胞或伴有胶质分化特征的原发性神经系统肿瘤，是常见的神经上皮组织肿瘤，占中枢神经系统肿瘤的 40%~60%。根据组织发生学分类，包括星形细胞瘤、少突胶质细胞瘤和室管膜瘤等类型。近年来由于分子遗传学的发展和应用，胶质瘤新分子标志物不断被发现，如 *IDH* 突变、1p/19q 共缺失、*ZFTA* 融合基因等，对肿瘤重新分类并增加了分子亚型，使得病理诊断具有更好的可重复性和一致性，从而更有利于临床制定个体化治疗方案和预后判断。

1. 星形细胞瘤(astrocytoma) 伴有星形细胞分化的胶质瘤，约占颅内肿瘤的 30%，约占胶质瘤 78%，多见于成人，好发于颞叶和额叶。根据生长特点和生物

表 14-2 常见的神经系统肿瘤 WHO(2021)分类(精简版)

中枢神经系统肿瘤	周围神经肿瘤
成人型弥漫性胶质瘤	颅神经及脊髓旁神经肿瘤
星形细胞瘤，IDH 突变型	神经鞘瘤
少突胶质细胞瘤，IDH 突变型伴 1p/19q 共缺失	神经纤维瘤
胶质母细胞瘤，IDH 野生型	恶性外周神经鞘膜瘤
儿童型弥漫性低级别胶质瘤	……
儿童型弥漫性高级别胶质瘤	
局限性星形细胞性胶质瘤	
毛细胞型星形细胞瘤	
多形性黄色瘤型星形细胞瘤	
……	
神经元和混合性神经胶质瘤	
节细胞胶质瘤	
……	
室管膜肿瘤	
室管膜瘤	
脉络丛肿瘤	
松果体区肿瘤	
胚胎性肿瘤	
髓母细胞瘤	
……	
脑膜瘤	

学行为，星形细胞肿瘤又分为弥漫性(diffuse)和局限性(circumscribed)，前者包括成人型和儿童型弥漫性星形细胞瘤，后者包括毛细胞星形细胞瘤等。近年来对于弥漫性星形细胞瘤的分子遗传学研究取得重大进展，其中异柠檬酸脱氢酶 -1/2(isocitrate dehydrogenase 1/2，IDH 1/2)突变见于约 80% 的弥漫性星形细胞瘤而其中又以 *IDH1* 突变中 *R132H*(在 132 号密码子精氨酸被组氨酸替换)碱基替换最常见，并根据 *IDH* 是否突变分为 *IDH* 突变型和 *IDH* 野生型。这种根据基因突变做出的分子分型具有显著的预后意义，IDH 突变型弥漫性星形细胞瘤具有更好的临床预后。结合 WHO 形态学分级标准，包括瘤细胞异型性、核分裂象、血管增生及肿瘤性假栅栏状坏死，将成人型弥漫性星形细胞瘤分为伴有 *IDH* 突变的 WHO 2-4 级的弥漫性星形细胞瘤，以及 *IDH* 野生型的胶质母细胞瘤(表 14-3)。

表 14-3 WHO 星形细胞瘤分级

WHO 分级	WHO 分类肿瘤名称
1 级	毛细胞型星形细胞瘤、室管膜下巨细胞型星形细胞瘤
2 级	弥漫性星形细胞瘤，*IDH* 突变型、多形性黄色星形细胞瘤
3 级	弥漫性星形细胞瘤，*IDH* 突变型
4 级	弥漫性星形细胞瘤，*IDH* 突变型、胶质母细胞瘤，*IDH* 野生型

(1) 弥漫性星形细胞瘤(diffuse astrocytoma) *IDH* 突变型，WHO 2 级(ICD 编码 9400/3)多位于额叶。

肉眼观，肿瘤边界不清，呈灰红、灰黄色，质软易碎。切面可因缺血、水肿、变性，而形成微囊或囊腔(图 14-6，14-A_1)。

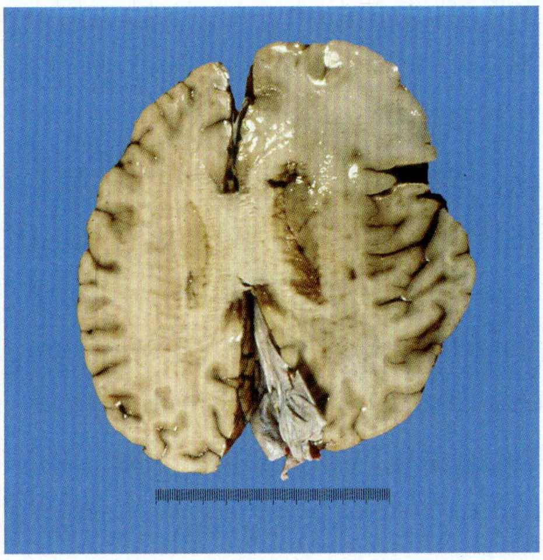

图 14-6 大脑的星形细胞瘤
肿瘤位于脑实质内，灰黄色，边界不清，质软

镜下，弥漫性星形细胞瘤，*IDH* 突变型，WHO 2 级，由分化好的肿瘤性星形细胞构成，细胞密度中等度增加，核异型性不明显，核分裂象少见(图 14-7，14-M_4)，用 Ki-67/MIB-1 标记的分裂指数常 <4%。

(2) 弥漫性星形细胞瘤(diffuse astrocytoma) *IDH* 突变型，WHO3 级(ICD 编码 9401/3) 多位于额叶、顶叶。

镜下，细胞密集，有一定的异型性，增生活跃，核分裂象增加。用 Ki-67/MIB-1 标记的分裂指数为 4%~10%。

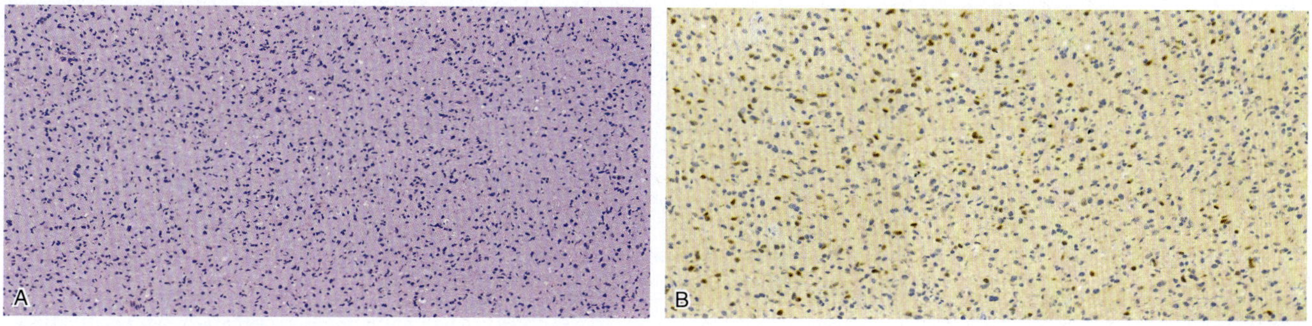

图 14-7 弥漫性星形细胞瘤
A. 瘤细胞胞质少，有细长的突起，胞核大小不一；B. 免疫组化染色 IDH1R132H 阳性

（3）弥漫性星形细胞瘤（diffuse astrocytoma） *IDH* 突变型，WHO 4 级（ICD 编码 9445/3）和胶质母细胞瘤（glioblastoma）*IDH* 野生型（ICD 编码 9440/3），WHO 4 级主要见于 55 岁以上的患者。前者一般具有较低级别弥漫性胶质瘤的病史且常见于较年轻的患者，是高度恶性的星形细胞瘤。肿瘤好发于颞叶、顶叶、额叶和枕叶，见于大脑半球皮质下白质。主要累及成人。

肉眼观，肿瘤灰红色，界限不清，切面颜色不一，组织坏死呈黄色，出血区域呈红色或棕色（图 14-8）。

镜下，瘤细胞密集，核异型性明显，核分裂象多见，部分肿瘤有大量多核瘤巨细胞，毛细血管内皮细胞增生、肿胀，瘤细胞围绕在坏死灶周围，形成假栅栏状坏死（图 14-9，14-M_5）。

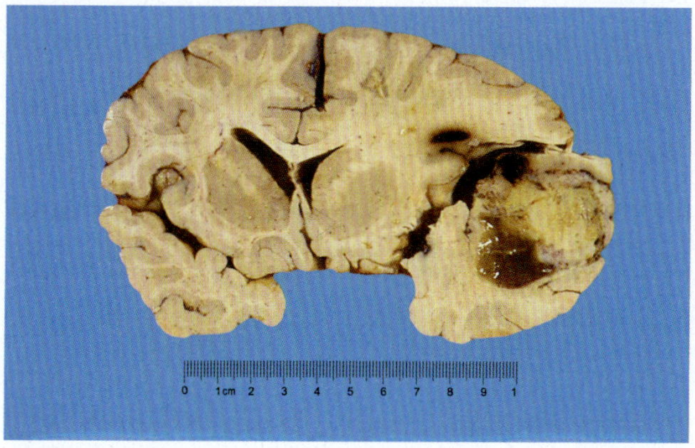

图 14-8 胶质母细胞瘤
肿瘤灰红色，界限不清，切面颜色不一，组织坏死呈黄色，出血区域呈红色

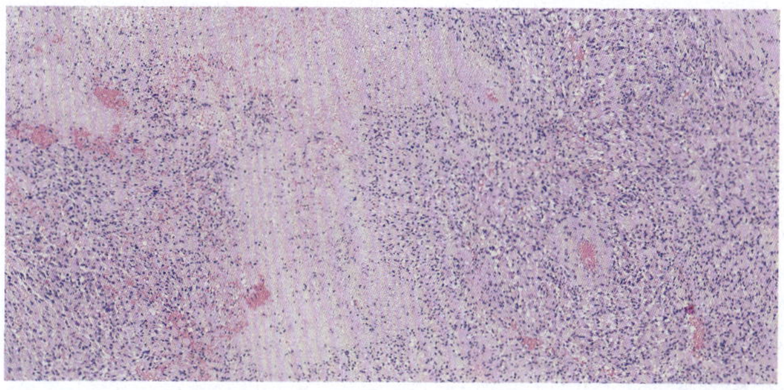

图 14-9 胶质母细胞瘤
瘤细胞密集，形态多种多样，瘤细胞围绕在坏死灶周围，排列成栅栏状

（4）毛细胞型星形细胞瘤（ICD 编码 9421/1） 发生于儿童和青少年，常位于小脑、第四脑室底部、第三脑室、丘脑和视神经。肿瘤界限清楚，生长缓慢，预后相对较好，相当于 WHO 1 级。

肉眼观，肿瘤质软，可囊性变。

镜下，毛细胞型星形细胞瘤具有双相型组织学特点，致密区梭形细胞平行或束状排列，疏松区由双极性肿瘤细胞向两端发出纤细的毛发样突起。特征性结构是由罗森塔尔纤维（Rosenthal fiber）形成的，实为聚集成团的胶质纤维（图 14-10）。一般根据肿瘤细胞的异型性、细胞增殖活性、血管增生和肿瘤坏死等对星形细胞瘤进行分级。临床上多采用 WHO 分级标准（表 14-3）。

2. 少突胶质细胞瘤（oligodendroglioma）（ICD 编码 9450/3） 伴有少突胶质细胞特征的浸润性胶质肿瘤，约占颅内肿瘤的 2.5%，约占胶质瘤 5%，常见于

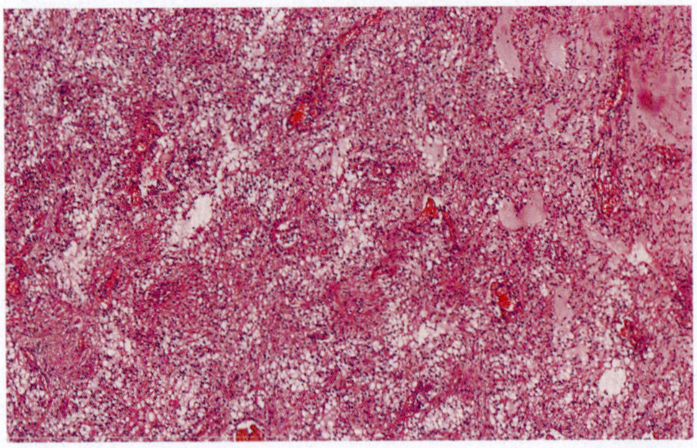

图 14-10 毛细胞型星形细胞瘤
肿瘤细胞呈梭形，平行或束状排列

40~50 岁成人，好发于大脑白质近灰质处，额叶最多见。新版中枢神经系统 WHO 分类认为本型肿瘤具有 *IDH* 基因突变和 1p/19q 双缺失的基因特征。根据组织学表现分为 WHO 2 级和 WHO 3 级，与同级别 *IDH* 突变型的星形细胞肿瘤比较，预后稍好一些。肿瘤浸润脑实质，质软，灰红色，常有钙化，有时可见出血、囊性变和黏液样变性。

镜下，肿瘤细胞中等密度，细胞大小一致，细胞膜清楚，胞质透亮，核圆，位于细胞中央，有核周空晕，细胞排列似蜂窝状。核分裂象少见，无坏死。间质毛细血管丛状增生，形成分支状的血管网，常将肿瘤细胞分割成小叶状，间质内有不同程度的钙化和砂粒体形成（图 14-11，14-M_6）。免疫组织化学，瘤细胞核 Olig2（+）。Ki-67/MIB-1 标记的分裂指数常很低。

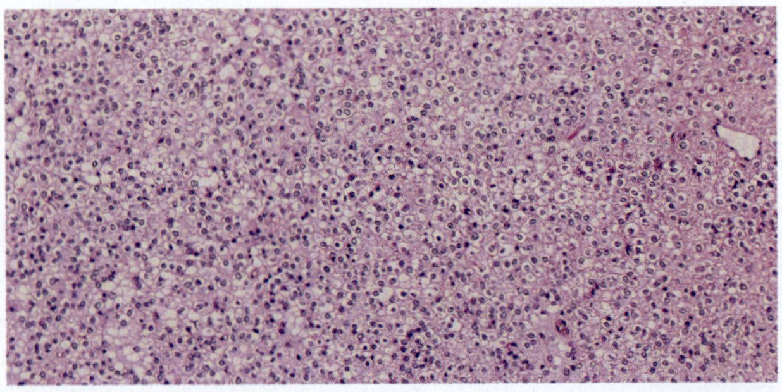

图 14-11 少突胶质细胞瘤
瘤细胞大小一致，核圆形，居中，有核周空晕

3. 室管膜瘤（ependymoma）（ICD 编码 9391/3）（WHO 2-3 级） 伴有室管膜分化的胶质肿瘤，男女发病率相等。发病年龄广泛。成人多位于脊髓和幕上侧脑室，儿童以幕下第四脑室最为常见。根据形态学可分为黏液乳头型室管膜瘤基因特征，分为 9 个分子亚型，其中发生于后颅窝 A 组基因型，幕上 *ZFTA* 基因融合型两者预后较差。

肉眼观，肿瘤位于脑室内或突入脑池，分界清楚，球形或分叶状，质软；切面灰红色，质地均匀或颗粒状，有时见囊性变、灶性坏死、出血和钙化。

镜下，瘤细胞中等密度，细胞形态一致，胞质丰富，核圆形或椭圆形。瘤细胞围绕空腔呈腺样排列，形成菊形团，或呈放射状围绕血管周围排列，形成假菊形团（图 14-12，14-M_7）。

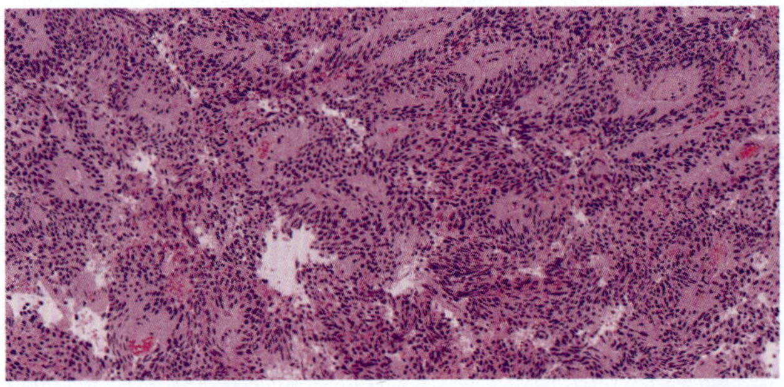

图 14-12 室管膜瘤
放射状围绕血管周围排列，形成假菊形团

（二）髓母细胞瘤

髓母细胞瘤（medulloblastoma）（ICD 编码 9470/3）是发生在小脑的恶性侵袭性胚胎性肿瘤（WHO 4 级），属于原始神经外胚叶肿瘤。好发于儿童，发病高峰年龄为 7 岁，70% 发生在 16 岁以下，极少发生于 50 岁以上。髓母细胞瘤常位于小脑蚓部并突入第四脑室，部分病例可累及小脑半球。相当于 WHO 4 级。分为 4 种分子亚型：WNT 型、SHH 型，TP53 野生型、SHH 型，TP53 突变型和非 WNT/ 非 SHH 型（3 组和 4 组），这些亚型在治疗和预后方面存在明显的差异，其中 WNT 型预后相对最好，非 WNT/ 非 SHH 型 3 组中伴有 *MYC* 基因扩增和 SHH 型中伴有 TP53 突变的髓

母细胞瘤为高危组，预后相对最差。

肉眼观，肿瘤灰红色，质软，肿瘤与周边组织界限不清（图 14–13）。

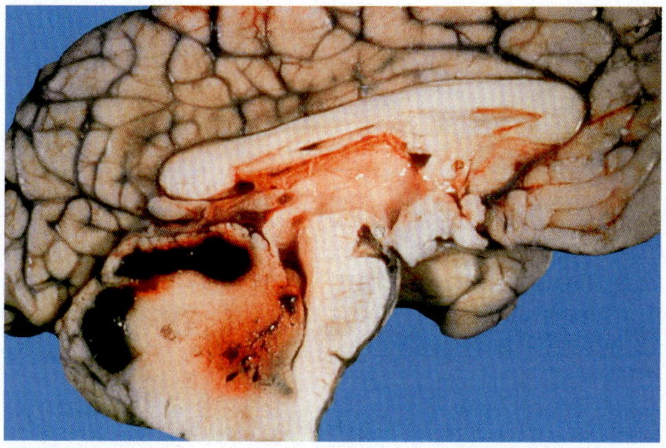

图 14–13 髓母细胞瘤
肿瘤位于小脑，灰红色，质软，界限不清

镜下，肿瘤由原始幼稚且大小形态较一致的瘤细胞构成，细胞密集，呈圆形、椭圆形或胡萝卜形，胞质少，核深染，核分裂象多见。瘤细胞环绕纤维中心呈放射状排列，形成霍默–赖特（Homer-Wright）菊形团（图 14–14），可见坏死和出血（14–M_8）。髓母细胞瘤易发生脑脊液播散，恶性度高，预后差。

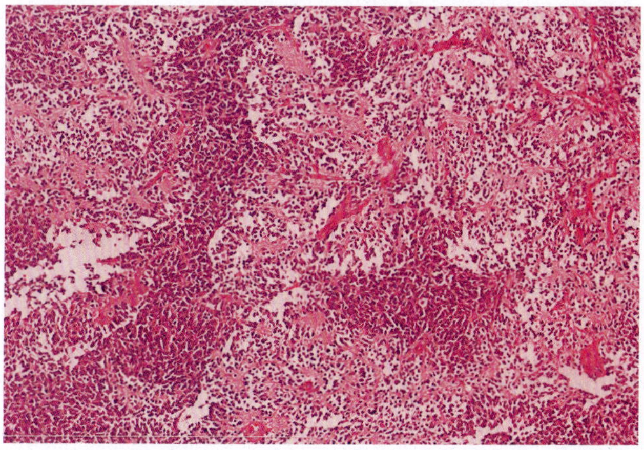

图 14–14 髓母细胞瘤
瘤细胞排列密集，呈菊形团

（三）脑膜瘤

脑膜瘤（meningioma）（ICD 编码 9530/0）（WHO 1–3 级）占颅内肿瘤的 20%，是最常见的颅内肿瘤。好发于中年以上，高峰年龄在 60~70 岁。女性多见，可能与性激素效应有关，妊娠期脑膜瘤生长速度加快。临床特点为发病缓，病程长。颅内脑膜瘤大部分发生于大脑凸面，最常见于矢状窦旁，其次为蝶骨嵴、嗅沟、鞍旁、小脑脑桥脚、小脑幕及脊髓胸段。不同部位的脑膜瘤可有不同的临床症状。

肉眼观，肿瘤多为界限清晰的球形或分叶状肿块，与硬脑膜紧密粘连，与脑组织分界清楚（14–A_2）。切面灰白色或暗红色，细颗粒状，质地韧或硬，可有砂粒感。肿瘤大小不一，直径在 1~10 cm。

镜下，有多种组织学类型，如脑膜细胞型、纤维型、砂粒体型、血管瘤型等，以脑膜细胞型最常见。细胞类似正常蛛网膜细胞，大小一致，边界不清，核卵圆形，胞质丰富、淡染，核分裂象少见。瘤细胞可形成大小不等同心圆样的漩涡状结构，中央的血管壁厚以致常有透明变性（图 14–15，14–M_9）。有时可见钙化形成的砂粒体。

免疫组织化学，大部分脑膜瘤表达上皮膜抗原（EMA），各型脑膜瘤波形蛋白（vimentin）均为阳性。脑膜瘤亦常表现为孕激素受体（PR）阳性。电镜，脑膜瘤细胞超微结构较特殊，有丰富的中间丝，指状突细胞突起和细胞间桥粒连接。大多数脑膜瘤预后良好。其复发率与细胞分化、组织学类型和手术切除范围有

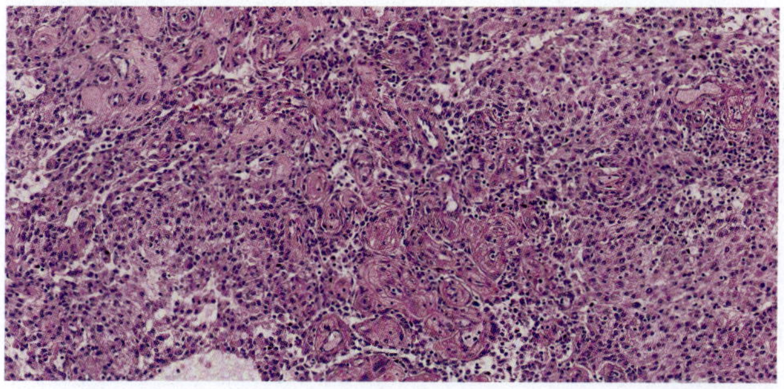

图 14–15 脑膜瘤
瘤细胞呈漩涡状或编织状排列，中央的血管壁透明变性

关。少数脑膜瘤可发生恶性转化，具有间变性形态特征，称为脑膜瘤，WHO3 级。

二、周围神经肿瘤

周围神经肿瘤包括来源于神经鞘膜的肿瘤和神经细胞的肿瘤。来源于神经鞘膜的肿瘤包括神经鞘瘤、神经纤维瘤、神经束膜瘤和恶性外周神经鞘瘤。来源于神经细胞的肿瘤包括神经母细胞瘤和节细胞性神经瘤。以下主要介绍神经鞘瘤和神经纤维瘤。

1. 神经鞘瘤（neurilemmoma）（ICD 编码 9560/0） 又称施万细胞瘤（schwannoma），是最常见的良性外周神经肿瘤。颅内神经鞘瘤常位于听神经，又称听神经瘤；脊髓内神经鞘瘤常发生在神经根，是椎管内脊髓外最常见的肿瘤；周围神经的神经鞘瘤多见于四肢屈侧较大的神经干。

肉眼观，肿瘤多呈圆形、卵圆形或结节状，直径数毫米至十几厘米，界限清楚，有包膜完整典型者可见边缘包膜内周围神经结构；切面灰白或灰黄色，略呈半透明状，如胶原纤维丰富则质韧，呈编织状或漩涡状（图 14-16，$14-S_1$），可伴有出血或囊性变。

镜下，典型的肿瘤包括两种不同的组织结构：一种为束状型（又称 Antoni A 型），由排列密集的梭形细胞组成，细胞界限不清，核呈梭形或卵圆形，紧密平行排列成栅栏状（图 14-17），核间为无核的胞质空白带，或排列成不完全的漩涡状，称为 Verocay 小体。另一种为网状型（又称 Antoni B 型），细胞稀少，星芒状，胞质突起彼此连接排列成疏松网状结构，可形成大小不等的微囊。以上两型结构常同时存在（$14-M_{10}$），两者或分界清楚或有过渡，多数以其中一种类型为主。

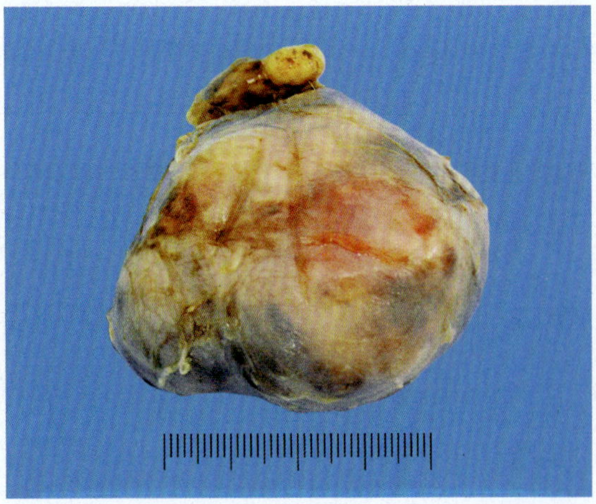

图 14-16 神经鞘瘤
肿瘤呈圆形，直径数厘米，界限清楚，包膜完整

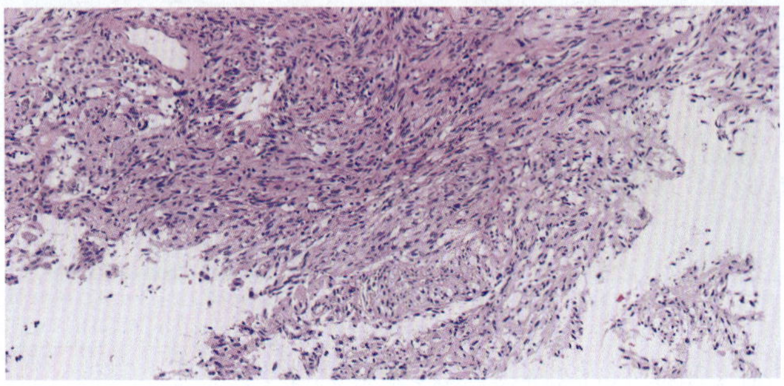

图 14-17 神经鞘瘤
左上肿瘤细胞呈梭形，互相紧密平行排列成栅栏状（Antoni A 型）；右下细胞稀少，胞质突起彼此连接排列成疏松网状结构（Antoni B 型）

免疫组织化学，神经鞘瘤瘤细胞表达 S-100 蛋白、SOX10 及灶性 GFAP 阳性。

临床症状与肿瘤大小及部位有关。小肿瘤可无症状，较大肿瘤可因神经受压而引起麻痹和疼痛。颅内和脊髓的神经鞘瘤可出现相应的临床症状。

2. 神经纤维瘤（neurofibroma）（ICD 编码 9540/0） 是由施万细胞、神经束膜样细胞和成纤维细胞构成的良性肿瘤，所有年龄和性别均可发病。神经纤维瘤多发生在皮肤或皮下，一般无自觉症状，但可有压痛或沿神经干放射性疼痛。肿瘤可发生于身体任何部位，但以躯干和四肢多见。可单发或多发，多发性神经纤维瘤又称为神经纤维瘤病，1 型（neurofibromatosis, type 1, Von Recklinghausen disease）。

肉眼观，肿瘤境界清楚，结节状，无包膜；切面灰白、胶冻状，可见漩涡状结构（图 14-18，$14-S_2$）。

镜下，肿瘤由波浪状的纤细梭形细胞构成，细胞核细长呈梭形，有细长的胞质突起，细胞交织排列（图 14-19，$14-M_{11}$）。间质常有黏液样物质沉积。部分病例可

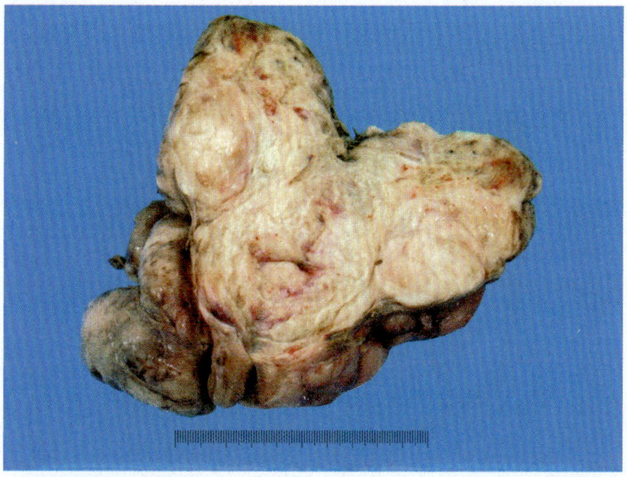

图 14-18　神经纤维瘤
肿瘤境界清楚，结节状，无包膜；切面灰白、胶冻状

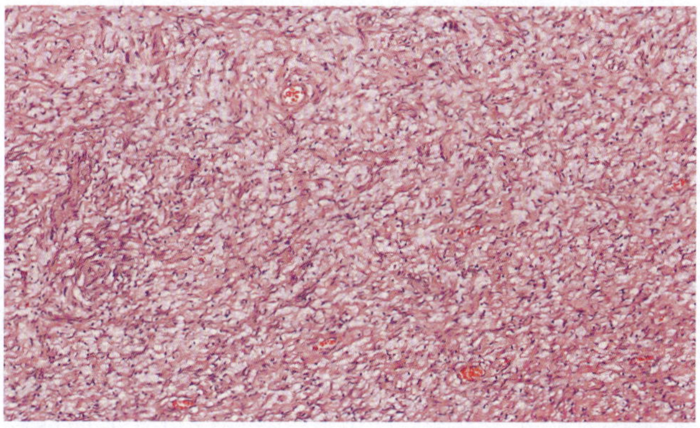

图 14-19　神经纤维瘤
瘤细胞呈长梭形，紧密排列成束状、波浪状

见残存的神经轴索穿插于肿瘤组织内。

免疫组织化学，S-100 蛋白阳性细胞比神经鞘瘤少，CD57（Leu-7）阳性。

3. 恶性周围神经鞘膜瘤。

第五节　中枢神经系统其他常见病变

一、中枢神经系统疾病常见的并发症

中枢神经系统疾病最常见的并发症为脑水肿、脑积水以及颅内压增高所致的脑疝形成。其中脑水肿和脑积水可引起或加重颅内压增高，三者可合并发生，互为因果，严重时可导致患者死亡。

1. 脑水肿　是引起颅内压增高最常见的原因。

脑水肿（cerebral edema）又称脑肿胀，指脑组织内液体过量蓄积，引起脑组织体积增大。颅脑损伤、缺氧、中毒、梗死、炎症、肿瘤等均可引起脑水肿。肉眼观，脑体积增大，质量增加，脑组织局部或弥漫性肿胀。脑回变宽而扁平，脑沟变浅而窄，脑室缩小。根据发病机制和病理变化不同可分为两大类。

（1）血管源性脑水肿　常见于炎症、出血、创伤和脑肿瘤等。主要是血脑屏障受损，毛细血管通透性增加，血浆蛋白与水分通过损伤的内皮细胞进入脑组织，细胞外液量增加。镜下，脑组织疏松，细胞和血管周围间隙明显扩大。

（2）细胞毒性脑水肿　主要见于脑缺血、缺氧和中毒等引起的细胞损害。由于脑组织能量代谢障碍，以致细胞渗透调节障碍，造成细胞内水、钠潴留，主要是细胞内水分过多。镜下表现为神经元、胶质细胞及血管内皮细胞体积增大，胞质淡染，细胞和血管周围间隙未见明显扩大。

2. 脑疝（cerebral hernia）　正常颅内脑脊液压力一般为 0.6~1.8 kPa（70~180 mmH_2O），侧卧位时脑脊液压力超过 2 kPa 即为颅内压增高。任何引起颅腔内容物体积增加的病变均可引起颅内压增高，如颅内占位性病变（肿瘤、脑出血、梗死、脓肿等）、蛛网膜下隙出血、脑脊液循环阻塞等。当颅内压持续升高时可引起局部脑组织向阻力较低的部位移位，部分脑组织可嵌入相应的脑膜间隙或颅骨孔道中，形成脑疝（图 14-20）。脑疝不仅引起脑组织挤压和损伤，而且造成局部血液循环和脑脊液循环受阻，使颅内压进一步增高而形成恶性循环。最常见的脑疝有：①扣带回疝：又称大脑镰下疝。②海马沟回疝：又称天幕裂孔疝（图 14-21）。③小脑扁桃体疝：又称枕骨大孔疝。

3. 脑积水（hydrocephalus）　指脑脊液容量增多伴脑室扩张。发生的主要原因是由于脑脊液循环通路梗阻或分泌吸收功能障碍。一般根据是否有脑室系统内

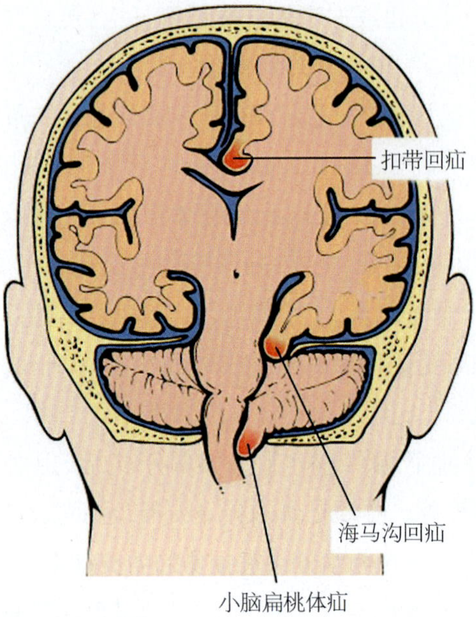

图 14-20 脑疝模式图

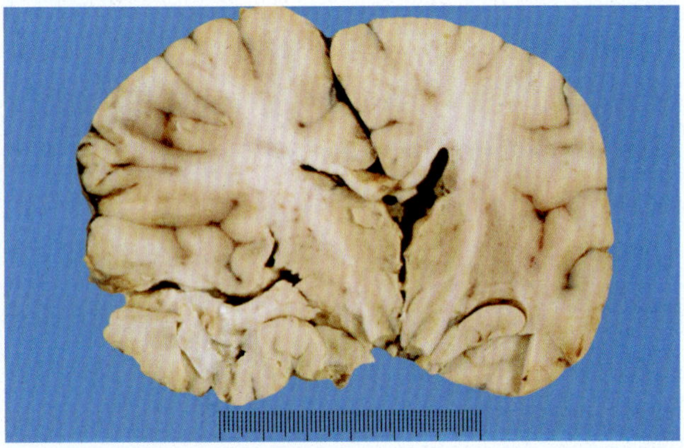

图 14-21 海马沟回疝
左颞叶水肿，向内侧压迫脑组织

脑脊液循环阻塞而分为两大类。①非交通性脑积水：因脑室系统内脑脊液循环阻塞引起的脑积水，又称梗阻性脑积水。②交通性脑积水：脑脊液生成增多、静脉回流障碍或蛛网膜颗粒受损导致脑脊液吸收障碍所致的脑积水。

脑积水时，表现为脑室扩张，脑实质受压萎缩、变薄，甚至消失（图 14-22）。

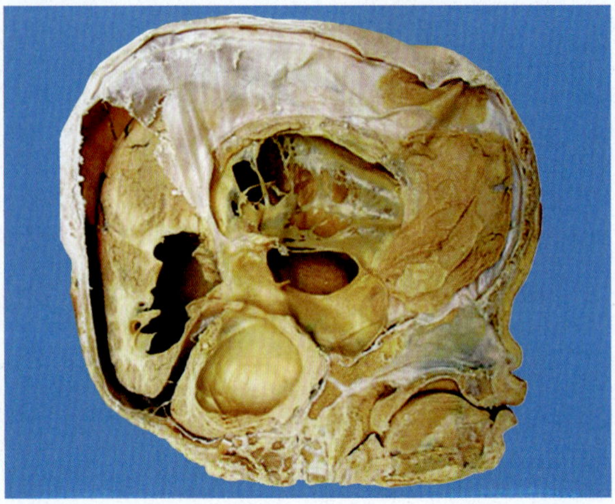

图 14-22 脑积水
大脑侧脑室明显扩张，脑实质萎缩变薄

二、脑血管畸形

脑血管畸形（cerebral vascular malformation）是指一组先天性脑血管发育异常的疾病。中枢神经系统脑血管畸形包括动静脉畸形、海绵状血管瘤、毛细血管扩张症和静脉畸形等。其中以动静脉畸形最常见，占颅内脑血管畸形的 90% 以上。病变可累及中枢神经系统任何部位，但以大脑中动脉供应区最常见。

肉眼观，病变界限不清，为一团迂曲的蔓状或蚯蚓状的动静脉襻（图 14-23）。

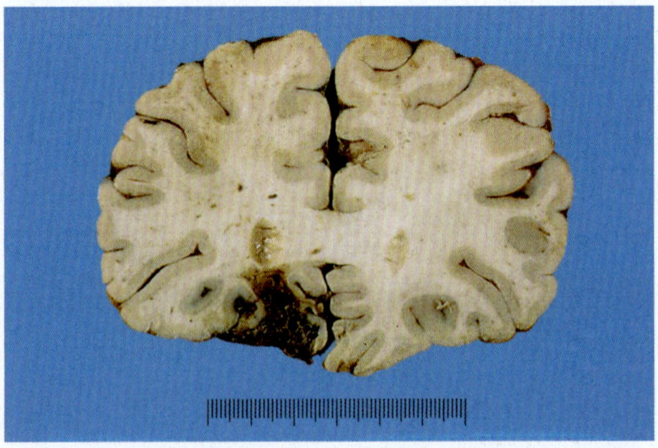

图 14-23 动静脉畸形
病变界限不清，为一团迂曲的蔓状或蚯蚓状的动静脉襻

镜下，病变区见大小不一的血管，部分显著扩张；血管管壁厚薄不一。肌层厚薄不均，动脉弹力层分裂或断裂，静脉壁可透明变性。血管间脑组织常发生萎缩或软化，神经元减少或消失，神经胶质增生。可伴有淋巴细胞和巨噬细胞浸润，常见含铁血黄素沉积。

三、脑损伤

在日常坠落、跌倒、自然灾害、交通意外等事故中，大脑容易受到各种类型的伤害，主要分为头皮损伤、颅骨损伤及脑损伤。其中脑损伤是常见的致死和致残原因，又可分为闭合性和开放性脑损伤（图 14-24）。当暴力作用于头部时立即发生的脑损伤为原发性脑损伤，包括有脑震荡、脑挫裂伤及原发性脑干损伤。此后一段时间还会相继出现脑损伤病变就称为继发性脑损伤，主要有脑水肿、颅内血肿，继而还可出现脑疝（图 14-25）。颅内血肿根据来源和部位可分为硬膜外血肿、硬膜下血肿和脑内血肿（图 14-26）等。硬膜外血肿的血液积聚于颅骨与硬脑膜之间，多位于颅盖骨部。硬膜下血肿时血液常积聚于蛛网膜和硬脑膜之间的硬脑膜下腔内，是颅内血肿中最常见者。

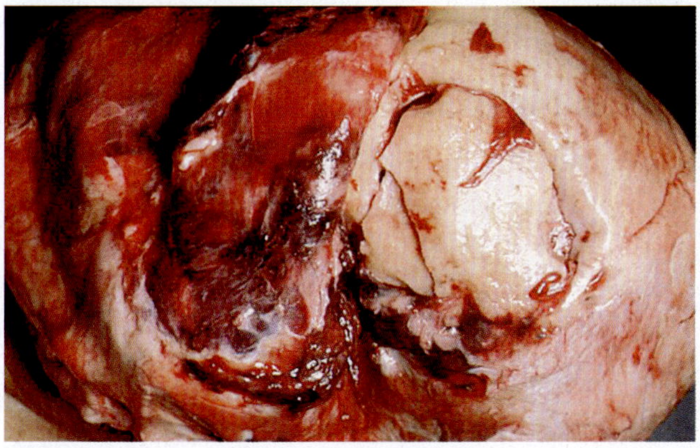

图 14-24 压迫性和粉碎性骨折

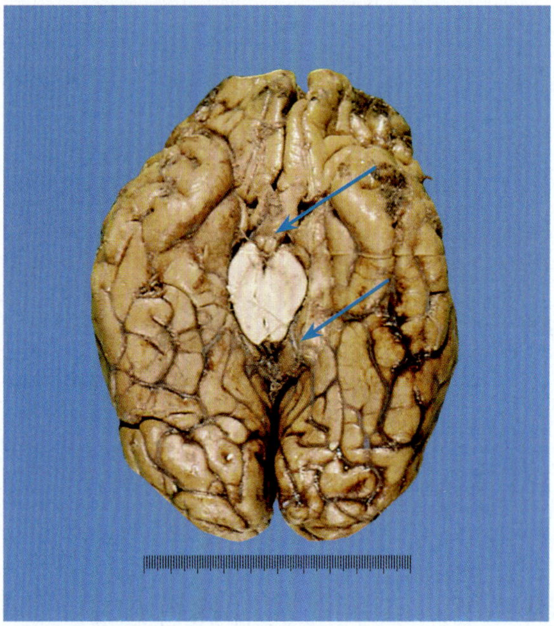

图 14-25 脑挫伤引起脑疝
外伤引起的闭合性脑损伤，继发引起脑水肿及脑疝（蓝色箭头）

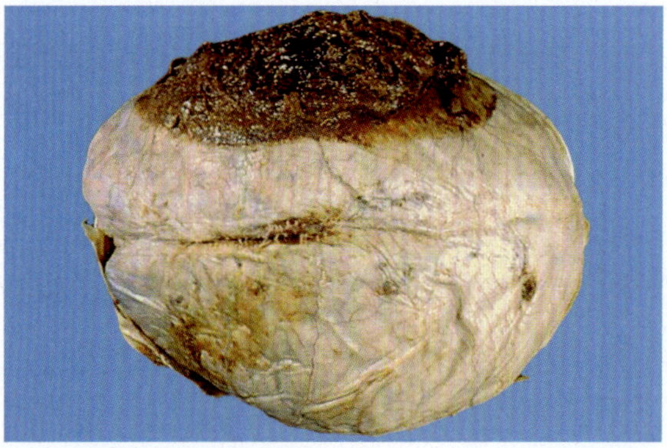

图 14-26 急性硬膜外血肿
血液积聚于硬脑膜外

（常青 王连唐）

数字课程学习……

学习目标　教学 PPT　临床病理病例讨论　自测习题
扩展知识　自学知识　微视频　动画

第十五章

骨和关节疾病

第一节　骨关节非肿瘤性疾病

一、化脓性骨髓炎

化脓性骨髓炎(pyogenic osteomyelitis)是指病变累及骨髓、骨质和骨膜的化脓性炎症。可由各种细菌引起,溶血性链球菌和金黄色葡萄球菌最常见。可由血道进入骨髓引起血源性感染,也可直接感染扩散至骨髓等。好发于长骨,特别是胫骨两端、股骨上端或肱骨上端。

【病理变化】

肉眼观,典型病变表现为灰黄色化脓灶,并可沿骨髓腔蔓延,或沿中央管(哈弗斯管)蔓延至骨膜下间隙,形成骨膜下脓肿。多数情况下,骨膜、骨质和骨髓可先后受累,即发生化脓性全骨炎。当化脓性骨髓炎由急性病程转至慢性病程时,表现为脓性肉芽组织形成和纤维化,病变局限化(图 15–1)。此时,病灶内既有骨质破坏与死骨形成,又有新生骨增生。由于炎症的持续刺激,骨膜纤维性增生和新骨形成,逐渐形成骨壳,骨壳厚薄不一,并常有多数瘘管形成。

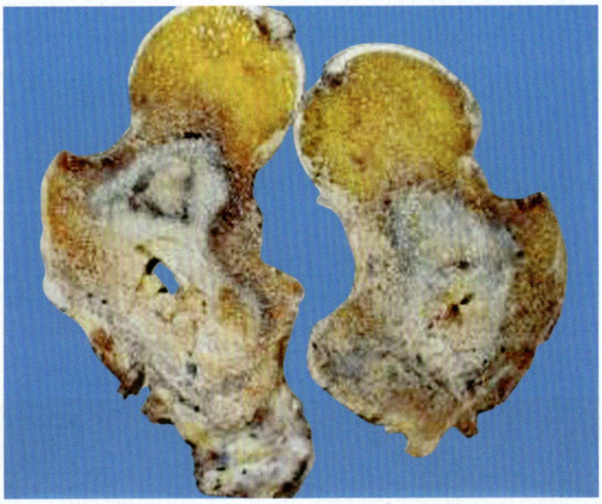

图 15–1　慢性化脓性骨髓炎
病灶呈灰黄、灰白色

镜下,急性期病灶内见大量中性粒细胞浸润(图 15–2)。此处的骨皮质或骨小梁变性坏死,形成死骨片。在死骨片的周围,或者在未坏死的骨皮质或骨小梁间,逐渐出现大量慢性炎性细胞浸润的肉芽组织及纤维化(图 15–3),称为慢性化脓性骨髓炎。当炎症范围较局限时,可见由肉芽组织、纤维组织或新生骨质包绕脓液及死骨片而形成的小脓肿,称布罗迪脓肿(Brodie abscess)(图 15–4)。布罗迪脓肿多见于儿童,多由金黄色葡萄球菌所引起。部分骨髓炎由于伴有骨膜反应,新生骨质数量较多,常因炎性刺激增生而致密化,表现为硬化性骨髓炎(sclerosing osteomyelitis)或加雷骨髓炎(Garre osteomyelitis)。

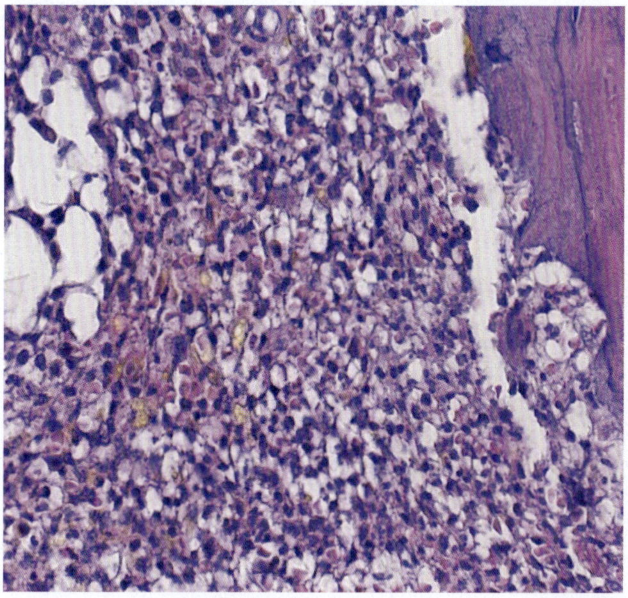

图 15-2　急性化脓性骨髓炎
骨质破坏并见大量中性粒细胞浸润

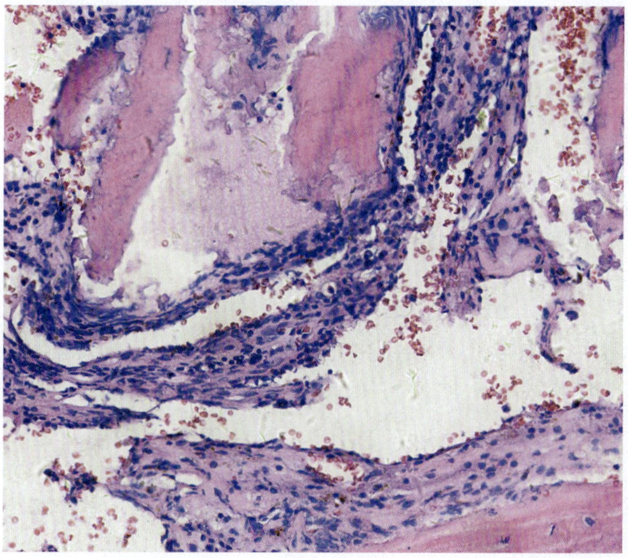

图 15-3　慢性骨髓炎
骨髓腔内可见多量淋巴细胞、浆细胞浸润，伴纤维组织增生

二、化脓性关节炎

化脓性关节炎（pyogenic arthritis）是由化脓性细菌引起的关节化脓性炎症。最常见的致病菌是金黄色葡萄球菌，其次为白色葡萄球菌、溶血性链球菌、脑膜炎

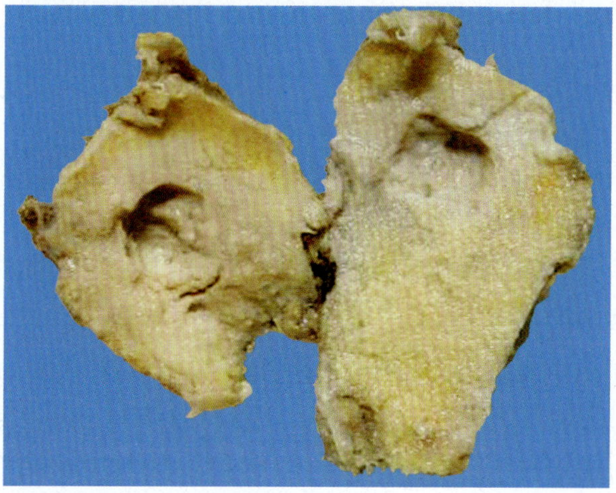

图 15-4　布罗迪脓肿
位于干骺端，呈圆形，脓肿腔内可见脓液

奈瑟菌、肺炎链球菌等。细菌可经以下途径进入关节引起感染：①脓毒血症时，血液内的细菌随血液循环到达关节，引起关节感染；②关节邻近的化脓性病灶，如骨髓炎，直接蔓延至关节腔内；③关节开放性创伤发生感染；④消毒不严的关节穿刺或关节镜检查引起的医源性感染。

本病多见于儿童，好发于膝、髋、肩等大关节。临床上起病急骤，常伴有寒战、高热等全身中毒症状。受累关节迅速出现疼痛和功能障碍，在浅表关节时局部红、肿、热、痛明显。关节周围肌肉可出现保护性痉挛。

【病理变化】

肉眼观，病变关节滑膜充血、肿胀，表面有絮状纤维素性渗出物被覆，关节腔内有多量黄色混浊的脓液。

镜下，滑膜组织充血、水肿，伴大量以中性粒细胞为主的炎性细胞浸润或形成脓肿（15-M_1）。滑膜表层细胞往往脱落，并有纤维素和中性粒细胞渗出。

感染轻度或及时治疗者，病变仅限于滑膜。如进一步发展，可侵蚀关节软骨，形成软骨碎片脱落，致软骨下骨质裸露。严重者可以侵蚀破坏关节囊，且蔓延至周围组织，破坏韧带，使关节变形和脱位。

病变局限于滑膜且及时治疗者，炎症吸收后关节功能可完全恢复。较重的病例往往发展为慢性（数 15-M_2），最终使关节发生纤维性甚至骨性强直。

三、退行性关节炎

退行性关节炎（degenerative arthritis）又称为骨关节炎或老年性关节炎。病变性质为关节的变性，而非关节的炎症。多见于中老年人，女性多于男性。好发于负重或活动较多的关节，如膝关节、髋关节、脊柱以及手指等关节。主要病变是关节软骨退行性变和继发性骨质增生。病因未明，可能与年龄因素带来的组织变性和关节长期磨损有关。

本病起病缓慢，起初病变关节轻微疼痛，随后症状日益明显，疼痛加剧，不同程度的活动受限和肌肉痉挛，严重时可出现关节畸形。有时可触及硬而不规则的骨赘或关节内游离小体。

【病理变化】

最早期的病理变化发生在关节软骨。可见软骨逐渐变成黄色，失去光泽，变薄，表面出现不规则的压迹、小窝，弹性消失（图 15-5）。镜下，软骨基质黏液样变性，失去均质性，使软骨基质沿其胶原纤维的走向而断裂，形成许多平行的裂纹，即软骨基质微纤维化（fibrillation）。软骨细胞肿胀、崩解，数量减少，亦可见灶性增生。

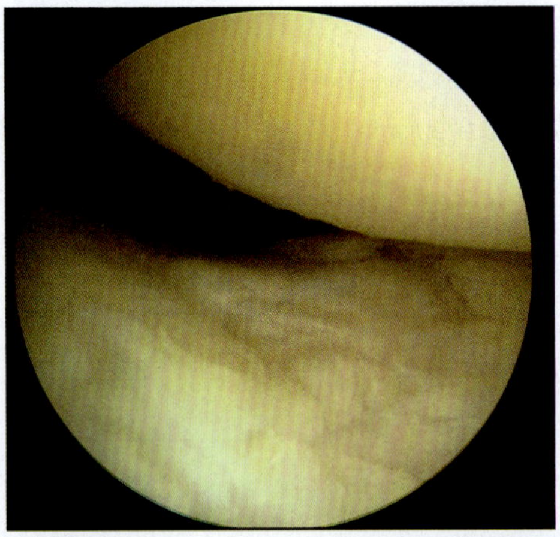

图 15-5 退行性关节炎
关节镜下，关节面软骨凹凸不平，变薄，弹性减少

因受损软骨变软、崩解、变薄脱落，致软骨下骨组织裸露。软骨严重磨损的部位骨小梁增粗，骨髓腔变窄，逐渐骨质致密、坚硬、光滑，质如象牙，称为象牙质变性。外周承受应力相对小的部位或深部的骨组织往往发生萎缩囊性变，周围纤维组织或骨质包绕。在软骨边缘部，血管和软骨膜过度增生，产生新的软骨而形成软骨性骨赘，并可骨化形成骨性骨赘，使关节面周边形成特殊的、肥厚的围堤状（唇样病变）改变，增加了关节面的变形，使关节运动受限制。骨赘如断裂或关节软骨剥脱，可形成关节内游离小体。

滑膜组织表现为早期充血水肿，关节液增多；后期滑膜表面绒毛增生、肥厚，关节液减少，也可引起炎症反应。关节囊常因纤维组织增生而增厚，限制关节活动。本病偶尔因关节两端骨赘互相融合而引起关节强直，一般不发生真正的关节强直。

四、骨质疏松症

骨质疏松症（osteoporosis）是指单位体积内骨质减少（骨小梁的数量绝对值减少），导致骨的脆性增加，但骨小梁的结构及骨基质的钙化均正常，其钙盐与基质保持正常比例。虽然老年人可出现骨小梁数量绝对值减少，但只有在骨质数量减少，不能承受生理功能需要而出现症状时，才能诊断为骨质疏松症。临床表现为疼痛（老年性骨质疏松症以腰背痛多见）、身长缩短、驼背、骨折等。骨折是骨质疏松症最常见和最严重的并发症。

骨质疏松症可分为局限性（失用型）和全身性（弥漫型）。

（一）局限性（失用型）骨质疏松症

本症多由于患肢长期不活动或瘫痪引起，如脊髓灰质炎、骨折固定期等。病灶多为局灶性，病变处骨松质的骨小梁减少、变细，骨皮质变薄、疏松，恢复运动后可恢复正常。

（二）全身性（弥漫型）骨质疏松症

本症涉及全身各处骨骼，尤以负重的骨松质较明显，如椎骨或股骨颈。骨小梁显著减少，容易引起椎间盘突出、椎骨骨折、脊柱塌陷或股骨颈骨折等。

【病因和发病机制】

全身性骨质疏松症按病因可分为原发性和继发性两大类。

原发性骨质疏松症是指机体及骨本身生理性退行性变引起的骨质疏松。绝经后或老年性骨质疏松症又称退行性骨质疏松症，其发生可能与绝经后机体分泌的雌、雄激素减少有关。雌激素水平下降使骨吸收增加，雄激素分泌减少使骨基质的合成也减少，均可导致骨质疏松。此外，钙调节激素的分泌失调亦可致骨代谢紊乱；加上老年人消化功能降低，蛋白质、钙磷摄入不足，以及户外活动减少，均可成为老年人患骨质疏松的重要原因。

继发性骨质疏松症是由于某些疾病（多为内分泌系统疾病，如库欣综合征）或某些营养元素或微量元素（如钙、维生素 C 或 D）的缺乏所引起。

【病理变化】

在各种致病因素作用下，骨质吸收超过骨质形成，单位体积内骨的质量减少，但骨组织仍有正常的钙化，骨基质也不增多，钙盐与基质保持正常比例。全身性骨质疏松症可涉及全身各处骨骼，尤以中轴骨（脊椎、肋骨和骨盆）（图 15-6）以及股骨颈受累为主。病变部位的骨松质与骨皮质均减少，但骨松质的病变较骨皮质为重，表现为骨小梁减少、变细甚至消失，骨皮质变薄，骨髓腔相对扩大（图 15-7）。病变的骨骼抗压力能力减退，可致椎体压缩性骨折或病理性骨折。

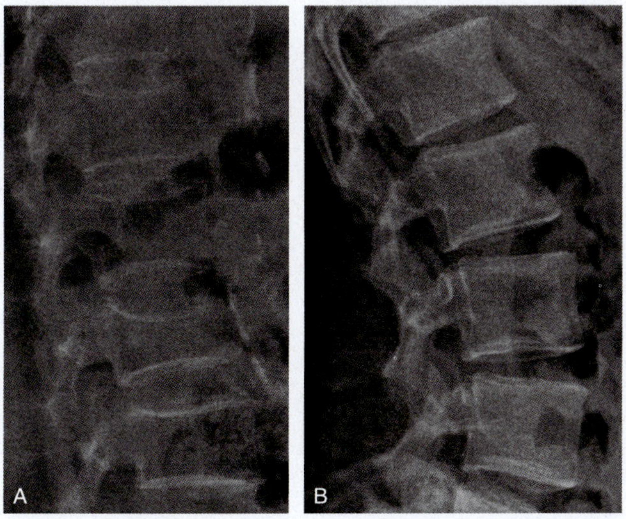

图 15-6 重度骨质疏松症患者与正常椎骨的 X 线对比
A. 重度骨质疏松，骨密度减低，骨皮质变薄，边缘尚清晰，骨小梁稀疏；B. 正常骨密度

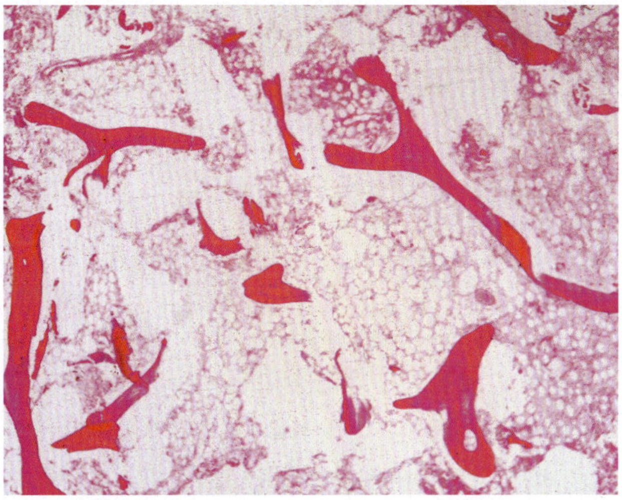

图 15-7 骨质疏松症
骨小梁稀疏，变细

五、骨软化症（佝偻病）

第二节 骨肿瘤

骨肿瘤分原发性和继发性两大类。原发性恶性骨肿瘤不常见，约占人体全部肿瘤的 0.2%。原发性骨肿瘤的分类主要根据肿瘤细胞的形态及其产生的基质（如胶原、骨基质、软骨基质等），可分为成软骨性、成骨性、纤维源性、血管源性、富于破骨细胞的肿瘤、造血系统源性、脊索肿瘤和其他杂类。根据瘤组织的生长特性和生物学行为等，又可再分为良性、中间型（局部侵袭）、中间型（偶有转移）及恶性四大类。良性肿瘤一般认为局部复发能力有限，即使复发也是非破坏性的，局部完整切除 / 刮除后几乎都能治愈。中间型（局部侵袭）指呈浸润性、局部破坏性生长，术后常局部复发的一组肿瘤，该类肿瘤无明确转移证据，但需要

采取具有正常组织切缘广泛切除或通过局部治疗以确保局部控制。中间型（偶有转移）一般认为除了具有局部侵袭能力外，偶尔会发生转移，转移的危险性<2%，但基于其为组织学形态难以预测的一组肿瘤，此分类中典型的代表为骨巨细胞瘤。恶性肿瘤除局部破坏性生长和复发外，能发生远处转移，转移的危险性超过 20%，取决于组织学类型和分级。

原发性骨肿瘤种类较多，本章主要介绍几种常见的骨肿瘤。

一、骨软骨瘤

骨软骨瘤（osteochondroma）（ICD 编码 9210/0）是指发生在骨表面覆以软骨帽的骨性突出物，是最常见的良性骨肿瘤。多发生于青少年，好发于四肢长骨干骺端，尤以股骨下端及胫骨上端最多见。单发者多见，多发者与常染色体显性遗传有关。

【病理变化】

肉眼观，肿瘤从骨表面向外突起，大小形状不一，表面呈半球形、结节状、菜花状等。切面可见肿瘤显示 3 层不同的结构（图 15-8，15-S_1、15-S_2）：表层为一薄层纤维组织，即软骨膜，与相邻骨膜相连；中层由灰白的透明软骨组成，称软骨帽（cartilaginous cap），其厚度多在 1~5 mm 之间（<2 cm），同一肿瘤各处厚薄可不同，年龄越大，软骨帽越薄；基底部由海绵状骨松质组成，基底部下方与正常骨髓腔相通。

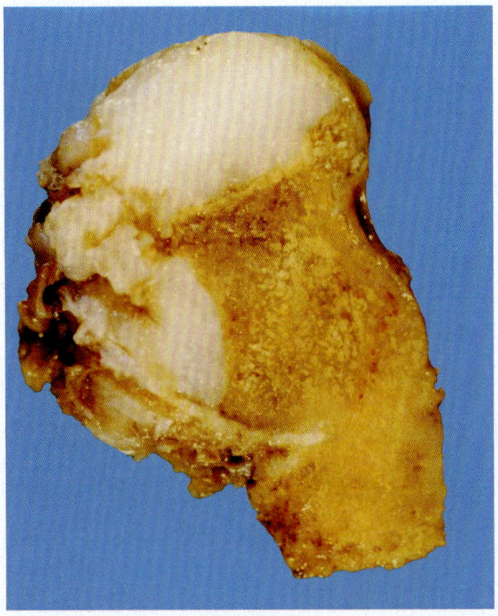

图 15-8 骨软骨瘤
切面可见明显的 3 层结构，包括软骨膜、软骨帽和海绵状骨松质

镜下，骨软骨瘤 3 层结构清楚，表层为致密的纤维组织（软骨膜），软骨膜向软骨帽方向成软骨，逐渐出现软骨陷窝，形成软骨帽；软骨帽由透明软骨构成；基底部由海绵状骨松质构成（图 15-9）。

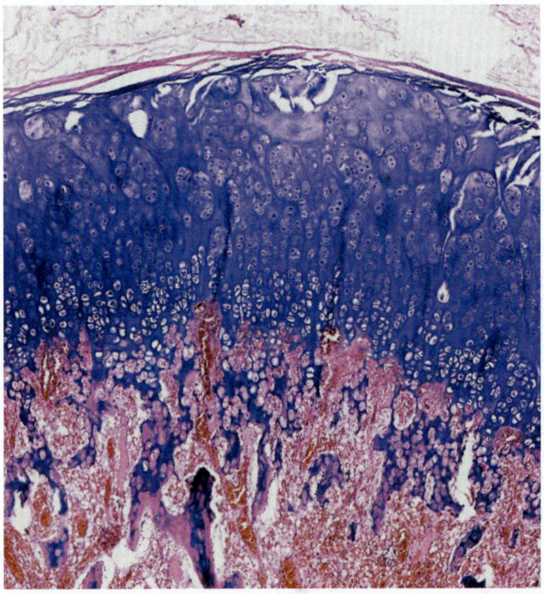

图 15-9 骨软骨瘤
切面可见明显的 3 层结构，包括软骨膜、软骨帽和海绵状骨松质

如果肿块短期内体积迅速增大，尤其在骨骼发育成熟的患者，当软骨帽厚度 >2 cm，则需考虑恶变为软骨肉瘤的可能。多发性骨软骨瘤比单发者恶变多见。骨软骨瘤一般经手术切除可治愈。

二、骨瘤

三、骨样骨瘤

四、骨巨细胞瘤

骨巨细胞瘤（giant cell tumor of bone）（ICD 编码

9250/1)是一种具有局部侵袭性和复发倾向,且偶有转移的骨肿瘤,来源未明。

骨巨细胞瘤是我国较常见的骨肿瘤,在骨肿瘤发病率中仅次于骨软骨瘤和骨肉瘤,居第 3 位。多发生于 20~40 岁的青壮年,男女发病率相当。好发部位为四肢长骨的骨端,尤以股骨下端、胫腓骨上端和桡骨下端多见,长骨以外则以脊椎多见。X 线平片主要表现为骨端偏心性溶骨性骨质破坏而无骨膜反应,病灶骨皮质膨胀变薄,呈肥皂泡样改变(图 15-10)。

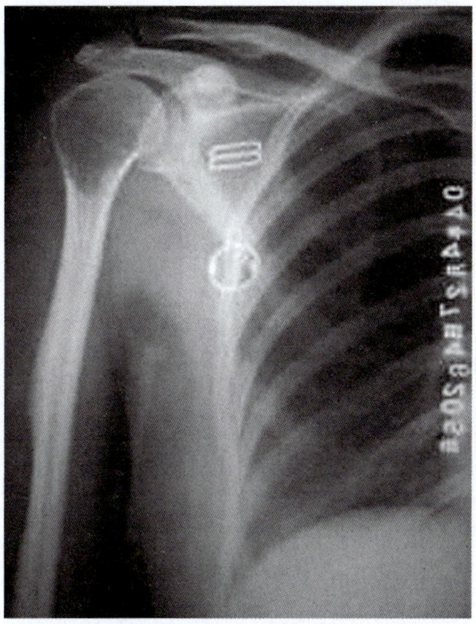

图 15-10 骨巨细胞瘤
位于右肱骨骨骺端,偏心性,骨皮质变薄

【病理变化】

肉眼观,肿瘤位于骨端,呈偏心性生长,受累的骨皮质向外膨胀。肿瘤周围常有菲薄的骨壳,肿瘤内的骨质溶解破坏,瘤内可见纤维性或骨性间隔,常并发病理性骨折。瘤组织呈灰白色或灰红色,质软而脆,较大的肿瘤可伴坏死、出血、囊性变及较大血腔形成等继发改变(图 15-11, 15-S_3)。

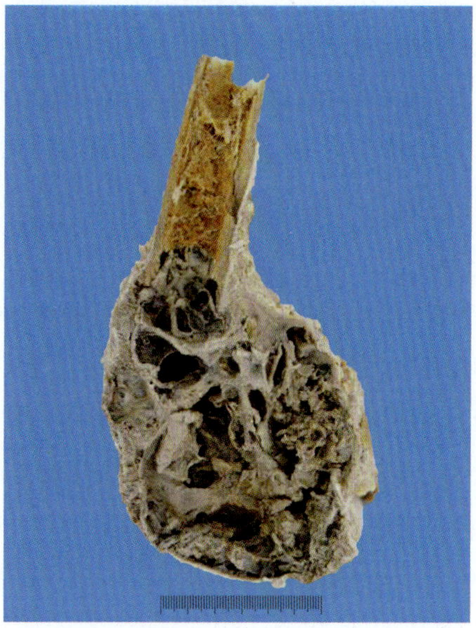

图 15-11 骨巨细胞瘤
肿瘤位于骨端,偏心性生长,受累的骨皮质向外膨胀,肿瘤内的骨质被溶解破坏,瘤内可见纤维或骨性间隔

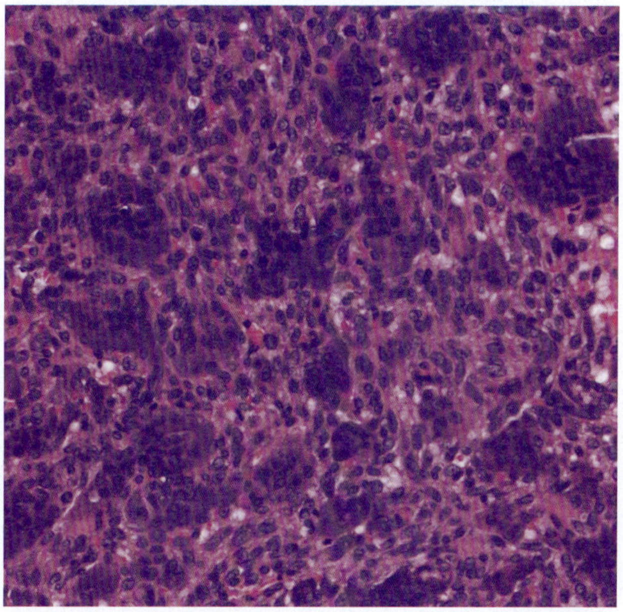

图 15-12 骨巨细胞瘤
可见单核基质细胞和多核巨细胞,多核巨细胞体积较大,边界不规则,境界清,散布于单核基质细胞间

镜下,肿瘤主要由大量破骨细胞样多核巨细胞和单核基质细胞(mononuclear cell)组成(图 15-12)。多核巨细胞体积较大,细胞边界不规则,境界清楚,常较均匀地散布在单核基质细胞之间,细胞核数目多。单核基质细胞为短梭形、卵圆形或圆形,细胞境界不清楚,有时还可见含大量脂质的泡沫细胞。肿瘤本身无成骨现象,但有时可见类骨组织及新生骨小梁,这是一种反应性成骨或病理性骨折后形成的骨痂。一般

认为，单核基质细胞为肿瘤细胞，多核巨细胞为反应性细胞。肿瘤细胞起源不清楚，新的研究证据提示骨巨细胞瘤内肿瘤性单核基质细胞是成骨细胞谱系，因为 RNAK 配体抑制剂治疗骨巨细胞瘤时，可促进单核基质细胞成熟并形成骨，当治疗停止后这一过程又会逆转。

最新的研究发现 95% 以上的骨巨细胞瘤存在致病性 *H3F3A* 基因突变，约 90% 表现为 H3.3p.Gly34Trp 突变，但这种特征性突变改变如何驱动肿瘤的机制仍不明确。关于骨巨细胞瘤的良、恶性问题，目前认为，大多数骨巨细胞瘤虽具侵袭性，但呈良性经过。有 10%~15% 骨巨细胞瘤内具有异型细胞灶，因此 WHO 将其命名为骨巨细胞瘤内的恶性（malignancy in giant cell tumor of bone）。

骨巨细胞瘤局部侵袭性强，刮除术后复发率高，复发后可恶变为骨巨细胞瘤内的恶性或其他类型的肉瘤。

五、骨肉瘤

骨肉瘤（osteosarcoma）（ICD 编码 9180/3）是指肿瘤细胞能直接形成肿瘤性骨样组织或骨组织的恶性肿瘤。它是最常见的原发性恶性骨肿瘤，约占骨恶性肿瘤的 1/3。原发性骨肉瘤根据肿瘤发生的部位、生长特性及预后不同等，可分为普通型、低级别中央型、血管扩张型、小细胞型、骨旁型、骨膜型和高级别表面型骨肉瘤。

骨肉瘤好发于青少年，以 11~20 岁最多见，男女比例约为 2∶1。其好发部位为四肢长骨的干骺端，尤其是股骨的下段或胫、腓骨的上段，约占 60%。

【病理变化】

肉眼观，肿瘤一般位于干骺端的骨髓腔内，向周围骨皮质浸润，有时会同时形成软组织肿块。因骨骺软骨对骨肉瘤的浸润具有一定的抵抗力，故在骨骺板闭合骨化之前（17~20 岁），一般不侵及骨骺端。切面呈多彩性，颜色与硬度取决于肿瘤性骨质、软骨的含量以及出血、坏死等继发改变的程度（图 15-13，15-S_4、15-S_5、15-S_6、15-A_1、15-A_2、15-A_3）。若肿瘤性骨质含量较多，则肿瘤呈黄白色，质地坚硬，有砂砾小点或条纹；若软骨形成较多，则肿瘤呈半透明状；肿瘤细胞丰富部位呈灰红色鱼肉状；坏死区呈灰黄色，出血区为暗红色。

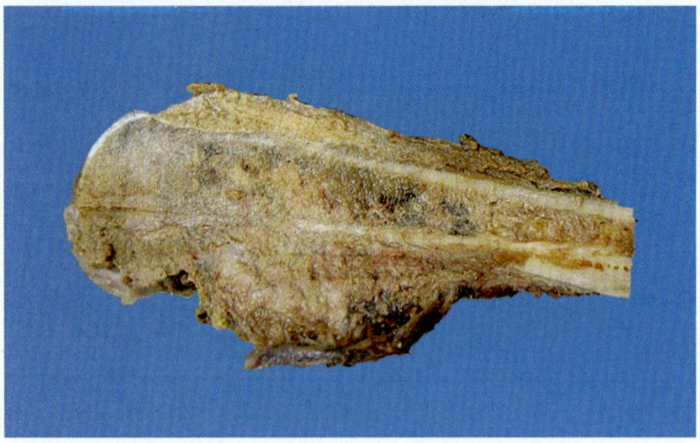

图 15-13 骨肉瘤
肿瘤组织位于骨髓腔内，并向周围骨皮质浸润，形成肿块，伴有出血、坏死等继发改变

影像学上，普通型肾肉瘤的肿物主体多位于骨髓腔内，常有软组织包块形成，可见骨质破坏及肿块内肿瘤骨形成。有时，由于骨肉瘤病变部位的骨外膜常被掀起，故在切面上可见肿瘤上、下两端的骨皮质和被掀起的骨外膜之间形成三角形隆起，其间堆积由骨外膜产生的反应性新生骨，在 X 线平片中可显示出来，称 Codman 三角。在骨外膜被掀起的同时，自骨外膜通往骨皮质的小血管因受到牵拉而垂直于骨皮质分布，在这些垂直的小血管周围，血液供应丰富，故新骨形成增多，这些新生骨小梁呈放射状与骨表面垂直分布，在 X 线平片下表现为日光放射状阴影，称日放线（图 15-14）。Codman 三角和日放线在 X 线平片上对骨肉瘤的诊断具有特征性意义。

镜下，瘤组织由异型性明显的肿瘤细胞组成，瘤细胞能直接产生肿瘤性骨样组织及骨组织，这是诊断骨肉瘤最重要的组织学依据（图 15-15）。瘤细胞大小形状不一，核染色质丰富，呈粗颗粒或凝块状，核仁明显增大，核分裂象易见。肿瘤性骨质的形成过程为：早期在肿瘤细胞间出现均质红染的胶原样物质，这些

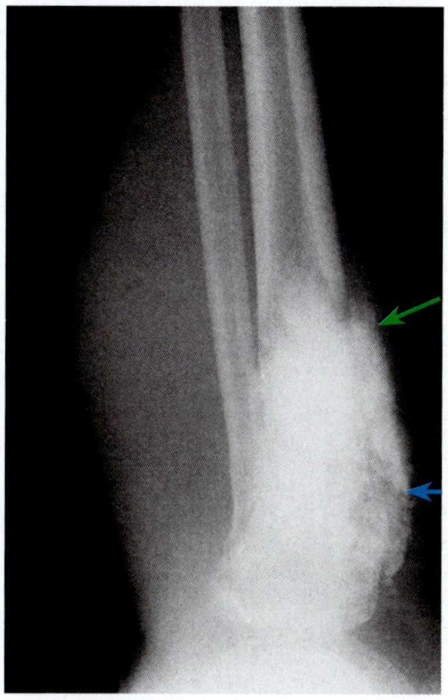

图 15-14 骨肉瘤
X 线平片可见 Codman 三角(如绿色箭头所示)和日放线(如蓝色箭头所示)

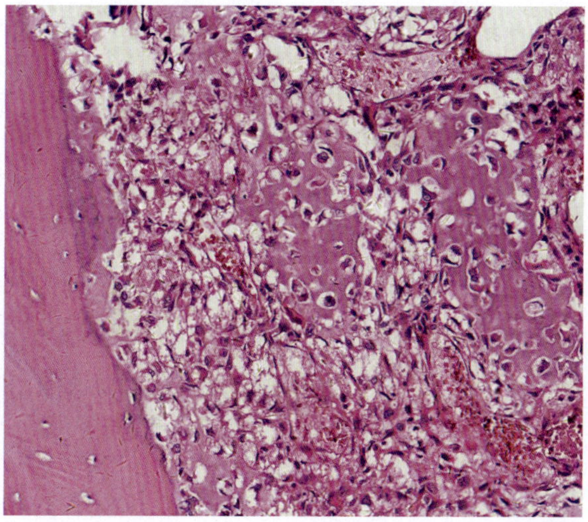

图 15-15 骨肉瘤
异型的肿瘤细胞在骨髓腔内浸润破坏性生长，瘤细胞可直接产生肿瘤性骨样组织

物质逐渐增多，将肿瘤细胞分隔，构成小梁或片状的肿瘤性骨样组织(类骨)，以后出现钙盐沉着，其内的肿瘤细胞固缩变小，而形成肿瘤性骨质。有时骨肉瘤组织内也可出现肿瘤性软骨。普通型骨肉瘤根据瘤细胞的组织分化方向的不同，可分为 4 种亚型，即成骨细胞型、成软骨细胞型、成纤维细胞型和混合型。

免疫组织化学染色示，vimentin 呈强阳性，上皮性抗体(如细胞角蛋白、上皮细胞膜抗原)及肌源性抗体(如平滑肌肌动蛋白、结蛋白)可局部弱阳性，软骨分化区 S-100 蛋白阳性。

【临床病理联系】

最早期可表现为不同程度的固定性疼痛，初为间歇性，以后发展为持续性，逐渐加剧，夜间尤甚。局部有发热感及肿胀，后期见局部皮肤红肿、紧张，表面静脉曲张。肿瘤若侵犯骨皮质，则轻度外伤即可引起病理性骨折；若压迫邻近的血管及神经，亦可引起相应的症状。可伴发全身症状，如发热、消瘦、贫血等。血清碱性磷酸酶(ALP)增高是骨肉瘤临床应用的重要血液指标之一，它对骨肉瘤的诊断及预后追踪检查有一定的参考价值。一般手术切除肿瘤后，血清碱性磷酸酶含量降低。若肿瘤复发转移，血清碱性磷酸酶又可再升高。

骨肉瘤是高度恶性肿瘤，早期即可发生血道转移，以肺转移最常见。预后较差。

六、软骨肉瘤

一般认为，软骨源性肿瘤(chondrogenic tumor)由能形成肿瘤性软骨的肿瘤干细胞产生，而非正常软骨组织恶变而来。软骨肉瘤(chondrosarcoma)(ICD 编码 9220/3)一般是指从软骨源性细胞发生的恶性骨肿瘤。可起源于躯体任何软骨内化骨的骨骼。在原发性恶性骨肿瘤中，其发病率仅次于骨肉瘤。好发于中年以后，常见于 30~60 岁。多见于长骨，以股骨和胫骨较多见，其次是骨盆，手足指趾骨较少见。根据软骨肉瘤起源的部位，可分为中央型和周围型。中央型起源于骨内，而周围型则发生于骨表面。中央型较周围型多见。

【病理变化】

肉眼观，大多数肿瘤呈灰白色、半透明、分叶状结构(图 15-16，15-S_7)，其内常有淡黄色的钙化或骨化小灶。钙化或骨化小灶在 X 线平片上呈环状或点状钙化，对影像学上诊断软骨肉瘤有帮助。中央型

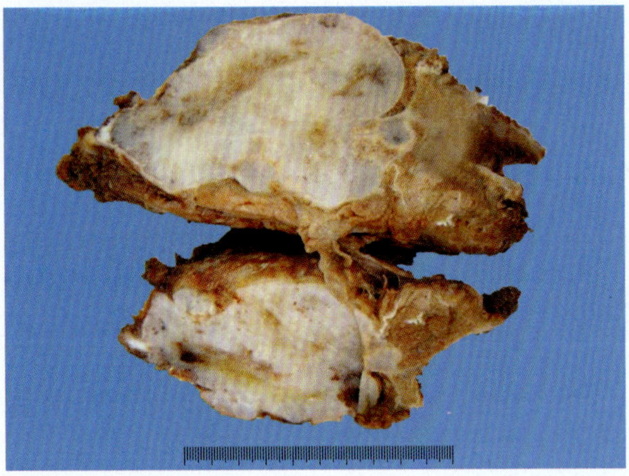

图 15-16 软骨肉瘤
位于骨表面，呈灰白色、半透明、分叶状结构

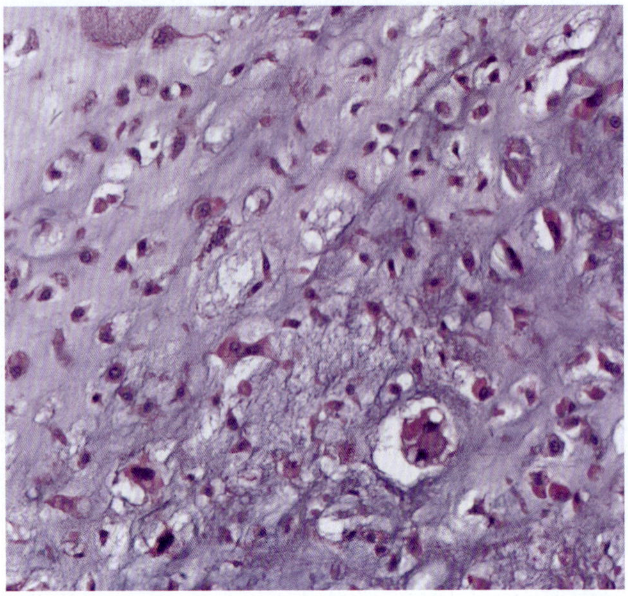

图 15-17 软骨肉瘤
瘤细胞呈圆形，细胞异型性明显，核肥大、深染，可见双核瘤细胞

软骨肉瘤主要向骨髓腔内浸润生长，肿瘤周围境界不清，可使骨髓腔变大并侵犯骨皮质，可有软组织肿块。而周围型软骨肉瘤，瘤体主要位于骨外表面，其表面可见一层薄而不完整的包膜。软骨肉瘤常发生黏液样变、囊性变及出血等继发性改变。

镜下，肿瘤由肿瘤性软骨细胞及细胞间软骨基质构成，呈分叶状。肿瘤细胞多形性是软骨肉瘤的特点，瘤细胞在小叶边缘处较密集，中央稀疏。因肿瘤分化程度不同，细胞的形态差异很大。分化好的软骨肉瘤与软骨瘤鉴别困难，常需要结合影像学检查全面观察其侵袭性才能诊断。软骨基质表现为蓝灰色、黏液样或软骨样，局部可见钙化和骨化。不同分化的瘤细胞异型性大小各异，可表现为瘤细胞位于软骨陷窝内，核肥大、深染，核仁明显及增大，可出现较多双核、单核瘤巨细胞（图 15-17）。

免疫组织化学染色，肿瘤细胞胞质和胞核 S-100 蛋白阳性。

局部疼痛与肿块是软骨肉瘤的主要症状。软骨肉瘤生长一般较骨肉瘤慢，转移也较晚。瘤组织以直接浸润周围软组织为主，血道和淋巴道转移较少见。软骨肉瘤手术后易复发，复发后的肿瘤分化程度较之前更低。传统上，软骨肉瘤根据其恶性程度从低到高，可以分为Ⅰ、Ⅱ、Ⅲ级。软骨肉瘤Ⅰ级的瘤细胞异型性小，主要表现为局部侵袭性的生物学行为，预后比Ⅱ级和Ⅲ级软骨肉瘤要好得多。

七、纤维结构不良

八、动脉瘤样骨囊肿

九、骨嗜酸性肉芽肿

（王卓）

数字课程学习……

学习目标　教学 PPT　临床病理病例讨论　自测习题

扩展知识　自学知识　微视频　动画

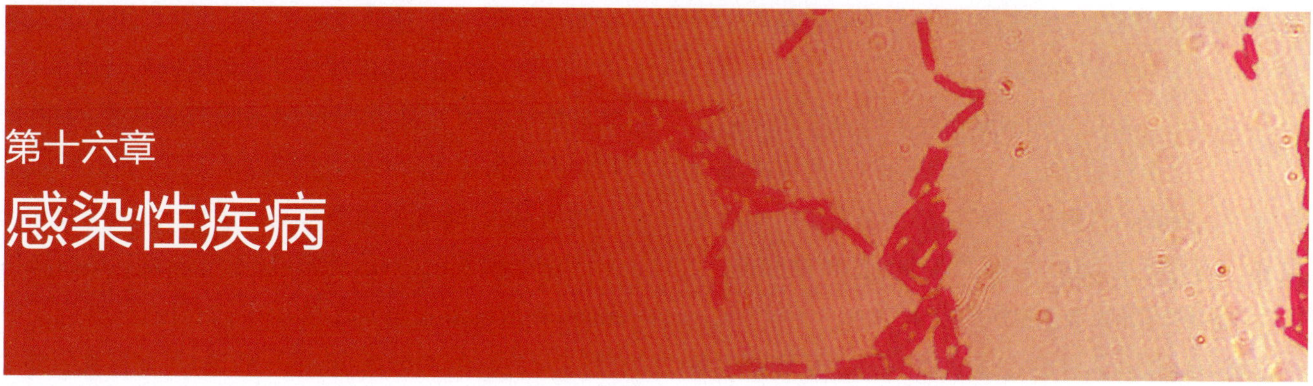

第十六章

感染性疾病

感染性疾病是病原体侵入人体并传播，导致人体出现临床症状和体征的一系列疾病。在世界范围内，感染性疾病是一个重要的健康问题，每年因感染性疾病而死亡的人数多于因癌症和心血管疾病而死亡的人数之和。感染性疾病在发展中国家传播流行，每年患者可达百万，其中 5 岁以下患儿占大部分。下呼吸道感染、艾滋病、感染性腹泻是死亡三大原因。在发达国家，感染性疾病的患病率与死亡率也相当高，例如美国，流感和肺炎是重要的致死性感染性疾病。感染性疾病按照不同的标准，可分为不同的类型，本章重点介绍一种特殊的感染性疾病——传染病。传染病之所以特殊，关键在于能够在人群中传播流行，引发局部和全球性影响。由于社会经济的发展，医疗卫生事业的进步，诊断水平的提高，以及抗生素的广泛应用，传染病的流行状况发生了重大变化。

寄生虫病是一类由寄生虫引起的感染性疾病，寄生虫的生长和繁殖特点决定了寄生虫病的流行具有地域性、季节性、自然疫源性。社会经济水平、生产生活方式、群众卫生习惯等也对寄生虫病的传播流行产生影响。

本章主要介绍结核病、伤寒、细菌性痢疾、钩端螺旋体病、麻风、性传播疾病及常见的念珠菌病、曲菌病、毛霉菌病和隐球菌病，同时对常见的寄生虫病进行描述。病毒性肝炎、乙脑、流脑、艾滋病等传染病已在其他章节中论述，本章不再介绍。

第一节 感染性疾病概述

一、病原体的传播途径及在体内的扩散

（一）病因学

1. 病原微生物　按照其特点可分为非细胞型（例如病毒）、原核细胞型（例如细菌、支原体、衣原体等）、真核细胞型（例如真菌）。病毒和细菌是最常见的病原微生物。正常人体中的某些部位，如消化道、上呼吸道、阴道、皮肤等，存在多种病原微生物寄生在人体的腔道和皮肤等部位，这些寄居的微生物群体称为微生物组。正常情况下这些微生物对宿主无害，有些甚至对机体有利，能够保持局部组织微环境的稳定，且可阻止外来微生物的侵袭和定居。一个健康成人，全身定植的正常微生物群数量可达 1×10^{14} 个，相当于人体细胞数量的 10 倍。某些条件下，微生物组中各组分间的平衡被打破，即可引起感染性疾病。例如正常人肠道内的菌群，有 1 000 余种细菌寄居，正常情况下，肠道菌群与其他因素共同维护肠道的正常生理功能，但在某些情况下，如抗生素的滥用、机体免疫力的低下，

肠道菌群可出现过度增殖、细菌移位等肠道菌群失调的情况，引发难辨梭菌的感染。

2. 寄生虫 可作为病原体导致感染性疾病。人兽共患寄生虫病是指在人与脊椎动物之间传播流行的感染性疾病。特别是饲养宠物，更易发生。生活习惯和行为方式的改变，影响了寄生虫的传播和流行，如生吃海鲜可导致寄生虫病的发生。

病原体侵入人体并在体内播散的过程是复杂多样的，人体的防御状态和病原体的致病性发挥了决定性作用。一般来说，病原体须穿透人体的天然防御屏障（皮肤和黏膜上皮），进入组织间隙、淋巴管、血管和神经，在体内传播扩散，导致局部或全身免疫反应。如果病原体在人体中大量生长繁殖，即有可能从人体中通过各种途径被释放出来，在人群中传播流行。

（二）病原体进入人体的途径

1. 经皮肤侵入 皮肤是人体面积最大的器官，与外界环境直接接触，作为人体的天然防御屏障，能阻挡异物和病原体的侵入。多种途径可致皮肤防御屏障的破坏：①理化因素导致的皮肤受损；②医源性侵入，如静脉注射等；③昆虫叮咬；④动物抓伤、咬伤，如狂犬病；⑤寄生虫的破坏，如血吸虫可释放酶溶解皮肤等。

2. 经呼吸道侵入 多种方式可导致病原体通过呼吸道黏膜屏障侵入人体。①免疫因素：人体免疫功能缺陷或白细胞数量不足，可引起机会性真菌感染。②理化因素：长期吸烟、气管插管、胃酸返流等所致的物理化学性损伤。③生物性因素：流感病毒包膜上的血凝素可与呼吸道上皮细胞表面的唾液酸受体结合，被吞饮后，进入细胞核转录复制，然后转运至细胞质，装配成病毒颗粒，在呼吸道黏膜上皮细胞内增殖，导致细胞水样变性，纤毛坏死脱落，可诱导肺炎球菌、金黄色葡萄球菌的二重感染；结核分枝杆菌进入肺泡被巨噬细胞吞噬，菌体脂质阻止了吞噬体与噬菌体的融合，抵抗胞内溶菌酶的杀伤，而在肺泡中长期存活；流感嗜血杆菌、肺炎支原体、百日咳杆菌等可穿透支气管黏膜，导致上皮细胞肿胀、坏死、脱落，微绒毛运动变慢，结构变形，停止摆动。

3. 经消化道侵入 消化道是人体获取营养和能量的最主要途径，病原体通过污染的食物和水进入体内，导致以消化道为传播途径的传染病的传播流行。肠源性病原体可通过多种机制引起肠道病变：①进食被金黄色葡萄球菌产生的肠毒素污染的食物，可引起急性胃肠炎；②霍乱弧菌和肠产毒型大肠杆菌，可黏附于肠黏膜表面，并迅速繁殖，不侵入肠上皮细胞和肠腺，释放肠毒素而导致腹泻；③志贺菌（又称痢疾杆菌）、沙门菌（例如伤寒沙门菌）、弧菌（例如霍乱弧菌）、弯曲杆菌（例如空肠弯曲杆菌）、溶组织阿米巴原虫等，可直接穿透并破坏肠黏膜，形成肠道炎症出血、溃疡等病变；④脊髓灰质炎病毒、柯萨奇病毒、埃可病毒等肠道病毒可侵入肠道局部黏膜和淋巴组织，进入血管传播，引发相应靶器官的病变。

4. 经泌尿生殖道侵入 ①尿路梗阻和膀胱输尿管返流是泌尿生殖道感染的最常见原因，因女性尿道（长约 4 cm）较男性尿道（长约 19 cm）短而直，其距离肛门较近，故女性尿路感染更容易发生，肛门及其周围带有黏附性的大肠杆菌是主要的致病微生物；②正常女性阴道内有多种微生物寄居，形成动态平衡，维持酸性环境。外源性的病原体（如阴道毛滴虫、假丝酵母菌、念珠菌等）入侵可致炎症发生。

5. 母婴垂直传播 ①胎儿在胎盘中被感染，病毒（如风疹病毒、巨细胞病毒、单纯疱疹病毒等）是常见的病原体，其感染时间在妊娠早期或者晚期可造成不同的后果；②胎儿在分娩过程中被病原体感染，如淋球菌、沙眼衣原体等；③新生儿出生后，在密切接触过程中，被病原体所传染。

（三）病原体在宿主体内的播散

病原体侵入机体后损害机体的组织和细胞，而机体的免疫防御功能力图杀灭病原体，二者之间的动态变化决定着病原体在体内的播散与否。当免疫防御功能弱于病原体的损害时，病原体或停留在入侵部位，或通过溶解酶向周围组织蔓延扩散，或侵入淋巴管、血管及神经向远处器官播散（图 16-1）。如白喉杆菌可附着在黏膜上形成“假膜”。血道播散是病原体最常见和最有效的播散方式，病原体在血流中可以多种方式播散，如血浆可运载 HBV、脊髓灰质炎病毒、某

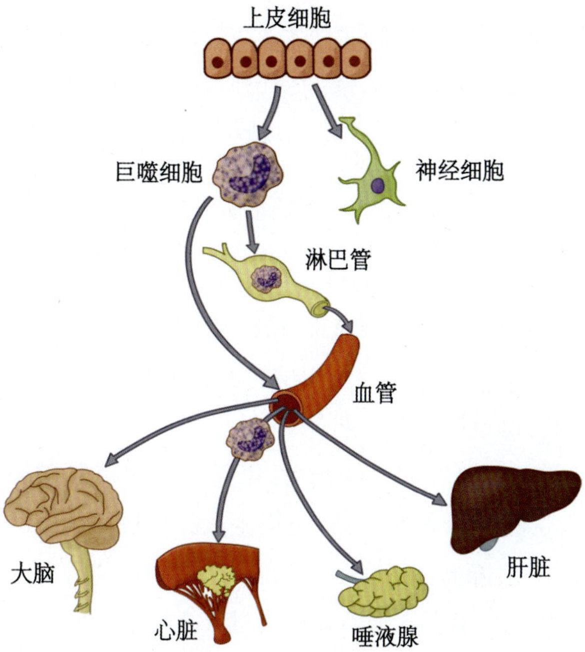

图 16-1 病原体侵入人体及扩散途径示意图

些细菌与真菌及寄生虫等；白细胞可运输疱疹病毒、HIV、分枝杆菌、某些真菌和原虫；红细胞可运送疟原虫和巴贝西虫。

病原体在人体内的播散所致的结局由病原体的毒力和数量与机体的免疫状态共同决定。进入血液的病原体毒力小、数量少时，一般不会导致严重后果；当进入血液的病原体毒力大、数量较多时，可能会引起机体严重的感染症状，甚至会危及生命。机体常出现发热、血压降低、凝血功能障碍及全身中毒症状，危重者可出现多器官功能衰竭而死亡。血源播散由于病原体通过血液运输可到达远处器官和组织，其主要病变常远离侵入部位，如血吸虫经皮肤侵入机体，随血流到达肺，再经体循环最终定居于肝门静脉和肠系膜；脊髓灰质炎病毒由消化道侵入机体，随血流到达中枢神经系统，感染前角运动神经元、脑干、脑膜等；乙型脑炎病毒通过蚊虫叮咬侵入皮肤，却在脑膜及脑组织引发病变，导致脑膜刺激征等症状；狂犬病毒可以从皮损部位经传入神经轴索及其外间隙，逆行入脑，损伤脑干、小脑等部位导致死亡。

二、宿主与病原体之间的相互作用

感染性疾病的结局和转归取决于侵入机体的病原体的特性与机体的免疫防御功能的相互作用，机体的免疫防御功能可杀灭病原体，但免疫应答也可发生过度甚或损害机体的反应。机体具有固有免疫和获得性免疫的两种免疫应答类型，能够抵御外源性病原体的入侵。在社会因素、自然因素、生物因素等的共同影响和选择下，病原体也不断出现新的变化，给人类生命健康带来间断而持续性的威胁。

（一）病原体的免疫逃逸

病原体突破机体的生理屏障（如皮肤、黏膜等），继而逃脱了固有免疫和获得性免疫的识别和攻击，在宿主体内繁殖和扩散而致病。病原体在免疫系统的监视和攻击下，不断进化，形成了多种逃避免疫监视的机制。

1. 抗原变异　针对病原体抗原的抗体能阻断并杀灭病原体，但病原体可通过改变抗原的方法，导致免疫系统中的 B 细胞或 T 细胞表位的丧失，无法识别新的突变株而丧失免疫力。①通过基因突变导致遗传变异，如肺炎链球菌有 90 多种不同的血清型，每一型对应一种不同的荚膜多糖；HIV 和流感病毒等的病毒 RNA 聚合酶，可造成多种抗原的变异型。②流感病毒也可通过病毒基因组的重组，导致病毒抗原性变异，称为抗原漂移。③伯氏菌属的螺旋体和锥虫通过基因重排转换其表面抗原，称为抗原转位。

2. 抵御巨噬细胞吞噬　中性粒细胞和巨噬细胞的吞噬和杀伤作用构成宿主对细胞外细菌感染的重要防御机制。①引起肺炎或者脑膜炎的细菌（如肺炎链球菌、脑膜炎球菌、流感嗜血杆菌等），可通过表面的碳水化合物包膜阻止中性粒细胞的吞噬；②能导致新生儿脑膜炎的大肠埃希菌，可通过合成含有唾液酸的小囊阻止与补体 C3b 的结合，避免调理素化介导的吞噬作用和补体替代途径的激活；③金黄色葡萄球菌通过表面蛋白 A、化脓性链球菌通过表面蛋白 M，结合到抗体的 Fc 段，抑制吞噬作用；④军团菌可通过合成成孔蛋白和两种磷脂酶降解吞噬体膜，杀伤巨噬细胞；⑤细菌可合成不同蛋白质，阻止巨噬细胞迁移，减少细胞内氧化降解，从而避免吞噬作用的发生；⑥结核分枝杆菌、隐球菌、某些原虫等可阻断吞噬体与溶酶体的融合，使其在巨噬细胞内不受抑制地增殖。

3. 干扰 CD4 及 CD8 阳性 T 细胞的识别 它是病毒逃避免疫监视的重要机制。某些 DNA 病毒（如 HSV、CMV、EBV 等）可抑制 MHC Ⅰ类分子抗原的表达，减少向 CD8 阳性 T 细胞的抗原呈递。疱疹病毒（HSV）还可通过抑制 MHC Ⅰ类分子的表达，减少结合的呈递抗原。HIV 等病毒甚至可直接感染白细胞，损害其功能。

4. 通过“隐性”感染逃避免疫监视 某些病毒感染并持续存在于细胞中，且不干扰细胞的正常功能，这一现象称为隐性感染。如单纯疱疹病毒、水痘病毒可感染神经元，EBV 可感染 B 细胞。隐性感染的病毒可在初次感染后，机体处于长期无症状状态，当病毒被重新激活后，则会进入发病期。

（二）免疫反应所致的组织损伤

在机体免疫系统与病原体的相互对抗中，除了微生物对机体的直接损伤外，免疫反应本身也可造成一定程度的组织损伤，且在某些感染性疾病中占据重要地位。例如结核分枝杆菌感染所致的肉芽肿性炎，免疫反应既可限制并杀灭病原微生物，又可诱导机体发生变态反应引起干酪样坏死。HBV 和 HCV 导致的病毒性肝炎，免疫反应造成的肝细胞损伤远大于病毒对肝细胞的直接损伤。另外，宿主针对病原体所产生的抗体，不仅仅杀伤病原体，甚至可对机体造成不同程度的损伤，例如 A 组 β 溶血性链球菌感染导致的风湿病，抗体不仅可与链球菌中 M 蛋白抗原结合，还可与人心脏瓣膜结合，导致组织和器官的损伤；链球菌感染后肾小球肾炎是抗体与链球菌抗原结合，形成循环免疫复合物，随血流到达肾，沉积于肾小球造成的损伤。

三、病原微生物的致病机制

病原体可通过不同机制感染损伤组织：①接触或直接进入宿主细胞导致感染细胞死亡，或改变代谢和增殖，且可能引发细胞癌变；②释放毒素杀伤细胞，释放酶降解组织成分，或者损伤血管导致缺血性坏死；③诱导机体发生免疫反应，既可抵御病原体的入侵，但也能引起变态反应导致组织损伤。接下来以病毒和细菌为例阐述其致病机制。

（一）病毒的致病机制

病毒可进入宿主细胞并进行复制，从而直接使细胞死亡。病毒感染后所出现的表现取决于病毒类型和对组织或细胞的特异性亲和力。

病毒进入宿主细胞后，可通过多种机制破坏细胞：①直接杀伤作用：阻止宿主细胞生物大分子的合成，产生降解酶和毒性蛋白，或诱导细胞凋亡等途径。例如，脊髓灰质炎病毒通过灭活帽结合蛋白“cap-binding protein”，阻断宿主蛋白质的合成；HSV 可产生抑制细胞 DNA 和 mRNA 合成的蛋白，以及降解宿主细胞 DNA 的蛋白酶。②抗病毒免疫反应：宿主细胞表面的病毒蛋白可被机体的免疫细胞识别，淋巴细胞攻击受病毒感染的细胞。细胞毒性 T 淋巴细胞在防御病毒感染中发挥重要作用，但也造成了组织细胞损伤，如 HBV 感染时肝细胞的破坏，是清除感染的结果。③感染细胞的转化：某些癌基因病毒，如 HPV、EBV 等，通过多种机制（如细胞周期阻滞、抗凋亡、插入突变等）刺激细胞增殖和转化，且可诱发恶变。

（二）细菌的致病机制

细菌对宿主组织细胞的损伤取决于细菌的黏附能力、侵袭能力、毒素的释放能力。致病菌内含有聚集成巢状分布的致病性基因，称为致病岛。少部分致病性基因即可决定该细菌是否致病。例如，沙门氏菌株中的伤寒杆菌就是少数几个致病性基因所决定的。细菌内的小分子独立元件（如质粒和噬菌体）可携带致病性基因在细菌间播散。这些元件在细菌之间的交换使细菌的存活能力、致病性、耐药性不断提高。

1. 细菌对宿主细胞的黏附作用 细菌对宿主细胞表面的黏附是细菌侵入的第一步，由细菌黏附素介导，与宿主细胞或细胞外基质的细菌表面分子相结合，不同种属的细菌具有不同的表面结构。化脓性链球菌有细胞表面蛋白 F 和磷壁酸,可与细胞表面和细胞外基质中的纤维黏连蛋白结合。某些具有细丝状菌毛的细菌,由于细菌菌毛顶部的氨基酸序列不同,决定了其可黏附于不同的宿主细胞,例如大肠杆菌导致尿道感染,原因在于菌体表面的 P 菌毛可特异性结合尿道上皮细胞的 gal 蛋白。

2. 细菌毒素 细菌毒素包括内毒素和外毒素。内毒素是革兰氏阴性菌细胞壁外层结构的脂多糖成分,大量内毒素短时进入机体血液循环,可引起内毒素休克综合征,表现为发热、中毒性休克、DIC、急性呼吸窘迫综合征和促免疫细胞增殖、释放细胞因子。外毒素是由革兰氏阳性菌和部分革兰氏阴性菌产生并释放于菌体外的毒性蛋白质,能直接损伤细胞。依据其作用机制和作用部位的不同,可分为以下机制类型:①酶类:细菌分泌的蛋白酶、透明质酸酶、凝固酶、纤维蛋白溶解酶等作用于各自的底物,例如,金黄色葡萄球菌分泌的剥脱毒素即为蛋白酶,可裂解角化上皮细胞之间的连接蛋白而引起表皮剥脱。②A-B 毒素:其可改变细胞间信号或调控通路,其中的 A 组分具有酶活性,B 组分可与细胞表面受体结合,并将蛋白 A 递送到细胞质。炭疽杆菌、霍乱弧菌、白喉棒状杆菌均可产生 A-B 毒素,例如炭疽杆菌有两个 A 组分,分别为水肿因子(EF)和致死因子(LF),它们通过与 B 组分结合进入细胞,并分别介导特异性的致病作用。③神经毒素:肉毒杆菌和梭状芽孢菌可产生,能够抑制神经递质地释放,导致机体神经麻痹。但毒素并不能杀灭神经元。

四、感染性疾病的类型

感染性疾病包括的疾病类型众多,不仅包括传统的传染病和寄生虫病,还包括由病原体引起的其他感染性疾病和医院内感染等。从病理学角度观察感染性疾病,其本质是病原体侵入人体所导致的炎症。可概括为以下几种病理类型:①化脓性炎:例如金黄色葡萄球菌、链球菌、奈瑟球菌等所致的感染。②肉芽肿性炎:例如结核分枝杆菌、血吸虫、某些真菌感染。③增生性炎:以细胞增殖为主,可见于某些病毒感染,包涵体的形成是其病变特征。④坏死性炎:以组织坏死为主,可见于 HBV 感染所致的肝脏亚大片或大片坏死,溶组织阿米巴也可导致液化性坏死,以及白喉杆菌或产气荚膜杆菌所引发的迅速而严重的组织坏死。⑤慢性炎症和瘢痕形成:是绝大多数慢性感染性疾病的最终结局,例如 HBV 感染的慢性肝炎,可能形成肝硬化;感染性心外膜炎由于纤维组织修复而可能演化为慢性缩窄性心包炎等。

第二节 结核病

一、概述

结核病(tuberculosis)是由结核分枝杆菌引起的一种慢性肉芽肿性炎。可累及全身各器官,但以肺结核最常见。典型病变为结核肉芽肿(结核结节)形成,并伴有不同程度的干酪样坏死(caseous necrosis)。

结核病是历史上严重危害人类健康的疾病之一。随着生活条件、卫生状况的改善及有效抗结核药物的应用,结核病得到有效的治疗和控制,由结核病引起的死亡率一直呈下降趋势。但 20 世纪 80 年代以来,由于人群的流动性增加,耐药菌株的出现,以及艾滋病和结核病的并发感染等因素,结核病的发病率又趋上升。据世界卫生组织发表的《2021 年全球结核病报告》显示:2020 年,结核病死亡人数为 150 万人。我国仍然是世界上罹患结核病病例最多的国家之一。2020 年,我国发病例数排在印度之后,位居全球第二。我国的结核患者约为 84.2 万人。

【病因与发病机制】

结核分枝杆菌(mycobacterium tuberculosis)是结核病的病原菌(🔬 16-M_1)。1882 年由 Koch 发现,革兰氏抗酸染色阳性,不产生外毒素或内毒素。结核分枝杆菌有人型、牛型、鼠型和鸟型,主要是人型和牛型对人致病。呼吸道传播是结核病的主要传播途径,也可经消化道传播（食入带菌食物，饮用含菌牛奶，患者吞咽含菌痰液），患病孕妇母婴传播及经皮肤伤口感染较少见。

呼吸道传播是最常见和最主要的传播途径。感染者或患者通过咳嗽、打喷嚏排出的大量带菌微滴悬浮在空气中传播，尤其是直径小于 5 μm 的微滴容易到达肺泡，致病性最强，健康人吸入这些带菌微滴即可造成感染。机体感染结核分枝杆菌并不等于发病，90% 的感染者为无症状感染者。结核病是否发病，主要取决于入侵细菌的数量、毒力和机体的反应性。

结核病的免疫反应和变态反应（Ⅳ型）常同时或相伴发生，均由 T 淋巴细胞介导。结核分枝杆菌到达肺泡后，被巨噬细胞所吞噬，但是巨噬细胞并不能完全杀灭结核分枝杆菌，于是结核分枝杆菌在巨噬细胞内大量繁殖，一方面可引起局部炎症，另一方面可发生全身性血源性播散，成为以后肺外结核病的来源。再次接触抗原后，致敏 T 淋巴细胞既可诱发免疫反应杀灭结核分枝杆菌，同时诱发变态反应导致组织损伤（图 16-2）。

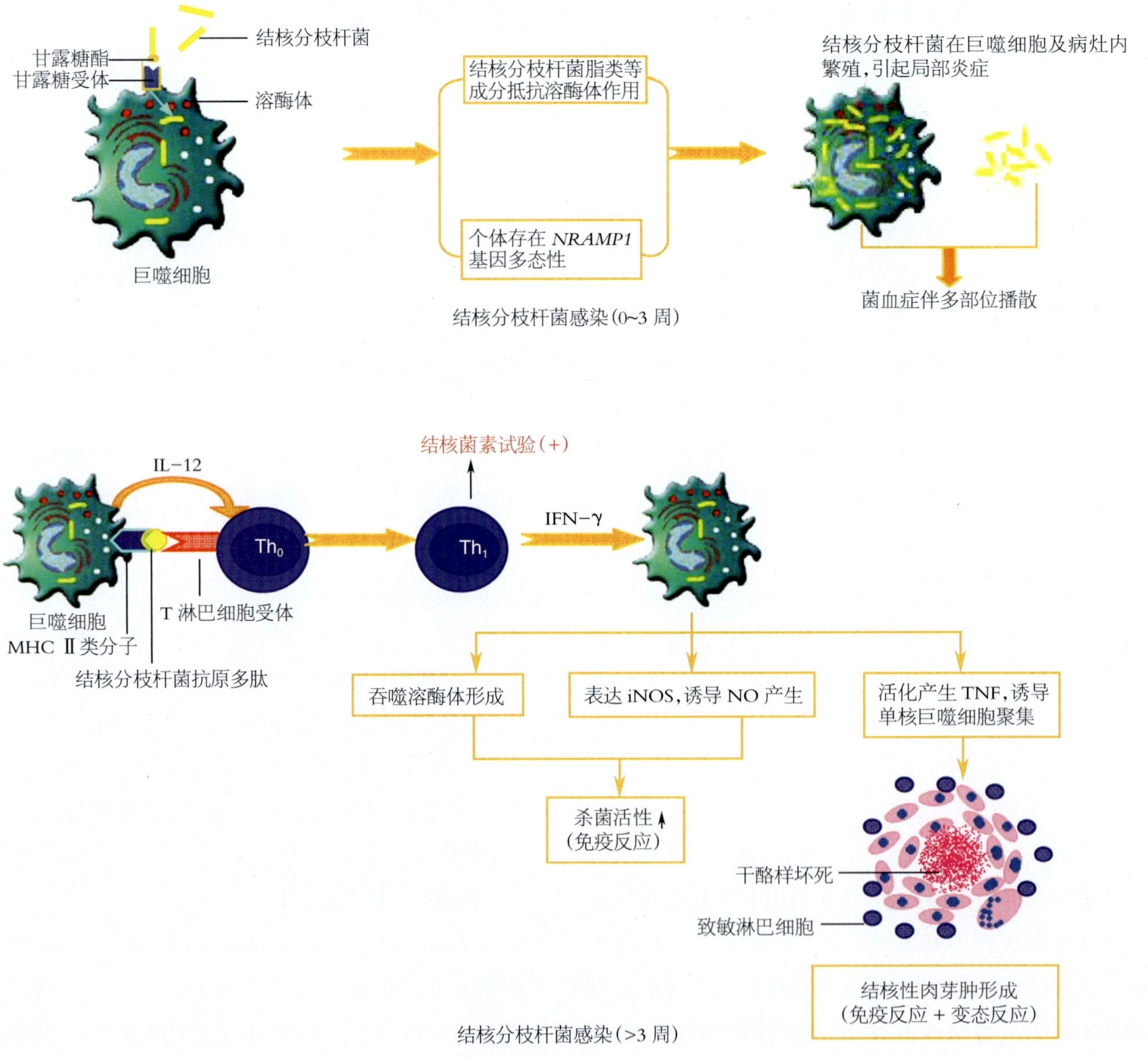

图 16-2 结核病的免疫反应与变态反应

结核病变态反应的出现提示机体已获得免疫力，对病原菌有抵抗力。并且变态反应常同时伴随干酪样坏死，破坏和杀灭结核分枝杆菌。已致敏的机体较未致敏的机体防御反应启动快，但坏死组织也更明显。因此，机体对结核分枝杆菌感染所呈现的临床表现决定于机体不同的反应。如保护性反应为主，则病灶局限，结核分枝杆菌被杀灭；如主要表现为组织破坏性反应，则机体呈现有结构和功能损害的结核病。结核病的基本病变与机体免疫状态的关系见表 16-1。

表 16-1 结核病基本病变与机体的免疫状态

病变	机体状态		结核分枝杆菌		病理特征
	免疫力	变态反应	菌量	毒力	
渗出为主	低	较强	多	强	浆液性炎或浆液纤维蛋白性炎
增生为主	较强	较弱	少	较弱	结核结节
坏死为主	低	强	多	强	干酪样坏死

【病理变化】

结核病是以结核结节形成和干酪样坏死为特征的慢性肉芽肿炎，可表现为渗出、增生、变质等不同形式的病变。

1. 以渗出为主的病变　主要表现为浆液性或浆液纤维素性炎，是由于细菌量多、毒力强、机体免疫力低下或变态反应较强，多发生于结核性炎症的早期。病变早期局部有中性粒细胞浸润，但很快被巨噬细胞所取代。在渗出液和巨噬细胞内可以查见结核分枝杆菌。渗出物可完全吸收不留痕迹，或转变成以增生为主或以坏死为主的病变。该病变好发于肺、浆膜、心包膜、滑膜和脑膜等处。

2. 以增生为主的病变　形成具有诊断意义的结核结节，是由于细菌量少、毒力较弱或机体免疫反应较强，则发生以增生为主的变化。单个结核结节较小，直径约 0.1 mm，肉眼和 X 线片难以看到。三四个结节相互融合成较大结节时才能见到。肉眼观，结核结节约粟粒大小，境界清楚，灰白色半透明状，有干酪样坏死时略带黄色，可微隆起于器官的表面。

结核结节又称结核性肉芽肿(tuberculous granuloma)，是在细胞免疫的基础上形成的。巨噬细胞在吞噬结核分枝杆菌后，体积增大，逐渐转变成上皮样细胞(epithelioid cell)。该细胞呈梭形或多角形，胞质丰富，淡伊红染色，境界不清；核呈圆或卵圆形，染色质甚少，甚至可呈空泡状，核内可见 1~2 个核仁。上皮样细胞的活性增强，有利于吞噬和杀灭结核分枝杆菌。多个上皮样细胞相互融合成一个细胞，核分裂成多个核，而胞质不分裂则形成朗汉斯巨细胞(Langhans giant cell)。朗汉斯巨细胞属于多核巨细胞的一种细胞类型，体积巨大，直径可达 300 μm，胞质丰富；核与上皮样细胞核相似，核的数目由十几个到几十个不等，甚至有超过百个者。核排列在胞体周围呈花环状、马蹄形或密集于胞体一端。典型的结核结节中央有干酪样坏死(caseous necrosis)，上皮样细胞环绕周围，朗汉斯巨细胞散布其中，淋巴细胞和成纤维细胞分布于外周(图 16-3，16-M_2)。

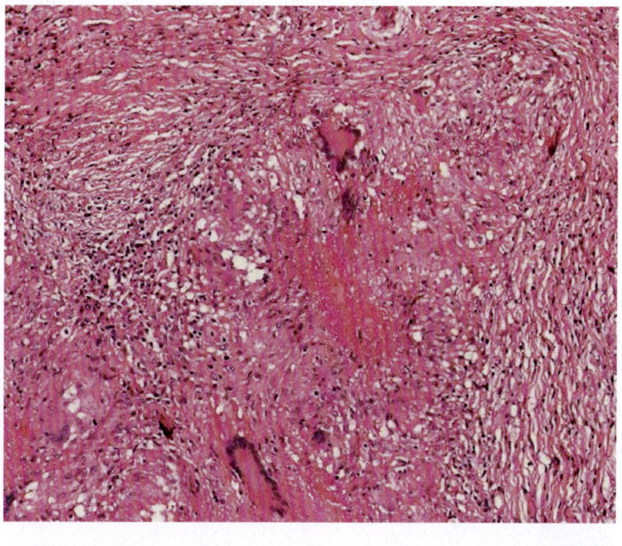

图 16-3 结核性肉芽肿
中央有干酪样坏死上皮样细胞环绕周围，朗汉斯巨细胞散布其中，淋巴细胞和成纤维细胞分布于外周

3. 以坏死为主的病变　上述以渗出为主或以增生为主的病变均可继发干酪样坏死，是由于细菌量多、毒力强，机体抵抗力低下或变态反应强。结核坏死灶由于含脂质较多呈淡黄色、均匀细腻，质地较实，状似奶酪，故称干酪样坏死。镜下，均匀红染无结构的颗

粒状物。干酪样坏死对结核病的病理诊断具有一定的意义。干酪样坏死物中大都会有一定量的结核分枝杆菌，一旦液化，则结核分枝杆菌大量生长繁殖，数量急剧增多，可成为细菌播散的来源，也是结核病恶化进展的原因。

渗出、增生和坏死三种病变往往同时存在，且可相互转化，但以某一种改变为主。渗出性病变可因有效化疗或机体免疫力提高而转化为增生性病变，也可因病情恶化转化为坏死性病变；增生性为主的病变则可在机体免疫力下降或处于较强变态反应状态时，转变为渗出性、坏死性病变；坏死性病变可累及周围正常的组织，形成新的渗出性病变或坏死性病变。因此，同一器官不同部位或同一时期不同器官的病变是复杂多样、交错存在的。

【基本病理变化的转化规律】

结核病的发展和转归主要取决于机体的抵抗力、受累器官的组织特性和结核分枝杆菌的致病力，在机体抵抗力增强时，结核分枝杆菌被抑制、杀灭，病变转向愈合；反之，则转向恶化。

1. 转向愈合（healing of tuberculous lesions）

(1) 吸收、消散（resolution or dispersal） 是渗出性病变的主要愈合方式。渗出物经淋巴管、毛细血管逐渐吸收，使病灶缩小或消散。X 线检查可见边缘模糊、密度不匀、呈云絮状的渗出性病变阴影，且逐渐缩小至完全消失，临床称为吸收好转期。较小的干酪样坏死灶和增生性病变，经适当治疗也可被吸收。

(2) 纤维化、包裹和钙化（fibrosis or calcification） 未被完全吸收的渗出性病变、增生性病变和较小的干酪样坏死灶，可由周围增生的成纤维细胞长入而发生纤维化，形成瘢痕愈合。较大的干酪样坏死灶难以全部纤维化，则由病灶周围纤维组织增生将其包裹，继而坏死物逐渐干燥浓缩，钙盐沉积而发生钙化。在纤维包裹和钙化的结核灶内常有少量结核分枝杆菌存活，但处于潜伏状态，此病变临床上虽属痊愈，但当机体抵抗力降低时，病变可复发进展。X 线检查，纤维化病灶是边缘清楚、密度增高的条索状阴影；钙化灶是边缘清晰、密度甚高的阴影，临床称为硬结钙化期。

2. 转向恶化（decline of tuberculous lesions）

(1) 浸润进展（infiltrate and progress） 当机体抵抗力低下，又未能够及时治疗时，原有病灶周围可出现渗出性病变，且范围不断扩大，并继发干酪样坏死。X 线检查，原病灶周围出现絮状阴影，边缘模糊，临床上称为浸润进展期。

(2) 溶解播散（dissolve and spreading） 机体抵抗力进一步下降，病情持续恶化时，干酪样坏死物溶解液化，形成的半流体物质可经体内的自然管道（如支气管、输尿管等）排出体外，而在局部形成空洞；空洞内液化的干酪样坏死物中含有大量结核分枝杆菌，可通过自然管道播散到其他部位，形成新的结核病灶。X 线检查，可见病灶阴影密度深浅不一，出现透亮区及大小不等的新播散病灶阴影，临床上称为溶解播散期。此外，结核分枝杆菌还可经血道、淋巴道播散至全身各器官，引起多发性结核病灶。

二、肺结核病

肺结核病（pulmonary tuberculosis）是结核病中最常见的类型，是由于结核分枝杆菌主要通过呼吸道侵入人体。《2021 全球结核病报告》显示，2020 年全球新发结核病患者 987 万，患病率 127/10 万。由于初次感染和再次感染结核分枝杆菌时，机体的反应性不同，肺部病变发生、发展的特点也不同，因而将肺结核又分为原发性和继发性两类。

（一）原发性肺结核病

原发性肺结核病（primary pulmonary tuberculosis）是指机体初次感染结核分枝杆菌而发生的肺结核病。多见于儿童，偶见于未感染过结核分枝杆菌的青少年或成人。免疫功能严重抑制的成人由于丧失对结核分枝杆菌的敏感性，故可多次发生原发性肺结核病。

原发复合征（primary complex）的形成是原发性肺结核病的特征性病变。结核分枝杆菌随空气吸入肺内，起初在通气较好的肺上叶下部或下叶上部近胸膜处形成圆形，直径为 1.0~1.5 cm，灰白色的炎性实变灶，称为原发病灶（Ghon's focus）。病灶中央常有干酪样坏死，右肺多见，通常只有一个。由于初次感染，机体缺乏对结核分枝杆菌的特异性免疫力，病变局部巨噬细胞虽能吞噬结核分枝杆菌，但不能完全杀灭，并很快侵入淋巴管，循淋巴液播散到局部肺门淋巴结，引起结核性淋巴管炎和肺门淋巴结结核，表现为淋巴结肿大和干酪样坏死。肺的原发灶、淋巴管炎和肺门淋巴结结核三者合称为原发复合征。X 线检查呈哑铃状阴影。

原发复合征形成后，虽然在最初几周内有细菌通过血道或淋巴道播散至全身其他器官，但由于特异性细胞免疫的建立，绝大多数(95% 左右)病例不再发展而自然痊愈。小的病灶可完全吸收或纤维化，较大的坏死灶则可被纤维包裹或钙化。少数营养不良或同时患有其他传染病的患者，机体的抵抗力低下，又或感染的结核菌量多、毒力强时，可出现病灶扩大、干酪样坏死和空洞形成，并可通过淋巴道、血道、支气管播散，造成急性或慢性粟粒性肺结核病或全身粟粒性结核病。

(二) 继发性肺结核病

继发性肺结核病(secondary pulmonary tuberculosis)是指再次感染结核分枝杆菌所引起的肺结核病，多发生于成人，又称成人型肺结核病。可在原发性肺结核病后很短时间内发生，但大多发生在初次感染后数年或几十年后。其感染来源有二：外源性结核分枝杆菌再次侵入人体引起；内源性再感染，由原发性肺结核感染灶中处于“静止”状态的结核分枝杆菌在机体抵抗力降低时，再度活化，生长繁殖而发病。由于继发性肺结核病患者机体已具有一定的免疫力，所以其病变与原发性肺结核有所区别(表 16-2)。

继发性肺结核病病理变化和临床表现都较复杂，呈变质、渗出、增生交织及新旧病变混杂。根据其病变特点和临床经过可分为以下几种类型：

1. 局灶型肺结核(focal pulmonary tuberculosis)　是继发性肺结核的早期病变。X 线检查示肺尖部有单个或多个结节状、边界清楚的阴影。病灶常位于肺尖下 2~4 cm 处，直径 0.5~1 cm，境界清楚，周围有纤维组织包裹。镜下以增生性病变为主，中央可有干酪样坏死。临床上患者常无自觉症状，多在体检时发现，属非活动性肺结核。如果患者免疫力较强，病灶可发生纤维化或钙化而自愈；如患者免疫力低下，则可发展为浸润型肺结核。

表 16-2　原发性与继发性肺结核病比较

区别点	原发性肺结核病	继发性肺结核病
感染结核分枝杆菌	初次	再次
发患者群	儿童多见	成人多见
细胞免疫	无，3 周后出现	有
始发部位	右肺，上叶下部和下叶上部近胸膜处	肺尖部
病理特征	原发复合征病变多样，新旧病灶并存，常局限	病变特点以渗出、坏死为主以增生、坏死为主
播散途径	淋巴道、血道	支气管
病程和预后	病程短，大多自愈	病程长，慢性迁延，需治疗

2. 浸润型肺结核(invasive pulmonary tuberculosis)　是临床上最常见的类型，属于活动性、继发性肺结核，多由局灶型肺结核发展而来。X 线检查示右肺尖部或锁骨下可见边缘模糊的云絮状阴影。病变以渗出为主，病灶中央常有干酪样坏死，病灶周围有炎症细胞包绕。患者常有低热、疲乏、盗汗、咳嗽等症状。如及早发现，合理治疗，渗出性病变可吸收；增生、坏死性病变，则可通过纤维化、纤维包裹和钙化而愈合。如病变继续发展，干酪样坏死灶扩大，坏死物液化后经支气管排出，局部形成急性空洞。洞壁坏死层内含有大量结核分枝杆菌，经支气管播散，可引起干酪性肺炎。急性空洞一般易愈合。经适当治疗，洞壁肉芽组织增生，洞腔逐渐缩小、闭合，最后形成瘢痕而愈合；也可通过空洞塌陷，形成条索状瘢痕而愈合。如果急性空洞经久不愈，则可发展成慢性纤维空洞型肺结核。

3. 慢性纤维空洞型肺结核(chronic fibrocavernous pulmonary tuberculosis)　是成人慢性肺结核的常见类型，多在浸润型肺结核的急性空洞的基础上经久不愈发展而来。此型病变有以下特点($16-S_1$)：①肺内有一个或多个厚壁空洞，多位于肺上叶，形态不规则，大小不一，洞壁厚，可达 1 cm 以上。洞壁常见残存的血管结构，呈梁柱状，多为血栓形成并机化的血管。镜下空洞壁分三层：内层为干酪样坏死物，其中有大量结核分枝杆菌；中层为结核性肉芽组织；外层为纤维结缔组织。②同侧或对侧肺组织，特别是肺下叶可见由支气管播散引起的很多新旧不一、大小不等、上旧下新、病变类型不同的病灶。③后期因病变广泛，新旧不等，肺组织严重破坏，导致肺组织广泛纤维化，胸膜增厚并与胸壁粘连，最终演变为硬化性肺结核，使肺体积变小、变形，严重影响肺功能，甚至使肺功能丧失。

由于病变空洞与支气管相通，成为结核病的重要传染源，故此型又有开放性肺结核（open pulmonary tuberculosis）之称。患者若经常排出含菌痰液，可引起喉结核；咽下含菌痰液，可引起肠结核；空洞穿破胸膜，可引起气胸或脓气胸。由于此型病程长，空洞壁上的血管多已形成血栓和机化，故大出血少见。仅极少数情况下，病情恶化，空洞壁的干酪样坏死累及较大的血管，可引起大咯血，患者可因吸入大量的血液而窒息死亡。后期肺组织广泛纤维化，破坏肺的血液循环，可造成肺动脉高压引起肺源性心脏病。近年来，由于抗结核药物联合使用及综合治疗措施的有效运用，较小的空洞可通过纤维组织增生、瘢痕化而愈合；较大的空洞，其内坏死物质脱落，洞壁肉芽组织逐步转化为纤维瘢痕组织，支气管上皮细胞长入并覆盖在空洞的内面，此时空洞虽然存在，但已无菌，病变已属愈合，故称为开放性愈合。

4. 干酪性肺炎（caseous pneumonia） 当机体的免疫力极低，而变态反应又过高时，可由浸润型肺结核恶化进展而来；也可由急、慢性空洞内的结核分枝杆菌经支气管播散所致。病灶往往呈多发性，可呈小叶或融合成大叶分布，质实、干燥、淡黄色、干酪样，为渗出、坏死改变，坏死物质液化排出后可形成急性空洞（图 16-4）。镜下，肺组织广泛干酪样坏死，肺泡腔内有大量浆液纤维蛋白性渗出物。根据病灶范围的大小分小叶性和大叶性干酪性肺炎。此型结核病病情危重，出现严重的全身中毒症状，预后差，病死率高，曾有“奔马痨”之称，目前已罕见。

5. 结核球 又称结核瘤（tuberculoma），是直径 2~5 cm，有纤维组织包裹的、孤立的、境界分明的干酪样坏死灶，多为单个，也可多个，常位于肺上叶靠近胸膜处（图 16-5， 16-S_2）。结核球是一种相对静止的病变，临床上多无明显症状。X 线片上有时很难与周围型肺癌相鉴别，因此临床上多采取手术切除。结核球可来自：①浸润型肺结核的干酪样坏死灶纤维包裹；②结核空洞引流支气管阻塞，空洞由干酪样坏死物填充；③多个结核病灶融合。结核球由于其纤维包膜的存在，可防止结核分枝杆菌的播散，但抗结核药

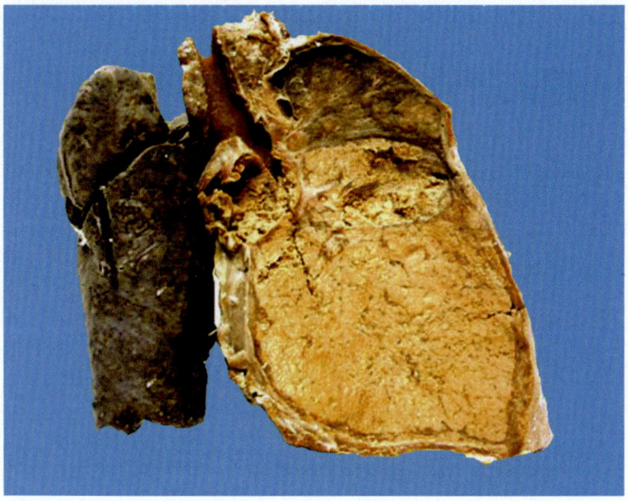

图 16-4 干酪性肺炎
肺膜脏层与壁层增厚粘连，切面上整个肺下叶见大片灰黄色干酪样坏死，肺上叶则见散在分布的由粟粒到黄豆大小的灰黄色病灶，边缘模糊

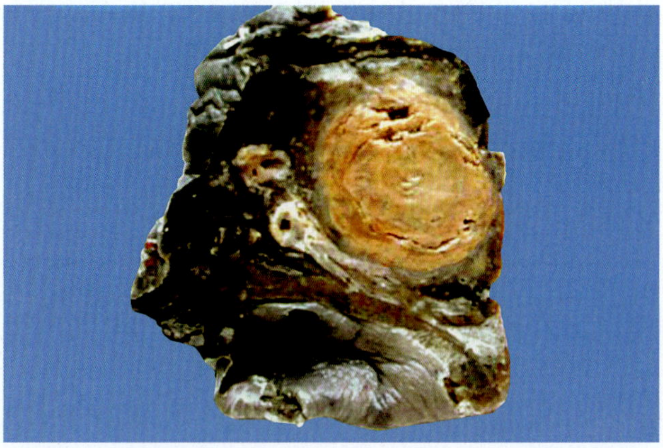

图 16-5 肺结核球
肺切面可见肺膜下一灰黄色球形病灶，呈层状结构，并见碳尘沉着，病灶边缘相对清楚，其余肺组织未见结核改变

也不易发挥作用，且有恶化进展的可能。

6. 结核性胸膜炎（tuberculous pleuritis）　在原发性和继发性肺结核病的各个时期均可发生，根据病变性质，可分为干性和湿性二种，以湿性结核性胸膜炎为常见。①湿性结核性胸膜炎，又称渗出性结核性胸膜炎，多见于年轻人。病变主要为浆液纤维素性炎。一般经适当治疗可吸收，如渗出物中纤维素较多，不易吸收，则可因机化而使胸膜增厚、粘连。②干性结核性胸膜炎，又称增生性结核性胸膜炎，是由肺膜下结核病灶直接蔓延到胸膜所致。常发生于肺尖，病变多为局限性，以增生性病变为主，一般通过纤维化而愈合，常常造成局部胸膜增厚粘连。

三、血源播散性结核病

原发性和继发性肺结核病灶内的结核分枝杆菌，可通过血道或淋巴道经胸导管入血播散引起粟粒性结核病，肺外结核病灶内的结核分枝杆菌也可引起血源播散性结核病。病变类型如下。

1. 急性全身粟粒性结核病（acute systemic military tuberculosis）　多见于原发性肺结核病恶化进展，也可见于其他类型结核病的播散。结核分枝杆菌在短时间内一次大量或反复多次侵入肺静脉分支，经左心至大循环，播散到全身各器官（如肺、肝、脾和脑膜等处）所致。肉眼观，受累器官内均匀密布大小一致、灰白色或灰黄色、圆形、境界清楚的粟粒大小的结节。镜下，主要为增生性病变，也可出现渗出、坏死为主的病变。临床上由于伴有结核性败血症往往病情凶险，有高热、衰竭、烦躁不安等中毒症状。X 线可发现两肺有散在分布、密度均匀、粟粒大小细点状阴影。病情危重，若治疗及时，其预后仍属良好。少数病例可因结核性脑膜炎而死亡。

2. 慢性全身粟粒性结核病（chronic systemic military tuberculosis）　多见于成人，因急性期不能及时控制病程迁延 3 周以上，或结核分枝杆菌在较长时期内少量多次反复入血所致。肉眼观，受累脏器内分布大小不均、新旧混杂的结核病灶。镜下可见增生、坏死及渗出性病变并存，病程较长。

3. 急性肺粟粒性结核病（acute pulmonary military tuberculosis）　由肺门、纵隔、支气管旁的淋巴结干酪样坏死破坏邻近大静脉（如无名静脉、上腔静脉），或因含有结核分枝杆菌的淋巴液由胸导管回流到右心，经肺动脉播散至两肺，引起两肺急性粟粒性结核病。肉眼观，肺表面和切面密布灰黄或灰白色粟粒大小结节（图 16-6）。X 线可见两肺有弥漫分布、密度均匀，粟粒大小的点状阴影。

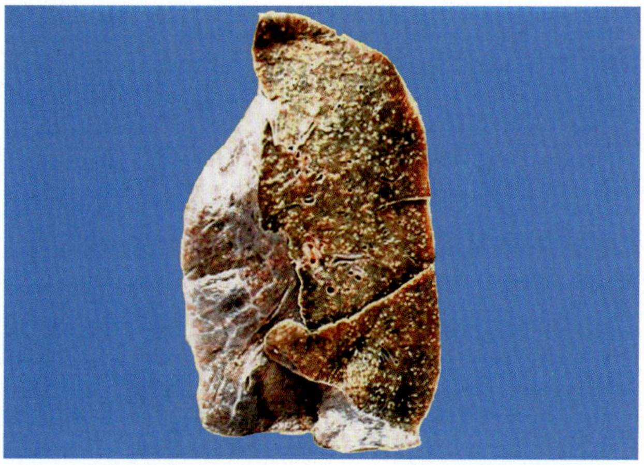

图 16-6　肺粟粒性结核病
各肺叶可见均匀分布粟粒大小灰白色病灶，病灶边界较清楚

4. 慢性肺粟粒性结核病（chronic pulmonary military tuberculosis）　肺的原发灶多已痊愈，由肺外结核病灶内的结核分枝杆菌多次间歇入血所致。成人多见。病程较长，病变新旧混杂、大小不一，小的如粟粒，大者直径可达数厘米以上。病变以增生性改变为主。

血源播散性结核病的形成如图 16-7。

四、肺外器官结核病

肺外器官结核病（extrapulmonary tuberculosis）除淋巴结结核由淋巴道播散所致，消化道结核可由咽下含菌的食物或痰液直接感染引起，皮肤结核可通过损伤的皮肤感染外，其他各器官的结核病多为原发性

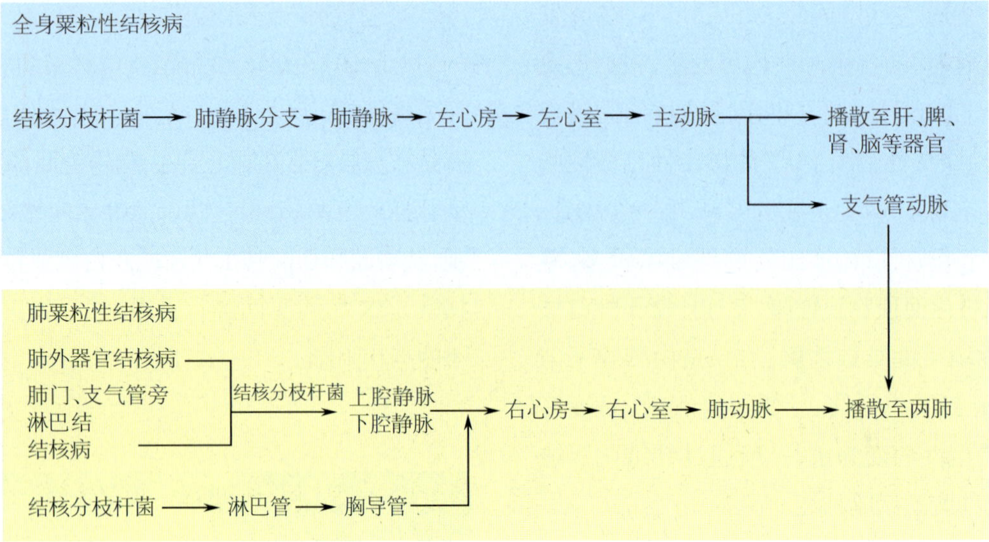

图 16-7 血源播散性结核病的形成

肺结核病血源播散所形成的潜伏病灶进一步发展的结果。

（一）肠结核

肠结核（intestinal tuberculosis）分为原发性和继发性两种类型。原发性者很少见，多发生于小儿，一般由饮用含有结核分枝杆菌的牛奶或乳制品而感染，可形成与原发性肺结核相似的肠原发复合征（肠的原发性结核溃疡、结核性淋巴管炎和肠系膜淋巴结结核）。而继发性肠结核绝大多数来源于活动性空洞型肺结核病，因反复吞咽含结核分枝杆菌的痰液所致。肠结核病大多（约 85%）发生于回盲部，一般认为是由于该段淋巴组织丰富，结核分枝杆菌易通过淋巴组织侵入肠壁；同时食物停留在回盲部的时间较长，因而增加了结核病在此段肠管发病的概率。而其他肠段少见。依肠结核病变特点不同可分为以下两种类型。

1. 溃疡型 多见。结核分枝杆菌首先侵入肠壁淋巴组织，形成结核结节，继而结节逐渐融合并发生干酪样坏死，坏死脱落形成溃疡。肠壁淋巴管环肠管走行，病变沿淋巴管扩散，因此典型的肠结核溃疡多呈环形或带状，其长轴与肠管长轴垂直（ 16-S_3）。溃疡一般较浅，边缘参差不齐，底部有干酪样坏死，其下为结核性肉芽肿。溃疡愈合后由于瘢痕收缩可致肠腔狭窄；肠浆膜可见纤维素渗出和多数结核结节形成，连接成串，这是结核性淋巴管炎所致。后期纤维化可致粘连。

2. 增生型 较少见。以肠壁内大量结核性肉芽肿形成和纤维组织增生为其病变特点，肠壁高度肥厚，肠腔狭窄，黏膜面可有浅溃疡或息肉形成。临床上表现为慢性不完全性低位肠梗阻症状，右下腹常可触及肿块，需与肠癌相鉴别。

（二）结核性腹膜炎

结核性腹膜炎（tuberculous peritonitis）多见于青少年，感染途径以腹腔内结核灶直接蔓延为主。溃疡型肠结核病是最常见的原发病灶，其次为肠系膜淋巴结结核或结核性输卵管炎。腹膜外结核病灶经血道播散至腹膜者少见。根据病理特点分为干性和湿性 2 型，但以混合型多见。湿性结核性腹膜炎以大量结核性渗出为主要特征；干性结核性腹膜炎表现为腹膜大量结核结节形成及纤维蛋白渗出，纤维蛋白性渗出物机化后可导致腹腔脏器发生广泛粘连。

（三）结核性脑膜炎

结核性脑膜炎（tuberculous meningitis）多见于儿童。主要由结核分枝杆菌经血道播散所致。在儿童往往是肺原发复合征血行播散的结果，故常为全身粟粒性结核病的一部分。在成人，除肺结核病外，可由骨关节结核、泌尿生殖系统结核病等肺外器官结核病经血源播散所致，部分病例也可因脑实质内的结核球液化溃破，结核分枝杆菌通过脉络丛、脑膜血管等途径进入蛛网膜下隙而致病。

结核性脑膜炎多发生于大脑、小脑、脑桥、脊髓和脑底等处，以脑底部最为明显。肉眼观，脑膜充血，脑回增宽、变平，脑沟变浅、变窄；脑桥、Willis 环、脚间池、视神经交叉及大脑外侧裂等处之蛛网膜下隙内有大量灰黄色、混浊的胶冻样渗出物积聚（ 16−S_4）；脑室脉络丛、室管膜和大脑中动脉周围有时可见结核结节形成。镜下，蛛网膜下隙变宽，内有多量浆液、纤维蛋白、巨噬细胞和淋巴细胞渗出，可见干酪样坏死，典型结核结节少见。病变严重者可累及脑皮质而引起脑膜脑炎。病程较长者可发生闭塞性血管内膜炎而引起多发性脑软化。部分未经及时治疗而致病程迁延的患者，可因蛛网膜下隙渗出物的机化而发生蛛网膜粘连，导致第四脑室中孔和外侧孔堵塞，引起脑积水。患者除有结核中毒症状外，还可出现颅内高压和脑膜刺激症状。

（四）泌尿生殖系统结核病

1. 肾结核病（tuberculosis of the kidney） 常见于 20~40 岁男性。多为单侧性，约 10% 为双侧性，结核分枝杆菌多来自肺结核病的血源性播散。病变开始于肾皮、髓质交界处或肾锥体乳头。最初为局灶性结核病变，随着病程发展，病灶不断扩大并发生干酪样坏死，破坏肾乳头并溃入肾盂，坏死物随输尿管排出，局部形成结核性空洞。之后病变继续扩大，肾内可形成多个空洞（图 16−8）（ 16−S_5、16−S_6），严重者肾组织大部分被破坏而仅剩一空壳，肾功能丧失。干酪样坏死物随尿液下行，可导致输尿管和膀胱相继感染。输尿管黏膜常发生溃疡、结核性肉芽肿形成并纤维化，使管壁增厚、管腔狭窄甚至阻塞，从而引起肾盂积水或积脓。膀胱结核以膀胱三角区最先受累，而后波及整个膀胱。早期，膀胱黏膜形成溃疡；晚期，病变累及肌层，可引起肌层破坏和膀胱壁纤维化，发生膀胱痉挛使膀胱容积缩小。如影响到对侧输尿管口，可使输尿管口狭窄或失去正常的括约肌功能，造成对侧肾引流不畅，最终引起肾盂积水而损害肾功能。临床上，肾组织或膀胱受损可出现血尿；液化的干酪样坏死物排出可形成脓尿，尿中可查见结核分枝杆菌。患者常表现为尿频、尿急和尿痛等膀胱刺激症状，早期是由肾排出的坏死物和含结核分枝杆菌尿液刺激所致，后期则主要归因于膀胱结核病变。

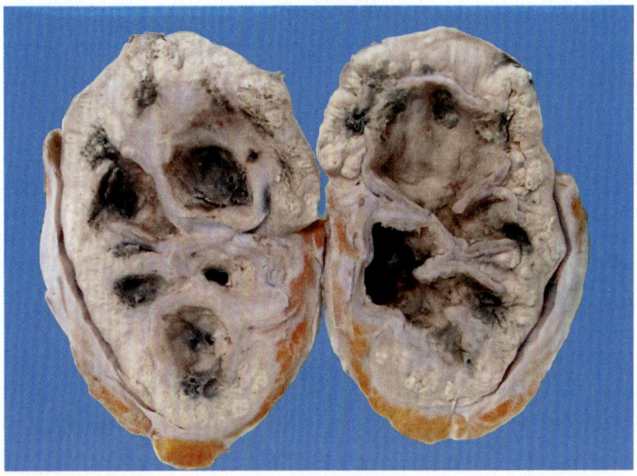

图 16-8 肾结核
切面肾实质内可见多个空洞，洞壁覆有干酪样坏死物

切面肾实质内可见多个空洞，洞壁覆有干酪样坏死物。

2. 生殖系统结核病

（1）男性生殖系统结核病（tuberculosis of male genital system）与泌尿系统结核病关系密切。主要发生在附睾，结核分枝杆菌多经尿道直接蔓延而来，并蔓延至输精管、附睾等处。血源感染少见。大多数患者双侧同时或先后发病。病变附睾肿大变硬，溃破后可与阴囊皮肤粘连而形成窦道。是引起男性不育的重要原因之一。

（2）女性生殖系统结核（tuberculosis of female genital system） 多由血道或淋巴道播散所致，也可由邻近器官的结核病蔓延而来。常发生于输卵管、子宫内膜和子宫颈，偶见于卵巢，以输卵管结核最多见。是女性不孕的原因之一。

（五）骨与关节结核

骨与关节结核多见于儿童和青少年，多由血源播散所致。

1. 骨结核（tuberculosis of the bone） 好发于脊椎骨、指骨及长骨骨骺（股骨下端和胫骨上端）等处。病变常由松质骨和红骨髓内的小结核病灶开始，以后逐渐发展为干酪样坏死型或增生型。干酪样坏死型多见，病变特点是干酪样坏死明显和骨质破坏、死骨形成。病变常累及周围软组织，引起干酪样坏死和结核性肉芽肿形成，坏死物液化后可在骨旁形成结核性“脓肿”，因局部无红、热、痛，故有“冷脓肿”（cold abscess）之称。病变穿破皮肤可形成经久不愈的窦道。

增生型较少见，病变特点是形成结核性肉芽肿，病灶内骨小梁逐渐被侵蚀、吸收和消失，无明显的干酪样坏死和死骨形成。

骨结核最常发生于脊椎骨，多见于第 10 胸椎至第 2 腰椎。病变始自椎体中心，常发生干酪样坏死，随着病变的发展和扩大逐渐破坏椎间盘及邻近椎体。由于承重原因，椎体前部被压扁，而后部变形较轻，引起脊椎后凸或驼背畸形，严重者可压迫脊髓导致截瘫。干酪样坏死液化后可穿破骨皮质在脊柱两侧积聚形成“冷脓肿”（ 16-S_7）。

2. 关节结核（tuberculosis of the joint） 常累及髋、膝、踝、肘等关节，多由骨结核直接蔓延所致。病变通常始于骨骺或干骺端，发生干酪样坏死。当病变扩大累及关节软骨和滑膜时则形成关节结核。关节滑膜增生，有结核性肉芽肿形成，关节腔内有浆液和纤维蛋白渗出。渗出的纤维蛋白长期相互撞击可形成圆形或卵圆形白色瓜子样小体，称为关节鼠（joint mice）。关节结核痊愈时，关节腔常被大量纤维组织充填，可造成关节强直而失去运动功能。

（六）淋巴结结核

淋巴结结核（tuberculosis of the lymph node）多见于儿童和青年，最常受累的是颈部、支气管和肠系膜淋巴结，尤以颈部淋巴结结核（俗称瘰疬）最为多见。结核分枝杆菌可来自肺门淋巴结结核的播散，亦可来自口腔、咽喉部结核感染灶。淋巴结常成群受累，有结核结节形成和干酪样坏死，淋巴结结构多遭严重破坏。受累的淋巴结逐渐肿大，可彼此粘连融合而形成较大包块。颈部淋巴结结核干酪样坏死物液化后可穿破皮肤，形成经久不愈的窦道。

第三节 伤寒

伤寒（typhoid fever）是由伤寒杆菌引起的一种急性传染病。主要病变特点是全身单核巨噬细胞系统增生。病变部位以回肠末端淋巴组织的改变最为明显。临床上主要表现为持续高热、神智淡漠、相对缓脉、脾大、皮肤玫瑰疹及中性粒细胞和嗜酸性粒细胞减少等。

【病因与发病机制】

伤寒杆菌属沙门菌属中的 D 族，革兰氏阴性杆菌，其菌体“O”抗原、鞭毛“H”抗原和表面“Vi”抗原可刺激机体产生相应的抗体。尤以“O”及“H”抗原性较强，故可用血清凝集实验（肥达反应，Widal reaction）来测定血清中的“O”和“H”抗体的效价以辅助临床诊断。菌体裂解时所释放的内毒素，是伤寒杆菌致病的主要因素。

伤寒患者或带菌者是本病的传染源。病原菌随粪便和尿排出体外，污染水源和食物，经口入消化道而感染，苍蝇在本病的传播上起媒介作用。一般以儿童及青壮年多见，全年均可发病，以夏秋两季最多。病后可获得比较稳固的免疫力，很少再感染。

伤寒杆菌随污染的饮水或食物进入消化道后，是否发病主要取决于到达胃的菌量。如果菌量少，在胃内可被胃酸破坏。当感染量较大时，未被杀灭的细菌得以进入小肠穿过小肠黏膜上皮细胞而侵入肠壁淋巴组织，尤其是回肠下段的集合淋巴小结和孤立淋巴小结，并沿淋巴管到达肠系膜淋巴结。淋巴组织中的伤寒杆菌被巨噬细胞吞噬，而在其中生长繁殖；又可经胸导管进入血液，引起菌血症。入血的细菌很快被全身单核巨噬细胞吞噬，但未被杀灭，而在其中大量繁殖，致肝、脾淋巴结肿大。此时患者没有明显的临床症状，称潜伏期，但血液细菌培养阳性。此后，随着细菌的繁殖和内毒素释放再次入血，患者出现败血症和毒血症症状。第2~3周由于胆囊中有大量生长繁殖的伤寒杆菌，并随胆汁再次进入回肠，重复侵入已致敏的肠黏膜淋巴组织，使其发生强烈的过敏反应致肠黏膜坏死、脱落及溃疡形成。

【病理变化与临床病理联系】

伤寒杆菌引起的炎症是以巨噬细胞增生为特征的急性增生性炎症，增生的巨噬细胞体积大，吞噬能力十分活跃，在其胞质内可见被吞噬的伤寒杆菌、红细胞、淋巴细胞及细胞碎片，这种巨噬细胞称为伤寒细胞。伤寒细胞常聚集成团，形成小结节，称为伤寒肉芽肿（typhoid granuloma）或伤寒小结（typhoid nodule）（图16-9）（16-M_3），是伤寒特征性病变，具有病理诊断意义。

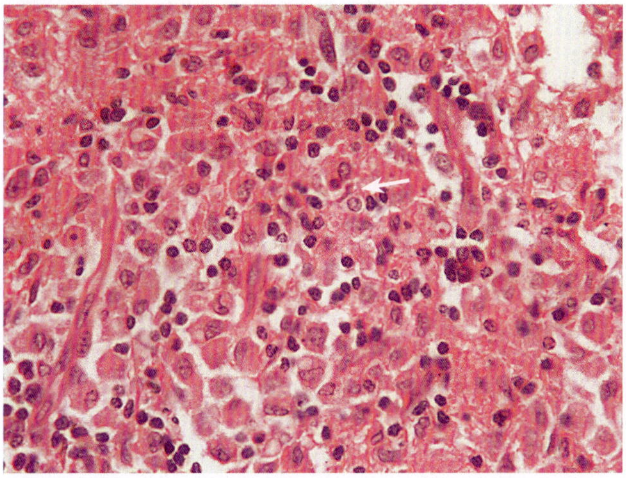

图16-9 伤寒肉芽肿
图中箭头所指为伤寒细胞

1. 肠道病变 以回肠下段的集合淋巴小结和孤立淋巴小结的病变最为常见和明显，按病变过程分为4期。

（1）髓样肿胀期 在发病的第1周。肉眼观，回肠下段淋巴组织明显肿胀，凸出于肠黏膜表面，色灰红，质软，其中以集合淋巴小结肿胀最为明显，表面形成脑回样隆起。镜下，黏膜固有层淋巴组织内大量伤寒细胞增生，形成伤寒肉芽肿。血管扩张、充血，间质水肿。

（2）坏死期 发生于起病的第2周。肠壁淋巴组织明显增生，对周围血管造成压迫，导致局部组织缺血，加之致敏淋巴组织对细菌及毒素产生强烈的过敏反应，进而引起淋巴组织中心部位发生小灶性坏死。肉眼观，病灶局部肠黏膜坏死，失去正常光泽，呈灰白色或被胆汁染成黄绿色，边缘部分仍呈髓样肿胀期状态（16-S_8）。镜下，病变淋巴组织中心部位坏死，边缘仍可见到增生的伤寒细胞。

（3）溃疡期 该期一般发生于起病第3周。坏死肠黏膜脱落后形成溃疡。溃疡边缘稍隆起，底部不平。在集合淋巴小结发生的溃疡，其长轴与肠管的长轴平行；孤立淋巴小结发生的溃疡圆形，较小。溃疡一般累及黏膜下层，坏死严重者可深达肌层甚至浆膜层，引起穿孔。

（4）愈合期 相当于发病第4周。溃疡底部肉芽组织增生将其填平，溃疡边缘黏膜上皮再生覆盖，溃疡愈合。

目前临床早期有效抗生素（如氯霉素等）的应用，使得以上4期的典型病变很难见到。

2. 其他病变 ①肠系膜淋巴结、肝、脾及骨髓由于巨噬细胞的活跃增生而致相应组织器官肿大，镜检可见伤寒肉芽肿和灶性坏死；②心肌纤维可有水变性，甚至坏死；③肾小管上皮细胞增生，也可发生颗粒变性；④皮肤出现淡红色小丘疹（玫瑰疹）；⑤膈肌、腹直肌和股内收肌常发生凝固性坏死（亦称蜡样变性），临床出现肌痛和皮肤知觉过敏；⑥大多数伤寒患者胆囊无明显病变，但在一定时期内仍是带菌者，有的甚至成为慢性带菌者或终身带菌者。

【合并症】

伤寒患者可有肠出血、肠穿孔、支气管肺炎等合并症。如无合并症，一般经4~5周可痊愈。慢性感染病例亦可累及关节、骨、脑膜及其他部位。

第四节 细菌性痢疾

细菌性痢疾(bacillary dysentery)简称菌痢，是由痢疾杆菌引起的一种常见肠道传染病。病变多局限于结肠，主要以结肠黏膜表面大量纤维蛋白渗出并形成假膜为特征。假膜脱落伴有不规则浅表溃疡形成。临床表现为腹痛、腹泻、里急后重及黏液脓血便。

【病因与发病机制】

痢疾杆菌是革兰氏阴性短杆菌，按其抗原结构和生化反应可分为 4 群：福氏、宋内、鲍氏和志贺菌，在我国引起痢疾的病原菌主要是福氏、宋内痢疾杆菌。4 种菌群均能产生内毒素，志贺菌还可产生嗜神经外毒素。

菌痢患者及带菌者为本病传染源。病原菌随患者或带菌者的粪便排出体外，污染食物、饮水等经口感染。以夏秋季多见，好发于儿童。痢疾杆菌经口入消化道后是否发病，取决于细菌的数量和毒力、肠管防御功能和全身抵抗力的强弱。在全身抵抗力强的情况下，病原菌在胃内大部分被胃酸杀灭，即使有少量未被杀灭进入肠道，肠道正常菌群的拮抗作用以及肠黏膜上皮细胞分泌的特异性抗体(主要是 IgA)使其不能侵袭肠黏膜引发疾病。只有当全身抵抗力及肠管防御功能降低时，未被杀灭进入肠管的病原菌可借助其菌毛贴附并侵入肠黏膜上皮细胞，在其中生长繁殖，而后穿过基底膜侵入黏膜固有层进一步繁殖，释放毒素，引起肠黏膜炎症反应。毒素吸收入血后，可引起全身中毒症状。志贺菌释放的外毒素，是导致水样腹泻的主要因素。

【病理变化与临床病理联系】

菌痢的病变主要发生在大肠，尤以乙状结肠和直肠为重，严重者可累及整个大肠，甚至回肠下段。根据肠道病变特征、全身变化及临床经过的不同，菌痢分为以下 3 种。

1. 急性细菌性痢疾　根据病变的发生发展过程，肠道病变可分为 4 个阶段。

(1) 急性卡他性炎　表现为黏液分泌亢进，黏膜上皮坏死脱落，形成浅表糜烂。镜下，黏膜及黏膜下层充血水肿，中性粒细胞和巨噬细胞浸润。肉眼观，肠黏膜皱襞肿胀，有散在点状出血，志贺菌引起者尤为显著。

(2) 假膜性炎　病变进一步发展，形成假膜性炎。镜下，黏膜表层坏死，大量纤维蛋白渗出，坏死组织与渗出的大量纤维蛋白、中性粒细胞、红细胞和细菌混杂在一起形成本病特征性的病变即假膜。黏膜下层严重充血、水肿，伴多量中性粒细胞浸润。肉眼观，假膜开始较小、散在，位于黏膜皱襞的顶部，似糠皮状，以后逐渐融合成片(图 16-10)。

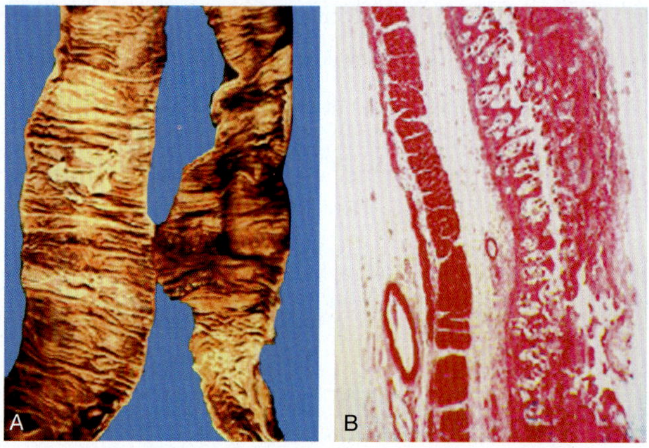

图 16-10　细菌性痢疾假膜
A. 结肠黏膜表面灰黄色的假膜，部分脱落；B. 镜下，结肠黏膜表层坏死组织与渗出的纤维蛋白及中性粒细胞混杂在一起形成假膜

(3) 溃疡形成　发病 1 周后，假膜被中性粒细胞崩解释放的蛋白溶解酶逐渐溶解，成片脱落，形成大小不等、形状不规则的“地图状”溃疡。溃疡多浅表，很少穿过黏膜层，肠穿孔和肠出血少见。溃疡周边的黏膜常有明显炎症反应。

(4) 溃疡愈合　肠黏膜炎性渗出物及坏死组织可被溶解吸收或排出体外，溃疡经再生而愈合。浅而小的溃疡愈合后不留瘢痕，深而大的溃疡可因瘢痕收缩使黏膜表面呈放射状皱缩，但极少引起肠腔狭窄。

临床上由于肠蠕动亢进并有痉挛，引起阵发性腹痛、腹泻等症状；由于炎症刺激直肠壁内的神经末梢及肛门括约肌，导致里急后重和排便次数增多。与肠道的病变相对应，菌痢初期由于肠黏膜的急性卡他性炎症,排水样便和黏液便;进一步发展,假膜溶解、脱落及小血管损伤引起出血,则转变为黏液脓血便,偶尔排出片状假膜。急性菌痢的病程一般为 1~2 周,经适当治疗大多痊愈,少数病例可转为慢性。合并症如肠出血、肠穿孔及关节炎少见。

2. 慢性细菌性痢疾　菌痢病程超过 2 个月以上者为慢性菌痢。多由急性菌痢转变而来,以福氏菌感染者居多。有的病程可长达数月或数年,肠道病变新旧混杂。溃疡边缘不规则,边缘黏膜上皮常过度增生而形成息肉。肠壁各层有慢性炎症细胞浸润和纤维组织增生,乃至瘢痕形成。由于肠壁反复受损,从而使肠壁不规则增厚、变硬,严重的病例可致肠腔狭窄。临床表现依肠道病变而定,可有腹痛、腹胀、腹泻等肠道症状。由于炎症的加剧,临床上可出现急性菌痢的症状,称慢性菌痢急性发作。少数慢性菌痢患者可无明显症状和体征,但大便培养持续阳性,成为慢性带菌者,常为菌痢的重要传染源。

3. 中毒性细菌性痢疾　为菌痢最严重的一型。病变特点是:起病急骤,肠道病变轻微,而全身中毒症状严重。多见于 2~7 岁儿童,发病后几小时或十几小时即出现中毒性休克或呼吸衰竭,致病菌常为毒力较弱的福氏或宋内痢疾杆菌。肠道病变一般为卡他性肠炎,有时肠壁集合和孤立淋巴小结滤泡增生肿大,呈滤泡性肠炎的变化。

第五节　钩端螺旋体病

钩端螺旋体病(leptospirosis)是由致病性钩端螺旋体感染引起的一组动物疫源性急性传染病的总称。在我国以长江以南诸省多见。临床以早期钩端螺旋体败血症,中期的各器官损害和功能障碍,以及后期的各种变态反应合并症为特点,重症患者可并发弥漫性肺出血、黄疸及肝、肾衰竭。本病死亡率相当高,约达 5%,而以黄疸出血型最为严重,可高达 30%。

【病因与发病机制】

钩端螺旋体病的病原体为钩端螺旋体,简称钩体,鼠(我国以黑线姬鼠、黄毛鼠等野鼠为主)和猪是本病的主要传染源。钩体在动物肾小管中长期繁殖,随尿排出,并污染水源、稻田、沟渠、坑道等周围环境。稻熟季节农民下田劳动时,钩体可经皮肤(尤其是破损皮肤)或黏膜侵入人体而致病;此外,污染的食物或水可经消化道黏膜引起感染;患本病的孕妇亦可通过胎盘感染胎儿。钩体有多种类型,都具有特异的表面抗原和共同的内部抗原。我国已知有 19 个血清群和 161 个血清型。不同型别钩体的毒力及对人的致病力不同,即同一菌型可以引起不同的临床类型,而同一临床类型可由不同的菌型所引起。

患者感染钩体后潜伏期 1~2 周,随后因菌体繁殖和裂解释放毒素引起全身症状而发病。病程分为 3 期:①败血症期,发病后 1~3 天。钩体入血并产生毒素,形成败血症,而无明显的组织损伤。②败血症伴器官损伤期,发病后 4~10 天。毒素作用和微循环障碍引起各脏器出现不同程度的损伤。③恢复期或后遗症期,发病后 2~3 周。患者症状逐渐消失而恢复健康,少数因迟发性变态反应可发生眼或神经系统后遗症。

【病理变化与临床病理联系】

钩端螺旋体病属急性全身中毒性损害,主要累及全身毛细血管,引起不同程度的循环障碍、出血,同时实质细胞出现广泛变性、坏死,从而导致器官严重功能障碍。因钩体的菌型和毒力不同,本病主要累及的器官、病变轻重及预后也不尽相同。

1. 肺　主要表现为弥漫性肺出血(16-M_4)。近年来无黄疸钩端螺旋体病患者常死于弥漫性肺出血。

2. 肝　主要表现为肝细胞变性、坏死致胆汁淤滞和凝血功能障碍(16-M_5)。临床上可出现重度黄疸和广泛皮肤、黏膜出血,严重者可发生急性肝衰竭或肝肾综合征。

3. 肾　主要表现为间质性肾炎和肾小管上皮细胞不同程度的变性坏死,肾小球一般无明显改变。肾损害严重者可引起急性肾衰竭。

4. 心脏　心外膜和心内膜可见出血点。心肌细胞水肿,偶见灶状坏死。间质水肿、出血和炎细胞浸润。临床上可出现心动过速、心律失常及心肌炎的征象。

5. 横纹肌 以腓肠肌病变最为明显。镜下，肌纤维节段性变性、肿胀、横纹模糊或消失，并可出现肌浆空泡或溶解性坏死。间质水肿、出血及少量炎细胞浸润。临床上可出现腓肠肌压痛。

6. 神经系统 脑膜及脑实质充血、水肿、出血，炎细胞浸润和神经细胞变性。

7. 脾、淋巴结 巨噬细胞增生和炎细胞浸润，可引起脾和淋巴结肿大。

8. 肾上腺 皮质内脂质减少或消失，皮、髓质均可有出血及灶性或弥漫性炎细胞浸润。

第六节 麻风

麻风(leprosy)是由麻风分枝杆菌引起的慢性传染病，主要侵犯皮肤、黏膜和周围神经，也可侵犯深部组织和器官。临床表现为麻木性皮肤损害、神经粗大，严重者甚至造成肢体残废。在我国，麻风主要流行于广东、广西、四川、云南以及青海等省、自治区。

【病因与传播途径】

本病由麻风分枝杆菌感染引起。麻风分枝杆菌是一种抗酸性分枝杆菌，其传播途径尚不十分清楚，可能为直接接触或间接接触。麻风分枝杆菌主要由麻风患者破溃的皮肤和黏膜排出体外，通过与破损的健康人皮肤或黏膜接触而传播。侵入人体后，先潜伏于周围神经的鞘膜细胞或组织中的巨噬细胞内。感染后是否发病以及发展为何种病理类型，主要取决于被感染者的抵抗力。对麻风分枝杆菌的免疫反应以细胞免疫为主。

【病理变化与临床病理联系】

麻风病变主要分结核型和瘤型两种类型。不能归入这两大类型的病变又分为界线类型和未定类型。

1. 结核型麻风(tuberculoid leprosy) 最常见，约占麻风患者的70%，因其病变与结核性肉芽肿相似，故称为结核型麻风。本型特点是患者有较强的细胞免疫力，因此病变局限，病灶内含菌极少甚至难以发现，传染性低，主要侵犯皮肤及周围神经。真皮浅层中可见类似结核结节的肉芽肿性病变，肉芽肿成分主要为上皮样细胞，偶见朗汉斯巨细胞，周围有淋巴细胞浸润，极少有干酪样坏死(图16-11)。而病变累及周围神经时，所形成的结核样病灶中可出现干酪样坏死，抗酸染色一般不见抗酸菌。

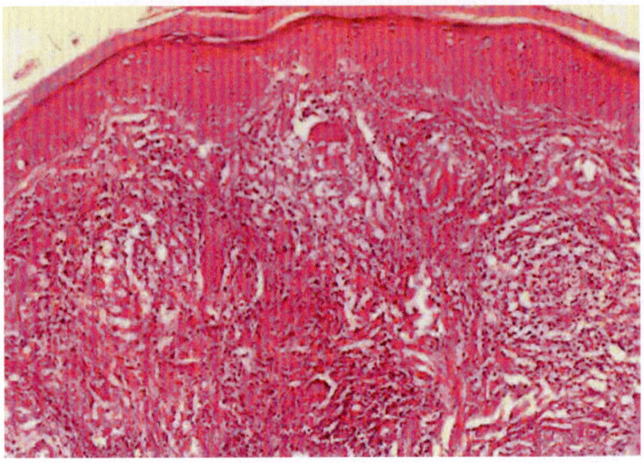

图16-11 皮肤结核样型麻风

2. 瘤型麻风(lepromatous leprosy) 因皮肤病变常形成结节状，隆起于皮肤表面，故称瘤型麻风。本型特点是患者对麻风分枝杆菌的细胞免疫缺陷，巨噬细胞可以吞噬但不能有效地杀灭麻风分枝杆菌，因而病灶内有大量的麻风分枝杆菌。病变发展较快，麻风菌素试验阴性，传染性强。除侵犯皮肤和神经外，还常侵及鼻黏膜、淋巴结、肝、脾及睾丸。镜下，病灶为大量泡沫细胞(foamy cell)构成肉芽肿性病变，夹杂有少量淋巴细胞。泡沫细胞是由于巨噬细胞吞噬麻风分枝杆菌后，麻风分枝杆菌的脂质聚集于巨噬细胞胞质内，使其呈泡沫状，病灶围绕小血管和皮肤附件，以后随病变发展而融合成片，但表皮与浸润灶之间有一层无细胞浸润带，病灶内不出现上皮样细胞，这是瘤样麻风的病理特征之一(图16-12，16-M_6)

3. 界线类麻风(borderline leprosy) 本型患者细胞免疫反应介于瘤型和结核型之间，病灶中同时有两型病变的特征，由于不同患者的免疫反应强弱不同，

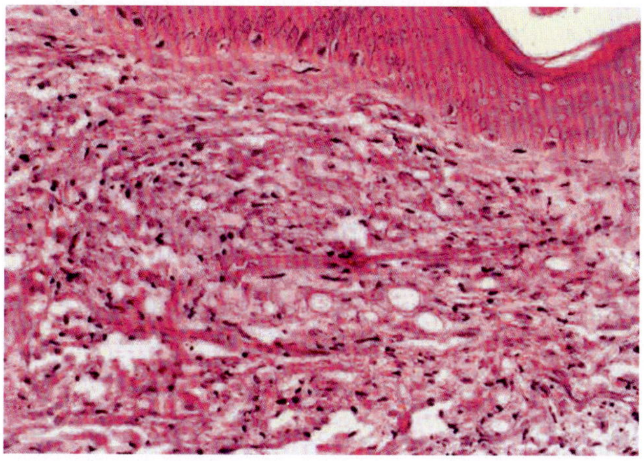

图 16-12 皮肤瘤型麻风

有时病变更偏向结核型或更偏向瘤型。此类可能是结核型向瘤型转变的过渡阶段。

4. 未定类麻风(indeterminate leprosy) 是麻风病的早期改变,病变没有特异性。只在皮肤血管周围或小神经周围有灶性淋巴细胞浸润。本型可自然消退,但不经严格治疗,多数病例日后转变为结核型,少数转变为瘤型。

第七节 性传播疾病

性传播疾病(sexually transmitted disease,STD)是指主要通过性接触传播的一组疾病,简称性病。其种类多,发病率高,危害性大,已成为世界性的严重社会问题和公共卫生问题,被认为是当今危害人群健康的重要疾病。目前 WHO 将 20 多种通过性行为或类似性行为引起的感染性疾病列入 STD 范畴,并将其分类为 4 级。传统性病(venereal disease,VD)包括梅毒、淋病、软下疳、性病性淋巴肉芽肿以及腹股沟肉芽肿等,近年来 STD 范围扩大,又将非淋菌性尿道炎、艾滋病(AIDS)、尖锐湿疣、生殖器疱疹、生殖器念珠菌病、细菌性阴道病、滴虫病、疥疮、阴虱病和股癣等也列入其中。本节主要介绍淋病、梅毒和尖锐湿疣。

一、淋病

淋病(gonorrhea)是由淋病双球菌引起的泌尿生殖系统的急性化脓性炎症,是最常见的 STD。多发生于 20~40 岁青壮年。成人几乎都是通过不洁性交传染,儿童多由间接接触感染,新生儿可经产道感染。

淋球菌主要侵犯泌尿生殖系统,对柱状上皮和移行上皮有特别的亲和力。淋球菌侵入泌尿生殖道上皮包括黏附和侵入两个步骤,这个过程与淋球菌细胞壁成分有关。

男性的病变从前尿道开始,可逆行蔓延到后尿道,累及前列腺、精囊和附睾;女性的病变累及外阴和阴道腺体、子宫颈内膜、输卵管及尿道。少部分病例可经血道播散引起身体其他部位的病变。

二、梅毒

梅毒(syphilis)是由梅毒螺旋体感染所致,以性传播为主的传染性疾病。流行于世界各地,中华人民共和国成立后经积极防治基本消灭了梅毒,但近年来又有新的病例发现,尤其在沿海城市有流行趋势。

【病因与传播途径】

梅毒螺旋体是梅毒的病原体,体外活力低,不易生存,对理化因素的抵抗力极弱,对四环素、青霉素、汞、砷敏感。梅毒患者是唯一的传染源。95% 以上通过性交传播,少数可因输血、接吻、医务人员不慎受染等直接接触传播(后天性梅毒)。梅毒螺旋体还可经胎盘感染胎儿(先天性梅毒)。梅毒分先天性和后天性两种。

机体在感染梅毒后第 6 周,血清出现梅毒螺旋体特异性抗体及反应素,有血清诊断价值,但可出现假阳性,应予注意。随着抗体产生,机体对螺旋体的免疫力增强,病变部位的螺旋体数量减少,以致早期梅毒病变有不治自愈倾向,然而不治疗或治疗不彻底者,播散在全身的螺旋体常难以完全消灭,成为复发梅毒、晚期梅毒发生的原因。少数人感染了梅毒螺旋体后,在体内可终身潜伏(血清反应阳性,而无症状和病变),或在二、三期梅毒活动。局限病变消失而血清反应阳性,均称为阴性梅毒。

【基本病变】

1. 闭塞性动脉内膜炎和小血管周围炎　闭塞性动脉内膜炎指小动脉内皮细胞和成纤维细胞的增生,使管壁增厚、血管腔狭窄闭塞。小血管周围炎指围管性单核细胞、淋巴细胞和浆细胞的浸润。浆细胞的恒定出现是本病的病变特点之一。

2. 树胶样肿(gumma)　又称梅毒瘤(syphiloma)。病灶灰白色,大小不一,镜下才可见到或大至数厘米不等。该肉芽肿质韧而有弹性,如树胶,故而得名树胶肿。镜下,结构颇似结核结节,中央为凝固性坏死,形态类似干酪样坏死,唯坏死不如干酪样坏死彻底,弹力纤维尚保存。弹力纤维染色仍可见组织内原有的血管轮廓,坏死灶周围肉芽组织中富含淋巴细胞和浆细胞,而上皮样细胞和朗汉斯巨细胞较少,且必有闭塞性小动脉内膜炎和动脉周围炎,此又是有别于典型结核结节的形态特征。树胶样肿后期可被吸收、纤维化,最后使器官变形,但绝少钙化,这又与结核结节截然有别。

梅毒树胶样肿可发生于任何器官,最常见于皮肤、黏膜、肝、骨和睾丸。血管炎病变可见于各期梅毒,而树胶样肿见于第三期梅毒。

【后天性梅毒】

后天性梅毒分为三期,一、二期梅毒称早期梅毒,有传染性;三期称晚期梅毒,常因累及内脏器官,故又称内脏梅毒。

1. 一期梅毒　梅毒螺旋体侵入人体后 3 周左右,侵入部位发生炎症反应,形成硬下疳(chancre)。硬下疳常为单个,直径约 1 cm,表面可发生糜烂或溃疡,溃疡底部及边缘质硬。因其质硬乃称硬下疳,以与杜克雷嗜血杆菌引起的软下疳相区别。病变多见于阴茎冠状沟、龟头、子宫颈、阴唇,亦可发生于口唇、舌、肛周等处。病变部位镜下所见为闭塞性小动脉内膜炎和动脉周围炎。硬下疳出现后 1~2 周,局部淋巴结肿大,呈非化脓性增生性反应。硬下疳经 1 个月左右多自然消退,仅留浅表的瘢痕,局部肿大的淋巴结也消退。临床上处于静止状态,但体内螺旋体仍继续繁殖。

2. 二期梅毒　下疳发生后 7~8 周,体内螺旋体又大量繁殖,由于免疫复合物的沉积,引起全身皮肤、黏膜广泛的梅毒疹和全身性非特异性淋巴结肿大。镜下,呈典型的血管周围炎改变,病灶内可找到螺旋体。故此期梅毒传染性大。梅毒疹可自行消退。

3. 三期梅毒　亦称晚期梅毒。常发生于感染后 4~5 年。其特点是典型的肉芽肿性炎 – 树胶肿的形成,导致组织器官的广泛破坏和变形。病变几乎可侵犯全身任何组织器官,最常累及心血管系统,梅毒性主动脉炎主要见于升主动脉和主动脉弓。肉眼观,由于瘢痕收缩及内膜的纤维性增生,使内膜表面呈弥漫分布的微细而深陷的树皮样皱纹(图 16-13)。梅毒主动脉瘤破裂常是患者猝死的主要原因。神经系统病变主要累及中枢神经和脑脊髓膜,可导致麻痹性痴呆和脊髓痨。肝病变主要形成树胶样肿,肝呈结节样增大,继而发生纤维化、瘢痕收缩,以致肝呈分叶状。此外病变常造成骨和关节损害,鼻骨被破坏形成马鞍鼻,长骨、肩胛骨与颅骨亦常受累。

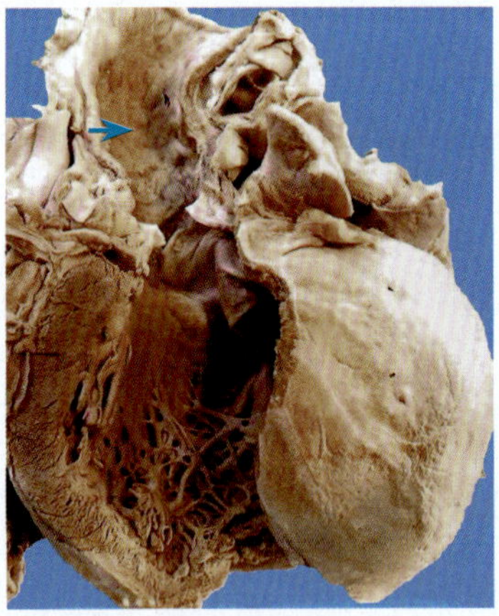

图 16-13　心血管梅毒
主动脉内膜表面呈微细而深陷的树皮样皱纹;左心显著肥大,扩张

【先天性梅毒】

根据被感染胎儿发病的早晚有早发性和晚发性之分。早发性先天性梅毒指在胎儿或婴幼儿期发病的先天性梅毒。晚发性先天性梅毒的患儿发育不良、智

力低下，可引起间质性角膜炎、神经性耳聋及哈钦森牙（Hutchinson teeth），并有骨膜炎及马鞍鼻等。

三、尖锐湿疣

尖锐湿疣（condyloma acuminatum）是由 HPV（主要是 6 型及 11 型）引起的 STD。多见于 20~40 岁青壮年。男性常见于阴茎冠状沟、龟头、系带、尿道口或肛门附近，女性多见于阴蒂、阴唇、会阴部及肛周，也可发生于身体的其他部位（如腋窝等）。尖锐湿疣主要通过性接触传播，但也可以通过非性接触的间接感染而致病。

本病潜伏期通常为 3 个月。初期为小而尖的突起，逐渐扩大，淡红或暗红，质软，表面凹凸不平，呈疣状颗粒，有时较大呈菜花状生长。镜下，表皮角质层轻度增厚，几乎全为角化不全细胞，棘层肥厚，有乳头状瘤样增生，表皮突增粗延长，偶见核分裂。表皮浅层凹空细胞出现有助诊断（16-M_7）。凹空细胞较正常细胞大，胞质空泡状，细胞边缘常残存带状胞质；核增大居中，圆形、椭圆形或不规则形，染色深，可见双核或多核。真皮层可见毛细血管及淋巴管扩张，大量慢性炎症细胞浸润。应用免疫组织化学方法可检测 HPV 抗原，用原位杂交和 PCR 技术可检测 HPVDNA，而帮助诊断。

第八节　真菌病

由真菌感染引起的疾病称真菌病。真菌在自然界分布广泛，种类繁多，目前已发现超过 10 万种，但对人致病者相对较少，仅有约 270 种。近年来由于广谱抗生素、肾上腺皮质激素和免疫抑制剂的大量应用以及艾滋病等疾病的流行，导致真菌感染率有上升的趋势。真菌病根据病变部位的不同分为两大类：浅部真菌病主要侵犯含有角质的组织，如皮肤、毛发和指甲等处，引起各种癣病；深部真菌病主要侵犯皮肤深层和内脏，如肺、脑、消化道等器官。深部真菌病虽较浅部真菌病少见，但因其危害性较大，本节着重介绍深部真菌病。

真菌的致病作用与其在体内繁殖引起的机械性损伤以及所产生的酶类及代谢产物等有关。常见的病理变化有：①轻度非特异性炎，病灶中仅有少数淋巴细胞、巨噬细胞浸润，没有明显的组织反应，如脑的隐球菌感染；②化脓性炎，可见大量中性粒细胞浸润所形成的小脓肿，如念珠菌病、曲菌病、毛霉菌病等；③坏死性炎，可出现大小不等的坏死灶，常有明显的出血，而炎细胞相对较少，如毛霉菌病、曲菌病等；④肉芽肿性炎。上述病变可单独存在，也可并存。当疑有真菌感染时，病灶中找到病原菌是诊断的金标准。

深部真菌病常见于免疫抑制的个体（如 AIDS、白血病、恶性淋巴瘤患者），发生于健康个体者罕见。常见的深部真菌病主要有念珠菌病、曲菌病、毛霉菌和隐球菌病（表 16-3）。

表 16-3　念珠菌、曲菌和毛霉菌的鉴别表

鉴别点	念珠菌	曲霉	毛霉菌
存在部位	炎症灶内	脓肿及周围	血管壁
假菌丝 孢子	两者混合存在，呈卵圆形或呈簇状分布，数目多	3~4 μm，不整形，呈锐角（45°），射样排列，偶见分放生孢子头，数目多	少，形成菌丝，酵母多形，2.5~5 μm，数目多
宽度	细	中	粗
分隔	稀有	密	不分隔
染色	深，均匀	深，不均匀	浅，均匀

1. 念珠菌病（candidiasis）　由念珠菌引起。念珠菌病常发生于婴儿及消耗性疾病患者口腔，女性糖尿病患者的阴道、会阴。特别值得提出的是，阴道念珠菌病可发生于健康女性，尤其是孕妇和口服避孕药的女性。深部念珠菌病多为继发性，常发生于慢性消耗性疾病、疾病终末期、恶性肿瘤及 AIDS 患者。

内脏器官的念珠菌病好发于肺、肾两器官，病变常表现为明显的组织坏死和小脓肿形成，后期多形成肉芽肿。病变中均可找到念珠菌的芽生孢子、假菌丝及菌丝（图 16-14）。

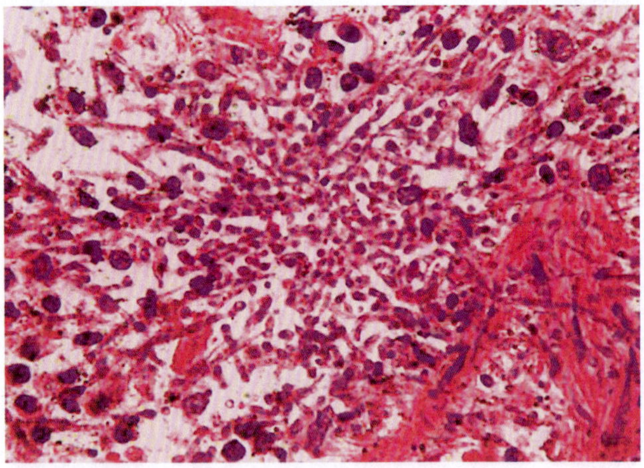

图 16-14 肺念珠菌病

2. 曲菌病(aspergillosis) 该病由曲菌引起。菌丝粗细均匀,直径为 2~7 μm,有隔并呈分支状,常形成约 45°的锐角分支(16-M_8、16-M_9、16-M_{10})。曲菌可在身体许多部位引起病变,但以肺部病变最常见。大量菌丝形成团块,称为肺曲霉球(aspergilloma)(图 16-15)。

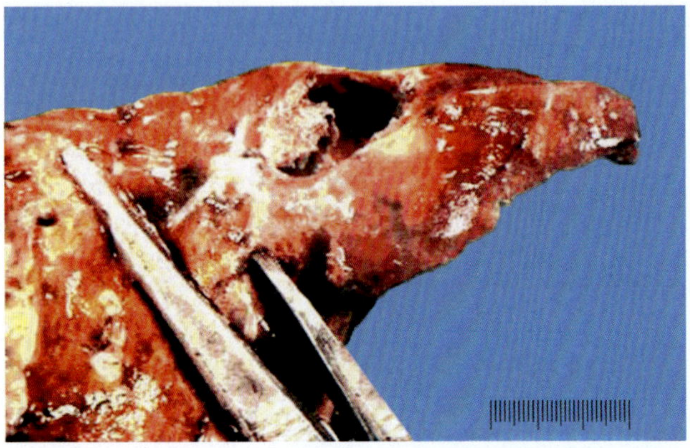

图 16-15 肺曲菌球

3. 毛霉菌病 起始病灶常位于鼻腔,以后很快扩展到鼻窦和中枢神经系统,再扩展到肺和胃肠道。毛霉菌病几乎全为继发性。毛霉菌在组织中主要呈菌丝状,菌丝粗大,不分隔,分支较少而不规则,常呈钝角或直角分支(16-M_{11})。

4. 隐球菌病(cryptococcosis) 是新型隐球菌(cryptococcus neoformans)引起的一种亚急性或慢性真菌病(16-M_{12}、16-M_{13})。最常见的是中枢神经系统隐球菌病,多为继发。隐球菌开始通过吸入定位于肺,以后播散至其他部位,特别是脑膜。新型隐球菌性脑膜炎起病缓慢,临床上有时易与结核性脑膜炎相混淆。肺隐球菌病的结节状病灶需与结核球或肺癌相鉴别。

第九节 寄生虫病

寄生虫病(parasitosis)是寄生虫感染人体所引起的一类疾病。与其他传染病一样,寄生虫病的传播需要三个基本环节:传染源(被寄生虫感染的人或动物)、传播途径(病原体从传染源排出并侵入人体的过程)和易感人群(对寄生虫缺乏免疫力或免疫力低下的人)。寄生虫生长和繁殖的特点决定了寄生虫病的流行具有地域性、明显的季节性和人畜共患病的自然疫源性。此外,寄生虫病的流行还与经济状况、生产方式、生活水平以及卫生习惯等社会因素密切相关。流行病学资料显示,社会因素对寄生虫病流行的影响远大于其他因素。

寄生虫感染宿主后能否致病,一方面取决于所感染寄生虫的致病力和数量,另一方面取决于宿主的生理条件、营养状况及抵抗力等因素,发病过程可呈急性期和慢性期。部分宿主感染寄生虫后可无明显的临床症状和体征,称为带虫者(carrier)。寄生虫对人体的影响和损伤主要通过以下几种机制。①机械性损伤:寄生虫在宿主体内生长繁殖等过程中对机体的组织、器官造成局部阻塞、挤压和破坏作用。②化学性损伤:寄生虫的虫体、代谢产物或分泌物等分解破坏组织结构。③免疫性损伤:寄生虫虫卵或其代谢产物、分泌物作为外来抗原诱发宿主产生超敏反应,引起组织损伤。④掠夺营养:寄生虫掠夺营养,导致宿主营养耗损,抵抗力降低。

寄生虫病分布广泛,世界各地均有流行,但以贫穷落后、卫生条件差的地区多见。中华人民共和国成立前，我国的寄生虫病流行十分猖獗，如疟疾、血吸虫病、丝虫病、黑热病和钩虫病，曾经夺去成千上万人的生命，严重阻碍农业生产和经济发展，被称为“五大寄生虫病”。经过近 70 年的不懈努力，我国在控制寄生虫病流行方面取得了举世瞩目的成就：黑热病在 1958 年已基本消灭；丝虫病也于 1994 年达到基本消灭标准并于 2000 年在全国范围内实现了阻断丝虫病传播的目标；1999 年疟疾的年发患者数降至 2.9 万；2001 年血吸虫患者数降至 81.9 万。但由于我国地理条件复杂、自然环境改变、人口众多、社会经济发展不平衡等诸多因素的影响，目前仍有许多寄生虫病在农村和牧区广为流行，部分寄生虫病疫情复燃。近几年来，随着人们生活水平的不断提高，食谱的扩展和饮食习惯的改变，一些食源性寄生虫病的发病率明显上升。因此，寄生虫病的防治仍然是我国公共卫生工作的重要内容。

人体常见的寄生虫病可分为：①原虫病，如阿米巴病、黑热病和疟疾；②吸虫病，如血吸虫病、肝吸虫病、肺吸虫病；③绦虫病，如囊虫病、棘球蚴病；④线虫病：如丝虫病、蛔虫病、钩虫病等。本节主要介绍阿米巴病、血吸虫病、华支睾吸虫病。

一、阿米巴病

阿米巴病（amoebiasis）是由溶组织内阿米巴原虫（Entamoeba histolytica）感染引起的寄生虫病。阿米巴原虫主要寄生于结肠，也可经血流运行或直接侵袭到肝、肺、脑、眼、皮肤、泌尿、生殖等其他器官，引起相应部位发生病变，是一种可累及多种组织和器官的全身性疾病。阿米巴病呈全球性分布，以热带及亚热带地区多见，全球约有 4.8 亿人感染，每年因侵袭性阿米巴病死亡的人数高达 10 万人，其死亡率在原虫病中仅次于疟疾。中国疾病预防控制中心的统计数据显示，我国的平均感染率为 0.95%，多见于经济条件、生活环境及卫生状况较差的地区，其中西藏、云南、贵州、新疆、甘肃等地感染率超过 2%，感染呈明显的家庭聚集性。溶组织内阿米巴感染仍是我国公共卫生面临的重要问题。总体来说，本病农村高于城市，男性多于女性，儿童多于成人。

【病因及感染途径】

阿米巴病主要通过“粪—口”途径传播。溶组织内阿米巴的生活史包括包囊期和滋养体期。慢性阿米巴病患者或无症状的包囊携带者的大便中含有包囊，其直径 5~20 μm，成熟的四核包囊是阿米巴的传染阶段，对外界抵抗力较强。经粪便排出的成熟包囊经口进入消化道，因其囊壁的保护作用能安全通过胃到达回肠末段，经碱性肠液的作用脱囊，发育成 8 个小滋养体，小滋养体直径为 10~20 μm，以二分裂方式增殖，吞噬肠内容物和细菌为营养，不能吞噬红细胞。大部分情况下，小滋养体随肠内容物逐渐下移至结肠，因水分吸收，营养物减少和粪便增加，小滋养体停止活动，遂进入包囊前期，继而产生囊壁形成包囊随粪便排出。当机体抵抗力降低，肠功能紊乱时，小滋养体侵入肠壁黏膜转变为大滋养体，大滋养体直径为 20~40 μm，能吞噬红细胞和组织碎片，具有致病性。大滋养体也可随坏死组织进入肠腔，排出体外后死亡，或在肠腔中转变为小滋养体，再形成包囊随粪便排出。

【发病机制】

溶组织内阿米巴的侵袭性和毒力主要表现为对宿主组织的溶解破坏作用，其发病机制可能是：①机械性损伤和吞噬作用：超微结构研究发现，滋养体借其伪足在组织内运动，破坏组织并吞噬和降解组织碎片。②黏附溶解作用：溶组织内阿米巴所含的致病物质主要为半乳糖 / 乙酰氨基半乳糖凝集素、阿米巴穿孔素和半胱氨酸蛋白酶。首先，滋养体膜表面的半乳糖 / 乙酰氨基半乳糖凝集素与靶细胞表面的 *D*- 半乳糖和乙酰氨基半乳糖胺特异性结合，从而使滋养体黏附于靶细胞。滋养体分泌穿孔素和半胱氨酸蛋白酶，前者可使靶细胞膜通透性发生改变，从而使细胞发生溶解死亡，后者可快速溶解滋养体所黏附的靶细胞，破坏肠黏膜，引起溃疡。③免疫逃逸作用：阿米巴原虫的凝聚素有抗补体的作用，半胱氨酸蛋白酶也能使补体 C3 降解为 C3a，从而抵抗补体介导的细胞杀伤作用。溶组织内阿米巴还能产生巨噬细胞移动抑制因子(migrationinhibitoryfactor,MIF),使单核细胞和巨噬细胞的移动受限,并影响细胞因子分泌,抑制炎症过程的发生,从而逃避宿主的免疫攻击。④肠道细菌的协同作用:溶组织内阿米巴滋养体的致病力还有赖于与肠道菌群的协同作用,肠道细菌不仅作为阿米巴滋养体的营养来源,也为滋养体提供适宜的生长、繁殖环境。肠道细菌能够降低宿主的防御功能,直接损害宿主的肠黏膜,有利于阿米巴滋养体的侵袭。此外,宿主的性别、年龄、营养、免疫状态以及遗传易感性等因素对病变程度也有一定影响。

【病理变化与临床病理联系】

(一) 肠阿米巴病

肠阿米巴病(intestinal amoebiasis)最常累及盲肠、升结肠,其次为乙状结肠和直肠,严重者可累及整个结肠及小肠下段,其基本病变为组织的溶解性液化性坏死。临床常表现为腹痛、腹泻、里急后重等痢疾症状,故常称为阿米巴痢疾(amoebic dysentery),病程可分为急性和慢性两期。

1. 急性期病变 滋养体侵入肠黏膜,在肠腺隐窝内繁殖,破坏黏膜层后进入疏松的肠黏膜下层。肉眼观,早期在黏膜表面形成略凸起、约针头大小的灰黄色点状坏死或糜烂,周围可伴有出血。随着病变进展,坏死灶增大,呈纽扣状,坏死灶之间的黏膜无或仅有轻微的充血、水肿等急性炎症反应(图 16-16)。

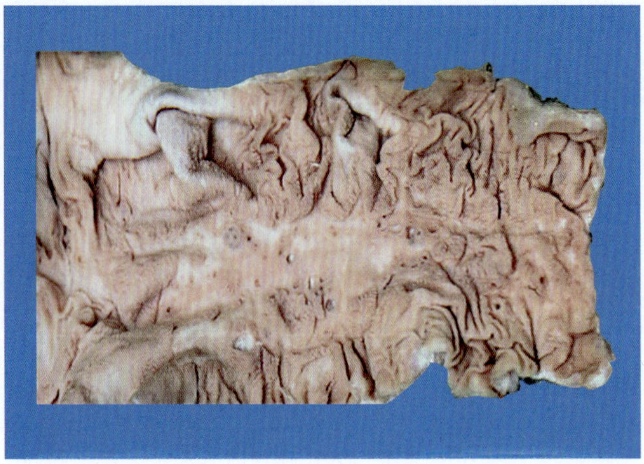

图 16-16 急性肠阿米巴病
肠黏膜表面可见圆形的纽扣状溃疡,溃疡间的肠黏膜基本正常

由于黏膜下层组织疏松、血管丰富,有利于阿米巴滋养体的运动和繁殖,故造成显著的液化性坏死。坏死组织脱落后,形成特征性的口小底大的"烧瓶状溃疡",边缘呈潜行性。溃疡间黏膜正常或轻度肿胀。重症患者溃疡继续扩大,黏膜下层组织坏死可相互贯通,形成隧道样病变,继而导致病变区肠黏膜组织大片剥脱(16-S_9),形成边缘呈潜掘状的不规则巨大溃疡,少数病变严重者溃疡可深达肌层,甚至穿破浆膜层造成肠穿孔,引起腹膜炎。镜下,阿米巴病变以组织液化坏死为主要特征。局部炎症反应轻微,可见少量淋巴细胞、浆细胞和巨噬细胞浸润。若合并其他细菌感染,则可见中性粒细胞浸润。在坏死组织与正常组织交界处可见阿米巴滋养体。滋养体呈圆或卵圆形,核小而圆,胞质内常含空泡和吞噬的红细胞、淋巴细胞及组织碎片(图 16-17)。阿米巴滋养体也可见于肠壁小静脉内,并可随血流到达肝。

急性期症状主要限于肠道,肠道病变的刺激使肠蠕动增强,黏液分泌增多,可引起腹痛、腹泻等痢疾症状。由于肠壁组织的液化性坏死脱落使大便呈暗红色果酱样,粪便内可检出大量滋养体,体温大多正常。滋养体主要寄生在盲肠和升结肠,故主要引起右下腹压

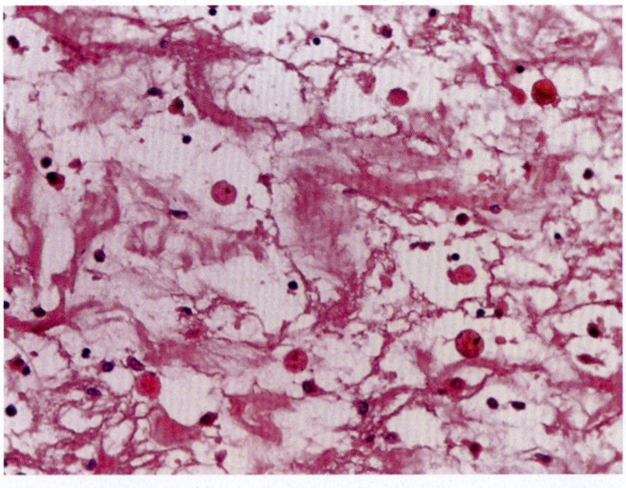

图 16-17 溶组织阿米巴滋养体
阿米巴滋养体呈圆或卵圆形,核小而圆,胞质内常含吞噬的红细胞、淋巴细胞及组织碎片

痛，而直肠和肛门病变较轻，且局部炎症反应不明显，因此里急后重现象不如细菌性痢疾显著。肠道并发症以肠穿孔和肠出血多见，多数患者可治愈，少数因治疗不及时、不彻底而转入慢性期。

2. 慢性期病变 慢性期肠道病变较为复杂，特征是新、旧溃疡及肉芽组织、瘢痕组织反复交替，同时存在。溃疡边缘的黏膜受炎症刺激增生形成息肉。肠壁肉芽组织增生可使肠腔变形或狭窄，偶尔因肉芽组织过度增生而形成局限性包块，称为阿米巴肿（amoeboma），可引起肠梗阻，多见于盲肠，易误诊为肠癌。慢性期患者可有轻度腹痛、腹泻、腹部不适、肠梗阻等表现。少数患者亦可成为无症状的包囊携带者，为阿米巴病的主要传染源。

（二）肠外阿米巴病

肠外阿米巴病可累及肝、肺、脑、皮肤等多个组织和器官，其中以阿米巴肝脓肿最为常见。

1. 阿米巴肝脓肿（amoebic liver abscess） 多继发于肠阿米巴病后 1~3 个月内，亦可发生于阿米巴痢疾症状消失数年后。系阿米巴滋养体侵入肠壁小静脉，然后随门静脉血流侵入肝所致，偶见阿米巴滋养体直接进入腹腔而侵犯肝。侵入的滋养体不断分裂繁殖，造成肝组织液化坏死，形成多个小脓肿，坏死灶可逐渐扩大、融合，继而形成较大的单个脓肿。阿米巴肝脓肿常位于肝右叶，一方面是因为肠阿米巴病好发于盲肠和升结肠，其血液主要经肠系膜上静脉回流至门静脉后进入肝右叶；另一方面是因为肝右叶占全肝的 4/5，故受累的机会较多。肉眼观，脓肿大小不等，脓液量多，无臭味；脓肿内容物呈棕褐色果酱样，由液化性坏死和陈旧性出血混合而成；脓肿壁上残留有不易被彻底分解的门管区结缔组织、胆管、血管等，如破棉絮状（图 16-18）。

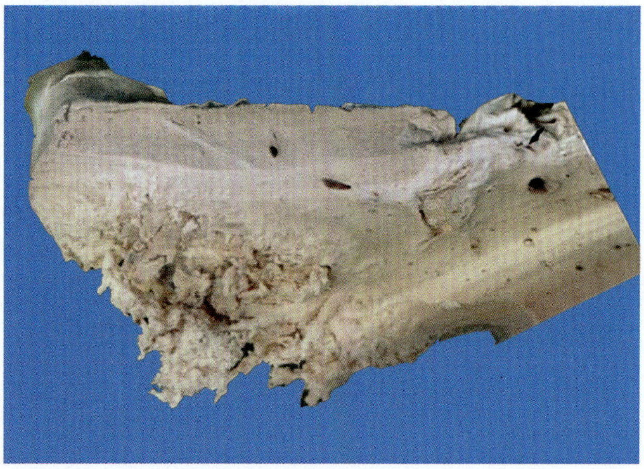

图 16-18 阿米巴肝脓肿
脓肿壁上残留的组织如破棉絮状

镜下，脓肿腔内为液化性坏死的红染无结构物质，在坏死组织与正常组织交界处常可找到阿米巴滋养体，无中性粒细胞浸润，故与一般化脓菌引起的脓肿不同。慢性脓肿周围可见纤维结缔组织包绕。

临床上患者表现为右上腹痛、肝大及肝区压痛等症状和体征，少数病例可出现黄疸。阿米巴肝脓肿经抽取脓液等治疗后，脓肿壁塌陷逐渐形成纤维性愈合。若不治疗，病变持续发展，脓肿扩大可以穿破进入邻近组织和器官，引起膈下脓肿或腹膜炎、肺脓肿和脓胸，也可穿入腹腔器官（胃、肠及胆囊等），引起相应部位的阿米巴病变。

2. 阿米巴肺脓肿（amoebic lung abscess） 少见，绝大多数由阿米巴肝脓肿直接蔓延而来，亦可由阿米巴滋养体经血液运行到肺所致。多位于右肺下叶，多为单发性。脓肿腔内为咖啡色液化坏死物，可破入气管，致患者咳褐色脓痰，痰内可检出阿米巴滋养体。

3. 阿米巴脑脓肿（amoebic brain abscess） 极少见，多因肠、肝或肺的阿米巴滋养体经血流入脑引起。多在大脑半球，患者可有惊厥、狂躁、幻觉及脑瘤样压迫症状。如脓肿破入脑室或蛛网膜下隙，则出现高热、头痛、昏迷等症状。

二、血吸虫病

血吸虫病（schistosomiasis）是由血吸虫寄生于人体引起的寄生虫病。寄生于人体的血吸虫有 6 种：日本血吸虫（*S.japonicum*）、曼氏血吸虫（*S.mansoni*）、埃及血吸虫（*S.haematobiun*）、间插血吸虫（*S.intercalatum*）、湄公血吸虫（*S.mekongi*）及马来血吸虫（*S.malayensis*）。其中，以日本血吸虫病、曼氏血吸虫病和埃及血吸虫病流行范围最广，危害最大，在我国流行的主要是日本血吸虫病。据世界卫生组织（WHO）统计，全球有78个国家和地区有血吸虫病的流行，2015年，全球血吸虫感染患者约2.18亿人。1972年在湖南长沙马王堆出土的西汉女尸及1975年在湖北江陵出土的西汉男尸内均发现大量血吸虫虫卵，表明我国在2100多年前已有血吸虫病的发生。目前，血吸虫病主要流行于长江中下游地区，尤以江苏、浙江、安徽、湖北、湖南、江西等省较为严重。

【病因与感染途径】

日本血吸虫的生活史包括虫卵、毛蚴、母胞蚴、子胞蚴、尾蚴、童虫和成虫7个阶段，必须经过两个宿主阶段：一是在中间宿主钉螺体内的无性繁殖阶段，二是在终末宿主人、牛、马、猪等哺乳动物体内的有性繁殖阶段，因此其防治重点是消灭其中间宿主钉螺。

血吸虫成虫雌、雄异体，寄生在人和多种哺乳动物的门静脉－肠系膜静脉系统，雌虫在肠壁黏膜下层的静脉内产卵，一部分虫卵沉积于肠壁小静脉中，一部分可循门静脉系统流经肝门静脉沉积于肝组织。沉积于肠壁的虫卵可破坏肠黏膜，落入肠腔随粪便排出，入水孵化为毛蚴，侵入其唯一的中间宿主钉螺体内发育，经40~60天的母胞蚴和子胞蚴阶段后，发育成尾蚴，再从钉螺体内逸入水中，疫水中的尾蚴是血吸虫的感染阶段，当终末宿主接触疫水时被感染。尾蚴借其头腺分泌的溶组织酶及其肌肉的收缩运动，钻入宿主皮肤（或黏膜），脱去尾部发育为童虫。童虫穿入宿主的小静脉或淋巴管内到达右心，经肺循环进入大循环后再进入门静脉，待发育到一定程度，雌雄虫合抱，再移行到肠系膜下静脉寄居、交配、产卵，重演新的生活周期（图16－19）。日本血吸虫成虫平均寿命约4.5年，最长可达46年之久。从尾蚴钻入皮肤到虫体发育成熟并产卵约需24天，自感染尾蚴至粪便检查虫卵阳性需时约1个月以上。

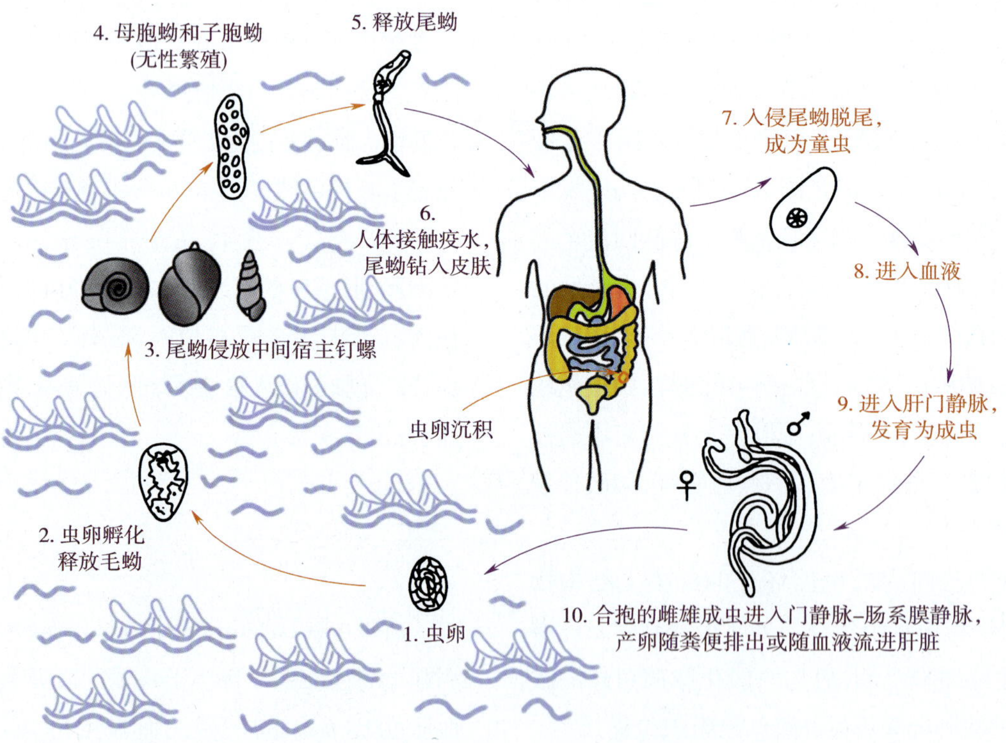

图16－19 血吸虫生活史

【发病机制与基本病理变化】

在血吸虫的生活史中，尾蚴、童虫、成虫和虫卵均可对人体造成损害，其主要原因是血吸虫的抗原成分［如肠相关抗原（gut associated antigen，GAA）、膜相关抗原（membrane associated antigen，MAA）和可溶性虫卵抗原（soluble egg antigen，SEA）］，以及虫体代谢或死亡产物等，诱发机体的超敏反应引起组织损伤。

（一）尾蚴引起的损害

尾蚴钻入人体皮肤后可引起尾蚴性皮炎（cercarial dermatitis），也称游泳者皮炎。一般在感染后数小时至2~3日起病，患者出现局部瘙痒和红色丘疹，持续数日后可自然消退。尾蚴的分泌物或排泄物可引起Ⅰ型及Ⅳ型变态反应。镜下见真皮毛细血管充血，伴有点状出血及水肿，周围有嗜酸性粒细胞和巨噬细胞浸润。

（二）童虫引起的损害

童虫随血流移行可引起血管炎和血管周围炎，导致所经过脏器的点状出血和炎性浸润，病变一般轻微而短暂。童虫所引起的病变除与童虫的机械性作用有关外，还与其代谢产物或虫体死亡后蛋白分解产物所致的变态反应有关。

（三）成虫引起的损害

血吸虫在门静脉系统内发育成熟，一般无明显致病作用，少数可因成虫口、腹吸盘的机械性损伤导致静脉内膜炎和静脉周围炎，并有可能形成血栓。成虫在宿主体内摄取营养并吞食红细胞，其分泌物、排泄物可抑制骨髓造血功能。此外，虫卵沉积导致的脾功能亢进，使破坏红细胞的作用加强，患者出现贫血。在肝、脾的单核吞噬细胞系统的细胞内，常见黑褐色的血吸虫色素沉着，是成虫吞食红细胞后虫体内的蛋白酶分解血红蛋白形成血红素样色素，同样的色素沉着也见于成虫的肠道内。成虫在宿主体内不引起宿主反应，主要是成虫的表膜内含有宿主的抗原，被宿主认为是“自我”组织而逃避了免疫攻击。成虫的分泌、代谢物质可作用于宿主T淋巴细胞，使其产生嗜酸性粒细胞刺激因子（eosinophil stimulating factor，ESP），导致外周血嗜酸性粒细胞增多。成虫死亡后，多在肝内分解，引起明显的静脉炎和静脉周围炎，死亡虫体周围有大量嗜酸性粒细胞浸润，形成嗜酸性脓肿。

（四）虫卵引起的损害

虫卵沉积所引起的机体损害最为严重。虫卵主要沉积于乙状结肠和直肠及肝组织，也可见于回肠末段、阑尾及升结肠等处。脾、肺、脑等其他器官也可见到。其基本病理变化是虫卵结节（虫卵肉芽肿）的形成及随之发生的纤维化。未成熟虫卵引起的病变轻微。成熟虫卵含有毛蚴，可分泌可溶性虫卵抗原（SEA），引起特征性的虫卵结节形成。按病变发展过程分为急性虫卵结节和慢性虫卵结节。

（1）急性虫卵结节　成熟虫卵沉积于组织，其毛蚴释放大量SEA，SEA经巨噬细胞吞噬和处理后，呈递给Th细胞，同时分泌IL-1，激活Th细胞并产生多种细胞因子，吸引嗜酸性粒细胞、巨噬细胞、成纤维细胞等聚集于虫卵周围，形成肉芽肿，即急性虫卵结节。肉眼观，结节呈灰黄色，直径0.5~4 mm。镜下，结节中央可见1~2个成熟虫卵，偶可多达20个以上。虫卵为椭圆形，卵壳薄、色淡黄、折光性强。在成熟虫卵表面附有红染的放射状火焰样物质（称为Hoeppli现象），实为抗原抗体复合物。其周围组织坏死，有大量变性、坏死的嗜酸性粒细胞聚集，称为嗜酸性脓肿（eosinophilic abscess）（图16-20）。嗜酸性粒细胞中的嗜酸性颗粒互相融合，形成菱形或多面形、有折光性的蛋白质结晶，称为夏科－莱登结晶。随病程发展，坏死物质周围开始出现肉芽组织，出现以嗜酸性粒细胞为主的炎性细胞浸润，并伴有巨噬细胞、淋巴细胞、浆细胞等。肉芽组织层逐渐向虫卵结节中央生长，并出现围绕结节呈放射状排列的上皮样细胞，嗜酸性粒细胞减少，急性虫卵结节逐渐演变为慢性虫卵结节。

（2）慢性虫卵结节　急性虫卵结节经十余天后，卵内毛蚴死亡，巨噬细胞吞噬崩解或钙化的虫卵，衍变为上皮样细胞和异物巨细胞，形成由钙化的虫卵、上皮样细胞、异物巨细胞、淋巴细胞和成纤维细胞构成的慢性虫卵结节（图16-21），形态上与结核结节类似，故称为假结核结节（pseudotubercle）。慢性虫卵结节（虫卵肉芽肿）进一步发展，肉芽组织纤维化透明变

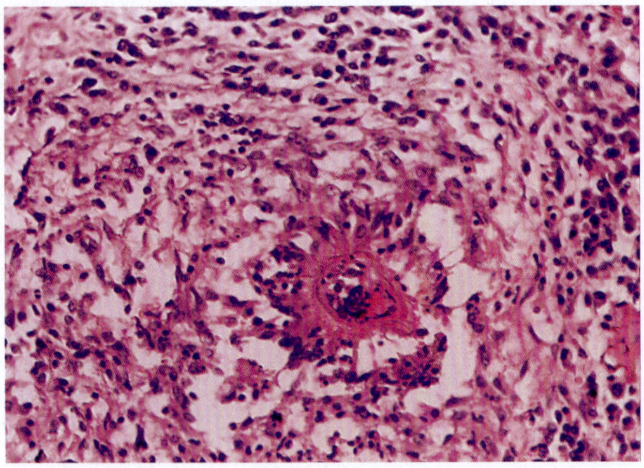

图 16-20 急性虫卵结节
中央为成熟虫卵，虫卵表面附有红染的放射状火焰样物质（Hoeppli 现象）

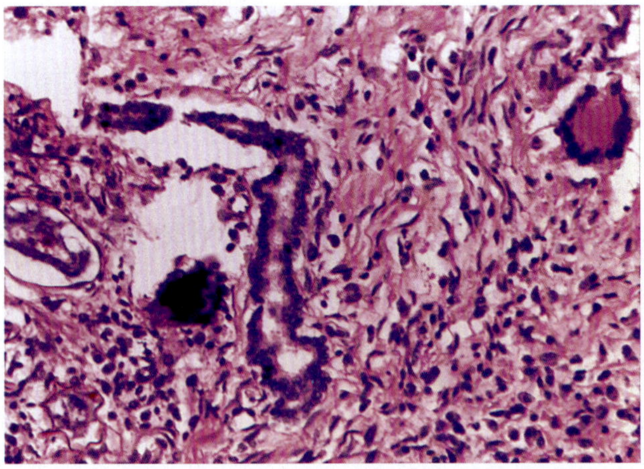

图 16-21 慢性虫卵结节
由钙化的虫卵、类上皮细胞、异物巨细胞、淋巴细胞和成纤维细胞构成

性，转变为瘢痕期肉芽肿（16-M_{14}），瘢痕期肉芽肿在组织内可长期存留，可作为诊断血吸虫病的重要病理学依据。

（五）循环抗原引起的免疫损害

血吸虫童虫、成虫及虫卵的代谢物、分泌物和排泄物，以及虫体表面更新的脱落物，可随血液运行成为循环抗原，这些抗原与相应抗体结合形成循环免疫复合物，当其不能被有效清除时，可在血管、关节和肾中沉积，激活补体 C3a、C5a，导致Ⅲ型超敏反应，引起相应部位的组织损伤。另一方面，血吸虫循环抗原可以反映血吸虫活动性感染情况、评估虫负荷并考核治疗效果。

【主要脏器的病理变化与临床病理联系】

血吸虫成虫主要寄生于门静脉系统，虫卵一般沉积于肝组织和肠壁。如成虫和虫卵出现在门静脉系统以外的组织和器官则称为异位寄生。

（一）肝

血吸虫虫卵经肠系膜下静脉回流至门静脉后沉积于肝，由于虫卵的直径大于门静脉末梢的分支，虫卵不能进入肝窦。引起的病变主要在门管区，以肝左叶更为明显。

1. 急性期 肉眼观，可见肝轻度增大，表面及切面可见多个灰白或灰黄色、粟粒或绿豆大小的病灶。镜下，在门管区附近可见急性虫卵结节，肝细胞发生压迫性萎缩、水肿或坏死。库普弗细胞增生，胞质内可见吞噬的血吸虫色素。

2. 慢性期 肉眼观，肝缩小变硬，表面不平，呈大小不等、略隆起的分区，严重时形成粗大结节。切面见灰白色纤维组织围绕门静脉分支增生，呈树枝状分布，故又称为干线型肝硬化（clay pipestem cirrhosis）（图 16-22， 16-S_{10}）。镜下，门管区可见大量慢性虫卵结节，纤维结缔组织显著增生，伴有淋巴细胞、浆细胞等慢性炎性细胞浸润。肝小叶结构完整，没有小

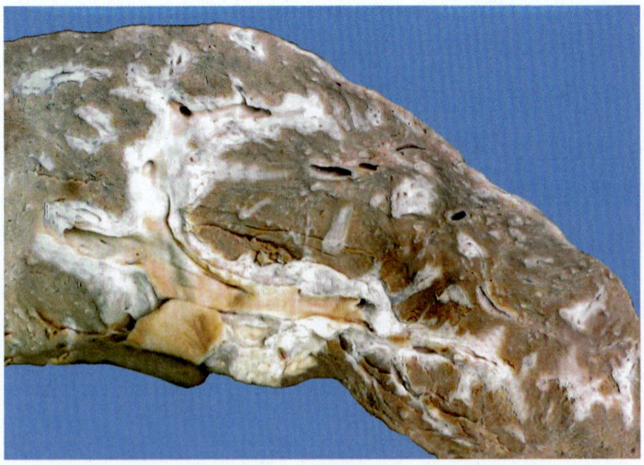

图 16-22 血吸虫肝病
切面见灰白色纤维组织围绕门静脉分支增生，呈树枝状分布

叶结构的改建，无假小叶形成。因此，血吸虫性肝硬化实质上是肝纤维化而非真性肝硬化。由于慢性虫卵结节主要位于门管区，大量增生的纤维组织及虫卵压迫和阻塞门静脉分支，以及静脉内膜炎、血栓形成和机化等原因，导致肝组织窦前性阻塞，门静脉高压的症状出现早且严重，临床上出现明显的腹水、巨脾和食管下端静脉曲张等症状和体征。

（二）结直肠

病变可累积全部结肠，以乙状结肠和直肠的病变最为显著。

1. 急性期　肉眼观，肠黏膜充血水肿，有散在分布的点状出血和表浅小溃疡。镜下，急性虫卵肉芽肿多位于黏膜层和黏膜下层，溃疡一般较小且表浅，如邻近的小溃疡互相融合，可形成较大溃疡。虫卵由此排入肠腔，因此在大便中可检出血吸虫虫卵。临床上可出现腹痛、腹泻等痢疾样症状。

2. 慢性期　肉眼观，黏膜粗糙不平，肠壁增厚变硬，可有息肉形成，严重者可致肠腔狭窄和梗阻（$16-S_{11}$）。镜下，在黏膜层及黏膜下层可见慢性虫卵肉芽肿（$16-M_{15}$），伴有大量纤维组织增生。黏膜上皮细胞也可因慢性炎症刺激增生形成息肉，少数病例可并发管状或绒毛状腺瘤甚至腺癌。晚期，因虫卵死亡或钙化，肠黏膜溃疡纤维性修复，肠壁增厚，使得虫卵难以排出，故粪便检查虫卵可为阴性。

（三）脾

急性期脾略增大，一般不超过 500 g，主要是由于成虫代谢产物致脾内单核巨噬细胞增生所致。慢性期脾常进行性增大，质量可达 4 000 g 以上（巨脾），系门静脉高压引起的淤血性脾大。肉眼观，脾颜色加深，包膜增厚无光泽，质地坚韧；切面呈暗红色，常见棕黄色的含铁小结（siderotic nodule），主要为陈旧性出血及钙、铁的沉积。镜下见脾小体萎缩减少，中央动脉管壁增厚，脾窦淤血及窦壁纤维组织增生。单核巨噬细胞内可见血吸虫色素沉着。临床上患者出现贫血、白细胞和血小板减少等脾功能亢进症状。

（四）异位血吸虫病

发生在门静脉系统之外的其他器官或组织中的血吸虫病称为异位血吸虫，多见于肺和脑。门脉系统内的虫卵经血液循环到达肺，栓塞于末梢肺动脉，引起周围肺泡内出现炎性渗出物，X 线片类似肺的粟粒性结核，晚期可致肺动脉高压和肺心病。进入血中的虫卵经血液循环进入脑组织，引起脑血吸虫病。主要见于大脑顶叶，也可累及额叶及枕叶。镜下可见不同时期的虫卵结节和胶质细胞增生。临床上患者出现脑炎、癫痫和类似颅内肿瘤的占位性症状。血吸虫抗原－抗体复合物沉积于肾还可引起Ⅲ型变态反应介导的免疫复合物性肾炎。此外，也有胃、十二指肠、胰、阑尾、皮肤、睾丸鞘膜、阴囊、膀胱、子宫颈黏膜等处异位血吸虫病的报道。

三、华支睾吸虫病

华支睾吸虫病（clonorchiasis sinensis）是由华支睾吸虫（Clonorchis sinensis）寄生于人体引起的寄生虫病。主要由华支睾吸虫成虫寄居在肝内胆管所致，又称为肝吸虫病。华支睾吸虫病主要分布在中国、日本、朝鲜、韩国、越南、俄罗斯等国家。在我国，华支睾吸虫病流行于广东、广西、黑龙江及辽宁等 25 个省、自治区、直辖市，是当前我国最严重的食源性寄生虫病之一，其感染程度与饮食习惯关系密切。

【病因与感染途径】

华支睾吸虫生活史为典型的复殖吸虫生活史，包括成虫、虫卵、毛蚴、胞蚴、雷蚴、尾蚴、囊蚴及后尾蚴等阶段。成虫主要寄生于人和猫、狗等哺乳动物的肝内胆管，成虫产卵后，虫卵随胆汁进入消化道随粪便排出，入水后进入第一中间宿主淡水螺体内，在淡水螺的消化道内孵出毛蚴，毛蚴在螺体内经过胞蚴、雷蚴和尾蚴等发育阶段。尾蚴自螺体逸出后钻入其第二中间宿主淡水鱼、虾体内，发育成囊蚴。当人或猫、狗等终宿主食入未经煮熟的含有活囊蚴的鱼、虾后，囊蚴在消化液中胃蛋白酶和胰蛋白酶的作用下脱囊释出童虫，在十二指肠循胆汁逆流而行，到达肝内胆管发育为成虫。从食入囊蚴至粪便中出现虫卵约需 1 个月，成虫在宿主体内可存活 15~25 年。华支睾吸虫病的传染源是人或猫、狗等哺乳动物。患者或患病动物粪便中的虫卵入水，先后在两个中间宿主淡水螺和鱼、虾体内发育成囊蚴，人或动物食入含有囊蚴的鱼、虾或食物烹调过程中器具的交叉污染均可导致华支睾吸虫感染。

【发病机制与病理变化】

华支睾吸虫病变主要发生在肝内胆管，尤其是中等大小的次级胆管。其发病机制可能为：①虫体的机械性刺激及其分泌物、代谢产物等诱发的超敏反应，导致胆管及胆管周围的炎性反应；②胆汁中的葡糖醛酸胆红素在细菌性 β- 葡糖醛酸糖苷酶作用下变成难溶的胆红素钙，与死亡虫体、虫卵以及脱落的胆管上皮细胞一起构成胆石的核心，促进胆管结石的形成；③胆石形成及虫体堵塞可引起胆汁淤积和胆管扩张，易并发细菌感染，导致化脓性胆管炎、胆囊炎；④慢性感染者可致纤维组织增生，引起肝纤维化；⑤长期慢性炎症刺激可引起胆管上皮细胞增生，腺瘤样增生或不典型增生，甚至发生癌变。

华支睾吸虫引起的病变以肝左叶较重，因左肝管较粗、较直，成虫容易侵入所致。肉眼观，肝轻度增大，质量增加，表面高低不平，可见黄豆大小的灰白色、近圆形扩张的胆管末端突出于肝表面。切面见肝内胆管呈囊状扩张，管壁明显增厚，管腔内充满胆汁、结石和数量不等的成虫(图 16-23)。镜下，胆管扩张，胆管上皮细胞和腺体呈不同程度增生(图 16-24)，严重者呈乳头状或腺瘤样增生，少数病例可出现异型增生或发生癌变。部分胆管上皮可出现杯状细胞化生，分泌大量黏液。胆管壁有嗜酸性粒细胞、淋巴细胞、浆细胞和巨噬细胞浸润。慢性病例的胆管及门静脉周围纤维组织增生。胆管腔有不同程度阻塞，扩张的胆管腔内可见结石。沉积的虫卵体积小，平均为 29 μm × 17 μm，形状似芝麻，卵壳淡黄色，有折光性。邻近部位的肝细胞可出现萎缩、细胞水肿和脂肪变等改变，肝小叶结构基本正常。

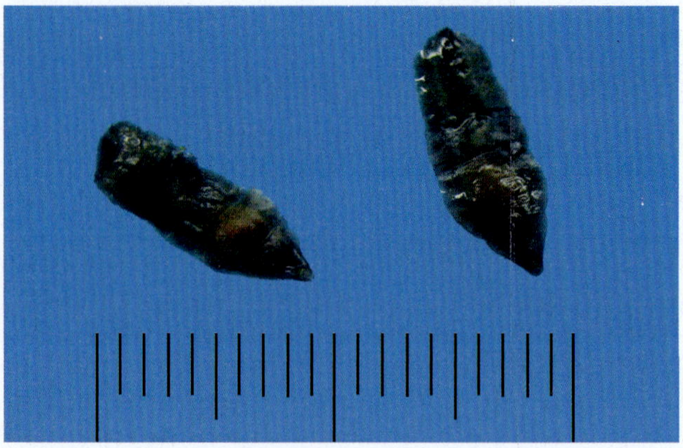

图 16-23 华支睾吸虫成虫
成虫体狭长，背腹扁平，前端稍窄，后端钝圆，状似葵花子，灰黑透明，体表无棘

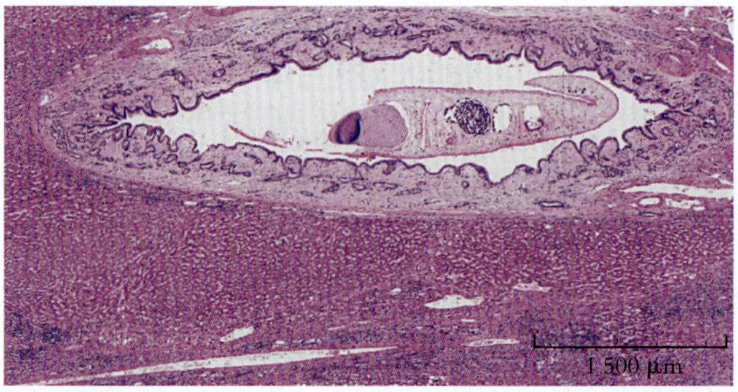

图 16-24 华支睾吸虫病
胆管扩张，管内可见吸虫，周围胆管上皮细胞和腺体呈不同程度增生

【临床病理联系】

急性期患者以寒战、高热、肝大、上腹部疼痛为主要临床表现。慢性期表现为疲乏、食欲不佳、厌油、腹痛、腹泻、肝大等，有的感染者无明显症状。常见的体征有肝左叶增大，质软，有轻度压痛，严重感染者在晚期可出现门静脉高压。华支睾吸虫还可在胆囊内寄生，引起慢性胆囊炎、胆管炎。此外，华支睾吸虫感染可还引起肝癌，多为肝内胆管癌。

第十节 流行性出血热

第十一节 严重急性呼吸综合征

第十二节 白喉

（靳俊峰）

数字课程学习……

学习目标 教学 PPT 临床病理病例讨论 自测习题

扩展知识 自学知识 微视频 动画

第十七章 免疫病

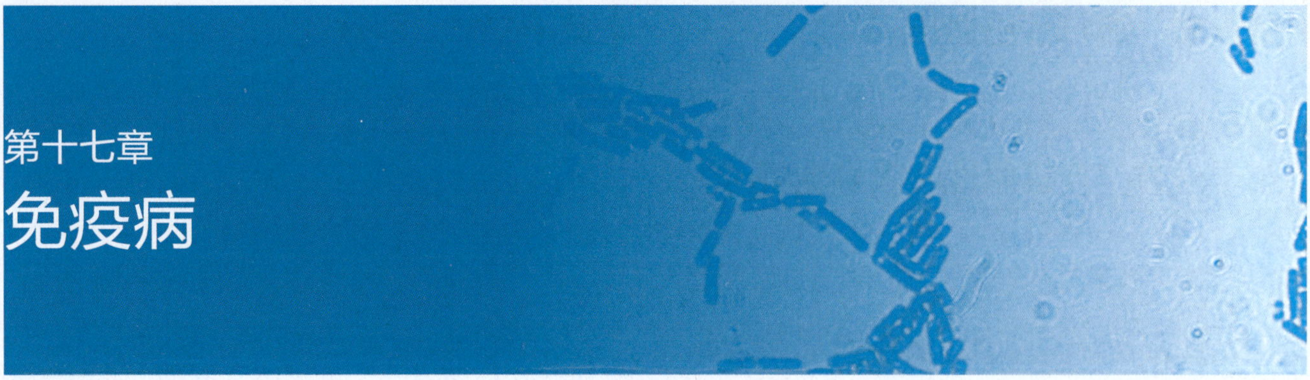

机体的免疫系统主要是由位于免疫器官(胸腺、淋巴结、脾和骨髓等)和弥散淋巴组织内的各种免疫细胞,以及存在于体液中的免疫分子等组成。机体免疫(immunity)是指机体免疫系统识别“自己”和“非己”,对自身成分产生天然免疫耐受,对非己异物产生免疫应答并清除,维持机体生理平衡和稳定。免疫应答过高或过低,均可引起相应的疾病。本章着重介绍几种常见的免疫病。

第一节 自身免疫病

一、概述

自身免疫性疾病(autoimmune disease)是指由机体产生的自身抗体或致敏淋巴细胞,破坏自身组织和细胞,导致组织和器官功能障碍的原发性免疫性疾病。这种免疫损伤有些是抗体介导(自身抗体),有些是自身反应性T细胞介导的细胞毒反应,同时,有针对细胞中某种成分的自身抗体生成。值得注意的是,自身抗体的存在并不一定引起组织损伤,并不一定意味着存在自身免疫性疾病。自身抗体可存在于无自身免疫病的正常人体,特别是老年人,血液中可检出如抗甲状腺球蛋白、胃壁细胞、细胞核DNA抗体等自身抗体。此外,受损或抗原性发生变化的组织,如心肌梗死后可激发抗心肌自身抗体的产生,但此抗体无致病作用,是一种继发性自身免疫应答。因此,要确定自身免疫性疾病的存在一般需要根据:①有自身免疫应答的存在;②排除继发性免疫应答的可能;③排除其他病因的存在。

二、自身免疫病的发病机制

免疫耐受(immune tolerance)是机体对某种特定的抗原不产生免疫应答,自身耐受(self-tolerance)指机体对自身组织抗原不产生免疫应答。自身免疫耐受性的丧失是自身免疫病发生的根本机制。其确切原因尚未完全阐明,可能与下列因素有关。

(一)免疫耐受的丧失和隐蔽抗原的暴露

免疫耐受的机制十分复杂,可通过下述不同机制而获得耐受状态:①中枢耐受(central tolerance):发生在中枢免疫器官,指在胚胎期及在T、B细胞发育过程中,遇到自身抗原所形成的耐受,又称中枢删除(central deletion)。②外周耐受(peripheral tolerance):发生在外周淋巴器官,指T、B细胞遇内源性或外源性抗原,不产生免疫应答。包括免疫不应答、激活介导的细胞死亡和T细胞外周抑制等。

（二）遗传因素

遗传因素与自身免疫病的易感性密切相关：①一些自身免疫病如系统性红斑狼疮、自身免疫性溶血性贫血、自身免疫性甲状腺炎等均具有家族史。②有些自身免疫病与人类白细胞抗原（human leukocyte antigen，HLA），特别是 HLA-Ⅱ类抗原相关。③自身免疫病相关基因。如人类强直性脊柱炎与 HLA-B27 关系密切。*HLA* 基因在自身免疫中的作用尚未完全清楚，其机制可能是 HLA-Ⅱ型抗原的等位基因影响自身抗原想 T 细胞的呈递过程，但机制尚不清楚。

（三）感染、组织损伤和其他因素

细菌、支原体和病毒等各种微生物的感染，可通过下列方式导致自身免疫病的发生：①微生物与一些自身抗原有交叉免疫反应；②微生物的抗原和自身抗原可形成免疫复合物，从而绕过 T 细胞耐受；③某些微生物的产物引起非特异性多克隆 B 细胞和 T 细胞增生，从而产生自身抗体或破坏 T 细胞的无反应性；④微生物感染引起组织坏死和局部炎症，从而使共同刺激分子表达升高，破坏 T 细胞的无反应性。

（四）其他因素

紫外线、吸烟、局部组织损伤可致自身抗原的改变和释放诱发自身免疫反应；自身免疫病多见于女性，提示女性激素可能对某些自身免疫病有促进发生的作用。

三、自身免疫病的类型

自身免疫病根据病变的范围可分为单器官/细胞受累和多器官/系统性受累（表 17-1）两种类型。前者的病理损害和功能障碍仅限于抗体或致敏淋巴细胞针对的某一器官或某一类细胞；后者的自身抗原为多器官组织的共有成分，例如细胞核、线粒体等，故能引起多器官组织的损害，因其病变主要出现在多种器官的结缔组织或血管内，又称之为胶原病或结缔组织病。本节简述几种常见的系统性自身免疫病。

表 17-1 自身免疫病的类型

单器官/细胞受累	多器官/系统性受累
慢性淋巴细胞性甲状腺炎	系统性红斑狼疮
自身免疫性溶血性贫血	类风湿关节炎
恶性贫血伴自身免疫性萎缩性胃炎	口眼干燥综合征
自身免疫性脑脊髓炎	炎性肌病
自身免疫性睾丸炎	系统性硬化
自身免疫性血小板减少症	结节性多动脉炎
胰岛素依赖型（1 型）糖尿病	IgG4 相关性疾病
重症肌无力	
格雷夫斯病（毒性弥漫性甲状腺肿）（Graves' disease，GD）	
原发性胆汁性肝硬化	
自身免疫性肝炎	
溃疡性结肠炎	
膜性肾小球肾炎	

（一）系统性红斑狼疮

系统性红斑狼疮（systemic lupus erythematosus，SLE）是一种常见的全身性自身免疫病，由抗核抗体（antinuclear antibodies，ANA）为主的多种自身抗体引起。多见于年轻女性，男女之比约为 1∶10。临床表现复杂多样，以发热及皮肤、肾、关节、心、肝及浆膜等损害为主要表现，病程迁延反复，预后不良。

【病因与发病机制】

发病机制不明。免疫耐受的破坏，以及大量自身抗体产生是本病发生的根本原因。其中，抗核抗体是最主要的自身抗体，可分为四类：①抗 dsDNA 抗体；②抗组蛋白抗体；③抗 RNA-非组蛋白抗体；④抗核仁抗原抗体。患者血清中抗核抗体的类型以抗双链 DNA 和抗核糖核蛋白（Smith 抗原）抗体具有相对特异性。此外，许多患者血清中还存在抗血细胞（包括红细胞、血小板和淋巴细胞）的自身抗体。

1. 遗传因素 表现为：①在单卵双生双胞胎中的一致性较高（25%），双卵双生子中一致性为 1%~3%；②SLE 患者家族成员中发病的风险明显增加；③北美白人 SLE 发生与 HLA DR2、DR3 有关。这可能与位于 HLA-D 区的免疫应答基因（*Ir*）对抗原（包括自身抗原）所激发的免疫应答的程度有调节作用有关；④10% 的患者表现为补体成分的遗传缺陷。补体成分的缺乏可能导致循环中的免疫复合物不能清除，并在组织内沉积，引起组织损伤。

2. 免疫因素 导致免疫功能紊乱的原因是多方面的，包括遗传因素和环境因素的作用。患者体内的多种自身抗体形成，提示 B 细胞功能亢进是本病的发病基础。理论上，B 细胞克隆本身的缺陷、Th 细胞的过度刺激或 Ts 细胞功能过低皆可导致 B 细胞功能亢进。

3. 其他因素 非遗传因素在启动自身免疫应答中起着一定的作用。包括：①药物，使用盐酸肼苯哒嗪（hydralazine）和普鲁卡因酰胺超过 6 个月的患者大部分可出现抗核抗体，15%~20% 的患者可出现 SLE 样反应；②性激素对本病发生具有重要影响，其中雄激素似有保护作用，而雌激素则有促进作用，故临床以女性患者多见；③紫外线，可通过损伤 DNA 启动免疫应答，致 DNA- 抗 DNA 免疫复合物形成。

总之，SLE 是由包括遗传、激素、环境等多因素引起的机制复杂的疾病，结果是 B 细胞和 T 细胞激活，并产生多种大量的自身抗体，造成组织损伤。

【组织损伤机制】

SLE 的组织损伤与自身抗体的存在有关，多数内脏病变为免疫复合物介导（Ⅲ型超敏反应），其中主要为 DNA- 抗 DNA 复合物所致的血管和肾小球病变；其次为特异性抗红细胞、粒细胞、血小板自身抗体，经Ⅱ型超敏反应导致相应血细胞的损伤和溶解，引起全血细胞减少。抗核抗体并无细胞毒性，但能攻击变性或胞膜受损的细胞，一旦它与细胞核接触，即可导致细胞核肿胀，呈均质一片，并被挤出胞体，形成狼疮小体（苏木精小体）。狼疮小体对中性粒细胞和巨噬细胞有趋化作用，在补体存在时可促进细胞的吞噬作用。吞噬了狼疮小体的细胞称狼疮细胞。

【病理变化】 病变多样。表现为在肾脏、皮肤、血管及结缔组织中有多部位的免疫复合物的沉积（图 17-1 A-D），

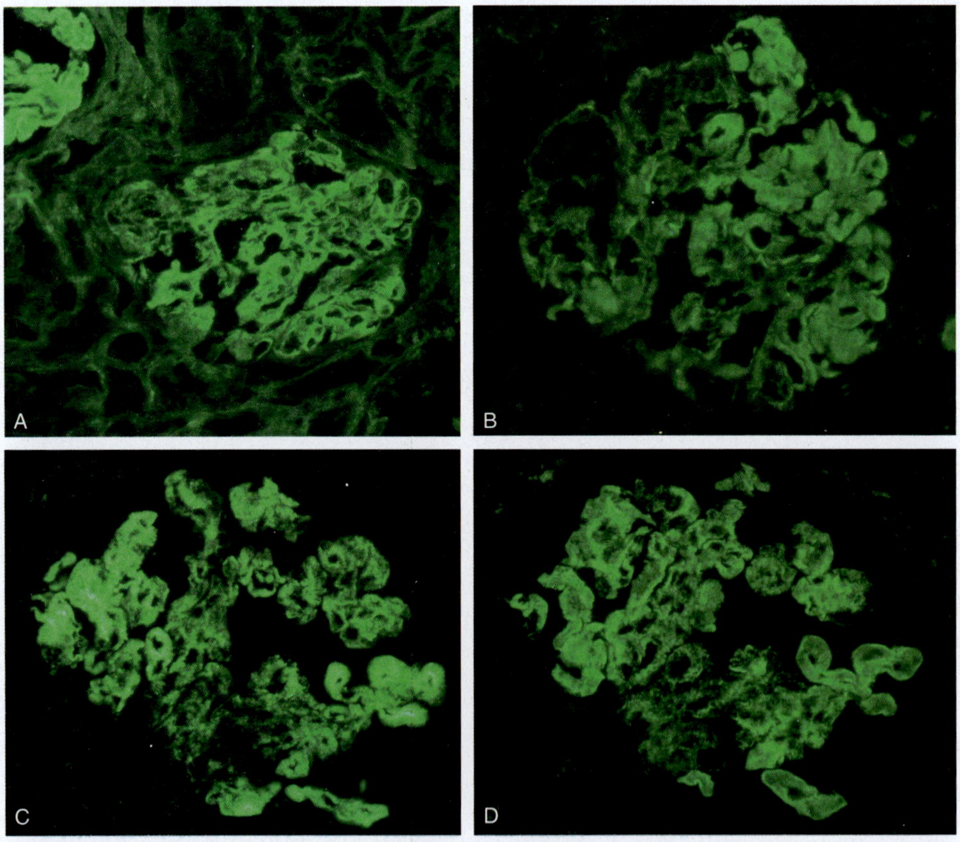

图 17-1 狼疮性肾炎
可见多种免疫球蛋白及补体沉积在肾小球系膜区及毛细血管壁（A.IgG，B.IgA，C.C3，D.C1q）

狼疮引起的血管损伤包括单纯性免疫复合物沉积、非炎症性坏死、炎症性坏死及非特异性的小动脉及细动脉慢性化，包括内膜纤维化及细动脉玻璃样变性等。急性期可以表现为全身中小动脉呈急性坏死性动脉炎，活动期病变以纤维素样坏死为主（图 17-2A）。慢性期血管壁纤维化伴管腔狭窄，血管周围淋巴细胞浸润伴水肿及基质增加。在 SLE 的病变中，除狼疮细胞外，其他改变都不具有特异性。

1. 皮肤　约 80% 的 SLE 患者有不同程度的皮肤损害，50% 可表现为面部蝶形红斑（ $17-S_1$），类似表现亦可见于躯干和四肢。镜下，表皮常见萎缩、角化过度、毛囊角质栓形成、基底细胞液化等病变（ $17-M_1$），表皮和真皮交界处水肿，基底膜、小动脉壁和真皮的胶原纤维可发生纤维素样坏死，血管周围常有淋巴细胞浸润。免疫荧光显示真皮与表皮交界处有 IgG、IgM 及补体 C3 的沉积，形成颗粒或团块状的荧光带，即“狼疮带”，对本病有诊断意义。

2. 肾　根据临床表现，系统性红斑狼疮患者肾脏受累频率 25%~70%，但根据光镜检查资料，则可高达 90%，而免疫病理和电镜检查则接近 100%。免疫荧光显示肾组织中出现多部位及多种免疫复合物沉积，称为“满堂亮”改变。光镜下，原发性肾小球肾炎的各种组织学类型在狼疮性肾炎时均可出现，病理改变可以表现为系膜增生（ $17-M_2$）、血管内皮增生及炎细胞浸润、膜性增生，甚至新月体形成，组织学类型可以表现为系膜增生性、局灶性、膜性和弥漫增生性等，晚期可发展为硬化性肾小球肾炎。其中弥漫增生性狼疮性肾炎中内皮下大量免疫复合物的沉积，是 SLE 急性期活动性病变的特征性病变（图 17-2B、17-2C）。肾衰竭是 SLE 患者的主要死亡原因。

3. 心　约半数病例有心脏受累，以心瓣膜非细菌性疣赘性心内膜炎（Nonbacterial Verrucous Endocarditis）最为典型，赘生物体积较小，沉积在心瓣膜表面，常累及二尖瓣或三尖瓣。

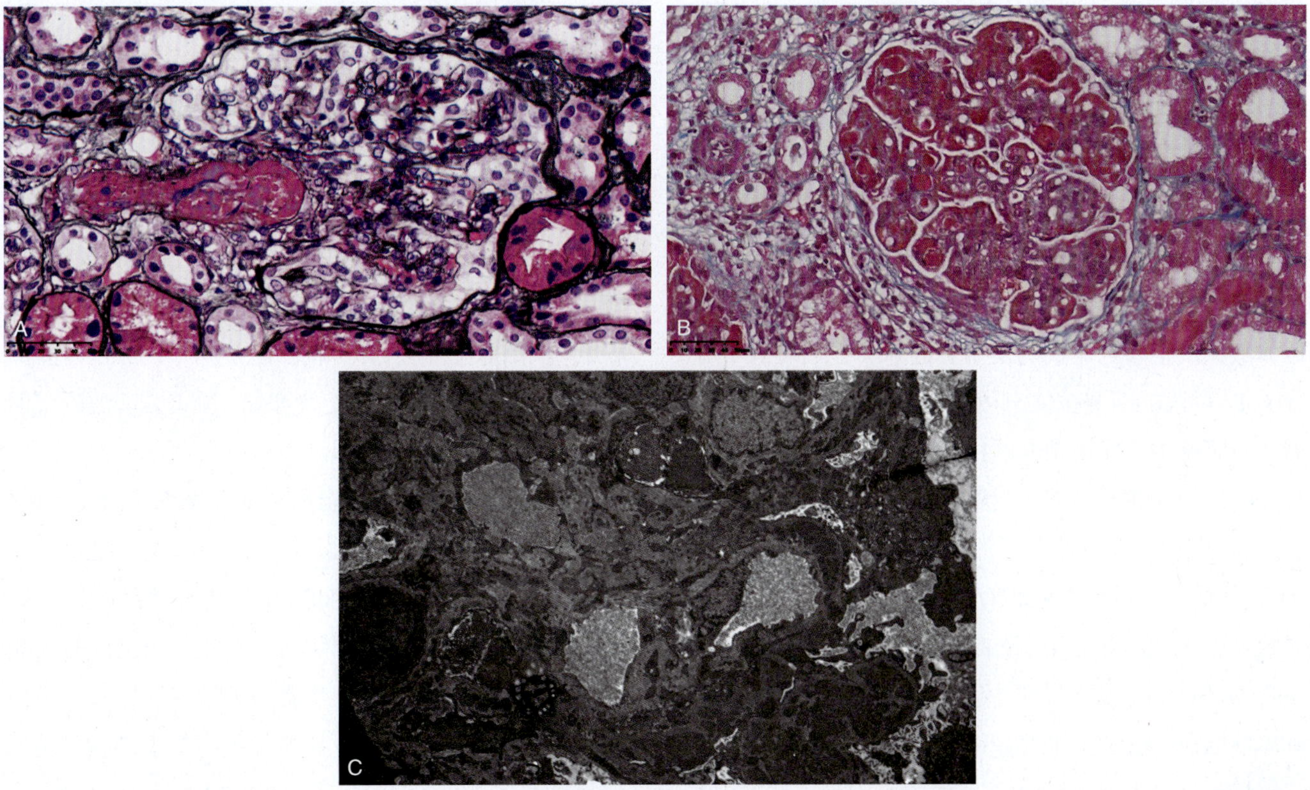

图 17-2　狼疮性肾炎

A. 细动脉纤维素样坏死 PASM 400X，B. 小球呈现典型的“白金耳样”，肾小球毛细血管腔内可见圆形“血栓”样结构，其实质为大量免疫复合物沉积在内皮细胞 Masson 400X，C. 电镜显示肾小球系膜区、内皮下及上皮侧多部位电子致密物沉积胞下 EM 2700X

B.

3. 关节 约95%的患者有不同程度的关节受累，表现为滑膜充血水肿，单核细胞、淋巴细胞浸润，滑膜细胞下结缔组织内可见灶性纤维素样坏死。

4. 脾 常表现为体积增大，滤泡增生。中央动脉增厚及血管周围纤维化，出现所谓洋葱皮样改变。

此外，可出现肺纤维化和肝汇管区非特异性炎症。

（二）类风湿关节炎

类风湿关节炎（rheumatoid arthritis，RA）是以多发性和对称性增生性滑膜炎为主要表现的慢性全身性自身免疫病。由于炎症的加剧和缓解反复交替进行，引起关节软骨和关节囊的破坏，最终致关节强直畸形。本病发病年龄多在25~55岁，也可见于儿童。女性发病率比男性高3~5倍。绝大多数患者血浆中有类风湿因子（rheumatoid factor，RF）及其免疫复合物存在。

【病因和发病机制】 尚不清楚，可能与遗传因素、免疫因素及感染因素有关。研究表明，滑膜中浸润的淋巴细胞大部分是活化的 $CD4^{+}$Th 细胞，$CD4^{+}$Th 细胞可分泌多种细胞因子和生长因子，激活其他免疫细胞和巨噬细胞分泌炎症介质、组织降解因子。其中，IL-1 和 TGF-beta 可引起滑膜细胞和成纤维细胞增殖，刺激滑膜细胞和软骨细胞分泌蛋白水解酶和基质降解酶，导致滑膜和关节软骨破坏。

细胞免疫在类风湿关节炎发病中发挥主要作用，但体液免疫也参与本病的发生。近80%患者存在IgG分子Fc片段的自身抗体，即类风湿因子，其可存在于血清或滑膜液中。血清中RF主要是IgM，亦有IgG、IgA和IgE等。RF的出现及滴度高低与疾病的严重程度一致，是临床诊断及预后判断的重要指标。血液循环中RF的致病意义尚不确定，但存在于关节的RF被认为是导致炎症反应的原因。滑膜液中IgG型RF可形成免疫复合物（IgG-抗IgG），固定并激活补体，吸引中性粒细胞和单核细胞游出，通过Ⅲ型超敏反应引起组织损伤。

导致T细胞激活或RF形成的原因尚不清楚，推测可能与EB病毒、支原体、小DNA病毒和分枝杆菌等感染有关。

【病理变化】

1. 关节病变 手足小关节为最常见部位，肘、腕、膝、踝、髓及脊椎等也可被累及。多为多发性及对称性。受累关节主要表现为慢性滑膜炎：①滑膜细胞肥大增生，呈多层，可形成绒毛状突起；②滑膜下结缔组织多量淋巴细胞、巨噬细胞和浆细胞浸润，可见淋巴滤泡形成；③大量新生血管形成；④高度血管化、炎细胞浸润、增生状态的滑膜覆盖于关节软骨表面形成血管翳（pannus）。随着血管翳逐渐向心性伸展和覆盖整个关节软骨，关节软骨严重破坏，最终血管翳充满关节腔，发生纤维化和钙化，引起永久性关节强直。

2. 关节以外的病变 全身多种器官组织可被累及。类风湿小结（rheumatoid nodule）对本病具有一定特征性，1/4患者可出现于皮下，也可见于肺、脾、心包、大动脉和心瓣膜。镜下，小结中央为大片纤维素样坏死，周围有呈栅栏状或放射状排列的上皮样细胞，外围为肉芽组织。可见急性坏死性动脉炎。病变累及浆膜可致纤维素性胸膜炎或心包炎。

（三）IgG4相关性疾病

IgG4相关性疾病（IGg4-related disease，IgG4-RD）是近几年认识到的一类新疾病，其主要病理改变为慢性炎症及纤维组织增生，形成肿瘤样肿块；浸润的炎细胞中可见大量浆细胞，患者常伴有血浆IgG4升高。IgG4相关性疾病早期发现于自身免疫性胰腺炎患者，随后发现可发生于全身各器官，包括胆管系统、涎腺、眼眶内（泪腺）、肾脏、肺、淋巴结、脑膜、主动脉、乳腺、前列腺、甲状腺、心包和皮肤等处。可单器官累及，但常为系统性或多器官受累。

IgG4相关性疾病的组织形态学表现在不同组织器官大致相同，均为大量慢性炎细胞浸润，包括淋巴细胞（T细胞，B细胞）和浆细胞，T细胞和浆细胞常为弥漫性浸润，B细胞可形成淋巴滤泡，部分病例伴有嗜酸性粒细胞浸润。受累及组织常有萎缩、纤维化，纤维组织有时排列成“车辐样”。病变组织中的浆细胞可用免疫组化IgG和IgG4标记，通常浆细胞中 $IgG4^{+}$/IgG+ 大于50%。可以通过计数平均每个高倍视野IgG4+浆细胞数目，对于诊断IgG4相关性疾病有帮助（图17-3）。

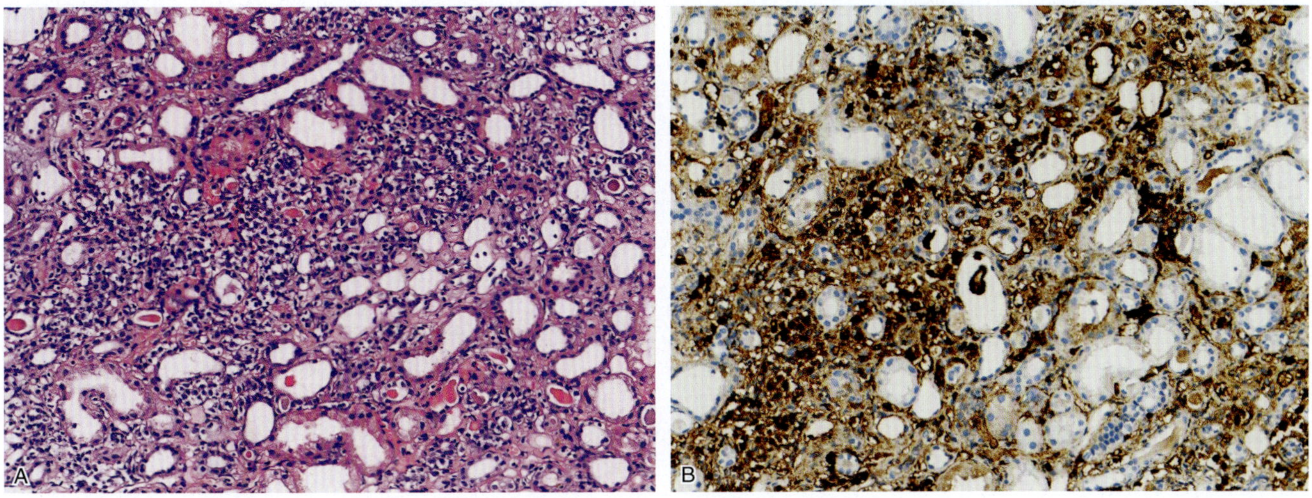

图 17-3　IgG4 相关肾病
A. 肾间质内可见以浆细胞为主的慢性炎症细胞浸润 HE 200X；B. 免疫组化显示大部分浆细胞 IgG4 阳性，IHC 200X

长期以来认为局限于一些单器官的病变，目前证实为 IgG4 相关性疾病谱的一部分，如涎腺和泪腺的米库利奇病（Mikulicz disease）、木样甲状腺炎（Riedel thyroiditis）、特发性腹膜后纤维化、自身免疫性胰腺炎、肺及肾的炎性假瘤等。IgG4 相关性疾病的病因及发病机制目前尚不清楚，临床对于这类疾病使用糖皮质激素治疗有较好疗效。另有研究发现，应用抗 B 细胞的药物利妥昔单抗（rituximab）治疗，也可以使患者获益。

第二节　免疫缺陷病

免疫缺陷病（immune deficiency disease）是一组因免疫系统发育不全或遭受损害引起免疫功能缺陷而导致的疾病。可分为：①原发性免疫缺陷病，又称先天性免疫缺陷病，与遗传有关，多发生于婴幼儿；②继发性免疫缺陷病，又称获得性免疫缺陷病，可发生于任何年龄，多因严重感染（尤其是直接侵犯免疫系统的感染）、恶性肿瘤、糖尿病等代谢性疾病、营养不良、应用免疫抑制剂、放射治疗和化疗等原因引起。

免疫缺陷病的临床表现因其免疫缺陷性质不同而异。体液免疫缺陷患者产生抗体的能力低下，故临床表现为反复发生的细菌感染。患者淋巴组织内无生发中心，也无浆细胞。患者血清免疫球蛋白定量测定有助于这类疾病的诊断。细胞免疫缺陷患者则更容易发生病毒、真菌、胞内寄生菌（如结核杆菌等）及某些原虫的感染。患者淋巴结、脾及扁桃体等淋巴样组织发育不良或萎缩，胸腺依赖区和周围血中淋巴细胞减少，功能下降，迟发性超敏反应微弱或缺如。

免疫缺陷患者除表现难以控制的机会性感染（opportunistic infection）外，自身免疫病及恶性肿瘤的发病率也明显增高。

一、原发性免疫缺陷病

原发性免疫缺陷病少见，临床表现出反复感染，严重威胁生命。按免疫缺陷性质的不同，可分为体液免疫缺陷为主、细胞免疫缺陷为主以及两者兼有的联合性免疫缺陷三大类。此外，补体缺陷、吞噬细胞功能缺陷等非特异性免疫缺陷也属于此类疾病（表 17-2）。

表 17-2 原发性免疫缺陷病的常见类型

体液免疫缺陷	联合性免疫缺陷
原发性丙种球蛋白缺乏症	重症联合性免疫缺陷病
孤立性 IgA 缺乏症	Wiskott-Aldrich 综合征
普通变异型免疫缺陷病	毛细血管扩张性共济失调症
细胞免疫缺陷	腺苷酸脱氢酶缺乏症
DiGeorge 综合征	吞噬细胞功能障碍
Nezelof 综合征	补体缺陷
黏膜皮肤念珠菌病	

二、继发性免疫缺陷病

继发性免疫缺陷病更为常见。感染（风疹、麻疹、巨细胞病毒感染、结核病等）、恶性肿瘤（霍奇金淋巴瘤、白血病、骨髓瘤等）、自身免疫病（SLE、类风湿关节炎等）、免疫球蛋白丧失（肾病综合征）、免疫球蛋白合成不足（营养缺乏）、淋巴细胞丧失（药物、系统感染等）和免疫抑制剂治疗等多种疾病均可伴发继发性免疫缺陷病。

继发性免疫缺陷病可因机会性感染导致严重后果，因此及时诊断和治疗十分重要。本节仅介绍发病率日增且死亡率极高的获得性免疫缺陷综合征（acquired immunodeficiency syndrome，AIDS），即艾滋病。

获得性免疫缺陷综合征由人类免疫缺陷病毒（human immunodeficiency virus，HIV）感染引起，其特征为严重免疫抑制，导致机会性感染、继发性肿瘤及神经系统症状。临床表现为发热、乏力、体重下降、全身淋巴结肿大及神经系统症状。本病 1981 年由美国疾病控制中心首先报道，目前已遍布全球。截至 2013 年底，全球现存活 HIV 感染者 / 艾滋病患者 3 500 多万人，平均每天新增 6 000 人感染。艾滋病在我国的传播分为三个阶段：第一阶段为传入期，即 1985—1989 年，以国外传入为主；第二阶段为播散期，自 1989 年后，国内感染者急剧上升；第三阶段为流行期，即 HIV 已在普通人群中存在。

【病因和发病机制】

1. 病因　本病由 HIV 感染所引起。HIV 属反转录病毒科，为单链 RNA 病毒。已知 HIV 分为 HIV-1 和 HIV-2 两个亚型。世界各地的 AIDS 主要由 HIV-1 所引起，HIV-2 在西非地区呈地方性流行。至今为止，我国已有两个病毒类型（HIV-1 和 HIV-2）及其 8 种亚型存在。

HIV-1 病毒结构已清楚，为圆形或椭圆形，病毒核心由两条 RNA 链（病毒基因组）、反转录酶和核心蛋白 P17 及 P24 构成，并由来自宿主细胞的脂质膜包被，膜上嵌有由病毒编码的糖蛋白即外膜蛋白 gp120 和跨膜蛋白 gp41，在感染宿主细胞过程中发挥重要作用。HIV-1 基因组包括 9 个基因，其中部分基因在编码核心蛋白、反转录酶和嵌于膜上的糖蛋白以及调控病毒复制功能方面发挥作用，但尚有部分基因功能不清楚。现发现一些人通过血液途径感染了缺乏调控病毒复制基因（如 *nef* 基因）的 HIV，并未发展为 AIDS，提示可将病毒调控蛋白（*nef* 基因编码的蛋白）作为抗 AIDS 药物的靶点，或采用缺乏关键调控蛋白的 HIV 突变体作为疫苗。

患者和无症状病毒携带者是本病的传染源。HIV 主要存在于宿主血液、精液、子宫、阴道分泌物和乳汁中。其他体液如唾液、尿液或眼泪中偶尔可分离出病毒，但迄今为止尚无证据表明能够传播本病。AIDS 的传播途径包括：①性接触传播：异性性接触、同性性接触和双性性接触是 AIDS 传播的最常见方式，全球的 HIV 感染大约 75% 是通过性接触传播的。但目前经异性性传播已成为世界 HIV 流行的普遍规律。②血道传播：包括使用被病毒污染的针头作静脉注射、含有病毒血液和血制品的应用。③母 - 婴传播：母体病毒经胎盘感染胎儿或通过哺乳、黏膜接触等方式感染婴儿。④医务人员职业性传播，少见。

2. 发病机制　其发病机制包括以下两个方面。

（1）HIV 感染 $CD4^+T$ 细胞　CD4 分子是 HIV 的主要受体。当 HIV 进入人体后，嵌于病毒包膜上的 gp120 与 $CD4^+T$ 细胞膜上 CD4 受体结合，同时，HIV 又以趋化因子受体 CXCR4 和 CCR5 作为共受体进行识别，即 HIV 必须同时与 CD4 受体和共受体结合后才能进入细胞内。CXCR4 为 HIV 附着淋巴细胞所必需，而 CCR5 则促进 HIV 进入巨噬细胞。进入细胞后，病毒 RNA 链经反转录酶的作用合成反义链 DNA，被运送至细胞核，经多聚酶作用复制为双股 DNA，在整合酶作用下，与宿主基因组整合。整合后的环状病毒 DNA 称前病毒（provirus），此时病毒处于潜伏状态。经数月至数年的临床潜伏期，前病毒可被某些因子所激活（如 TNF、IL-6 等）开始不断复制，在细胞内装配成新病毒并以芽生方式释放入血，释出后的病毒再侵犯其他靶细胞。病毒复制的同时可直接导致受感染 $CD4^+T$ 细胞破坏、溶解。因 $CD4^+T$ 细胞在免疫应答中起核心作用，故 $CD4^+T$ 细胞的消减可导致：①淋巴因子产生减少；②$CD8^+T$ 细胞的细胞毒活性下降；③巨噬细胞溶解肿瘤细胞、杀灭胞内寄生菌、原虫的功能减弱；④NK 细胞功能降低；⑤B 细胞在特异性抗原刺激下不产生正常的抗体反应，而原因不明的激活和分化引起高丙种球蛋白血症；⑥作用于骨髓中造血干细胞，影响造血细胞的分化。

总之，$CD4^+T$ 细胞在 HIV 直接和间接作用下，大量破坏、功能受损，导致细胞免疫缺陷。由于其他免疫细胞均不同程度受损，因而促进并发各种严重的机会性感染和肿瘤。

(2) HIV 感染组织中单核巨噬细胞　存在于脑、淋巴结和肺等器官组织中的单核巨噬细胞可有 10%~50% 被感染，其感染过程与 $CD4^+T$ 细胞存在不同之处，具体表现在：①因巨噬细胞表达低水平 CD4，故 HIV 一方面通过 gp120 与 CD4 结合的方式感染巨噬细胞；另一方面通过细胞的吞噬作用进入细胞，或经 Fc 受体介导的胞饮作用，使由抗体包被的 HIV 进入细胞。②病毒可在巨噬细胞内大量复制，但通常储存于胞质内，不像 $CD4^+T$ 细胞在胞膜上大量出芽。单核巨噬细胞能抵抗 HIV 的致细胞病变作用，因而不会迅速死亡，反成为 HIV 的储存场所，在病毒扩散中起重要作用。其可携带病毒通过血 - 脑屏障，引起中枢神经系统感染。

研究表明，淋巴结生发中心的滤泡树突状细胞也可受到 HIV 的感染，并成为 HIV 的“储备池”。其树突可表达 IgG 的 Fc 受体，从而与由 IgG 型抗体包被的 HIV 结合，使病毒进入细胞内。

综上所述，HIV 的感染，导致机体严重免疫缺陷，构成了 AIDS 发病的中心环节。

【病理变化】

1. 淋巴组织的变化　早期，淋巴结肿大。镜下，淋巴滤泡明显增生，髓质内较多浆细胞。电镜下或通过原位杂交法检测，可见 HIV 颗粒位于生发中心内，主要集中于滤泡树突状细胞，也可出现于吞噬细胞及 $CD4^+T$ 细胞内。随着病变的发展，滤泡外层淋巴细胞减少或消失，小血管增生，生发中心被分割。副皮质区 $CD4^+T$ 细胞进行性减少，代之以浆细胞浸润。晚期的淋巴结病变，往往在尸检时才能看到。淋巴结呈现一片荒芜，淋巴细胞几乎消失殆尽，仅残留少许巨噬细胞。特殊染色可见大量分枝杆菌、真菌等病原微生物，却很少见到肉芽肿形成等细胞免疫反应性病变。脾、胸腺也表现为淋巴细胞减少。

2. 继发性感染　多发机会性感染是本病的另一特点。其感染范围广泛，可累及各器官，以中枢神经系统、肺、消化道受累最为常见。由于严重的免疫缺陷，感染所致的炎症反应往往轻而不典型。如肺部结核菌感染，很少形成典型的肉芽肿性病变，而病灶中的结核杆菌却甚多。70%~80% 的患者可经历一次或多次肺孢子虫感染，在艾滋病因机会感染而死亡的病例中，约一半死于肺孢子虫感染，因而对诊断本病有一定参考价值。约 70% 的病例有中枢神经系统受累，其中继发性机会感染有弓形虫或新型隐球菌感染所致的脑炎或脑膜炎；巨细胞病毒和乳头状瘤空泡病毒感染所致的进行性多灶性白质脑病等。由 HIV 直接引起的疾病有脑膜炎、亚急性脑病及痴呆等，提示，除淋巴细胞、巨噬细胞外，神经系统也是 HIV 感染的靶组织。

3. 恶性肿瘤　约 30% 的患者可发生卡波西肉瘤（Kaposi sarcoma）。其他常见的伴发肿瘤为淋巴瘤。

临床病理联系本病潜伏期较长，一般认为可经数月至 10 年或更长时间才发展为 AIDS。根据世界卫生组织和美国疾病控制中心修订的 HIV 感染的临床分类，可将其分为三大类：①A 类，包括急性感染、无症状感染和持续性全身淋巴结肿大综合征；②B 类，包括免疫功能低下时出现的AIDS相关综合征、继发细菌感染、病毒感染和发生淋巴瘤等；③C类，患者已有严重免疫缺陷，出现各种机会性感染、继发性肿瘤以及神经系统症状等AIDS表现。

AIDS按病程可分为三个阶段：①早期或称急性期：感染HIV3~6周后，可表现出咽痛、发热、肌肉酸痛等非特异性症状。病毒在体内复制，但由于患者尚有较好的免疫反应能力，2~3周后这些症状可自行缓解。②中期或称慢性期：机体的免疫功能与病毒之间处于相互抗衡的阶段，在某些病例此期可长达数年或不再进入末期。此期病毒复制持续处于低水平，临床可无明显症状或出现明显的全身淋巴结肿大，常伴发热、乏力、皮疹等。③后期或称危险期：机体免疫功能全面崩溃，临床表现为持续发热、乏力、消瘦、腹泻，并出现神经系统症状，明显的机会性感染及恶性肿瘤，血液检测淋巴细胞明显减少，尤以$CD4^+T$细胞减少为著，细胞免疫反应丧失殆尽。本病预后差，大力开展预防，对防止AIDS流行至关重要。

第三节　器官移植和骨髓移植

机体的某种细胞、组织或器官因某些病变或疾病的损伤而导致不可复性结构及功能损害时，采用相应健康细胞、组织或器官植入机体的过程称之为细胞、组织或器官移植，统称移植（transplantation），是临床重要的疾病治疗手段之一。根据供体的来源可将移植分为：①自体移植（autoplastic transplantation）；②同种异体移植（allotransplantation）；③异种移植（heterotransplantation）。根据免疫活性细胞对靶抗原的攻击方式，移植免疫反应可分为两种：①宿主抗移植物反应（host versus graft reaction，HVGR），即移植排斥反应（transplant rejection）；②移植物抗宿主反应（graft versus host reaction，GVHR）。

一、移植排斥反应机制

在同种异体细胞、组织和器官移植时，受者的免疫系统常对移植物产生移植排斥反应，是一个十分复杂的免疫学现象，涉及细胞和抗体介导的多种免疫损伤机制，大多数针对移植物中的人类白细胞抗原（human leucocyte antigen，HLA）供者与受者HLA的差异程度决定了排斥反应的轻重。移植排斥的机制尚未完全清楚，主要理论有：

（一）单向移植排斥理论

同种异体移植物排斥反应的方式与受体（recipient）或宿主的免疫反应状况、移植物的性质密切相关。在免疫功能正常的个体，接受异体移植物后，如果不经任何免疫抑制处理，将立即发生宿主免疫系统对移植物的排斥反应，即宿主抗移植物反应，导致移植物被排斥。细胞介导的免疫应答（即细胞免疫）和抗体介导的免疫应答（即体液免疫）均参与此过程。

1. T细胞介导的排斥反应　T细胞介导的迟发型超敏反应与细胞毒作用对移植物的排斥发挥重要作用。移植物中供体的淋巴细胞（过路细胞）、树突状细胞等具有丰富的HLA-Ⅰ、Ⅱ，是主要的致敏原。它们一旦被宿主的淋巴细胞识别，即可使$CD8^+T$细胞分化为成熟的$CD8^+$细胞毒性T细胞，溶解破坏移植物。同时，使$CD4^+T$细胞活化，启动经典的迟发型超敏反应。此外，伴随迟发型超敏反应的微血管损害、组织缺血及巨噬细胞介导的破坏作用，也在移植物损毁中发挥重要作用。

2. 抗体介导的排斥反应　虽然T细胞在移植排斥反应中起主要作用，但抗体也能介导排斥反应，其表现形式有两种：①超急性排斥反应（hyperacute rejection），发生在移植前机体已有循环HLA抗体的受者。该抗体可来自过去的多次妊娠、接受输血或感染过某些表面抗原与供者HLA有交叉反应的细菌或病毒。在这种情况下，移植后可立即发生排斥反应，这是由于循环抗体固定于移植物的血管内皮并激活补体，引起血管内皮受损，导致血管壁炎症、血栓形成和组织坏死。②在原来并未致敏的个体中，随着T细胞介导的排斥反应的形成，可同时有抗HLA抗体的产生，造成移植物损害。

此外，在机体的免疫功能缺陷，而移植物又具有大量的免疫活性细胞(如骨髓、胸腺移植)的情况下，宿主无力排斥植入的组织器官，而移植物中的供体免疫活性细胞可被宿主的组织相容性抗原所活化，从而产生针对宿主组织细胞的免疫应答，最终导致宿主全身性的组织损伤，此即移植物抗宿主病(graft versus host disease，GVHD)。

(二) 双向移植排斥理论

单向移植排斥理论反映了自然状态下移植排斥规律，但在临床器官移植的条件下，即受者由于终身使用免疫抑制药物，移植排斥的方式和特点可能与自然状态不同。近年来，在一系列临床发现基础上，形成了双向移植排斥理论，其主要观点是：

1. 随着器官移植后血液的流通，移植物中的过路细胞(主要为各种具有免疫功能的细胞)发生细胞迁移，进入受体体内并分布于全身各组织；而受者的白细胞可进入移植物内。在强有力的免疫抑制情况下，宿主往往不能完全清除过路细胞。因此，在实体器官移植和骨髓移植中，可同时发生宿主抗移植物反应(HVGR)和移植物抗宿主反应(GVHR)，两者共存，只是在不同的移植类型中两者表现的强度不同。

2. 在持续的免疫抑制剂作用下，这种相互免疫应答可因诱导各种免疫调节机制而逐渐减弱，最终达到一种无反应状态，形成供、受者白细胞共存的微嵌合现象(microchimerism)。微嵌合现象的发现及双向移植排斥理论，现被认为是器官移植排斥反应产生的主要机制。微嵌合现象与移植耐受也有一定关系。

二、实体器官移植排斥反应

实体器官移植排斥反应按形态变化及发病机制的不同分为超急性排斥反应、急性排斥反应和慢性排斥反应三类。不同的组织或器官移植产生超急性排斥反应的程度不同，肾、心脏能引起强烈的超急性排斥反应，但肝脏移植发生超急性排斥反应则属罕见。

本节以肾移植中各类排斥反应的病理变化为例进行介绍。其他组织器官移植排斥反应的病理变化与肾脏类似。

(一) 超急性排斥反应

本型的发生与受者血液中已有供体特异性循环HLA抗体，或受者、供者ABO血型不符有关，本质上属Ⅲ型超敏反应。一般于移植后数分钟至数小时出现。现因术前已广泛采用了组织交叉配型，本型已少见。

病理变化　移植肾肉眼观，色泽由粉红色迅速转变为暗红色，伴出血或梗死，出现花斑状外观。镜下表现为广泛的急性小动脉炎伴血栓形成及缺血性坏死。

(二) 急性排斥反应

较常见。移植后未经治疗者此反应可发生在移植后数天内；经免疫抑制治疗者，可在数月或数年后突然发生。急性排斥反应可以细胞免疫为主，$CD8^+$CTLs可直接破坏移植物细胞，或$CD4^+$Th细胞分泌细胞因子，诱发炎症，损伤移植物。体液免疫为主的排斥反应主要由抗体介导，抗体与血管内皮结合，通过经典途径激活补体，由此产生炎症和内皮损伤。细胞型排斥反应常发生在移植后数月，临床上表现为骤然发生的移植肾衰竭，但临床上在移植数年后也可以见到迟发性细胞排斥反应。

病理变化　根据病理病生机制，可分为抗体介导的排斥反应以及T细胞介导的排斥反应，两者也可以同时出现。

1. 抗体介导的排斥反应　引起内皮细胞的损伤，常出现以肾小球和肾间质管周毛细血管为主要改变的微血管炎。肾小球内皮细胞肿胀以及单个核细胞浸润，肾间质管周毛细血管扩张、伴炎症细胞增多，免疫病理可见补体片段(C4d)线状沉积于管周毛细血管壁。严重者肾间质因血管壁完整性破坏，出现间质出血，血栓形成则可导致相应部位的梗死。小动脉可见血管炎，表现为动脉内皮细胞增生、肿胀或脱落，伴炎症细胞浸润，甚至出现透壁性血管炎，与T细胞介导排斥反应导致的血管炎不易区分(图17-4)。

2. T细胞介导的排斥反应　主要表现为肾小管以及间质单个核细胞浸润，主要为$CD4^+$和$CD8^+$T细胞。肾小管甚至肾小球壁层上皮细胞内可见炎症细胞浸润，即小管炎，严重者肾小管基底膜裸露，也称急性肾小管坏死。肾间质明显水肿，伴单个核细胞浸润，

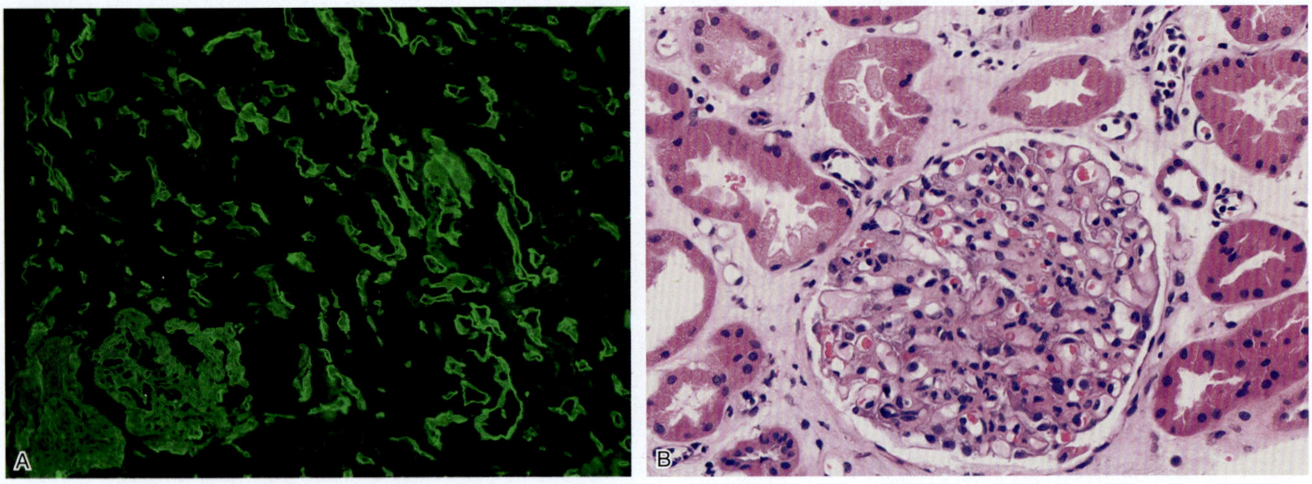

图 17-4 移植肾急性排斥反应

A. 免疫荧光显示肾间质的管周毛细血管 C4d 线状沉积(200×);B. 肾小球内皮细胞增生、肿胀伴炎细胞浸润,其右上方的毛细血管内可见多量炎症细胞(400×)

肾间质的毛细血管内也可见到炎症细胞数量增多。严重者可见肾血管出现动脉内膜炎,随病情迁延,出现慢性移植物血管病,导致管腔狭窄,移植物缺血。

(三) 慢性排斥反应

发病机制目前尚不清楚。不仅特异性免疫攻击与慢性排斥反应有关,非特异性组织损伤可能与慢性排斥反应关系更为密切。在免疫攻击方面,现认为是以体液免疫为主,而 $CD4^+$Th 细胞发挥着关键作用。$CD4^+$Th 细胞的活化,既可以诱导 $CD8^+$CTL、NK 细胞和巨噬细胞活化,又可以促进 B 淋巴细胞产生特异性抗体,激活补体,导致慢性排斥反应的产生。活化的 Th 细胞可以产生多种细胞因子包括 TGF-pi,对移植物发挥多种生物学效应。非特异性组织损伤包括缺血再灌注损伤、感染、药物毒性等,则通过直接或间接参与宿主抗移植物免疫反应过程介导移植物损伤。

慢性排斥反应多发生在术后几个月至 1 年以后。常表现为慢性进行性的移植器官损害,直至功能衰竭。由于慢性排斥反应药物治疗效果不佳,已成为移植物长期存在的一个主要障碍。

病理变化 突出病变是血管内膜纤维化,引起管腔严重狭窄(图 17-5),导致肾缺血,表现为肾小球萎缩、纤维化、玻璃样变性,肾小管萎缩,肾间质纤维化伴单核细胞、淋巴细胞及浆细胞浸润。

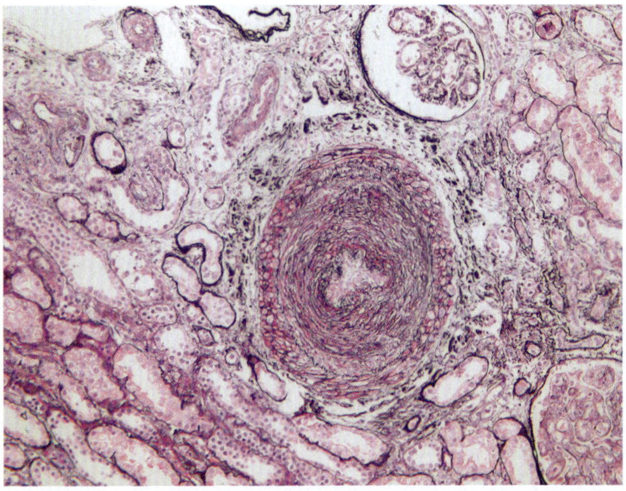

图 17-5 慢性排斥反应的肾小动脉,可见动脉内膜明显分层,管腔狭窄,右下角尚可见到皱缩的肾小球

三、骨髓移植排斥反应

骨髓移植可纠正受者造血系统及免疫系统不可逆的严重疾病,目前已应用于造血系统肿瘤、再生障碍性贫血、免疫缺陷病和某些非造血系统肿瘤等疾

病。骨髓移植所面临的两个主要问题是移植物抗宿主病(GVHD)和移植排斥反应。

(一) 移植物抗宿主病(GVHD)

GVHD可发生于具有免疫活性细胞或其前体细胞的骨髓,植入由于原发性疾病或因采用药物、放射线照射而导致免疫功能缺陷的受者体内。当其接受骨髓移植后,来自供者骨髓的免疫活性细胞可识别受者组织并产生免疫应答,使$CD4^+$和$CD8^+$T细胞活化,导致受者组织损害。

GVHD分为急性、慢性两种。急性GVHD一般在移植后3个月内发生,可引起肝、皮肤和肠道上皮细胞坏死。肝小胆管破坏可导致黄疸;肠道黏膜溃疡可导致血性腹泻;皮肤损害主要表现为局部或全身性斑丘疹。慢性GVHD可以是急性GVHD的延续或在移植后3个月自然发生,其皮肤病变类似于系统性硬化。

GVHD为致死性并发症,虽可在移植前通过HLA配型降低其排斥反应的强度,但不能彻底根除。可能的解决途径为去除供者骨髓中的T细胞。临床观察发现,此途径虽可降低GVHD的发生率,却使移植失败和白血病复发的概率增加。因此,多功能T细胞不仅可介导GVHD,也为移植物的存活及去除白血病细胞所必需。

(二) 移植排斥反应

同种异体骨髓移植的排斥反应由宿主的T细胞和NK细胞介导。T细胞介导的排斥反应机制与实体器官的排斥反应机制相似,而供体骨髓细胞因为不能与表达于NK细胞表面的宿主自身HLA-I分子特异性的抑制性受体结合,而被NK细胞直接破坏。

(吕自力)

数字课程学习……

学习目标 教学PPT 临床病理病例讨论 自测习题

扩展知识 自学知识 微视频 动画

第十八章

诊断病理学概要

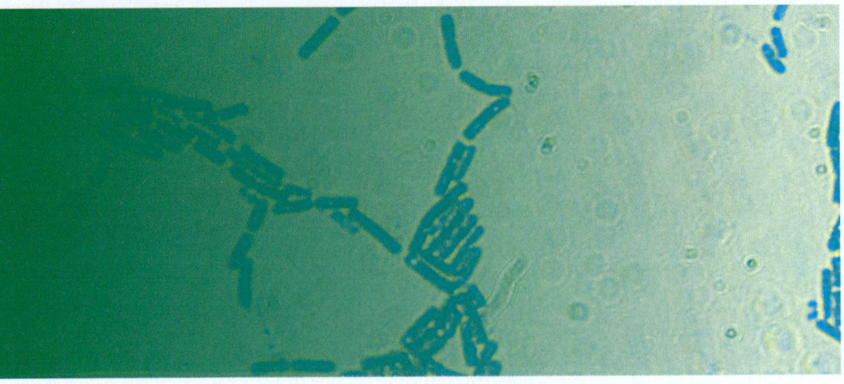

在医学教育中，病理学是基础医学和临床医学的桥梁。诊断病理学（diagnostic pathology）是指临床上由于诊断和治疗的需要，对取自患者活体内的病变组织、细胞及尸检标本进行病理诊断的一门医疗实践科学。作为一个学科，诊断病理学是病理学的分支。

诊断病理学的主要任务是：①根据病理标本的形态学改变做出病理诊断，为临床医生选择治疗方案提供诊断依据。例如宫颈癌，如病理诊断为原位癌或累及腺体，临床只做宫颈锥形切除术治疗，治愈率近100%，且可不影响生育；如病理诊断为浸润性癌，应当全切子宫甚至扩大切除其他组织器官。②提供有关疾病的预后信息，尤其是肿瘤类疾病。③在疾病治疗过程中，定期活检可动态了解病变的发展及判断疗效。如对白血病患者进行骨髓移植，在移植前、后要做骨髓活检，才能确切地判断白血病细胞是否被杀灭、移植的骨髓细胞是否存活，以及免疫排斥反应的情况等。④为医学研究积累资料。

诊断病理学常用的工作方法也是人体病理学的主要诊断和研究方法，主要包括活体组织学检查、术中冷冻切片检查、细胞学检查和尸体剖检等。随着生物医学新技术的快速发展与广泛应用，一些新的先进技术手段如免疫组织化学检查、超微结构检查、分子病理学检查等已经应用在疾病的研究和病理学诊断中。这些方法使得病理学诊断的精确性逐渐提高，对疾病的诊断和精准医疗的实现提供了有力支持。

临床医师提供病理学检查标本，依据临床情况选择合适的病理学检查方法，所以一份完美的病理诊断报告是由临床医师和病理医师共同完成的。此外，能否正确解读病理学诊断报告也是其准确发挥临床医学作用的重要前提。本章将主要介绍活体组织学检查、术中冷冻切片检查和细胞学检查的内容，有关免疫组织化学检查、分子病理学检查的内容将在本书第十九章中介绍。

第一节　常用病理学检查方法及其标本采集和固定

一、活体组织学检查

18世纪，意大利的 Giovanni Battista Morgagni 医生基于尸体解剖资料的积累，创立了器官病理学。19世纪，借助显微镜的发明，德国病理学家 Rudolf Karl Ludwig Virchow 创立了细胞病理学。器官病理学和细胞病理学是病理学教学和活体组织学检查的共同基础。

活体组织学检查（biopsy）简称活检，即用局部切取、钳取、穿刺和搔刮等手术方法，从活体内获取部分或全部病变组织进行病理学检查，以明确病变的性质和范围，据此确定治疗方案，评估预后。这是诊断病理学中最重要的部分，被作为临床的最后诊断。

（一）活检标本的采集

1. 活检标本采集方式　活检标本可通过如下方式获取。

（1）手术切除病灶　是以治疗为目的而切除肿块、器官或部分器官。手术切除标本应全部送检，对病变组织大体形态的观察是病理学诊断不可或缺的信息，不完整的标本可能导致病理学检查评估的不准确。

（2）为诊断需要从病变部位获得小块组织　如切取小块皮肤病变，通过各种内镜钳取消化道、支气管或泌尿道组织，通过刮宫术获得子宫内膜组织等。

（3）穿刺活检标本　有些内脏器官的病变不易取到，为了明确诊断，可通过经皮穿刺活检针或活检枪获取少量组织。例如，为明确肝的病变而行肝穿刺，为明确肾的病变而行肾穿刺。随着超声、CT 等影像技术的发展，在这些仪器引导下进行穿刺活检，能较准确地获得病变部位组织。一般地，穿刺活检标本非常少，常常为短线样，1~2 cm 长，1~3 条。

2. 遵循原则　为了得到可靠的病理学检查结果，临床医生获取活检标本时应遵循以下原则。

（1）准确取得病灶组织是获得准确病理学诊断的前提　因此，取材时应尽可能选择能反映主要病变的组织。如果所取组织为病灶周边组织，或均为坏死组织，则无法得到有意义的信息。

（2）取材时应使用锐利的取材器械　否则可导致组织细胞被过度挤压变形，严重影响对该组织的显微镜下观察。

（3）电灼会破坏组织，故电灼手术切除的组织，尤其是小组织不宜作为活检材料　对拟做活检的病变组织，建议行冷刀切除。

（4）对不明性质的肿大淋巴结，应切取完整淋巴结送检　淋巴结正常结构是否存在是区别肿瘤和非肿瘤性病变的重要依据。部分的、破碎的淋巴结组织或经细针穿刺获得的少量组织，往往因无法观察完整的淋巴结结构而使诊断准确性大打折扣。

（二）活检标本的固定

离体组织中的细胞失去血供后会迅速变性死亡，随之而来的细胞自溶过程使细胞失去生活状态下的形态乃至崩解为碎片，病变细胞的信息大量丧失，致使病理学诊断的准确性大大降低，甚至无法做出诊断。因此，手术医师在获得活检组织后应尽快将其放入固定液中固定，以最大限度保持病变组织原有形态。组织自离体到被放入固定液的时间最迟不能超过 30 min，越早越好，并应尽快送往病理科做进一步处置。

常规使用的固定液为 10% 福尔马林。“纯”福尔马林是气态甲醛在水中的浓缩液（浓度为 40%），因此，10% 的福尔马林液就是浓度为 4% 的气态甲醛溶液。病理科和临床上常称其为 10% 中性甲醛液。

10% 中性甲醛液能渗入细胞，使蛋白质、核酸等成分（包括细胞内的酶）迅速凝固，从而避免细胞自溶，使细胞形态和其内容物得以保存。固定后的组织再经过其他制作程序，被制成 3~5 μm 厚的切片，通过 HE 染色，就可以在显微镜下观察到接近生命状态的细胞和组织结构，为病理学诊断提供珍贵信息。

为保证有足够的固定液作用于组织，要求固定液的量是离体组织的 5 倍。用于盛装固定液浸泡离体组织的容器应足够大且为宽口，以保证适当放入或取出标本。

固定后的组织不但可用于制作薄的切片，满足常规病理学诊断需要，而且是进一步做免疫组织化学和分子病理学等检测的重要检材。

一般地，不建议使用 95% 乙醇固定组织学标本。虽然 95% 乙醇也有使蛋白质变性的作用，但过快的蛋白质变性会在组织表面形成一层“硬壳”，阻挡固定剂向深部组织渗透，常常造成组织表面过度收缩但深部组织固定不佳的后果。

二、术中冷冻切片检查

受解剖位置或患者身体状况的限制，有些病变无法在手术前通过常规活检明确诊断，只能在手术过程中获取病变组织送病理科检查。

术中冷冻切片检查与常规活体组织学检查标本制作的不同在于，使用新鲜离体组织作为检材，不经任何固定液固定。使用特殊的包埋剂包裹新鲜检材，在冷冻切片机箱内使其快速冷冻变硬，在低温环境中将其切成 5~10 μm 的切片，行 HE 染色。然后，病理医生对切片进行观察诊断，并立即报告给手术医生。一般在 30 min 内完成上述所有程序，故也称快速冷冻诊断。

（一）术中冷冻切片诊断的目的

1. 明确病变性质　为手术医师决定下一步手术方案提供依据。例如区分局部组织是炎性或肿瘤性，判断其良、恶性。这些信息将帮助手术医师决定下一步手术方案。

2. 判断手术切缘是否充分　如保乳手术，手术医师会送不同方位的切缘组织，了解手术范围是否已达无瘤区域。又如先天性巨结肠病变肠段切除手术，了解是否已完全切除病变部位。

3. 协助辨认器官　如甲状旁腺非常小且与甲状腺关系密切，在切除病变甲状腺组织时容易误将甲状旁腺切除，故有时手术医师会要求病理医师对可疑甲状旁腺的组织在显微镜下做出判断。

4. 确定有无淋巴结转移癌　淋巴结有无转移癌涉及恶性肿瘤的分期，不同的分期恶性肿瘤的手术方案会有所不同。

然而，由于以下原因，冷冻切片检查的准确性低于常规活检：①新鲜组织未经脱水，形态与常规石蜡切片有一定差异；②由于时间紧迫，送检材料和取材都有限，可能会出现偏差；③无法使用免疫组织化学和分子病理学等辅助手段。同时，由于冷冻切片所使用的设备和低值易耗品均很昂贵，故其检查费用高昂。术中冷冻切片诊断的意义仅限于帮助手术医师决定下一步手术方案。除了这一原因外，其他均无申请作冷冻切片的理由。

（二）不适于术中冷冻切片诊断的情况

1. 有条件获取标本进行术前常规病理诊断的病例（如浅表淋巴结、皮肤色素性病变等）。

2. 术前已有明确常规活检结果的病例。

3. 其病理结果可能涉及严重致残性手术的病例。

4. 脂肪组织、骨组织和钙化组织。

5. 过小的标本（<0.2 cm）。

6. 已知具有传染性的标本（如结核病、麻风、AIDS 等）。

7. 送检淋巴结的目的不是判断有无淋巴结转移瘤。在快速冷冻诊断中，对淋巴结病变唯一能做出准确判断的就是是否存在恶性肿瘤的淋巴结转移。其他淋巴结病变，尤其是淋巴瘤的诊断，无法靠术中冷冻切片诊断完成。即使是在常规病理诊断中，对淋巴瘤的诊断也需借助免疫组织化学乃至分子病理学的方法才能确诊。

8. 良性、恶性的判断更多依赖其生物学行为的肿瘤（如甲状腺滤泡癌）。对这种肿瘤需要多取材，辅以免疫组织化学、分子病理学等手段，采集更多临床信息，这些均无法在术中短短 30 min 内完成。

（三）术中冷冻切片诊断的标本采集

手术切除后的新鲜病变组织中切忌加入任何固定液。被固定液浸泡过的组织经冷冻会产生大量冰晶，而破坏组织和细胞结构，导致无法诊断。

手术切除后的新鲜标本应尽快送往病理科，以防组织退变，妨碍诊断。如果标本需送往较远的病理诊断中心，应将标本容器牢固置于冰壶中。手术地点与病理诊断中心的距离应在 30 min 车程以内。

手术医师需填写一份较详细的冷冻切片诊断申请单，与新鲜标本同时送达病理科。申请单上应有患者的一般信息（姓名、年龄、入院时间、入住科室、取材部位等），且这些信息应与标本容器上标明的信息一致。除一般信息外，申请单中还应有与本次手术有关的病情、其他临床检查结果情况、手术所见和送检目的。这些信息对于病理医生结合临床，分析形态学表现很有帮助。最后，申请单末尾应有医生签名和联系方式，便于病理医生在诊断过程中与临床医生联系，了解必要的情况。冷冻切片诊断关系着手术方案，对患者的影响很大，亟须防止医疗差错。对于冷冻切片诊断申请单和术中冷冻切片诊断标本不同时提交者，病理科应予以拒收。

三、细胞学检查

指采集病变部位细胞，涂片染色后通过观察细胞形态变化进行诊断。细胞学检查具有以下特点：采集方便、快捷、操作简便，费用相对低廉，属于无创（脱落细胞学）或微创（细针穿刺细胞学）检查。

（一）细胞学检查标本来源和采集

1. 脱落细胞学

（1）来源　浆膜腔积液，如抽取的胸腔积液、腹水、心包积液；收集的尿液、痰液；支气管镜刷片和经支气管镜收集的肺支气管灌洗液；鼻咽分泌物；乳头溢液；宫颈刮片；食管黏膜拉网等。

（2）采集　浆膜腔积液、尿液和经支气管镜收集的肺支气管灌洗液一般由病理科处理。用试管取一定量积液，经离心、沉淀等处理后涂片、固定、染色。对其他标本，常由取材的临床医师直接用取样器涂抹载玻片即可。

2. 细针穿刺细胞学　几乎全身各部位的肿块都可用细针穿刺获取一定数量的细胞制作涂片。有的细胞团碎片可在一定程度上反映原有组织结构。用于获取细胞学标本的针头直径比穿刺活检针小，主要利用负压吸引原理抽取细胞。利用超声、CT 等仪器定位、引导，能较准确地获得病变部位细胞成分，提高细胞学诊断的准确性，可使部分患者避免为明确诊断而接受剖腹探查手术。

（二）细胞学标本的制作

细胞离体后更易退变，因此取样后应尽快完成细胞涂片制作，保持细胞原有结构，利于观察。

1. 固定　将细胞样本涂于载玻片上，放置一段时间（一般为 10~15 min），让玻片上的细胞涂层中的细胞沉淀，与玻片更好地接触。待细胞涂层水分部分蒸发，呈潮而不干的状态，将载玻片放入 95% 乙醇固定 10~15 min 后取出。

2. 染色　待细胞涂片上的固定液晾干后，可用 HE 染色，或用吉姆萨染色等。后者能较好显示细胞结构。

3. 干燥，封片。

（三）细胞学检查的临床应用及其局限性

细胞学检查在临床上常用于：①大规模筛查，主要指脱落细胞学检查。如现在我国普遍进行的宫颈癌早期筛查就是通过采集宫颈上皮细胞进行。②病变处于不便获取组织学标本的解剖部位。③追踪观察。因脱落细胞学取材方便，可用于随访观察患者病情。

细胞学检查的局限性：①脱落的细胞已经不具原有组织结构，有些病变信息会丢失；②脱落细胞更易退变，因此有些细胞形态不正常可能是因病变所致，也可能是因细胞退变所致，造成诊断困难。

所以，细胞学检查的可靠性不能等同于活体组织学检查，它更多地起到发现病变线索的作用。在可能的情况下，细胞学检查应通过活体组织学检查来证实，尤其是那些切除病变部位会导致严重致残的手术更是如此。

第二节　病理学报告书的类型及其含义

一、活体组织学病理学诊断报告

（一）影响病理学报告准确性的因素

相对化学实验室的定量检查，虽然病理组织学检查具有定性作用，但仍有以下因素可能会影响到病理学检查的准确性。

1. 标本的采集　如果未取到典型病变区域，而是病变边缘区或坏死组织，会导致诊断偏差。

2. 标本的固定　如前所述，如果采集的标本未及时固定，组织细胞自溶，会损失大量病变特征。

3. 标本的取样和制片　病理医师需按取材规范取材，制片工序则多达 20 多步。取材或制片过程中任何一个环节操作不到位，均可导致制片质量不佳而影响诊断。

4. 标本太小，不能反映病变全貌。

5. 标本采集时间　疾病发展是一个动态过程，活检标本所反映的只是某阶段的一个静止截面。如采集标本时不在疾病充分发展的阶段，病变可能不典型。

因此，即便病理学诊断是定性诊断，临床医师仍应结合临床情况和多方面辅助检查，综合判断病理学诊断与临床情况的吻合度。必要时，病理医师与临床医师应基于临床情况和病理形态做充分讨论，以求最大限度接近疾病真相。

（二）病理学诊断报告的分类

鉴于上述原因，病理学诊断报告依其确定程度可分为 4 类。

Ⅰ类　检材部位、疾病名称和病变性质均明确的病理学诊断。检材部位以临床资料为主，置于括号内，以示该信息非病理医生观察获得，而是引自申请单上临床医生的描述。此类报告见于临床资料充分，病理变化典型的病例。如（子宫）平滑肌瘤，（左颈淋巴结）结核。

Ⅱ类　不能完全肯定疾病名称或病变性质，或肯定病变性质但不能明确疾病，或对于拟诊的疾病、病变性质有所保留的诊断。其表述方式为：在疾病或病变性质之前加上“符合”“考虑为”“倾向”“提示”“可能为”“疑为”“不能除外”等词。出具Ⅱ类报告可能由于以下原因：①临床提供资料不充分，或送检材料有限；②病变不够典型；③虽可确定为恶性，但其组织来源难定，需要做更多工作。

例如，（胃窦）黏膜内见少量异型腺体，结合临床资料，未能排除腺癌；（腹膜后）小圆形细胞恶性肿瘤，可能为神经外胚叶肿瘤，建议做免疫组织化学进一步诊断。

对于Ⅱ类报告，临床医师需要审慎对待。可根据自己掌握的临床情况，结合其他辅助检查，综合分析病理报告的可信度。必要时可与病理医师讨论，共同决策：或者采信病理结果，或者进一步检查，或者观察。

Ⅲ类　描述性诊断。送检材料所显示的病变无充分依据支持某种疾病诊断，病理医师只能描述肉眼和显微镜下形态所见，供临床医生参考。例 1（子宫腔刮出物）：灰红破碎组织一堆，约 0.5 cm^3，质软。镜下见蜕膜组织，其中可见个别滋养叶细胞。例 2（左下肺穿刺组织）：线样组织约 1 cm 长，共 3 条。镜下见肺泡结构，肺间隔纤维轻度增生，血管扩张，较多炎细胞浸润。

Ⅳ类　无法做出病理诊断。多由于检材不符合病理学检查要求，如送检标本过小，固定不当致细胞自溶，因取材时组织受到严重挤压而细胞变形明显，组织未及时固定而干涸，采用电刀手术致使组织被烧灼碳化。此时病理医师会在报告中注明不能出具有效报告的原因，如“送检少量组织，细胞严重挤压变形，难以诊断，建议重新取材送检”。

对于Ⅲ类和Ⅳ类病理诊断报告，临床医师和病理医师可充分沟通，根据临床情况决定是否再次取材送检。

术中冷冻切片诊断报告多为Ⅱ类。所有术中冷冻切片诊断病例随后均会做常规组织学检查，有必要时再加做免疫组织化学和分子病理学检查。通过多方面收集信息后发出的常规组织学病理诊断会更加详细，绝大多数Ⅱ类报告会变为Ⅰ类报告。

二、细胞学诊断报告

临床医生采集细胞学检材送病理科检查的目的大多为确定是否存在肿瘤病变。肿瘤的异型性包括细胞异型性和组织异型性。良性肿瘤细胞异型性不明显，故在细胞学涂片上诊断良性肿瘤准确性不大，往往也不是临床所追求的。恶性肿瘤既有明显的细胞异型性，也有明显的组织异型性。而细胞的异型性最明显的就是核的异型性，即便缺乏组织学结构，其恶性细胞与正常细胞的明显差异仍然可以传达出很多诊断信息。

对于要求检视恶性肿瘤细胞的脱落细胞学标本，根据细胞的形态改变，病理医生往往有如下几种报告方式：①查见恶性肿瘤细胞；②查见可疑肿瘤细胞；

③查见核异质细胞，建议再次送检；④查见少量核异质细胞，请结合临床，必要时再次送检；⑤未查见肿瘤细胞。

核异质指细胞核增大、染色质增多，伴或不伴有核形态不规则。核异质细胞可能是肿瘤细胞，或化生细胞，或反应性增生的细胞，如组织细胞，或退变细胞。

细胞学诊断是以涂片中的正常细胞为参照（如淋巴细胞、红细胞、脱落的正常上皮细胞等），来观察形态不正常的细胞。因为不能依托组织学结构，而细胞在被采集过程中可出现变性、坏死，都会导致其形态改变，增加判读难度，所以细胞学诊断准确性低于组织学诊断。

近年，病理科发展了细胞蜡块技术。如果浆膜腔积液含较多数量的脱落细胞，可通过离心，收集管底细胞沉渣，按组织学蜡块制作程序将其制成细胞团切片。由于浓集了大量细胞，增加了观察异型细胞的机会，而且可以对细胞蜡块做免疫组织化学染色，以获得更多的诊断信息。

宫颈细胞学筛查是防治宫颈癌的重要手段。近20年来我国已广泛应用的宫颈细胞液基薄片技术大大增加了发现异常宫颈上皮细胞的概率，相应地也形成了对宫颈细胞学较为完善的判读规则。根据规则，可将异常宫颈鳞状上皮细胞分为：①非典型鳞状细胞，意义不明确；②低级别鳞状上皮内病变；③高级别鳞状上皮内病变；④鳞状细胞癌。对程度不同的异常宫颈腺上皮细胞也有相应的表述。妇科临床医生已与病理医生达成共识，不同程度的异常细胞有相应的不同等级的临床处理措施。

对于穿刺细胞学标本，病理医生需要做出是否为肿瘤，以及肿瘤良、恶性的判断。虽然穿刺细胞学标本比脱落细胞学标本诊断信息多，但仍不如组织学标本，因此其诊断准确率也低于组织学诊断。

第三节　病理尸体解剖检查

病理尸体剖检（autopsy）简称尸检，是在患者逝世后对其全身器官做系统性病理学检查，对各器官病变均做出病理诊断，并明确主要疾病、次要疾病，做出死因诊断。

病理学科成为一个独立的医学分支，就是从尸体剖检开始的。1761年，意大利医学家 Giovanni Battista Morgagni 通过大量尸体解剖实践，完成其奠基之作《疾病的部位与原因，基于尸体解剖的研究》，从此开创了器官病理学，成为病理学学科的开端。

现代尸检内容包括器官病理学和细胞病理学两部分，即对每一器官都要做肉眼和组织学观察。

一、尸体剖检的目的和意义

1. 确定诊断，查明死因　通过对尸体的病理解剖，可全面观察各器官的病理变化，做出疾病的诊断及判断死亡原因。通过尸检可协助临床医生总结在诊断和治疗过程中的经验和教训，使其诊治水平不断提高。尸检对临床医疗工作的价值可概括为“3C”，即确定（confirming）诊断、澄清（clarifying）问题和校正（correcting）错误。基于尸检结果的临床病理讨论会（clinical pathological conference，CPC）是提高临床诊断治疗水平的有效形式，也是生动的医学院校教学形式。

2. 发现和确诊某些新发病、传染病、地方病及流行病等　这不仅为卫生防疫部门采取防治措施提供依据，而且也为深入研究和防治这些疾病提供基础。尸体病理解剖是真正了解新发病和疑难病，特别是新发重大传染性疾病的必要手段之一。

3. 培养医学生和病理医师　尸检是医学生在学习医学的初期必须接受的训练，局部解剖学、麻醉学和影像学都需要尸检的经验。尸检也是病理专业医师必不可少的业务工作，是病理专业医师规范化培训必须完成的重要内容。

4. 积累各种疾病的人体病理材料　作为深入研究和防治这些疾病的基础的同时，也为病理学教学收集各种疾病的病理标本。

5. 作为法医检查的一部分　尸检材料能协助法

医弄清死亡原因，便于分辨是非，解决法律纠纷。

二、尸体剖检前的准备工作

（一）尸检时限

尸检最好在患者死亡后 48 h 内进行。尽早尸检可避免组织自溶及腐败，尤其是涉及法律或医疗纠纷的尸检。如具备良好的尸体冻存条件，尸检时间可延长至 7 天。

（二）符合尸检的情况

1. 死因不清者。
2. 有科学研究价值者。
3. 死者生前有遗愿或家属自愿贡献遗体做尸检者。
4. 疑似职业中毒、烈性传染病或集体中毒死亡者。

上述第 1、2 条，尸检前必须取得家属或有关机构的同意。

（三）申请尸检的程序

1. 患者经过临床医师鉴定，确定已死亡，签署死亡证明后，方可进行尸检。

2. 除特殊情况（指符合尸检情况的第 3、4 条），所有尸检均应有家属签署的尸检知情同意书。

3. 临床主管医师填写病理尸检申请单并尽早送交病理科。其内容包括：死者一般信息、病历摘要和尸检目的。

（四）尸检实施场地

应在专门的尸体解剖室进行。尸体解剖室应符合下列条件：光线充足，空气流通，场地干爽，尸体搬运方便，室内装修便于消毒等。因传染病死亡的尸体解剖应在负压尸体解剖室进行。

三、尸体剖检的基本过程和内容

（一）术前准备

接到尸检申请后，主要解剖者应仔细阅读尸检申请单，充分了解死者生前患病情况、临床诊断、治疗经过，明确临床医生需要通过尸检解决的问题。并根据前期调研明确尸检重点，做相应的尸检准备工作。

（二）尸检过程

1. 尸表检查　观察尸体的体表并做详细记录。

2. 尸体内部检查　分别剖开胸、腹部、头颅，观察各个脏器的位置、形态等，然后逐一小心取出脏器并进一步检查。对每一脏器检查结果都要做详细记录。

3. 组织标本的取材和固定　每一脏器和重要组织，无论大体是否观察到病变，都应取材检查。所取组织学标本的固定、制作过程与活体组织学取材标本制作相同。

四、尸体剖检报告

由于尸检涉及环节多、范围广（包括全身器官），故尸检报告一般在尸检完成 1 个月内发出。如发现因烈性传染病死亡者，应于确定诊断后 12 h 内报告当地卫生主管部门。尸检报告内容通常有两个主要部分：

1. 列出各器官病理诊断　按主要疾病、次要疾病罗列。

2. 讨论　在这一部分，病理医生可结合临床和病理检查结果，说明病理诊断的依据、各病变间的相互关系及其对疾病发生和发展的影响。最后，要对该例患者死亡原因提出意见。

第四节　临床医师如何应用病理学检查

一、病理学检查方法的选择

临床医师需要使用病理学检查手段时，第一个要解决的问题就是采用哪一种病理学检查。

一般原则是：首选组织学方法。对于需要接受手术治疗的患者，只要患者情况允许，应尽量使用常规活体组织学检查。有些疑难病例，仅靠常规活体组织学检查无法确诊，还可以使用免疫组织化学、分子病理学等手段继续探索。而明确的诊断是决定治疗方案的前提。

术中冷冻切片诊断只有在以下情况下采用：①病灶深在，不实施手术无法取到；②患者情况紧急，尽管病情不清也必须马上手术。

脱落细胞学检查因其简便、无创、可重复等优点，常用于肿瘤筛查，也可作为无法获取活体组织时的替代检查。

细针穿刺细胞学检查可在无法取得活体组织学标本，临床医生难以决策，或患者的情况不适宜手术的情况下采用。

二、病理学检查申请单填写

准确的病理学诊断报告有赖于对临床资料与病变形态的综合判断。无论送检组织学标本还是细胞学标本，都需要填写病理学检查申请单。通过申请单，临床医生提出诊断要求，同时向病理医生提供必要的诊断参考信息。

组织学检查申请单的内容包括以下几个部分：

（一）一般项目

包括：姓名、性别、年龄、科别、住院 / 门诊号、取材部位、送检组织、送检日期。

一般项目对于病理学诊断的作用如下：

1. 核对标本，避免医疗差错和事故。

2. 考虑疾病范围。有些疾病多见于某种性别、某个年龄段或某个部位。

（二）临床资料

主要是与本次诊断有关的患者临床信息。包括患病时间、主要症状体征、有意义的其他辅助检查等。女性生殖器官疾病应写明月经情况。

（三）手术所见

如患病组织或器官的大体形态、颜色、质地，以及与周围组织关系。这对不能亲临手术台但需要对疾病做出判断的病理医师是非常重要的信息。

（四）临床诊断

如果尚无明确临床诊断，只有临床医师的推测，可在疾病名称后加问号。

这是一种临床医师与病理医师书面交流诊断思路的方式。病理医生在观察标本时会重点观察病变是否符合或不符合临床医生的思路，并与之讨论。

（五）送检目的

临床医师送检的目的通常为：

1. 明确病变性质　炎性还是肿瘤性？如果是肿瘤，良性还是恶性？

2. 确定病灶边缘　如术前已知其为恶性肿瘤，则术中送检往往是要了解肿瘤是否已被切除干净。

病理医生按临床医生要求观察病变和出具病理检查报告。如果对该例病理学检查有特殊要求，可在送检目的栏内标明，如要求对该例标本加做一些特殊检查。

（六）医师签名

申请病理学检查的临床医师应签名及联系方式，以便病理医师在诊断过程中有必要时与之联系。

细胞学检查申请单除省略手术所见外，其他要求与组织学申请单相同。

三、活体组织学标本采集注意事项

临床医师在采集活检标本时，需注意以下几点。

1. 力求切取病变明显的组织。如为肿瘤组织，一定要取其周围的正常组织。对溃疡要取溃疡周围及其底部组织。

2. 如病灶广泛，建议从多个区域取材，并标明取材位置。如乳腺有数个结节存在，或胃内多处有病变时。

3. 使用利器取材，避免钝器（如无齿镊）挤压组织导致细胞变形。

4. 尽可能不用电刀获取活检标本，因烧灼会严重影响细胞形态。

5. 尽量避免局部麻醉药进入病灶内，禁用有色消毒剂。它们导致的人工假象可能会误导病理诊断。

6. 手术切除的内脏器官或较大肿瘤应全部送检，并保持病变的完整性。

7. 淋巴结活检的注意事项如下：

（1）切除完整淋巴结送检，切忌切成不规则碎块。

(2) 同一区域有多个淋巴结肿大，在可能的条件下，尽量选择可完整切除的较大淋巴结送检。因为较小淋巴结可能不能充分反映病变情况。

(3) 在有选择的情况下，尽量避免取腹股沟淋巴结。此处淋巴结常有慢性非特异性炎症和纤维化，形态背景复杂，不利于对特异性病变的观察。

8. 采集到的活检标本应在离体 30 min 内放入固定液固定，越早越好。

9. 盛放活检标本的容器应为宽口、足够大，可容纳标本和至少 5 倍于标本体积的固定液。

10. 盛放活检标本的容器表面应有足够信息显示标本的唯一性。如患者姓名、性别、年龄、送检科室、住院(门诊)号、床位号、取材部位等。且这些信息应与同时送往病理科的该例标本的病理检查申请单上的信息一致。这是避免医疗差错和事故的重要措施。

四、常用病理学检查报告时间

术中冷冻切片检查报告时间为 30 min。

活体组织学检查标本要经过组织固定，取材，再进行梯度脱水、浸蜡、包埋、切片、染色、干燥、封片等 20 多道工序，借助各种仪器不间断运行 20 多个小时，一张组织学切片才能完成，病理医师初验和复验时间需 1~2 天，之后形成病理学检查报告，再经电脑打印，送到临床医师手里。因此，一份活检病理学诊断报告一般需 3 个工作日完成。视各医院标本量多少，出具报告时间略有不同。如果需要进一步做免疫组织化学或分子病理学检查，则需延长 2~3 个工作日。

细胞学标本制作相对简单，可在 1~2 h 内完成制片。经病理医师判读，最终形成电脑打印报告。但日常工作常因是批量操作，也需 1~2 个工作日。

五、病理学检查报告的价值

病理学检查是众多辅助检查中的一种。因其能直接观察组织学形态改变，而具有定性诊断的价值。前已述及，由于取材、固定、病变发展过程等局限，病理学诊断也并非是唯一的、准确的“金标准”。

临床资料对于做出正确的病理学诊断至关重要。脱离临床资料，病理学诊断出现错误的概率大大增加，尤其像子宫内膜病变、骨病变等。病理医师与临床医师的积极互动沟通是防止病理学诊断错误的重要途径。

在常用的三种病理学检查方法中，诊断准确率最高的是常规活体组织学检查。同时，如结合进行科内讨论，或与临床医师讨论，或辅以免疫组织化学和分子病理学检查，其准确率更为提高。

术中冷冻切片的使用范围较小，因未经脱水过程，细胞较常规 HE 切片体积大并显拥挤，判读困难，加之诊断时间受限，其诊断准确性不如常规活体组织学检查。

细胞学检查一般不能单独作为确诊依据，并据此做出手术决策。穿刺细胞学诊断可信度高于脱落细胞学，但低于组织学检查。

临床医师应清楚了解不同病理学检查的诊断价值，并将其与临床资料和其他辅助检查结果综合分析，做出尽可能符合客观情况的临床诊断。

第五节 大体标本和玻片标本的观察方法

(史永华)

数字课程学习……

学习目标　教学 PPT　临床病理病例讨论　自测习题

扩展知识　自学知识　微视频　动画

第十九章

病理学常用实验技术

病理学的发展离不开病理技术的进步。纵观病理学的发展，每一阶段都伴随着新技术的革命。近年来，随着医学科学技术的发展，许多新的技术和检测手段已应用于疾病的诊断和研究。这些新技术拓宽了病理工作者的视野，加深了人们对疾病本质的认识，提高了医生的诊断水平。

用于病理学诊断和研究的技术方法均称之病理学技术。病理学技术包括苏木精－伊红染色技术、细胞病理学技术、组织化学与细胞化学技术、免疫组织化学与细胞化学染色技术、原位分子杂交技术、电子显微镜技术、荧光原位杂交技术、流式细胞技术、原位PCR技术、DNA测序技术、共聚焦激光扫描显微镜技术、生物芯片技术、显微切割技术、比较基因组杂交技术、比较蛋白质组学技术、形态测量与图像分析技术、组织及细胞培养技术等。本章着重介绍病理学中一些常用与重要的传统病理学技术和现代实验技术及应用。

第一节　苏木精－伊红染色技术

离体组织取材后经脱水、透明、浸蜡和包埋，包埋好的组织块制作组织切片，为了观察组织的显微镜下特征，了解组织与细胞的形态学变化，制作好的组织切片，需要经染料进行染色，提高组织各部分在显微镜下的分辨率。目前，应用最广泛的组织切片染色为苏木精－伊红（hematoxylin-eosin，HE）染色，该技术也是病理学常规制片中最基本的染色方法。细胞核染色的原理：细胞核内的染色质主要是去氧核糖核酸（DNA）双螺旋结构中，两条链上的磷酸基向外，带负电荷，呈酸性，很容易与带正电荷的苏木精碱性染料以离子键或氢键结合而被染色。苏木精在碱性溶液中呈蓝色，所以细胞核在HE染色切片上被染成蓝色。细胞质染色的原理：伊红是一种化学合成的酸性染料，在水中离解成带负电荷的阴离子，与蛋白质的氨基正电荷结合而使细胞质染色，细胞质、红细胞、肌肉、结缔组织、嗜伊红颗粒等被染成不同程度的红色或粉红色，与蓝色的细胞核形成鲜明的对比。伊红是细胞质的良好染料。

HE染色结果：细胞核呈蓝色，细胞质、肌纤维、胶原纤维、红细胞和嗜伊红颗粒呈不同程度的红色。钙盐和各种微生物也可染成蓝色或紫蓝色。HE染色也可应用于冷冻切片及其他需要染色的情况。经HE染色流程制作的切片，应着色鲜艳，红、蓝分明，对比清晰，便于显微镜下观察。

第二节　细胞病理学技术

细胞病理学是以细胞形态为基础探讨疾病的病

理学问题的一门科学，其特点是利用机体器官或组织中正常或病变的离体细胞进行涂片、染色，通过显微镜观察对病变细胞做出诊断，常用于肿瘤细胞的良恶性判别。常规细胞病理学技术包括取材涂片、固定和染色几大步骤，方法简便易行、染色效果稳定，已成为恶性肿瘤诊断的重要技术之一，可广泛应用于临床诊断和防癌普查。

细胞病理学技术在病理学上主要用于对自然脱落的肿瘤细胞进行检查，多见于宫颈脱落细胞学检查（图19-1），痰脱落细胞检查，胸腔积液（图19-2）、腹水及尿液脱落细胞学检查等。借助该技术可对宫颈癌、肺癌等予以早期发现和早期诊断。目前应用最为广泛的脱落细胞学检查是宫颈脱落细胞学，包括宫颈液基细胞学和普通涂片检查，可以检出子宫颈低、高级鳞状上皮内病变细胞及癌细胞。也可通过细针穿刺组织，抽吸细胞进行检查，多用于机体表浅部肿物的检查，如肿大淋巴结的穿刺检查，乳腺包块穿刺检查等，以明确是否存在肿瘤细胞。目前，穿刺技术已发展到借助影像学技术，对深部特定部位进行准确穿刺检查。

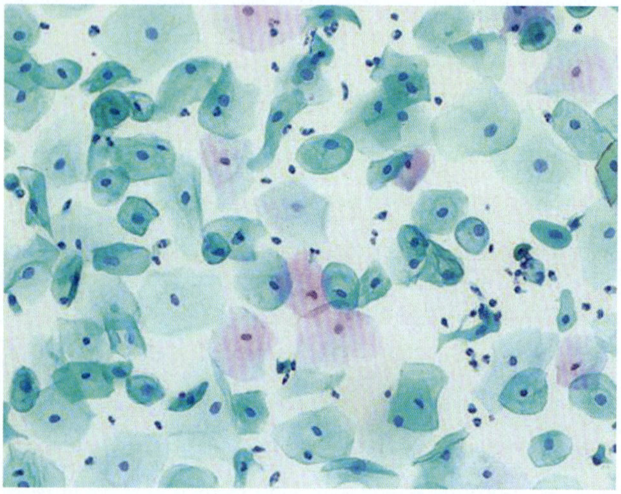

图19-1 子宫颈细胞巴氏染色结果（南华大学赵强提供）

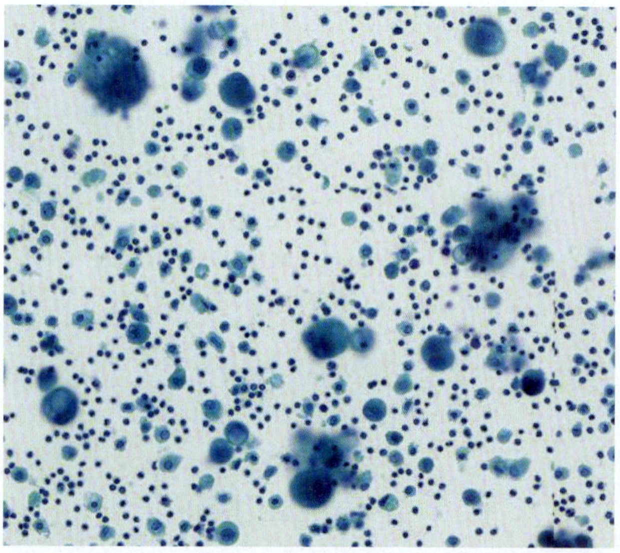

图19-2 胸腔积液肺癌细胞染色结果（南华大学赵强提供）

第三节 组织化学与细胞化学技术

组织与细胞化学技术又称特殊染色，是指根据组织或细胞生化反应特性，用化学或生物试剂使其显色，实现对组织或细胞中某种结构或物质成分的定位显示技术。该技术可显示组织与细胞的特殊结构及化学成分，并保存原有的组织和细胞形态，有助于形态结构的辨识，有助于将形态观察与功能代谢的变化有机地结合起来，深化对病变的认识，对于肿瘤及一些代谢性疾病的病理诊断与鉴别诊断有重要价值。例如用过碘酸希夫反应可协助区别尤因肉瘤（Ewing sarcoma）与淋巴瘤，前者含糖原呈阳性，后者不含糖原呈阴性；又如用磷钨酸苏木精染色可显示横纹肌中的横纹，有助于横纹肌肉瘤的诊断及鉴别诊断。常见有糖类染色、脂类染色、核酸染色、酶类染色、纤维染色、核仁组成区染色等。

一、糖类染色

糖类通常用过碘酸希夫反应（periodic acid-Schiff reaction，PAS 反应）来显示。糖原在酶的作用下很容易分解为葡萄糖，被过碘酸氧化后，形成多醛，后者可与无色的品红硫酸复合物（即希夫试剂）结合，形成紫红色反应产物。糖原染色可用于鉴别细胞内的空泡状变性，证明石蜡切片 HE 染色细胞质内的空泡是糖源性还是脂源性物质。根据糖原的特性，须取新鲜组织并用特殊固定液才能较好地保存糖原。

肝、心肌和骨骼肌中糖含量高，存在于细胞质内。糖原贮积症、糖尿病器官组织和细胞中均有糖原沉着，肝细胞癌、横纹肌肉瘤、平滑肌肉瘤、软骨肉瘤、汗腺瘤和化学感受器瘤等也会有糖原的存在，借助糖原染色可辅助这些疾病的诊断和鉴别诊断。许多腺体及细胞均可产生或分泌黏多糖，对其染色可用于黏液性疾病、胃癌、黏液性肿瘤、软骨黏液样纤维瘤、横纹肌肉瘤、动脉粥样硬化和胶原病及肠上皮化生等的辅助诊断、鉴别诊断和研究分析。在显示黏液物质时，一般选用 AB-PAS 染色（图 19-3），其基本原理是阿尔辛蓝分子中带正电荷的盐键能与酸性黏液物质中带负电荷的酸性基团结合，再行 PAS 复合染色，就可将 3 种不同黏多糖成分显示出来。中性黏液物质呈红色，中性和酸性黏液的混合性物质呈紫红色，而酸性黏液物质呈蓝色。

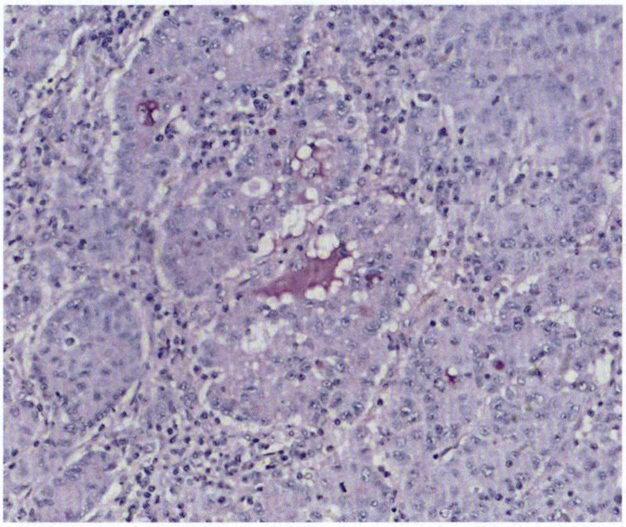

图 19-3　黏液表皮样癌 AB-PAS 染色（南华大学赵强提供）
组织中红色物为分泌的中性黏液

二、脂类染色

脂类包括脂肪和类脂。在组织化学中将三酰甘油、胆固醇、类固醇和糖脂等称为中性脂类，将脂肪酸和磷脂等称为酸性脂类。苏丹类染色剂，包括苏丹Ⅲ、Ⅳ（Sudan Ⅲ、Ⅳ），苏丹黑（Sudan black），是显示中性脂类的稳定可靠的染色剂。除苏丹黑外，被染中性脂类呈红色或橙黄色。苏丹类染料在脂质中的溶解度远远大于其在有机溶剂中的溶解度，因此在染色中该染料能从有机溶剂中迅速转移到脂质内，从而使中性脂类着色。此外，油红 O（oil red O）、硫酸尼罗蓝（Nile blue sulfate）及锇酸也可用于中性脂类染色。胆固醇及胆固醇酯可用 Schultz 法或邻苯二甲醛染色法显示，后者可将胆固醇染成红色或橙黄色。

脂类染色可用于探讨心、肾、肝的脂肪变性（如脂肪肝），可用于动脉粥样硬化斑块内胆固醇沉积的研究；可用于脂肪栓塞、先天性类脂质沉积等的诊断和研究；还可用于脂肪组织源性肿瘤的辅助诊断及鉴别诊断等。脂类易溶于乙醇、二甲苯等，经这些有机溶剂作用过的样品会脱脂，不适于脂质染色。脂质染色应采用冰冻切片。Ca^{2+} 有助于磷脂的保存，甲醛钙是磷脂理想的固定剂。

三、核酸染色

DNA 显示的传统方法为福尔根反应（feulgen reaction）。切片中的 DNA 经稀盐酸处理，再用希夫试剂作用后能形成紫红色反应产物。甲基绿与细胞核 DNA 结合呈蓝绿色，派罗宁与 RNA 结合呈红色。因此，如需同时显示 DNA 和 RNA，则可用甲基绿 - 派罗宁反应。肿瘤细胞的 DNA 含量发生改变，出现异倍体、多倍体和非整倍体等，因此，核酸染色可用于肿瘤研究，特别是恶性肿瘤细胞的 DNA 倍体分析。

四、酶类染色

酶具有催化活性，因此将切片置于相应酶的特异性底物溶液中孵育，底物经酶的作用形成初级反应产物，再将这些反应产物显示出来，即可证明相应酶的存在。例如酸性磷酸酶的显示，可先将切片用 pH 5.0 的甘油磷酸钠（酶底物）溶液孵育，底物经酶水解释放磷酸，加入硝酸铅与之反应，形成细微的磷酸铅并沉淀于酶所在部位，用电镜观察即可；若在此基础上用硫化铵处理，磷酸铅则被置换形成光镜可见的粗颗粒状的黑色硫化铅沉淀物。当反应程度与酶的活性或含量成正比时，则可通过对酶反应产物的测试来定量分析酶的活性或含量。

酶类染色可用于研究细胞形态、代谢及功能变化与酶的关系，可用于探讨疾病的发生、发展过程中的代谢问题，如探讨动脉粥样硬化病变中脂质大量沉积造成溶酶体酶的过载，探讨肿瘤的诊断及鉴别诊断问题。此外，药物毒性作用也涉及多种酶的组织化学检测。酶细胞化学法一般需用新鲜组织，甲醛室温固定，冷冻切片。近年来在酶的检测方面，更多地采用了免疫组织化学技术。

五、网状纤维染色

网状纤维（reticular fiber）是结缔组织内一种交错排列的纤细纤维，大量堆集时呈致密网状，故得名。网状纤维用HE染色时不易辨别，若用氨性银溶液浸染能使纤维变成黑色，所以又称之为嗜银纤维（argyrophil fiber）。其染色的基本原理为网状纤维表面的糖蛋白与银化合物结合，再经过甲醛还原成为金属银沉淀于纤维内。网状纤维染色可显示网状纤维及基底膜物质，其中网状纤维主要由Ⅲ型胶原纤维组成，在机体结缔组织中广泛存在。而基底膜主要由Ⅳ型胶原及层粘连蛋白组成。

网状纤维染色在肿瘤病理诊断中具有鉴别诊断作用：①区别上皮性与非上皮性肿瘤，如恶性上皮性肿瘤的癌巢周围可见网状纤维，而在单个癌细胞间不存在；在大多数肉瘤，银染阳性物质则分隔单个瘤细胞。②区别某些间叶组织肿瘤，滑膜肉瘤的上皮成分和间叶成分可分别出现以上两种银染特征。表现为此种特征的肿瘤除滑膜肉瘤外，尚有间皮瘤、透明细胞肉瘤、间变性大细胞性淋巴瘤等；血管内皮细胞肿瘤可在瘤细胞巢外见到网状纤维包绕；而血管周细胞或血管平滑肌细胞肿瘤则在瘤细胞间可见较多的网状纤维；典型的纤维肉瘤病例，网状纤维完全包绕单个瘤细胞；而典型的恶性神经鞘瘤，网状纤维则与梭形细胞平行分布，并不包绕瘤细胞两极。③判断原位癌与早期浸润癌，前者基底膜完整，而后者网状纤维染色时可见基底膜断裂崩解。但这一工作目前在许多实验室已被Ⅳ型胶原或层粘连蛋白免疫组织化学染色所替代。此外，网状纤维染色还可用于观察肝组织的网状支架塌陷、破坏或增生等改变。

六、核仁组织区染色

核仁组织区（NOR）由染色体（13，14，15，21和22）短臂上的DNA及蛋白质构成，具有嗜银性，这些蛋白称NOR嗜银蛋白（AgNOR）。它们与核糖体RNA活性、蛋白质合成及细胞增生有关。在甲醛固定的组织中用嗜银染色NOR呈黑色颗粒。细胞核中AgNOR数量可反映细胞的生长活性，可作为细胞生长动力学指标，有助于良、恶性肿瘤的鉴别。特殊染色方法很多，神经元、神经纤维、螺旋体等均可用相应染色方法显色，在病理诊断及鉴别诊断中有重要价值。

第四节 免疫组织与细胞化学染色技术

免疫组织与细胞化学染色技术是利用已知抗体检测组织或细胞中相应抗原的一种方法。该技术是免疫学技术与传统的组织化学技术的结合，是一种特殊的组织与细胞化学染色技术（图19-4）。该技术具有较高的敏感性和特异性，能在组织或细胞中原位显示某种抗原性物质，可将形态结构变化与分子水平的功能及代谢改变结合起来，在病理诊断与研究中应用非常广泛。被检测的组织或细胞中的抗原性物质可以是蛋白质，也可以是多肽。当待检样品为组织时，一般称之为免疫组织化学（immunohistochemistry，IHC）染色技术；当待检样品为细胞时，则称之为免疫细胞化学（immunocytochemistry，ICC）染色技术。

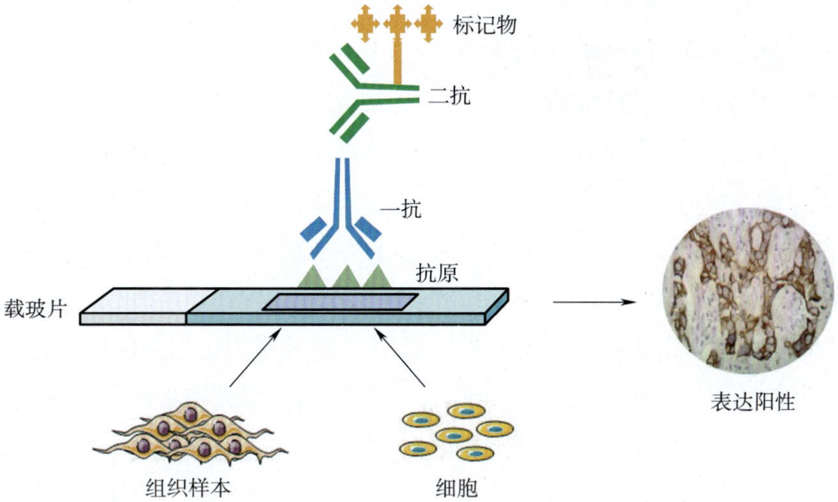

图 19-4 免疫组织与细胞化学染色原理示意图

抗原、抗体及检测系统共同构成免疫组织化学系统，用于免疫组织化学检查的标本可以是石蜡包埋切片、新鲜组织冷冻切片和各类细胞涂片。用于免疫组织化学检查的抗体有单克隆抗体和多克隆抗体。在底物显色方面，最常用的底物显色方法是辣根过氧化物酶－二氨基联苯胺（DAB），其阳性信号呈棕黄色细颗粒状。主要优点是经济适用，反应产物不溶于水和有机溶剂，染色切片可长期保存。DAB 具有一定的致癌作用，操作时应注意防护。另外还有一些其他的底物显色方法（表 19-1）。

免疫组织化学染色方法有多种，按标记物的性质可分为免疫酶法（辣根过氧化物酶或碱性磷酸酶标记）、荧光法（荧光素标记，图 19-5）、免疫金、银和铁标记法等；根据染色步骤可分为直接法和间接法（两步、三步或多步法）；按结合方式可分为过氧化物酶－抗过氧化物酶法（PAP 法）和葡聚糖聚合物标记法（labeled dextran polymer，LDP）、抗生物素蛋白－生物素连接法（ABC 法）、链亲和素－生物素（labeled streptoavidin biotin，LSAB）法等。其中 LSAB 和 LDP 法，尤其是 Envision 法（即两步 LDP 法）是目前最常用的染色方法，其特点是省时、操作简单、受外界干扰因素少。

表 19-1 免疫组织化学染色常用底物显色方法

显色系统	产物颜色	有机溶剂处理与否	封片剂
HRP-DAB	棕色	是，乙醇－二甲苯	中性树胶
HRP-AEC	红色	否	甘油
AKP-BCIP/NBT	深蓝色	是，水－干燥－二甲苯	中性树胶
AKP- 新复红	桃红色	是，水－干燥－二甲苯	中性树胶

HRP：辣根过氧化物酶；DAB：二氨基联苯胺；AEC：3- 氨基 -9- 乙基咔唑；AKP（或 ALP）：碱性磷酸酶；BCIP/NBT：5- 溴 -4- 氯 -3 吲哚－磷酸盐 / 氯化硝基四氮唑蓝

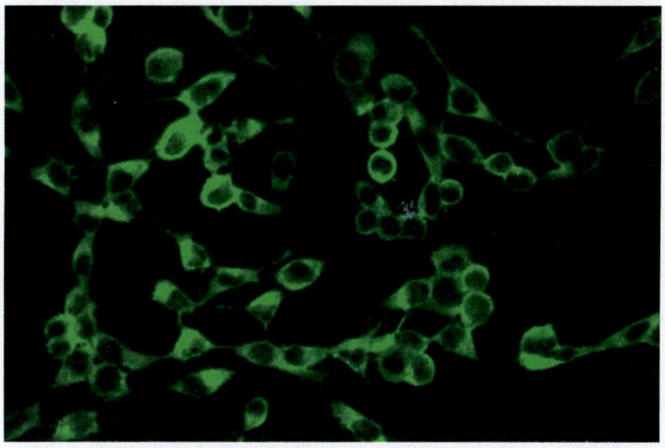

图 19-5 细胞免疫荧光染色阳性反应表达的定位

免疫组织化学染色结果可表现为阳性和阴性。阳性指所染组织或细胞呈棕黄或棕褐色显色反应，且阴性对照和(或)空白对照无显色反应；阴性指所染组织或细胞无显色反应，且阳性对照呈棕黄或棕褐色显色反应。阳性显色反应常呈现以下几种表现形式(图 19-6)：①细胞核呈阳性反应，见于胞核类抗原，如 p53、Ki-67、ER 和 PR 等；②细胞质为主要阳性反应部位，见于胞质类抗原，如细胞角蛋白(CK)、波形蛋白(vimentin)等；③细胞膜为主要阳性反应部位，如 CD20、钙黏蛋白；④有些抗体可同时出现细胞质和细胞膜的阳性表达，如上皮膜抗原(EMA)可呈膜性和胞质内弥漫性阳性反应，CD15 和 CD23 抗体可同时呈细胞膜和细胞质阳性反应等。

免疫组织化学染色技术可原位显示组织及细胞中的某种蛋白质及多肽，并可精确到亚微结构水平，结合图像分析技术或激光共聚焦显微分析技术、生物体视学技术等可对被检物进行定量分析，有助于将形态学改变与功能、代谢变化有机地结合起来。在实际检测工作中，免疫组织化学染色技术可用于组织切片、细胞涂片或培养细胞爬片的检测。

免疫组织化学染色技术的应用：在基础医学及生物学方面，该技术可用于各种蛋白质或肽类物质表达的检测，进行细胞属性的判定、淋巴细胞的免疫表型分型、细胞增殖和凋亡的探讨、激素受体和耐药基因蛋白

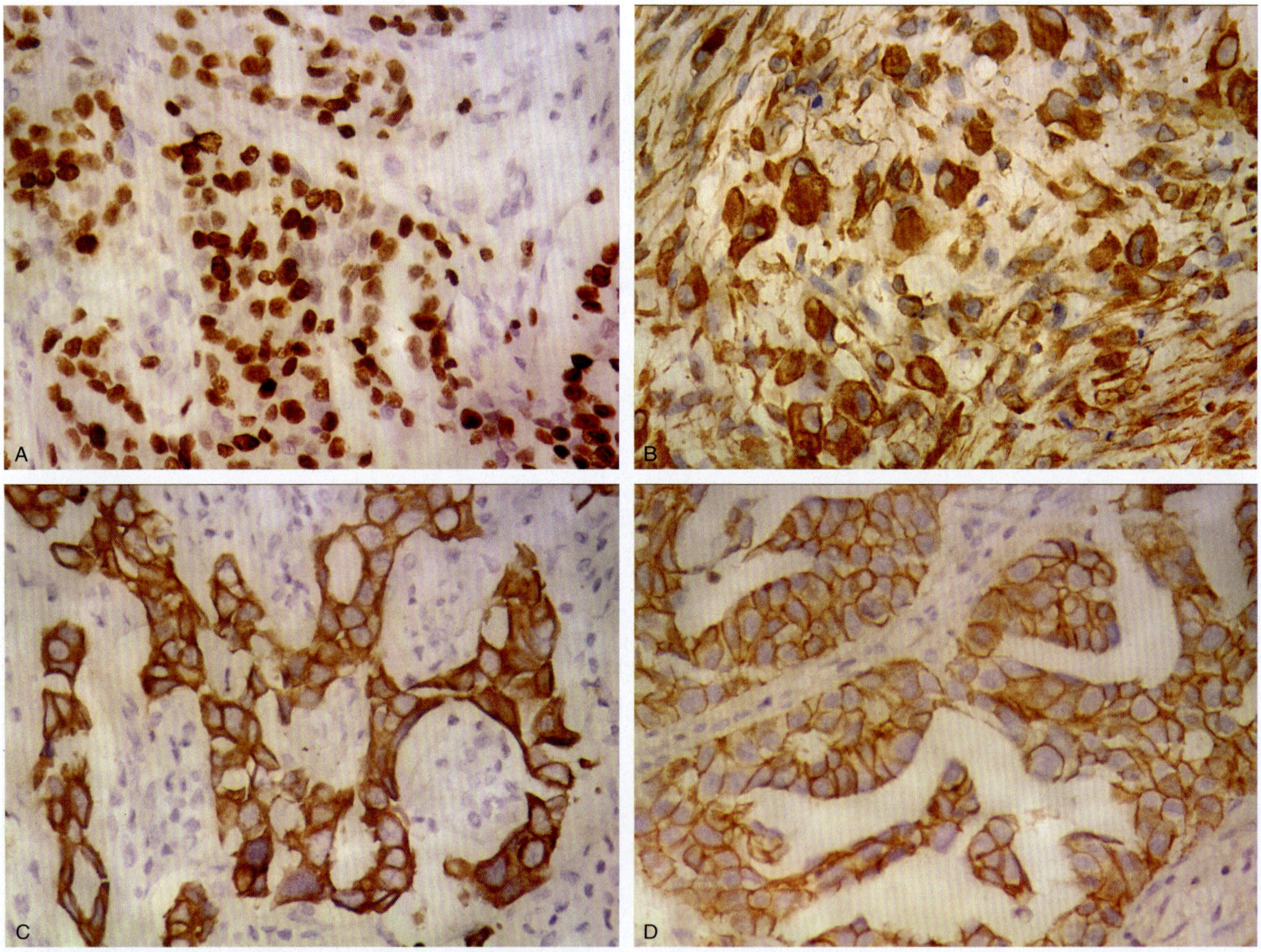

图 19-6 免疫组织化学染色阳性反应表达的定位
A. Ki-67 细胞核(+)表达；B. vimentin 细胞质(+)表达；C. EMA 细胞膜/细胞质(+)表达；D. E-cadherin 细胞膜(+)表达

表达的分析，以及细胞周期和信号传导等的研究。在病理学方面，该技术可用于病因、发病机制、诊断及预后等的分析。在肿瘤病理学方面，该技术是肿瘤诊断及鉴别诊断最重要的方法之一，在判断肿瘤的组织来源及分析肿瘤的生长、浸润和转移等方面有着极其重要的价值。在分子病理学技术方面，该技术也是非放射性原位杂交、原位 PCR 和原位末端标记 DNA 片段等技术的基础。此外在临床治疗方面，该技术可用于指导某些靶向治疗药物适用病例的筛选。一些常用免疫组织化学标记物的表达、定位及应用（表 19-2）。

表 19-2　常用免疫组织化学标记物的表达及定位

免疫组织化学标记物	常见表达及其应用	定位
AFP（甲胎蛋白）	肝细胞及其来源肿瘤，某些生殖细胞及其来源肿瘤	胞质
calcitonin（降钙素）	甲状腺滤泡旁细胞，甲状腺髓样癌，部分神经内分泌肿瘤	胞质
CEA（癌胚抗原）	腺上皮恶性肿瘤，如结肠癌、肺腺癌、胃癌等	胞质
CD3	T 淋巴细胞及其来源肿瘤	胞质
CD20	B 淋巴细胞及其来源肿瘤	胞膜
CD30	霍奇金淋巴瘤 R-S 细胞，间变性大细胞淋巴瘤	胞膜 / 胞质
CD34	血管内皮细胞及其来源肿瘤，胃肠间质瘤，孤立性纤维瘤及隆突性纤维瘤	胞膜和胞质
CD38	浆细胞及多发性骨髓瘤	胞质
CD45RO（UCHL-1）	T 淋巴细胞及其来源肿瘤	胞膜 / 胞质
CD68	巨细胞、组织细胞及其来源肿瘤	胞质
CD79a	B 淋巴细胞及其来源肿瘤	胞质
CD117	胃肠间质瘤及部分生殖细胞肿瘤	胞膜
CgA（嗜铬粒蛋白 A）	神经内分泌细胞及其来源肿瘤	胞膜和胞质
CK（广谱角蛋白）	上皮细胞及其来源肿瘤	胞质和包膜
CK7（细胞角蛋白 7）	大多数腺上皮及其来源肿瘤	胞质
CK14（细胞角蛋白 14）	鳞状上皮及其来源肿瘤	胞质
CK20（细胞角蛋白 20）	胃肠道、尿道上皮、Merkel 细胞及其来源肿瘤	胞质
EGFR（表皮生长因子受体）	观察表皮生长因子受体的表达	胞质
EMA（上皮膜抗原）	上皮源性肿瘤，脑膜瘤	胞膜
ER（雌激素受体）	观察雌激素的表达	胞核
GFAP（胶质纤维酸性蛋白）	胶质细胞及其来源肿瘤	胞质
Her-2（人表皮生长因子受体 2）	在乳腺癌、胃肠道癌、卵巢癌、子宫内膜癌预后标志及指导治疗乳腺癌的指标	胞质
hepatocyte	肝细胞及其来源肿瘤	胞质
Inhibin α（抑制素 α）	卵巢颗粒细胞、卵泡膜细胞、睾丸支持和间质细胞、乳腺导管和腺泡上皮细胞、肾上腺皮质网状带、性索间质肿瘤等	胞质
Ki-67	观察细胞增殖状况，计算增殖指数	胞核
LCA/CD45（白细胞共同抗原）	白细胞及其来源的肿瘤	胞质
myoglobin（肌红蛋白）	横纹肌及其来源的肿瘤	胞质
NF（神经丝）	神经元、外周神经纤维、交感神经节细胞及其来源肿瘤	胞质
NSE（神经元特异性烯醇化酶）	神经内分泌细胞	胞质
P53（P53 蛋白）	观察抑癌基因 *P53* 的表达，分析肿瘤预后	胞核
PLAP（胎盘碱性磷酸酶）	部分生殖细胞肿瘤	胞质

续表

免疫组织化学标记物	常见表达及其应用	定位
PR（孕激素受体）	观察孕激素的表达	胞核
PSA（前列腺特异抗原）	前列腺腺上皮、导管上皮及其来源的肿瘤	胞质
S-100（S-100 蛋白）	神经组织、垂体、肾上腺髓质、唾液腺、神经鞘瘤、黑色素瘤、脂肪源性肿瘤和 Langerhans 细胞增生疾病	胞质 / 胞核
SMA（平滑肌肌动蛋白）	肌细胞及其来源肿瘤	胞质
SP-A（肺泡表面活性蛋白 -A）	肺泡上皮及细支气管上皮	胞膜和胞质
Syn（突触素）	神经内分泌肿瘤	胞质
TTF-1（甲状腺转录因子 -1）	甲状腺上皮、肺上皮细胞中，肺小细胞癌、肺腺癌	胞核
VEGF（血管内皮生长因子）	观察血管内皮生长因子的表达	胞质
vimentin（波形蛋白）	间叶组织及其来源的肿瘤	胞质

第五节 原位分子杂交技术

原位分子杂交（in situ hybridization，ISH）是一种核酸分子杂交技术，也是组织化学与经典的核酸杂交技术结合衍生而来，可定位检测核酸分子的病理学技术。该技术是在组织切片或涂片上进行，可在组织、细胞或染色体上原位检测目的 DNA 或 RNA 片段的存在与否。ISH 技术是根据 DNA 变性、复性和碱基配对的基本原理，用标记的已知序列的核苷酸片段作为探针（probe），通过在组织切片、细胞涂片或培养细胞爬片上的核酸杂交反应，直接检测和定位某一特定的靶 DNA 或 RNA。根据所用探针和待检 DNA、RNA 靶序列的不同，ISH 分为 DNA-DNA 杂交、DNA-RNA 杂交和 RNA-RNA 杂交。ISH 可直接在目的 DNA 或 RNA 未经扩增的切片、涂片或染色体上进行。为提高 ISH 检测的灵敏度，也可将切片或涂片上的目的核酸片段原位扩增后再行 ISH。

一、探针的选择和标记

用于原位分子杂交的探针长度以 50~300 个碱基为宜，用于染色体原位杂交的探针可为 1.2~1.5 kb。探针标记物有放射性和非放射性之分。放射性核素 ^{3}H、^{35}S 和 ^{32}P 等标记的敏感性高，但因放射性污染，成本高且耗时，故其应用受限。非放射性探针标记物有荧光素、地高辛和生物素等，其敏感性不如放射性标记探针，但具有性能稳定、操作简便、成本低、耗时短且无放射性等特点，已越来越广泛地应用。

二、ISH 的主要程序

ISH 可在常规石蜡组织切片、冷冻组织切片、细胞涂片和培养细胞爬片上进行。其主要程序包括样品 DNA 的变性解链、核酸探针与靶核苷酸原位分子杂交及杂交信号的原位检测等（图 19-7）。操作中应注意：①对 DNA-RNA 杂交和 RNA-RNA 杂交，需事先灭活 RNA 酶；当使用双链 cDNA 探针和（或）待检靶序列为 DNA 时，需将 DNA 变性、解链。②杂交温度应低于 DNA 解链温度（*Tm*）25℃左右。③原位分子杂交较免疫组织化学染色复杂，影响因素颇多，需设计相关对照，包括阳性对照、阴性对照、组织对照、探针对照、杂交反应体系对照和检测系统对照等。

三、ISH 技术的应用

ISH 技术已广泛应用于基因组结构分析、病毒感染检测及肿瘤的诊断、分型、疗效监测、预后判断、术后复发的基因分析等。在病理学上，通过原位检测细胞内 DNA、RNA 的特定序列，可进行：①在感染组

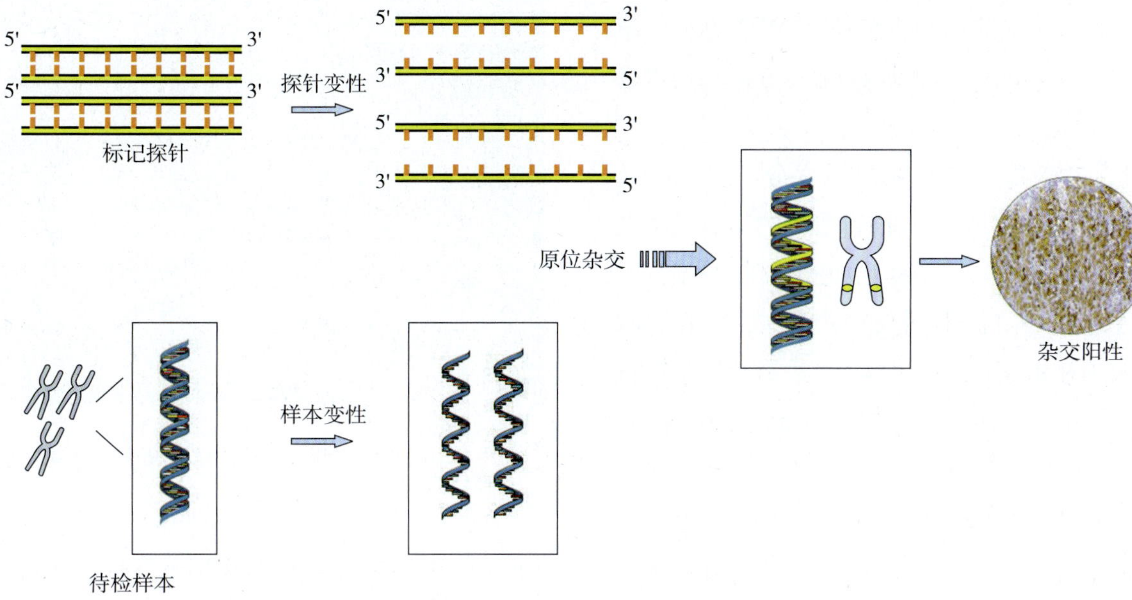

图 19-7　原位分子杂交原理示意图

织中可定位检测病毒 DNA/RNA，如 HBV、EBV 和 HPV 的 DNA 等，明确诊断并查明病毒基因是否整合到宿主 DNA（图 19-8）及整合的位点，包括在染色体上的定位；②病理状况下，基因图谱、基因表达和基因组变化的研究；③检测癌基因、抑癌基因及各种功能基因在转录水平的表达及其变化；④遗传病的产前诊断，某些遗传病基因携带者的确定及某些肿瘤基因的诊断性检测等；⑤用于比较基因组杂交技术之中。原位分子杂交与免疫组织化学染色技术相比，两者各具特色，互为补充（表 19-3）。

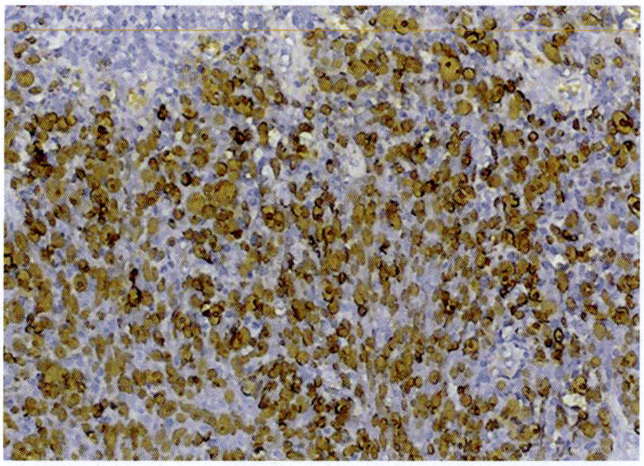

图 19-8　鼻咽癌组织 EBER 原位杂交（南华大学赵强提供）

表 19-3　原位分子杂交与免疫组织化学染色技术的比较

检测内容	免疫组织化学	原位分子杂交
检测试剂	抗体	探针
检测原理	抗原抗体作用	碱基互补
检测对象	蛋白质	DNA 或 RNA
检测敏感性	多克隆抗体检测敏感性高	高
检测特异性	单克隆抗体检测特异性强	强
外界因素对检测的影响	相对较小	较大、较敏感

第六节　电子显微镜技术

电子显微镜（electron microscope）简称电镜，是用电子束代替可见光，用电磁透镜代替光学透镜，并通过荧光屏使肉眼不可见的电子束成像的一种超微结构观察仪器。在医学生物学上可用来观察细胞膜、细胞核、核仁、核膜、细胞器、微绒毛、纤毛、细胞间连接等细微结构。电镜的放大倍数及分辨率极高，目前最好的电镜放大倍数可达 100 万倍，分辨率可达 0.14 nm。与一般光镜相比，电镜可以观察细胞的超微结构。超微病理学（ultrastructural pathology）就是在电镜技术基础上发展起来的。

电镜有透射电镜和扫描电镜之分。透射电镜（transmission electron microscope，TEM）的特点是用电子束穿透样品并聚焦成像，用于细胞内部超微结构的观察（图 19-9）。其制样程序与石蜡切片相仿，但要求极高，一般须在组织离体或机体死亡后数分钟内取材（1 mm × 1 mm × 1 mm），戊二醛和锇酸固定，丙酮脱水后包埋。由于电子易散射或被样品吸收，穿透力有限，故须制备超薄切片（ultrathin section）厚 50~80 nm。扫描电镜（scanning electron microscope，SEM）用于组织或细胞表面结构的观察（图 19-10）。无须制备切片，取组织块或细胞涂片、爬片，经戊二醛和锇酸固定，丙酮脱水后干燥，并于样品表面喷金，即可观察。

电镜在生物医学中，可用于正常细胞、组织及胚胎结构等的观察。在病理学上，通过对病变或病原体超微结构的观察和分析，可加深对病变本质的认识，可用于多种疾病的诊断，特别是肾小球病变的诊断以及一些疑难肿瘤组织来源和细胞属性的分析。有关细胞凋亡的形态学描述最初也是源自电镜观察。随着电镜技术及其他生物医学技术的发展与相互结合，衍生出免疫电镜、细胞化学、电镜图像分析等技术。电镜的局限性在于，制样取样少，观察范围有限，加之放大倍率太高，因而可能出现只见局部不见全局的现象；不少病变超微结构的变化缺乏特异性；此外，电镜价格昂贵，制样难度较大，观察费用高。

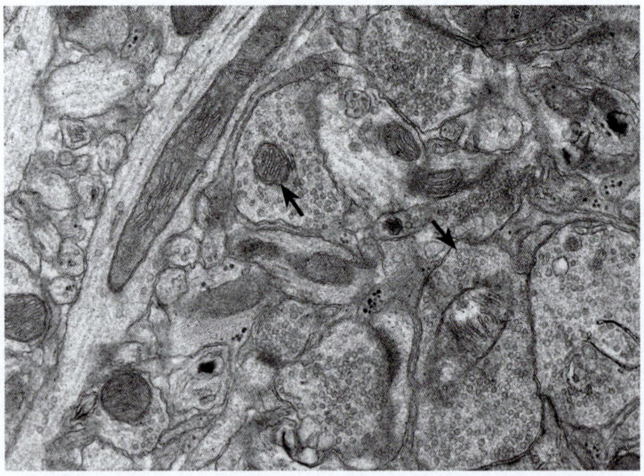

图 19-9 透射电镜观察细胞线粒体超微结构（南华大学王成昆提供）

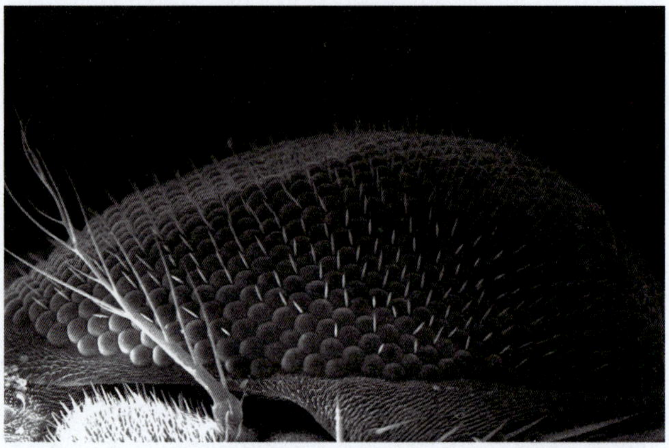

图 19-10 扫描电镜观察组织表面结构（南华大学王成昆提供）

第七节 荧光原位杂交技术

荧光原位杂交（fluorescence in situ hybridization，FISH）是以荧光素标记核酸探针进行原位分子杂交的一种核酸杂交技术，它可鉴定核酸分子间的同源性。狭义的 FISH 指 DNA-DNA 杂交，它是以荧光素直接标记已知 DNA 探针，所检测的靶序列是 DNA。广义的 FISH 还包括 DNA-RNA 杂交。FISH 有直接法和间接法。前者直接用荧光素标记探针进行杂交，步骤简单，但不能进行信号放大，灵敏度有限。后者则以非荧光标记物（如生物素、地高辛）标记已知核酸探针，再桥接荧光标记抗体。用于 FISH 的探针有重复序列探针、位点特异性探针和全染色体探针等。与放射性标记探针的原位杂交相比，FISH 不但速度快、杂交信号强、特异性高，且可行多重荧光染色，在同一细胞核或中期染色体中显示出不同的荧光颜色，同时获得 2 种以上的 DNA 检测分析结果，因此在分子遗传学及肿瘤病理学等领域已得到广泛应用。

染色体的荧光原位杂交分析是将 FISH 技术与染

色体分析技术结合，可对分裂中期染色体DNA进行原位检测分析。其基本原理是用已知的荧光素标记单链核酸为探针，依碱基互补原理与待检染色体样品中的单链核酸进行特异性结合，在染色体上形成带荧光的杂交双链核酸区带。由于DNA分子在染色体上是沿染色体纵轴呈线性排列，因此当探针与染色体DNA杂交后等于定位标记出特定基因在染色体上的部位。

FISH技术的应用：可用于肿瘤的诊断、分型、疗效、预后及术后复发的基因检测、定位观察和分析（如乳腺癌 *HER2* 基因的检查，图19-11），并可用于染色体的标记、精细结构定位分析及病毒感染检测的定位分析等。通过FISH检测可进行：①基因定位分析，这是FISH技术在细胞分子生物学及分子病理学上的重要应用。在肿瘤组织中，FISH可定位分析有关癌基因和抑癌基因；在感染组织中可定位检测病毒DNA/RNA，如HBV、EBV和HPV的DNA等，明确诊断并有助于了解这些病毒基因是否整合到宿主DNA及整合的位点，包括在染色体上的定位。②检测癌基因、抑癌基因及有关功能基因在转录水平的表达及其变化。③肿瘤的发生、发展与染色体的数量、结构异常密切相关。借助FISH特异性探针有助于染色体的识别及复杂核型的分析，可发现染色体的病理变化，如染色体数量异常、染色体易位及特定片段的缺失和重排等。④遗传病的诊断及产前诊断，某些遗传病基因携带者的确定及某些肿瘤基因的诊断性检测等。⑤此外，FISH还可用于比较基因组杂交技术之中。

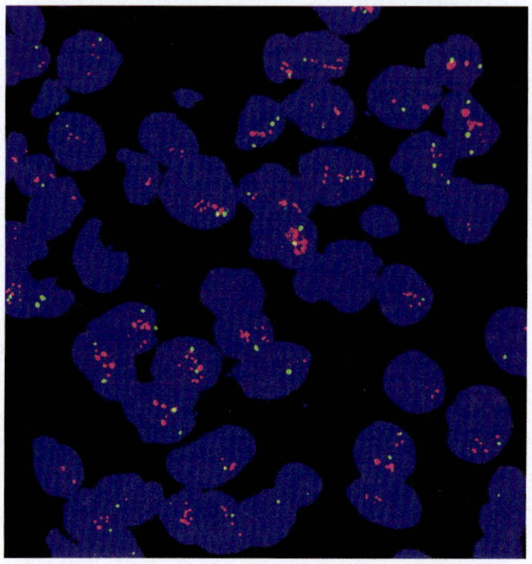

图19-11　乳腺癌 *HER2* 基因FISH检查（南华大学赵强提供）
红色荧光示 *HER2* 基因扩增，绿色荧光示该基因所在的17号染色体着丝点

第八节　流式细胞技术

流式细胞技术是利用流式细胞仪（flow cytometer，FCM）对大量快速流动悬液中的单细胞进行定量测试、分析和分选（sorting）的一项现代细胞生物学技术，是单克隆抗体、免疫细胞化学、激光检测和计算机分析等技术方法相互结合形成的高新技术。

一、流式细胞仪的工作原理

FCM由激光光源、光学系统、水流系统、光电转换及信号检测与处理系统、计算机控制和分析系统等组成。被测细胞须制备成单细胞悬液，经特异性荧光染色后进样，在气体压力下加入FCM的流动室。当单细胞流经检测区时会逐一被入射光激发并产生荧光。荧光信号强度被捕捉后转换成电信号并输入计算机处理、分析，获取检测结果。FCM每秒钟可收集15 000个信号，即每秒钟可测量15 000个细胞，能对大量细胞悬液样品进行测试。

二、流式细胞仪的应用

FCM具有精密、准确、快速和分辨力高等特点，可测试细胞的DNA相对含量及免疫学标志物的变化，分析细胞凋亡，分选特定细胞等。这些功能在生物医学中具有重要的应用价值，在细胞生物学、免疫学、肿瘤学、血液学、病理学、遗传学和临床检验等多学科中得到广泛应用。例如，通过FCM对细胞DNA或特定蛋白质的定量分析，探讨其与肿瘤的发生、发展、诊断、预后等的关系；对血细胞或其他细胞的分选收集，对癌细胞多药耐药基因、癌基因和抑癌基因的检测等。

第九节 原位聚合酶链反应技术

原位聚合酶链反应(in situ polymerase chain reaction,in situ PCR)技术是PCR的高效扩增与原位分子杂交的组织或细胞定位相结合,在冷冻或石蜡包埋组织切片、细胞涂片或培养细胞爬片上检测和定位核酸的技术。该技术是聚合酶链反应(polymerase chain reaction,PCR)技术在组织切片或细胞涂片上的应用和发展。PCR技术可在体外通过酶促反应将某一特定DNA序列扩增,达到常规核酸杂交方法可检出的水平。原位PCR技术的特点是在组织原位而不是在溶液中扩增目的核酸片段。原位PCR技术基本检测过程包括组织固定、预处理(如蛋白酶K和RNA酶消化)、原位扩增及杂交检测等,有直接原位PCR、间接原位PCR、原位反转录PCR等方法之分,应用较多的是间接原位PCR法。判断原位PCR及杂交检测结果的可靠性,须严格设计实验对照,包括阳性对照、阴性对照、引物对照、PCR反应体系对照和用DNA酶、RNA酶处理后样品的阴性对照等。实际工作中须特别注意防止PCR扩增产物的污染等。

原位PCR技术的应用:该技术可用于组织或细胞中含量极低的内源性或外源性目的基因的原位杂交检测和定位,可用于基因突变、基因重排和染色体易位等的检测和定位,可用于各种感染性病变病原体基因的检测和定位,如对组织中感染的EBV、HPV、HBV、CMV、HIV、结核分枝杆菌及麻风分枝杆菌等基因的检测、观察和定位。在临床上,原位PCR技术还可用于接受了基因治疗的患者其体内导入基因的检测和定位观察,监测治疗措施是否真正完成。

第十节 DNA测序技术

第十一节 共聚焦激光扫描显微镜技术

第十二节 生物芯片技术

第十三节 显微切割技术

第十四节 比较基因组杂交技术

第十五节 比较蛋白质组学技术

第十六节 形态测量与图像分析技术

第十七节 组织培养与细胞培养技术

第十八节 人工智能技术

第十九节 生物信息学技术

(张志伟)

数字课程学习……

学习目标　教学PPT　临床病理病例讨论　自测习题

扩展知识　自学知识　微视频　动画

主要参考文献

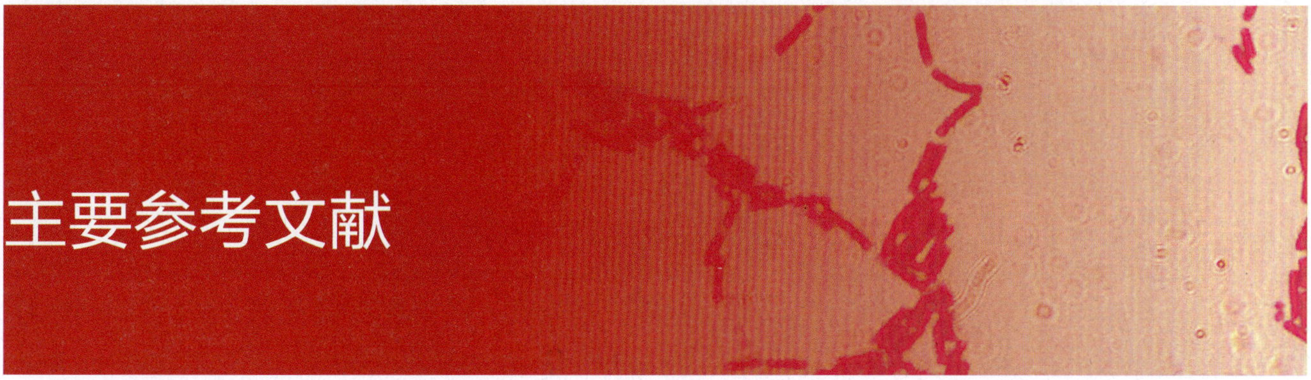

[1] 王连唐 . 病理学[M]. 3 版 . 北京: 高等教育出版社,2018.

[2] 王恩华,李庆昌 . 病理学[M]. 4 版 . 北京:高等教育出版社,2021.

[3] 步宏,李一雷 . 病理学[M]. 9 版 . 北京:人民卫生出版社,2018.

[4] 孙保存 . 病理学[M]. 3 版 . 北京:北京大学医学出版社,2019.

[5] 李玉林,文继舫,唐建武 . 病理学[M]. 8 版 . 北京:人民卫生出版社, 2013.

[6] 陈杰,周桥 . 病理学[M]. 3 版 . 北京:人民卫生出版社,2015.

[7] KUMAR V,ABBAS A K,ASTER J C. Robbins Basic Pathology [M]. 10th ed. Philadephia: Elsevier,2017.

[8] KUMAR V,ABBAS A K,ASTER J C. Robbins and Cotran Pathologic Basis of Disease [M]. 9th ed. Philadelphia:Elsevier Saunders,2015.

[9] KUMAR V,ABBAS A K,FAUSTO N,et al. Robbins Basic Pathology [M]. 8th ed. Philadelphia:W. B. Saunders,2017.

中英文名词对照

郑重声明